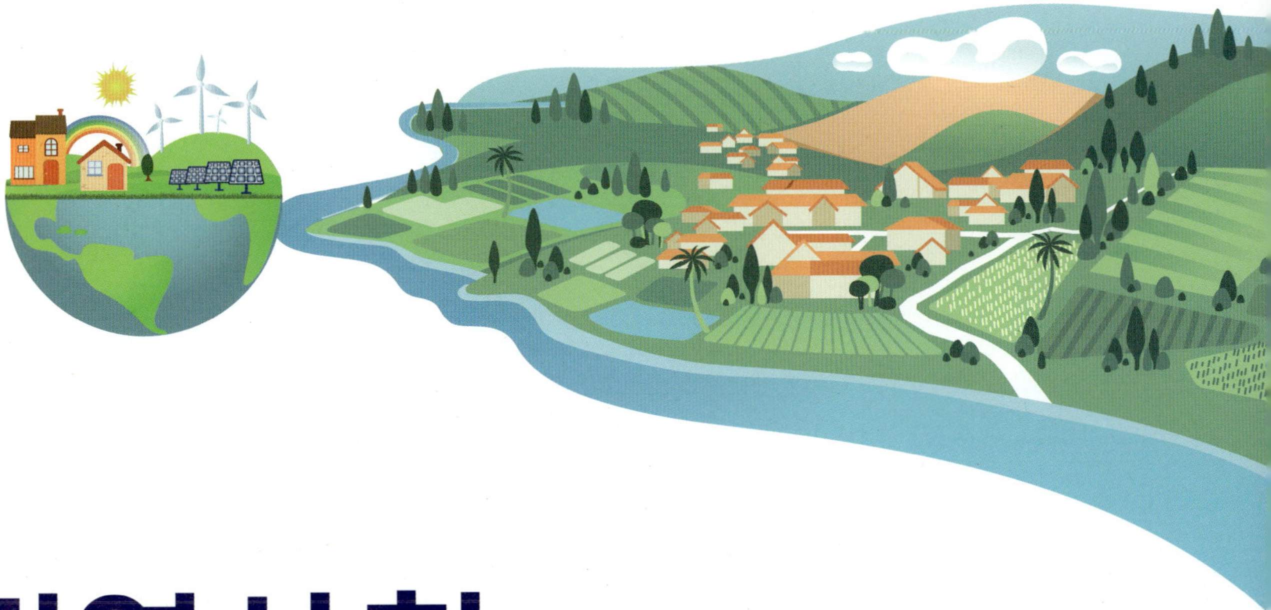

지역사회 보건간호학 1

COMMUNITY HEALTH NURSING

변혜선 김동옥 김정희 김지원 박민아 오윤정 이정숙 이주영 이지은 이호진 장현정 정윤경 하영선 외

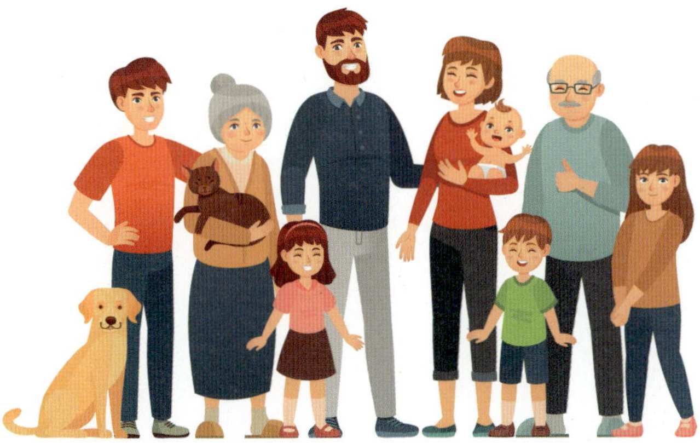

현문사

집필진

편집위원

변혜선 영남이공대학교
김동옥 경북보건대학교
김정희 호산대학교
김지원 창원문성대학교
박민아 선린대학교
오윤정 계명문화대학교
이정숙 대경대학교
이주영 중원대학교
이지은 대구과학대학교
이호진 대구과학대학교
장현정 위덕대학교
정윤경 경운대학교
하영선 경일대학교

집필위원

강태화 경북보건대학교
강향숙 경북전문대학교
강혜연 대동대학교
권문희 경동대학교
권희정 경주대학교
김민경 가톨릭상지대학교
김옥선 경북전문대학교
김윤정 창신대학교
김은희 경남도립거창대학
김정임 경동대학교
김희량 대경대학교
박미경 수성대학교
박태남 호산대학교
박필남 포항대학교
배수진 경북과학대학교
변성원 안산대학교
손동민 안산대학교
손조욱 동원과학기술대학교
안성아 진주보건대학교
유미진 구미대학교
엄미정 전 경북전문대학교
전인경 김해대학교
정경순 경남정보대학교
정상희 문경대학교
정향진 가톨릭상지대학교
조영화 구미대학교

(가나다 순)

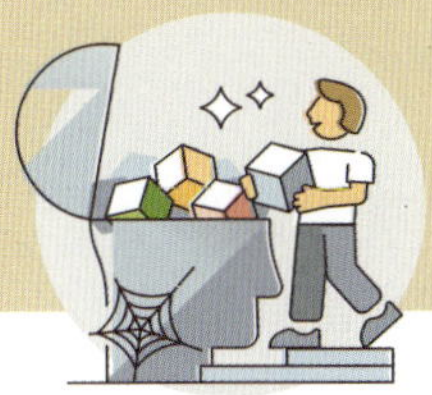

머리말

21세기에 전 세계적으로 인구 고령화, 저출산문제, 만성질환 증가, 신종 감염병 출현, 지구온난화와 환경오염문제, 응급의료 및 재난간호 요구도 증가, 의료소비자 권리 증대, 국제적 의료경쟁, 디지털 기술 활용 요구 증가 등으로 보건의료환경이 빠르게 변화되고 있다. AACN(2020)과 WHO(2020)의 문헌 및 4주기 한국간호교육평가원(2021)에서 제시한 개정된 프로그램 학습성과에서도 신규 간호사로서의 “인구집단 건강관리”, “일차보건의료 제공”, “안전과 질 향상”, “응급 및 감염병, 재난관리”, “생애주기별 건강관리”, “디지털 지식정보와 최신 의료기술 적용”, “전문직간 파트너십” 역량 등이 요구되고 있어서 지역사회간호사의 역할이 확대 및 강화되고 있다. 또한 미국간호협회(ANA, 2020)에서도 지역사회간호사는 간호실무에서 대상자들의 건강형평성과 사회정의를 중요하게 고려하도록 강하게 요구하고 있다.

우리나라는 평균수명의 증가와 핵가족화, 저출산 · 고령화현상의 심화로 인한 인구구조의 변화, 세계화 및 국제결혼 등으로 인한 다문화사회화, 기후변화, 환경오염, 산업재해 증가, 만성질환의 증가, 신종 감염성 질환, 식중독, 기후변화성 질환 등으로 지역사회 내 대상자들에 대한 일차보건의료 요구 및 건강서비스 수요가 증가하고 있다. 특히 2020년 1월 이후 COVID-19 팬데믹으로 인해 병원과 보건소 사업이 감염병 위기대응으로 기능이 전환되고 비대면 진료, AI-IoT를 활용한 건강관리 등이 활성화되고 있어서 보건소의 기능이 지역사회주민의 건강증진과 예방을 위해 어느 방향으로 가야할지에 대한 고찰이 필요하다고 사료된다. 최근 우리나라의 산업장, 보건소, 학교, 장기요양 및 복지센터 등 지역사회 실무 현장에서 지역사회보건간호사들이 적극적으로 활동하고 있으며, 그 역할이 점차 확대되고 있다. 그러므로 이러한 보건의료환경변화에 따라 역량 있는 지역사회보건간호사를 배출하기 위해서 학부과정에서의 체계적인 지역사회간호교육은 매우 중요하다고 할 수 있다.

본 저서는 국내외 보건의료환경의 변화와 이에 따른 요구되는 국내외 간호사 핵심 역량을 반영하여 학부 학생들이 지역사회보건간호사로서의 핵심 역량을 강화할 수 있도록 최근 트렌드에 맞추어 수정 및 보완하였으며, 총 11장으로 구성되었다. 제1장은 국내외 보건정책의 이해로 지역사회간호의 이해와 역사, 지역사회간호와 보건의료체계, 지역사회간호와 보건정책 그리고 국제보건까지를 포함하여 지역사회간호의 기본적인 틀을 이해할 수 있도록 하였다. 제2장은 건강형평성과 문화적 다양성으로, 지역사회와 건강, 지역사회간호와 전 인류의 건강목표달성을 위한 건강형평성 개념과 건강형평성에서 중요한 이슈인 다문화사회와 문화적 다양성에 대한 내용을 포함하였다. 제3장은 보건간호 실무를 체계적으로 안내할 수 있는 지역사회간호과정을 포함하였다. 제4장은 집단으로서의 지역사회를 이해하기 위해 필요한 역학지식과 보건통계 기술의 실무 적용의 내용을 포함하였다. 제5장은 보건사업기획과 제6장 지역사회간호 자원활용을 다루었다. 제7장은 건강증진사업 운영으로 지역사회보건사업의 목표인 건강증진의 개념 및 사업, 보건교육 이해와 실무에 대해 소개하였다. 제8장은 보건의료의 가장 근간이 되는 일차보건의료의 이해와 일차보건 실무 간호인 보건소 기능, 모자보건, 노인보건, 가족간호, 학교보건, 산업간호에 대해, 제9장은 건강문제별 보건사업으로 감염성질환관리사업과 만성질환관리사업을 포함하였다. 제10장은 환경보건관리에서 환경이 건강에 미치는 영향과 지역사회보건간호사의 환경보건 내 역할에 대해 소개하였으며 제11장 재난관리에서는 재난의 개념, 대응 및 재난 시 지역사회보건간호사의 역할, 국내외 재난구호에 대해 소개하였다. 본 저서에서는 각 장마다 마인드맵을 이용한 개념도를 추가하여 학생들의 지역사회간호에 대한 이해도를 높이도록 하였다.

본 집필진은 변화하는 보건의료환경에 따라 지역사회보건간호사에게 요구되는 핵심 역량을 강화하기 위해 필요한 저서의 내용들을 최신의 국내외 자료를 기반으로 구성하였으며 추후 더욱 내실 있는 교재가 되도록 주기적으로 개정작업을 할 것이다. 본 저서가 출판될 수 있도록 함께 작업을 해주신 집필진과 편집위원 모두에게 진심으로 감사를 드린다. 이 책을 엮어주신 현문사 유해영 회장님 이하 임직원 여러분께도 감사의 마음을 전한다.

2023년 2월

저자대표 변 혜 선

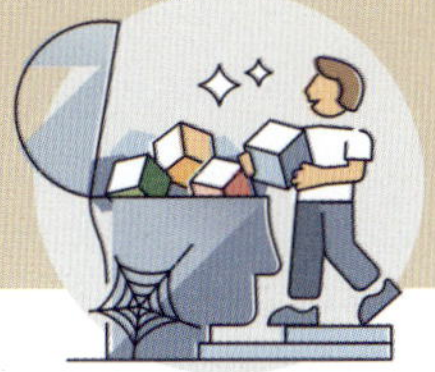

차례

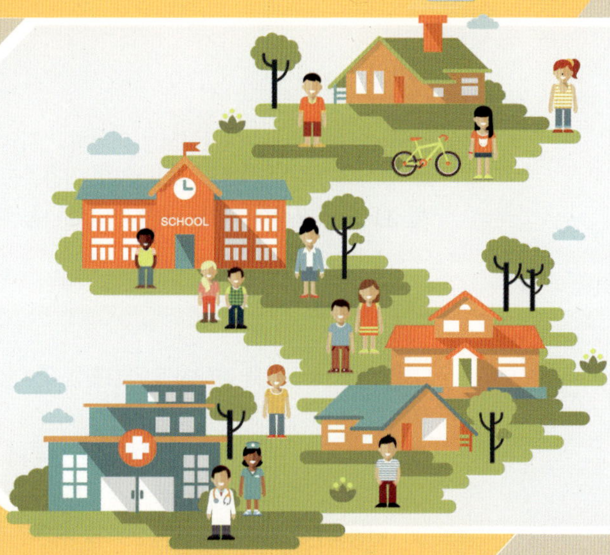

CHAPTER 1

국내외 보건정책의 이해

제1절 지역사회간호의 이해
제2절 지역사회간호의 역사
제3절 보건의료체계의 이해
제4절 지역사회간호와 보건정책
제5절 국제보건의 이해

개요

지역사회 국내외 보건정책을 이해하고 지역사회간호사업이 대상자에게 미치는 영향을 해석한다. 국내외 보건정책 결정과정을 이해하며 우리나라의 건강증진종합계획의 추진전략 및 추진사업과 지역사회간호사의 역할과 기능을 설명한다. 지역사회의 공중보건의 개념을 이해하며 지역사회 기능과 건강도시 개념을 학습한다.

학습목표

01. 보건의료정책을 이해하고 간호활동 및 대상자에게 미치는 영향을 해석한다.
02. 보건정책 결정과정을 설명한다.
03. 보건의료 관련 법과 지역사회간호 실무의 관련성을 설명한다.
04. 건강증진종합계획의 목표를 설명한다.
05. 건강증진종합계획의 중점 분야별 추진 전략을 열거한다.
06. 공중보건을 정의한다.
07. 공중보건의 기능과 필수서비스를 설명한다.
08. 지역사회보건의 개념을 정의한다.
09. 보건간호를 정의한다.
10. 보건간호와 지역사회간호의 차이를 비교한다.
11. 지역사회간호를 정의한다.
12. 지역사회간호사의 역할을 열거한다.
13. 지역사회 건강개념의 유형을 비교한다.
14. 지역사회의 기능을 진술한다.
15. 지역사회의 특성을 비교한다.
16. 건강한 지역사회의 특성을 설명한다.
17. 건강도시의 개념을 설명한다.

주요용어

- 건강도시
- 건강한 지역사회의 개념
- 국제보건의 개요
- 국제보건의 최근 동향
- 보건의료 재정
- 보건의료체계
- 사회보장의 개요와 종류
- 우리나라 건강증진 종합계획
- 우리나라 보건의료인력
- 우리나라 의료보장제도
- 우리나라의 보건정책
- 의료보장의 개요와 종류
- 지역사회 간호사의 역할
- 지역사회 기능
- 지역사회 보건의 개념
- 지역사회간호 실무 분야
- 지역사회간호와 보건정책
- 지역사회간호정의

지역사회간호의 이해

01절

1. 지역사회의 개념

1) 지역사회의 정의

지역사회(community)라는 용어는 라틴어의 'communis'에서 유래된 것으로 communis는 com(함께)과 munis(봉사하는 일)의 합성어이다. 중세 라틴시대에 communis는 '동료나 성곽 내에 거주하는 사람들의 총체'를 의미하는 용어로 사용됐으며, 이후 'commune(친하게 교제하다)'의 의미에 ~ity를 붙여 지역사회나 공동체, 공동사회라는 의미를 갖게 되었다.

지역사회는 여러 가지 측면에 따라 학자마다 다양하게 정의하고 있다. Josten(1989)이나 Harper와 Lambert(1994)는 장소에 초점을 두고 지역사회를 "하나의 사회체계(a social system), 하나의 장소(a place), 어느 집단의 사람들(a people)"로 정의하였다. 기능에 초점을 둔 경우는 "개인의 요구를 충족할 수 있는 곳(Wigley & Cook, 1975)" 또는 "집단 구성원의 공동적 요구를 충족시키는 기능과 상호의존성에 의해서 이루어진 공식적 또는 비공식적 집단체계(Goeppinger, Lassiter & Wilcox, 1982)"로 정의하고 있다. Green과 Anderson(1986)은 단체에 초점을 두어 지역사회를 "일정한 단위를 형성하고 있는 사람들 가운데 공통적인 생활을 하고 있는 하나의 사회적 단위"라고 하였으며, Kathryn과 Gardner(1988)는 "지리적 위치, 직업, 인종, 주택상태 등 최소한 한 가지 이상의 공통된 특성을 공유한 집단 또는 사람들의 모임"이라고 정의하였다. 또한 Thompson과 Kinne(1990)는 "그들의 삶에 어떤 중요한 특징적인 것을 서로 나누며 사는 사람들의 집합체 또는 가치관이나 공공시설을 서로 나누어 갖는 사람들의 모임"으로 정의하였다.

또한 지역사회의 다양한 측면을 포괄적으로 정의하기도 하는데, Shamansky와 Pesznecker(1981)는 지역사회를 "공통적인 목표를 지닌 특정한 시 · 공간에 있는 사람들의 집단"이라고 하였으며, Orr(1992)는 "사람, 장소, 사회풍토, 사회구조, 사회활동, 그리고 감정과 같은 구성요소가 하나로 통합된 것"이라고 정의하기도 하였다. WHO(1974)는 지역사회를 "지리적 경계 또는 공동 가치와 관심에 의해 구분되는 사회집단으로 특정 사회구조 내에서 기능하며, 규범 · 가치 · 사회제도를 나타내며 창출하는 곳"이라고 정의하였다. 지금까지 살펴본 지역사회의 3가지 속성에 근거하여 지역사회간호에서 적용할 수 있는 지역사회의 정의는 "일정한 유형의 결속관계를 이루고 있는 인구집단, 서로 상호작용을 맺고 있는 인구집단, 그리고 공통의 관심에 공동으로 기능하고 있는 인구집단"이라고 할 수 있다.

지역사회간호의 수행에 필요한 지역사회의 정의는 지역사회간호사의 활동에 도움을 주는 것으로 지역사회간호사의 활동은 일정한 경계로 구분되어 있었던 과거에 비하여 오늘날에는 공동의 이익과 기능 및 수요에 따라 건강요구를 지닌 모든 집단에게 제공될 수 있다. 따라서 지역사회간호사는 개인이나 가족뿐만 아니라 집단 및 공동의 요구를 지닌 지역사회 전체를 대상으로 바라봐야 할 것이다.

2) 지역사회의 속성

지역사회의 정의를 살펴보면 지역사회는 공동의 생활권이나 물리적 자원을 공유하는 지리적 영역, 사회관계를 포함하는 사회적 상호작용, 그리고 공동의 유대감이라는 속성을 갖고 있음을 알 수 있다. 이를 더욱 자세히 살펴보면 다음과 같다.

(1) 지리적 영역의 공유

지역사회가 성립하기 위한 가장 기본적인 조건은 주민 간의 연계와 상호작용이 이루어질 수 있는 지리적 영역(geographic area)이 필요하다는 것이다. 이러한 영역은 공간적 단위로 설명할 수 있으며, 주민 간의 교류가 가능하도록 근접성을 지니고 있어야 한다. 이를 바탕으로 한 지역사회의 특성은 한 지역사회를 다른 지역사회와 물리적 · 지역적으로 구분할 수 있고 지역적 경계를 갖게 하는 분리성(separateness), 그리고 특정한 문화적 정체감으로서의 가치 및 태도 등이 주민의 행위를 결정하게 만드는 독특성(uniqueness)이다.

그러나 최근에는 교통망이 발달됨에 따라 공간단위가 확대되어 지역사회로서의 지리적 영역이 자연스럽게 넓어지고 있다. 그러나 단순히 지리적 영역의 확대가 상호작용의 확대를 의미하는 것은 아니므로 상호작용이 가능한 지리적 영역이 되기 위해서는 그 영역 내에 거주하는 주민들 간의 공동 관심사나 생활환경이 요구된다.

(2) 사회적 상호작용

지역사회는 일정한 지리적 영역만 존재한다고 형성되는 것이 아니라, 지리적 영역 내에 있는 주민들 간의 상호교류(social interaction)가 있어야만 존재할 수 있다. 지역주민의 공동 관심사나 생활환경은 상호작용의 전제조건이며, 이에 기반하여 지역주민은 출신 지역, 학교, 직업, 취미, 종교적 신념 등이 상호연결된다. 이러한 상호연결의 결과로 공통된 문화를 주민들이 공유함으로써 동질적인 지역사회를 형성하게 되며, 이것은 지역사회의 특성인 동질성(homogeneity)이다.

같은 생활권 내에 살고 있으면서도 상호교류가 없으면 공동의 관심사나 유대감이 형성될 수 없다. 인간이 상호교류를 통해 자기 본성을 수정해 나감으로써 안정된 자아를 형성하는 과정을 인간의 사회화(socialization)과정이라고 한다면, 이러한 사회화과정을 위해서는 반드시 상호교류가 필요하다. 그런데 만일 상호교류가 이루어지지 않는다면 공동의 이해관계나 욕구가 형성될 수 없기 때문에, 그 지역사회는 동질성을 잃어버리게 되고 결과적으로는 지역사회의 해체 및 사회문제가 발생하게 된다. 그러므로 일정한 지리적 영역 내에 있는 주민들이 지역사회로서의 기능을 다하기 위해서는 주민들 간의 상호교류가 필수적이다.

(3) 공동유대감

지역사회는 지리적 영역에 살고 있는 주민들 간의 상호작용을 통해 공동유대감(common tie)이 형성될 때 비로소 이루어진다. 공동유대감은 혈연 또는 지연 등의 선천적인 공동의식보다는 그 지역사회주민들이 상호작용을 통해 획득한 공동체 의식(common conscience)을 의미한다. 일정한 지역의 주민들이 상호교류를 통해 공통적인 경험을 하게 되면, 이러한 공통적인 경험은 그 지역사회의 공통적인 가치체계를 형성한다. 이는 지역사회주민의 기존 태도와 변화를 요구하며 결국에는 새로운 규범과 제도를 창출하게 함으로써 그 지역사회의 변화를 유도하게 된다. 따라서 지역사회는 공동의 목표를 가지는 합의성(consensus)과 이를 위한 자조성(self-help)의 특성을 갖는다. 즉 지역사회의 구성원들은 공동의 목표를 공유하며, 그러한 목표를 달성하기 위해 서로 돕는다.

그러나 너무 강한 공동체 의식은 사회문제의 원인이 되기도 한다. 왜냐하면 주민들이 자신이 속한 지역사회에 너무 강한 애착을 가질 경우 다른 지역사회를 배타적으로 생각하거나, 공공의 이익과 자신이 속한 지역사회의 이익이 어긋날 때는 무조건적으로 자신이 속한 지역사회의 이익만을 생각할 수도 있기 때문이다.

3) 지역사회의 유형

지역사회의 유형은 집단구성원 간의 결속 유형에 따라 결정되며 이것을 크게 분류하면 구조적 지역사회와 기능적 지역사회, 그리고 감정적 지역사회로 나눌 수 있다.

(1) 구조적 지역사회

구조적 지역사회는 지역주민들이 시간적 · 공간적 관계로 모인 공동체로 같은 시간대에서 가까운 거리 내에 살고 있으면서 공통의 이해관계와 문화 및 습관 등을 공유하는 공동체이다. 구조적 지역사회의 예는 다음과 같다.

① 집합체

구조적 지역사회는 사람들이 모인 이유에 관계없이 '집합' 그 자체라고 할 수 있다. 집합체(aggregate)는 다수의 집단에서 소수의 집단까지 다양하며, 동일한 건강문제가 있는 집단이나 보건의료문제의 측면에서 생활환경 자체가 위험에 노출된 집단까지 포함한다. 물론 지역사회간호사가 만나는 다양한 집단들은 공동의 요구를 가지고 있으며, 이러한 공동 요구를 가진 집단의 속성을 어떻게 정의하느냐에 따라 지역사회가 될 수도 있고 아닐 수도 있다. 예를 들어, 특수한 질환을 가지고 있는 사람들이 서로 상호교류를 하지 않거나 공동의 관심에 대해 공동적인 활동을 하지 않는다면 지역사회라고 할 수 없으며, 반면에 자신들의 이익을 위해서 협회 등을 만들어 활동한다면 이는 지역사회라고 할 수 있다.

② 대면공동체

대면공동체(face to face community)는 지역사회의 가장 기본적인 속성으로 가족, 이웃과 같이 얼굴을 마주하며 쉽게 감정 및 정보를 공유할 수 있는 공동체이다. 구성원 간에 상호교류가 빈번하여 정보가 쉽게 전달되고 서로 친근감과 공동의식을 소유하고 있다. 이는 유사한 습관과 문화를 공유할 수 있는 가능성이 높음을 의미하기도 한다.

③ 지정학적 공동체

지정학적 공동체(geopolitical community)는 행정적 관할구역 단위와 지리적 경계로 나뉜 공동체로 우리에게 익숙한 개념의 공동체이다. 예를 들어, 시 · 군 · 구 · 동 등이 지정학적 공동체이며, 이는 법적 · 정치적 통제를 받기 때문에 행정적으로 쉽게 접근할 수는 있지만, 지정학적 공동체의 구성원이 모두 같은 요구를 가지고 있다고 할 수는 없다.

④ 생태학적 문제공동체

생태학적 문제공동체(communities of ecology)는 기후 및 환경 등과 같이 지리적 경계를 넘어서 동일한 생태학적 문제를 가지고 있는 공동체를 말한다. 예를 들어, 공통으로 대기오염, 수질오염, 토양오염, 산성비 등의 문제가 있는 지역사회를 말한다. 따라서 생태학적 문제공동체는 지정학적 공동체보다 범위가 큰 경우가 많으며, 문제해결의 공동체로 전환되어 공동의 문제해결을 위해 다양한 집합체와의 협력이 가능할 수 있다.

⑤ 조직공동체

조직은 인간의 집합체로서 목표지향적이고 합리성과 보편성을 지니고 있으며, 특정 목표를 달성하기 위하여 환경과 끊임없이 상호작용을 하는 체제이다. 이는 구성원들의 생물학적 · 사회학적 유사성이 높은 특성을 지니며, 학교, 직장, 병원 등을 예로 들 수 있다. 따라서 조직공동체(organizational community)는 건강문제에 있어 선택적인 의료서비스를 집중적으로 제공하기 쉽고, 그 결과를 유사한 집단에 적용하기에도 용이한 공동체라고 할 수 있다.

⑥ 문제해결 공동체

문제해결 공동체(communities of solution)는 문제를 정의 내릴 수 있고, 문제를 공유하며, 해결할 수 있는 범위 내에 있는 공동체(National Commission on Community Health Service, 1967)로 정의되며, 특별한 지정학적인 공동체의 경계를 이루고 있지 않을 수 있고, 생태학적 문제공동체와 일치할 수도 있다. 즉 문제해결 공동체는 문제를 해결하기 위하여 최대한의 지역을 확보하고자 할 때 지정학적 공동체를 초월할 수 있으며, 문제해결을 위해 정부기관을 포함하기도 한다.

(2) 기능적 지역사회

기능적 지역사회는 단순한 지리적 경계보다는 목표성취라는 과업의 결과로 나타난 공동체이다. 즉 어떤 것을 성취하는 데 도움이 될 수 있는 지역적 공감을 바탕으로 하면서도 지역사회주민의 관심과 목표에 따라 유동성이 존재한다. 기능적 지역사회의 예는 다음과 같다.

① 동일한 요구 공동체

동일한 요구 공동체(communities of identifiable need)를 특별한 문제가 있는 장소, 어떤 건강문제와 그 건강문제에 영향을 미치는 요인을 포함하고 있는 영역으로 정의(Archer, 1979)하였으며, 주민들의 일반적인 공통의 문제와 요구에 기반한 공동체를 말한다. 이러한 공동체는 동일한 문제와 요구를 가지고 있기 때문에 지정학적인 지역사회의 범위를 넘어서기도 한다. 예를 들어, 서울시에 위치한 산업장에서 흘러나온 화학약품으로 한강이 오염되었다면 이는 서울시뿐만 아니라 다른 도시의 음용수에도 영향을 미친다. 따라서 서울시와 다른 도시들은 동일한 요구를 지닌 공동체로 협력할 수 있다.

② 자원공동체

자원공동체(critical mass community)는 어떠한 문제해결을 위하여 활용 가능한 자원의 한계로 모인 공동체로 'critical mass'는 사업을 수행하기 위한 충분한 자원을 의미한다. 자원에는 인력, 경제력, 다른 지역사회에 대한 영향력, 물자 등이 있으며, 이러한 자원을 문제해결, 요구충족 등에 제공한다.

(3) 감정적 지역사회

감정적 지역사회는 지역사회의 감성이나 감각을 중심으로 모인 공동체이다. 대표적인 감정적 지역사회로는 동문회나 향우회 등의 소속공동체, 동호회 등의 특수흥미 공동체가 있다.

① 소속공동체

소속공동체(belonging communities)는 동지애와 같은 정서적인 감정으로 결속된 지역사회이다. 지역적 공간을 공유하여 형성되는 지연, 출신학교가 같은 학연, 또는 혈연적 친밀감으로 결속된 종친회 등이 있다.

② 특수흥미 공동체

특수흥미 공동체(special interest community)는 어떠한 분야에 서로 같은 요구와 관심을 가지고 모인 공동체이다. 따라서 특별한 논제나 화제가 생겼을 때 이러한 공동체가 더욱 부각되며, 협회나 산악회 등이 있다.

4) 지역사회의 기능

지역사회는 총체적인 하나의 체계로서 기능하며, 많은 학자들이 다양한 방면으로 접근하여 지역사회의 기능을 기술하였다. 대표적으로 공중보건학자인 Warren(1992)은 지역사회의 기능을 상품과 서비스의 생산과 분배, 사회적 상호작용 규범의 통제와 유지, 지역사회구성원의 사회참여 증진, 지역사회구성원의 사회화, 그리고 지역사회구성원의 개인적 요구를 충족시키기 위한 상호지지의 다섯 가지로 기술하였다. 이를 바탕으로 기존의 기술들을 종합하면 다음의 5가지로 정리할 수 있다.

(1) 경제적 기능

경제적 기능이란 지역사회주민들이 일상생활에 필요한 물자와 서비스를 생산 및 분배하고 소비하는 과정과 관련된 기능을 말한다. 지역사회는 특산품을 개발하거나 기업을 유치하는 등 자립을 위한 활동들을 수행하는데 이러한 활동들이 경제적 기능에 포함된다.

(2) 사회화 기능

사회화 기능은 지역사회가 공유하고 있는 일반적인 지식, 사회적 가치, 행동양상들을 유지 및 전달하며 또한 새롭게 창출하는 기능이다. 이러한 과정을 통해 구성원들은 다른 지역사회구성원들과 구별되는 생활양식을 가지게 된다.

(3) 사회통제의 기능

사회통제의 기능은 정부기관의 법적인 통제력 이외에 지역사회에서 전통적으로 내려오는 규칙이나 규범에 따라 구성원들의 행동을 통제하는 활동을 말한다.

(4) 사회통합 또는 참여의 기능

사회통합의 기능이란 비통합적인 상태에 있는 사회 내 집단이나 개인이 서로 적응함으로써 단일의 집합체로 통합되어 가는 과정을 말한다. 지역사회주민들 간에는 공통의 목표가 있으며, 그 목표를 달성하기 위해 각자는 역할을 분담하고 있다. 역할의 수행은 권리이자 의무이며 그 역할의 수행은 사람들의 욕구를 충족시킨다. 지역사회를 유지하기 위해서는 구성원들의 결속력과 사기를 높이고 주민 공동의 문제해결을 위해 함께 노력하는 활동들이 중요하다.

(5) 상부상조의 기능

상부상조의 기능이란 지역사회주민들의 결혼, 질병, 사망 등 도움이 필요한 경우에 상호 간에 지지해 주고 조력해 주는 활동을 말한다.

2. 지역사회보건의 개념

1) 공중보건

공중보건(public health)에 대한 대표적인 정의는 C.E.A. Winslow(1920)의 정의로, Winslow는 "공중보건이란 조직적인 지역사회의 노력을 통해 환경위생의 향상, 감염병 관리, 개인위생에 대한 보건교육, 질병의 조기진단과 예방적 치료를 위한 의료 및 간호사업의 조직, 그리고 모든 사람이 건강 유지에 적합한 생활 수준을 확보할 수 있도록 사회조직을 발전시킴으로써 질병을 예방하고 수명을 연장하며 건강을 유지 및 증진시키는 과학이자 기술이다"라고 하였다. Winslow의 정의는 보건사업의 기본 철학에 '예방'과 '지역사회'라는 개념을 포함하였으며, 지역주민의 기본적인 생존권까지도 포함하여 '공공성'을 강조하였다. 또한 공중보건의 목적과 사업의 영역 및 대상이 모두 포함되어 있어 공중보건을 이해하는 데 도움을 준다. 이후 미국의학원(Institute of Medicine, 1988)은 공중보건을 "국민이 건강할 수 있는 여건을 보장하기 위한 사회의 집단적 노력"이라고 정의하였다.

공중보건에 대한 개념은 20세기에 들어와 그 이론이 과학적으로 확립되었고, 감염성 질환의 예방과 관리, 환경위생, 개인의 건강보호와 건강증진을 위한 사회적 관심이 대두되면서 공중보건사업이 더욱 발전하게 되었다. 더불어 환경위생의 발전, 보건행정조직의 확립, 국제적 보건기구의 발전, 보건을 중심으로 한 지역사회조직의 발전 등이 이루어지게 된다. 그러나 공중보건은 기본적으로 국가의 세금으로 운영하는 정부 수준에서의 사업으로 질병을 예방하고 국민의 건강을 증진한다는 개념이 강하다. 따라서 지역사회의 특성에 따른 건강요구의 지역적 차별성과 지역사회주민의 적극적인 참여가 강조되면서 지역사회보건의 개념으로 이동하게 된다.

한편 공중보건은 질병의 양상이 과거의 감염병 시대에서 오늘날 만성퇴행성 질환으로 변화되면서 신공중보건(new public health)시대로 옮겨지고 있으며, 특정 보건문제를 위한 세분화된 지역사회보건사업으로 변화하고 발전하게 되었다. 신공중보건은 "위생적, 환경적, 건강증진적, 개인적 및 지역사회중심의 예방서비스 간의 균형에 기반을 두고, 치료, 재활, 장기요양서비스와의 폭넓은 조화를 통해 개인 및 사회의 건강상태를 보호하고 증진하려는 포괄적인 노력"으로 정의할 수 있다(임국환 등, 2014). 이는 지역주민의 삶의 양식, 가치관, 생활태도 및 생활습관 등은 지역주민 전체의 건강문제에 크게 작용함을 전제하고, 기존의 질병 발생 후 치료 위주의 접근이나 질병 발생에 대한 개인책임을 강조하는 것으로는 지역사회의 건강문제를 해결하는 데 어려움이 있다는 것을 인정하는 것이다. 즉 건강문제해결의 접근방식을 의료중심(medicinecentered)의 패러다임에서 새로운 건강중심(health-centered)의 패러다임으로 사고를 전환한 것으로 그 의미가 크다.

2) 지역사회보건

(1) 지역사회보건의 개념

지역사회보건은 공중보건에 파생된 개념으로, 지역사회보건은 "질병 없이 오래 사는 것(Winslow, 1923)", "인간이 생물학적 · 정신적 · 연대적인 잠재성을 실현하고 비교적 질병에서 벗어나 편안히 살도록 허용된 환경에 잘 적응하는 것(Banta, 1979)", 또는 "주어진 시 · 공간에서 이용 가능한 지식과 자원으로 높은 수준의 신체적 · 정신적 · 사회적 · 영적 안녕상태에 이르는 것(Hanlon & Pickett, 1984)"이라고 정의되었다. 이러한 정의들을 정리하면, 지역사회보건은 안녕(wellness)에 중점을 두면서 "지역사회에 살고 있는 개인과 하나의 실제로서의 지역사회를 최적의 생물학적 · 정신적 · 사회적 · 영적 안녕상태로 이끄는 것"이라고 정의할 수 있다. 따라서 건강한 지역사회에는 그 자체 내에서 생물학적 · 정신적 · 사회적 · 영적 안녕의 증거들이 나타난다. 예를 들어, 건강한 지역사회는 경제적으로 안정되어 있고, 공해가 없으며, 지역사회구성원들의 요구를 적정 수준에서 제공할 수 있다. 여기에 더하여 지역사회의 개인들도 최대의 신체적 · 정신적 · 사회적 잠재성을 달성할 수 있다(Breslow, 1990).

이처럼 지역사회보건은 세금에 의해 재정적 지원을 받으며 법에 따라 정부기관 같은 공공의 통로를 통해서 국민들에게 서비스를 제공하는 공중보건과는 달리, 민간기금에 의해 운영되는 민간기관을 포함하여 지역사회 수준의 건강을 위한 조직적인 모든 노력들을 포함한다. 따라서 지역사회보건은 공중보건의 실제를 확대한 용어라고 할 수 있으며, 실재적인 의료와 간호의 개념이 포함되어 있으므로 지역사회의학과 지역사회간호학을 포함하는 포괄적 개념으로 이해하기도 한다.

공중보건과 신공중보건 및 지역사회보건의 정의를 살펴보면 시간의 흐름에 따라 그 강조점의 변화를 볼 수 있다. 이 변화는 감염성 질병으로 인한 사망률이 감소하고 만성퇴행성 질환이 증가하는 현상에서 비롯된다. 결과적으로 건강은 과거의 '생존'의 의미보다는 현재 '삶의 질'이라는 의미로 더 많이 사용된다(Harper & Lambert, 1994). 즉 과거의 질병 예방과 생명연장에 있던 초점이 현재에는 최고도의 안녕상태에 도달하는 것으로 바뀌고 있음을 알 수 있다.

지역사회의 건강상태는 그 지역사회를 구성하고 있는 개인, 가족, 집단의 건강으로 혼합되어 있다. 그러나 단순히 지역사회구성원들의 건강상태의 총합만을 뜻하는 것이 아니며, 독특한 실체로서 지역사회에 있는 모든 것의 총합 그 이상을 의미한다. 사회학자인 C. W. Mills(1959)는 지역사회구성원들의 건강과 하나의 실체로서의 지역사회의 건강 간의 차이를 "지역사회구성원들의 건강은 개인적인 문제이며, 지역사회 자체의 건강은 사회적 이슈"라고 표현하였다(Portnoy & Dumas, 1994). 이는 지역사회구성원 각 개인이 경험하는 건강문제는 어디까지나 개인적인 문제로 이루어져 있으나, 이러한 문제가 지역사회에 반대로 큰 영향을 미칠 때 이는 모든 사람에게 관심을 받는 사회적 이슈가 될 것이라는 의미에서 중요하다.

(2) 지역사회보건의 목표와 기능

미국의학원(Institute of Medicine, 1988)은 공중보건의 목적을 "건강에 대한 대중의 이익을 위하여 조직화된 지역사회의 공동노력을 활성화함에 있어 과학적이고 기술적인 지식을 적용함으로써 질병의 예방과 건강증진을 도모함"에 있다고 강조하며, 공중보건실무의 목표를 "모든 사람들이 건강할 수 있는 상태를 보장해 주는 것"이라고 하였다. 즉 공중보건실무의 목표는 개인, 가족, 지역사회의 건강을 유지하며 그들의 잠재성을 최대로 개발하는 데 있다.

이와 비교하여 지역사회보건은 해당 지역사회가 가지고 있는 다양한 건강문제와 그 관련 요인을 파악하여 관리하는 총체적인 건강관리의 전 영역을 포함한다. 이는 질병의 치료와 예방을 중심으로 하는 예방의학의 측면과 개인, 가족, 지역사회의 건강을 유지하며 그들의 잠재성을 최대로 개발한다는 공중보건실무의 측면을 포함하는 것이다. 따라서 지역사회보건의 목표는 지역사회 인구집단이 건강한 상태가 되도록 하는 것이다. 우리나라 「헌법」 제35조에서는 건강하고 쾌적한 환경에서 생활할 권리 등을 규정하고 있으며, 이는 질병의 예방과 치료, 재활 및 건강증진에 대한 요구가 있으면 누구나 적기에 만족스러운 서비스를 받도록 보건의료서비스의 제공이 이루어져야 함을 강조하는 것이다.

(3) 지역사회보건의 기본요소

지역사회보건의 기본요소에는 인적 요소, 물적 요소 및 구조적 요소가 있다. 첫째, 인적 요소에서는 건강의 유지 및 증진이 필요한 지역사회주민과 그들의 건강요구에 맞는 서비스를 제공해야 하는 보건전문인이 포함된다. 둘째, 물적 요소에는 보건의료 시설과 장비, 이를 위한 재원이 포함된다. 시설과 장비는 지역사회주민의 건강 유지와 건강증진을 위해 노력하는 예방적 측면과 병에 걸린 주민을 치료하고 치료가 끝난 주민의 건강한 생활에의 적응을 위한 재활과 건강증진을 포함하는 관리과정에 직접적으로 필요한 요소이다. 또한 이를 위한 재원은 그 전제라고 할 수 있다. 셋째, 구조적 요소는 시설과 장비, 재정의 요소들이 원활하게 사용될 수 있도록 하기 위한 기본적인 틀로, 이는 현실에 맞게 마련되고 운영되어야 한다.

3) 공중보건과 지역사회보건의 특성

(1) 공공성

개인의 건강에 대한 책임은 일차적으로는 국민 개인에게 있으나 지역주민의 건강이나 국민의 건강에 대한 책임은 지역사회에 있다. 즉, 국가나 지방자체단체는 국민의 건강을 위한 철학이나 이념, 제도와 행정체계 등을 갖추고 있어야 한다. 이에 공중보건의 조직은 정부조직인 보건복지부, 시 · 도 보건복지국, 시 · 군 · 구 보건소, 읍 · 면 보건지소, 마을 단위의 보건진료소 등이 있다. 공중보건과 관련하여 공공보건의료라는 개념이 있는데, 이는 민간보건의료와 대치되는 개념이다. 공공보건의료란 "국가, 지방자치단체, 또는 공공단체가 설립 · 운영하는 보건의료기관이 국민의 건강을 보호 · 증진하기 위하여 행하는 모든 활동"으로 규정되며, "다수의 공중을 대상으로 하는 보건의료서비스", "개인의 편익보다 사회적 편익을 지향하는 보건의료서비스" 등으로 강조되고 있다. 따라서 공공의료기관과 보건소 등의 보건기관이 제공하는 보건의료서비스는 공공성(public nature)이 중요하다. 따라서 공중보건의 공공성은 민간의료가 미치지 못하거나 제한적인 분야인 응급의료, 만성노인성 질환의 장기요양관리, 지역사회 장애인 보건관리, 중증 특수질환자 관리, 신종 감염성 질환 관리, 그리고 모든 국민의 관심사인 환경, 안전과 재난 등을 포괄하는 건강위험요소로부터 주민의 건강을 보호하는 것이다.

(2) 접근성

공중보건과 지역사회보건의 서비스 제공은 지역사회주민들에게 경제적, 지리적, 사회문화적인 이유로 인하여 제한을 두어서는 안 된다. 이러한 서비스 이용의 접근성(accessibility)이 제한되면 건강형평성이 이루어지지 못하므로, 보건의료서비스는 이용이 편리하고 불편이 없어야 한다.

(3) 포괄성

공중보건은 예방, 치료, 재활 및 건강증진사업이 상호 조정되고 연속적으로 운영되어야 한다. 이를 위해 일차보건의료(primary health care)와 이차보건의료(secondary health care) 및 삼차보건의료(tertiary health care)가 포괄적으로 제공되어야 한다.

(4) 지속성

각 개인에게 제공되는 보건의료서비스는 시간적, 지리적으로 관련성을 갖고 적절히 연계되어 지속성(continuity)을 가지고 있어야 한다. 특히 제도적으로 의료기관 사이에 의뢰제도가 확립되어 기관 간에 이송이나 정보 제공이 협력적으로 이루어지는 것이 중요하다.

(5) 효율성

공중보건과 지역사회보건의 서비스는 목적 달성에 투입되는 자원의 양을 최소화하면서도 최대의 목적을 달성하는 효율성(efficiency)의 측면을 고려해야만 한다. 이는 최근 들어 의료비가 지나치게 상승하는 추세에 대처하기 위한 전략으로 중요성이 커지고 있다. 국민건강보험 재정의 적자문제와 주민의 보험료 상승에 대한 불만, 그리고 서비스 질 보장문제는 미래의 보건사업에서 중요한 화두가 될 것이 분명하기에 효율성의 문제는 지속적으로 관심이 필요한 부분이다.

3. 지역사회간호

1) 지역사회간호의 개념

지역사회간호는 일반적으로 병원 밖에서 이루어지고 있는 간호를 말한다. 하지만 지역사회간호의 개념은 시대와 지역에 따라, 지역사회간호사의 역할이나 기능의 변화에 따라 발전하는 양상으로 나타난다. 지역사회간호에 대한 다양한 정의를 살펴보면, 우선 미국간호협회(American Nurses' Association, 1973)에서는 "인구의 건강증진과 보존을 위해 실시하는 공중보건사업과 간호사업의 통합"이라고 정의하였고, 이후 이를 더욱 구체적으로 "지역사회간호 업무는 간호학과 보건학에 관련된 지식과 기술을 통합하여 인구집단의 건강을 유지 · 증진하는 것이다. 즉, 포괄적이며 보편적이고, 어떤 특정한 연령이나 특별한 진단을 받은 집단에 국한하지 않으며, 일시적인 것이 아니라 지속적인 것이다. 지역사회간호 업무는 개인, 가족, 집단을 향한 간호를 포함하고 있지만 지배적인 책임은 전적으로 인구 전체에 있다"라고 정의하였다(ANA, 1986). 또한 지역사회간호는 병원 이외의 장소에서 수행되는 간호 영역으로 "모든 사람들의 건강을 유지 · 증진하는 데 적용되는 간호이론과 공중보건이론의 종합(Hickman, 1990)"이라고도 하며, "개인, 가족, 지역사회에서 최고 수준의 안녕을 목적으로 여러 사람들과 계약관계를 맺고 수행하는 활동(Janice et al., 2003)"으로 정의되기도 한다. 지역사회간호사는 "지역사회주민의 삶의 과정이란 넓은 범위에서 인간의 건강을 말할 수 있어야 한다(Raffrey & Page, 1989)"고도 하였다.

지역사회간호에 대한 우리나라 학자들의 정의를 살펴보면, 김화중(1981)은 일반체계이론에 기반하여 지역사회를 파악하였고 이를 바탕으로 지역사회간호의 개념틀을 마련하였다. 김화중의 개념틀에 따르면 지역사회간호란 "지역사회를 대상으로 간호 제공 및 보건교육을 통해서 지역사회의 적정 기능 수준의 향상에 기여하는 것을 궁극적인 목표로 하는 과학적인 실천"이라고 정의하였다.

이 개념틀에 따르면 지역사회간호의 대상은 지역사회이며, 일반체계이론에 따라 지역사회는 하나의 체계이며, 그 하위체계로 개인, 가족, 집단 등이 있으며, 지역사회는 사업의 대상이자 변화시켜야 할 표적이라고 하였다. 지역사회간호의 목표는 적정 기능 수준의 향상이며, 지역사회간호사는 간호 대상인 지역사회의 건강문제를 지역사회 스스로 해결할 수 있도록 자가건강관리 기능의 향상을 돕는 것이다. 지역사회간호의 행위는 지역사회간호활동으로 지역사회간호사의 직접적인 간호 제공과 보건교육 및 관리의 복합적인 행위를 말한다.

더불어 지역사회간호에서 위의 기본요소 간의 상호관련성을 살펴보면, 지역사회간호 대상에 대한 지역사회간호활동은 지역사회간호과정이라고 할 수 있다. 또한 지역사회간호 대상은 지역사회간호 목표와 연결되어 지역사회라는 체계가 적정 기능 수준에 도달할 수 있는 방향을 제시해 주는데 이를 기능연속지표라고 하였다. 그리고 지역사회간호활동은 지역사회간호 목표를 달성하기 위한 지역사회간호 수단이라고 하였으며 이러한 수단으로는 가정방문이나 보건교육 등이 있다. 이상의 내용을 정리하면 그림 1-1과 같다.

윤순녕(2011)은 지역사회간호를 "개인, 가족, 집단을 포함하는 전체로서의 지역사회를 대상으로 하여 건강의 유지, 증진을 도모하여 건강형평성과 건강한 장수(長壽)를 목표로 하는 실무"라고 정의하였다. 또한 "지역사회간호의 실무현장은 공공부문으로는 보건소, 보건지소, 보건진료소, 학교 등이 있으며, 민간부문으로는 산업장, 장기요양시설 등"이 있고, "지역사회간호는 연구와 교육을 근거로 하며, 지역사회간호는 사회적 환경에 의해 영향을 받으며 정책, 규제적 영향에 의해 결정"된다고 하였다.

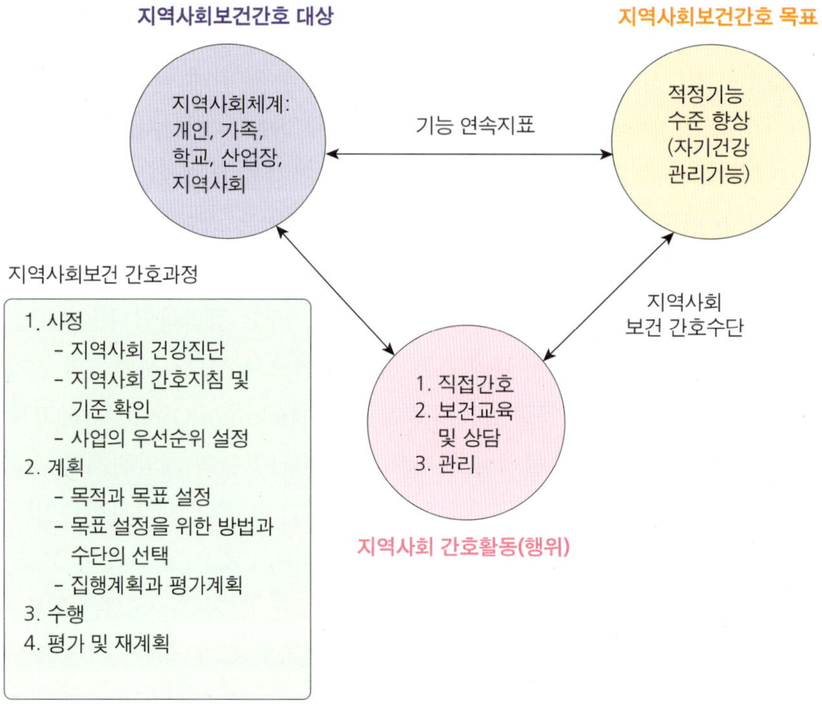

그림 1-1 김화중의 지역사회간호 개념틀

[자료원] 양숙자, 심문숙 등(2022). 지역사회간호학(제3판). 현문사.

Stanhope와 Lancaster(2012)는 미국에서 사용되고 있는 지역사회간호에 관한 정의를 다음과 같이 4가지로 정리하였다. 첫째, 공중보건간호실무(public health nursing practice)는 인구집단의 건강을 보존하고 증진하기 위하여 적용된 간호이론과 공중보건이론의 합성으로, 공중보건간호실무의 초점은 전체로서의 지역사회이며, 지역사회의 건강 수준이 개인, 가족, 집단의 건강에 미치는 효과이다. 따라서 공중보건간호실무는 지역사회의 건강을 보호하고 증진하며 질병과 장애를 예방하는 범위 안에서 제공된다. 둘째, 지역사회간호실무(community health nursing practice)는 개인, 가족, 집단에게 개별적인 보건의료를 제공함으로써 인구집단의 건강을 유지, 보존 및 증진하기 위하여 적용된 간호이론과 공중보건이론의 합성을 말한다. 따라서 지역사회간호실무의 초점은 개인, 가족 및 집단이며, 이들의 건강 수준이 지역사회의 건강에 미치는 효과이다. 셋째, 지역사회지향 간호실무(community-oriented nursing practice)는 지역사회간호사가 지역사회와 인구집단의 주요 건강문제와 환경문제를 조사하고 진단을 내리며 감시와 모니터링을 통하여 인구집단과 지역사회의 건강상태를 평가하는 보건의료를 제공한다. 그리고 그 목적은 사람들이 건강할 수 있는 조건을 만들어 건강을 유지, 보호 및 증진시키는 것이다. 넷째, 지역사회기반 간호실무(community-based nursing practice)는 개별적인 간호 대상자 또는 가족이 거주하거나 활동하는 장소에서 행해지는 간호실무이다. 따라서 지역사회기반 간호실무는 급성기나 만성질환에 대한 간호와 포괄적이며 협업적이고 연속적인 간호에 초점을 두고, 이를 담당하는 간호사는 모성, 아동, 성인, 정신간호 영역의 간호사 또는 전문간호사를 지칭

표 1-1 보건간호와 지역사회간호의 차이

구분	보건간호	지역사회간호
철학	취약집단의 건강관리에 중점	개인, 가족, 집단(조직)의 건강관리에 중점
사업목적	질병 예방, 건강보호	건강증진, 삶의 질 향상
운영주체	정부	정부, 지역사회주민, 기관
재정(재원조달)	국비, 지방비(수혜자)	국비, 지방비, 지역사회기금
사업대상	선택 집단, 고위험집단	개인, 가족, 집단, 기관, 지역사회 등
사업운영방법	정부 정책 지원사업 지역진단에 의한 보건사업	대상자의 요구에 근거한 지역보건사업
사업전달	수동적, 하향적	능동적, 수평적
실무	건강 수준, 의료요구 사정	포괄적, 일반적

한다.

일부 학자들의 경우, 보건간호를 지역사회간호의 하위영역으로 생각하며(Josten et al., 1995), 따라서 보건간호사는 가정간호사, 학교간호사, 호스피스간호사, 기타 지역사회간호의 영역에서 종사하는 간호사에 비해 공공 정부기관에서 종사하는 간호사로 정의하고 있다(Division of Nursing, 1985). 지역사회간호와 보건간호는 모든 사람의 건강에 초점을 둔 간호업무와 연관된 용어들이다(Josten et al., 1996).

우리나라에서 사용하는 지역사회간호(community nursing) 또는 지역사회보건간호(community health nursing)의 개념은 공중보건의 개념을 기반으로 하고 있으며, 오랜 기간 동안 '보건간호(public health nursing)'로 사용되어 왔다. 그러다 1980년대 이후부터 '지역사회보건간호'로 명칭이 바뀌어 사용되다가 다시 '지역사회간호'라는 명칭으로 사용되었다. 최근에 미국, 캐나다, 영국, 일본 및 호주 등에서는 지역사회보건간호로 지칭되고 있으며, 우리나라에서도 지역사회간호학회를 중심으로 국제적인 변화에 부응하여 지역사회보건간호로 지칭하고 있는 추세이다. 보건간호가 수동적 · 하향적이면서 질병관리사업에 중점을 두었다면, 지역사회간호는 능동적 · 수평적이면서 일차보건의료 및 건강증진에 역점을 두고 있다. 보건간호와 지역사회간호의 차이는 표 1-1과 같다.

보편적으로 WHO가 발표한 보건간호의 정의에 포함된 주요 개념들은 간호, 공중보건의 기술, 사회복지적 보조, 건강증진, 환경위생 상태의 향상, 재활, 질병 및 장애 예방 등이다. 또한 보건간호의 정의에서 모든 사람, 건강 유지 · 증진, 환자, 장애 예방, 생활 수준의 향상, 기술, 과정 등의 개념을 주요 내용으로 포함한다. 미국보건협회(American Public Health Association)의 보건간호분과에서는 지역사회간호 업무를 가정, 학교, 직장 등 정상 환경에 있어 개인과 가족 그리고 지역사회의 건강요구를 충족시키는 데 적용되는 체계 있는 학문과 관련된 간호업무의 숙련된 분야라고 정의하였으며, 그 활동영역은 치료를 위한 시설이 아닌 치료시설 밖에 존재하는 영역이라고 하였다.

이 외에도 시대의 흐름에 따라 학자들이 제시하는 지역사회간호의 정의에 추가되는 개념들은 포괄적 간호, 독자적 간호, 적정 기능 수준 향상 등과 같은 개념들이 있다. 그러나 여전히 지역사회간호의 정의에서 주요 개념들은 초창기부터 거의 포함되어 있었던 것이었으며, 이를 바탕으로 확대되는 지역사회간호의 영역에 새로운 개념들이 추가되고 있는 실정이다.

2) 지역사회간호의 속성

지역사회간호는 간호실무에 특별한 영역을 제공하는 속성이 있다. Clack(2008)은 이러한 지역사회의 속성을 표 1-2와 같이 9가지로 설명하였다. 모든 속성들은 사회의 구성원과 마찬가지로 인구집단의 건강문제를 완화하거나 예방하기 위하여 간호와 공중보건의 원리를 적용하여 지역사회간호를 구성하는 증거가 된다.

직업의 전문성을 증명하기 위한 하나의 방법으로는 업무의 표준을 설정하는 것이다. 다른 보건과 관련된 전문영역과 같이 간호도 간호서비스에 대한 표준을 설정하였다. 나아가서 간호업무의 표준은 간호의 특수영역에서 각각의 표준을 설정하는 데도 도움을 주며 이러한 표준들 중에서 지역사회간호사에 특별히 관련된 것은 미국간호협회의 지역사회간호 업무표준이다. 미국간호협회(ANA, 1986)는 "표준은 특징 있게, 측정 가능하게, 간호의 우수성을 달성하도록 지침을 제공하기 위해 개발하는 것"이라고 하였다. 업무를 위한 표준은 제공된 간호서비스를 평가할 수 있는 뜻으로 제공된다. 미국간호협회가 제시한 지역사회간호 업무의 표준은 다음과 같다.

- 간호사는 업무상황에서 결정을 내리는 데 있어, 기본원칙으로써 이론적 개념을 적용한다.
- 간호사는 포괄적이고 정확한 자료를 체계적으로 수집한다.
- 간호사는 진단을 위해 지역사회, 가족 그리고 개인에 대해 수집한 자료를 분석한다.
- 간호사는 각각의 예방단계에 따라 대상자의 요구에 맞는 독특한 간호활동계획을 개발한다.
- 간호사는 계획에 따라 건강을 증진 · 유지 · 회복하고, 질병을 예방하고, 재활에 영향을 주는 간호를 수행한다.
- 간호사는 목표달성을 위한 진행과정을 결정하고, 수집된 자료, 진단, 계획을 수정하기 위해

표 1-2 지역사회간호의 속성

건강지향성	질병치료보다 건강 유지와 질병 예방 강조
인구집단중심	개인, 가족보다 인구집단과 지역사회 건강 강조
자율성	대상자와 함께 건강관리 결정
지속성	포괄적, 지속적인 건강관리 제공
협력성	대상자의 관계가 동등하며, 협력하는 기회 많음
상호작용	다양한 건강과 관련된 요인과 상호작용 인지
공공의 책무	인구집단의 건강에 대한 사회적 책임의식이 높음
친밀성	대상자의 삶에 대한 이해가 높음
변화성	다양한 건강관리 현장과 대상자에 대한 이해 필요

간호수행을 한 지역사회, 가족, 개인의 반응을 평가한다.

- 간호사는 간호업무의 질을 확실하게 평하기 위해 동료평가 또는 기타 다른 평가에 참여한다.
- 간호사는 전문성 개발에 대한 책임이 있으며, 타인의 전문적 성장에 기여한다.
- 간호사는 타 보건관리제공자 및 전문가와 협력하며, 지역사회간호 프로그램을 사정 · 계획 · 수행 · 평가하는 책임이 있다.
- 간호사는 연구를 통해 지역사회간호에서 이론과 업무에 기여한다.

미국간호협회는 각각의 표준에 대해 달성 정도를 측정하는 기준을 개발하고, 이를 구조적 · 과정적 · 결과적 기준으로 구분하였다. 구조적 기준은 표준을 달성하는 데 필요한 환경과 자원을 말하며, 과정적 기준은 간호사가 표준에 맞게 행한 활동 또는 과정들이며, 결과적 기준은 간호사활동의 기대결과를 말한다. 이 같은 지역사회간호표준은 지역사회보건의 독특한 업무에 간호의 일반원리를 적용한 것으로, 이 표준들은 주어진 간호의 질을 평가하기 위한 기준과 원리를 제공하며, 지역사회간호의 대상인 개인, 가족, 지역사회에 적용할 수 있다.

3) 지역사회간호사업

지역사회간호사업은 지역사회의 건강요구에 의해 수행되며, 그 결과는 복합적 형태로 나타날 수 있다. 즉, 지역사회간호사업은 많은 잠재적 보건사업의 개발을 가능하게 한다.

(1) 지역사회간호사업의 구성요소

일반적으로 지역사회간호사업의 구성요소로는 다음의 6가지가 있다.

- 건강문제의 예방(prevention of health problems)
- 건강문제의 관리(management of health problems)
- 건강생활의 증진(promotion of health living)
- 재활(rehabilitation)
- 평가(evaluation)
- 연구(research)

(2) 지역사회간호사업의 활동현장

지역사회간호사업은 병원을 중심으로 이루어지는 간호사업과는 달리 병원 이외의 장소에서 이루어지는 간호사업이다. 지역사회간호사의 실무현장은 전통적으로 지역사회를 대상으로 하여 가정 단위로 제공되어 왔으며, 학교나 산업장은 기능적 지역사회로서 지역사회간호사업의 특정 실무현장이 된다. 보건소, 보건지소 및 보건진료소를 중심으로 제공되는 간호사업은 국가 공공부문의 지역사회간호사업으로 국가적 목표와 연계되어 실행된다. 그 밖에도 사회복지기관이나 보험 관련 기관 등이 새로운 실무현장으로 정착되고 있다.

(3) 지역사회간호사업 접근과정

지역사회간호사업은 일반적으로 문제중심, 가족중심, 지역사회중심으로 접근하거나, 개인문제별, 지역사회 조직체계별, 또는 문화적 · 제도적 · 경제적 차이의 형태별 접근으로 시도되고 있다. 그 과정을 살펴보면 다음과 같다.

- 사업 대상: 지역사회 전체이다. 임상간호는 질병에 걸린 개인이 스스로 선택한 대상이지만, 보건간호는 주로 선택된 인구집단이나 문제집단으로 그 성격이 다르다. 지역사회간호의 대상은 건강한 사람과 건강하지 않은 사람, 그리고 연령, 성별, 인종, 종교, 사회경제적 및 교육 수준과 무관하게 모든 지역사회주민을 대상으로 한다.
- 내용: 지역사회주민의 삶의 질, 즉 건강한 삶이다. 임상간호는 주로 급성 환자를 대상으로 하고, 보건간호는 취약계층이나 특정 질환을 가진 사람을 대상으로 한다.
- 목적: 지역사회주민의 적정 기능 수준을 향상시키는 것이다. 임상간호는 환자의 질병치료와 회복 및 안위이며, 보건간호는 감염병 예방 및 건강증진을 목적으로 하고 있다. 하지만 현실적으로 보건간호는 일차의료를 목적으로 이루어지는 경우가 많다.
- 주체: 정부, 민간기관과 지역사회(주민)이다. 임상간호는 정부와 민간, 비영리기관이며, 보건간호는 정부가 주요 주체이다.
- 장소: 지역사회의 모든 시설에서 수행된다. 임상간호는 병 · 의원에서, 보건간호는 정부기관인 보건소를 비롯한 보건기관에서 주로 이루어진다.
- 비용: 정부의 세금이나 지역사회가 동원한 재원이다. 임상간호사업의 비용은 주로 환자가, 보건간호사업의 비용은 정부의 세금으로 충당된다.
- 대상자: 지역사회주민이다. 임상간호는 주로 환자와 제공자가 소비자와 생산자 간의 관계이며, 보건간호는 수혜자와 제공자 간의 관계로 볼 수 있다.
- 진행과정: 지역사회주민의 건강요구에 따라 이루어진다. 임상간호는 주로 (의사의) 처방에 따라, 보건간호는 정부의 지시에 따라 간호사업이 진행된다.
- 전달: 수평식으로 이루어진다. 임상간호와 보건간호에서는 주로 수직적 사업전달방식체계로 업무를 수행하는 경우가 많다.
- 시설 · 장비: 지역사회간호에서 사용되는 시설이나 장비는 가정, 보건소, 기타 지역사회로부터 충당된다. 임상간호는 병원시설과 장비를, 보건간호는 가정과 보건소, 그리고 관련 기관의 시설과 장비를 사용한다.
- 근무시간: 지역사회주민의 요구에 따라 연장될 수도 있다. 임상간호사와 보건간호사의 경우에는 일정 시간에만 이루어진다.
- 성과: 쉽게 나타나지 않는다. 지역사회간호나 보건간호의 성과는 임상간호와 달리 상대적으로 관찰하는 데 오랜 시간이 필요하다.

4) 지역사회간호사의 역할

지역사회간호사는 개인, 가족, 집단 및 조직 그리고 지역사회 단위에서 최적의 건강 수준이 유지되도록 하기 위해 질환관리와 간호, 질병 · 질환 · 상해(사고) 예방과 건강증진의 광범위한 책임을 수행해야 한다. 최근에는 건강문제와 보건의료서비스 요구도의 변화에 따라서 지역사회간호사의 역할은 더욱 다양해지고 확대되고 있는 실정이다. 여기서는 지역사회간호사의 역할과

표 1-3 지역사회간호사의 주요 역할과 활동

역할	활동
직접간호제공자	• 대상자 건강사정 • 간호진단 도출 • 간호수행계획 • 간호수행 • 간호수행 결과평가
교육자	• 대상자 교육요구 사정 • 보건교육계획 • 보건교육 수행 • 보건교육 결과평가
상담자	• 해결할 문제 확인 및 이해 • 선택된 해결방법의 확인과 대상자 도움 • 해결할 범위의 결정과 대상자 조력 • 선정된 해결방법의 평가나 대상자 도움 • 대상자와 문제해결과정 공유
자원의뢰자	• 지역사회자원에 대한 정보수집 • 의뢰의 요구와 적합성 결정 • 의뢰수행 • 의뢰에 대한 추후관리
옹호자	• 옹호에 대한 요구 결정 • 적합한 방법의 진상 규명 • 결정자에게 대상자의 사례 제시 • 대상자가 홀로서기 할 수 있도록 준비
일차간호제공자	• 대상자 건강사정과 문제 확인 • 문제에 대한 치료계획과 수행 • 대상자중심 건강서비스 연계 • 교육과 감독 • 필요 시 간호계획 수정 • 대상자 자가간호교육 • 대상자중심 복지서비스 연계
사례관리자	• 사례관리의 대상자 선정 • 대상자 건강요구의 사정과 확인 • 요구에 부합되는 간호계획 • 다른 사람이 수행한 간호의 감독

(계속)

표 1-3 지역사회간호사의 주요 역할과 활동(계속)

역할	활동
조정자	• 대상자의 상태와 요구에 대해 다른 요원과 의사소통 • 사례관리 집담회
협력자	• 타 건강팀과의 의사소통 • 공동 의사결정 참여 • 대상자의 문제해결을 위한 공동활동 참여
관리자	• 감독 • 업무관리 • 건강관리실 운영
지도자	• 활동에 대한 요구 확인 • 적합한 지도력의 유형 결정과 추종자 사정 • 팀원의 활동 촉진을 위한 동기부여 • 활동계획과 팀원의 활동 조정 • 활동에 대한 효과평가 • 팀원의 적응 촉진 • 협력 팀 간의 역할조정
변화촉진자	• 변화에 작용하는 방해 및 촉진요인 확인 • 변화를 위한 동기부여와 조력 • 변화의 수행을 도움 • 자기 것으로 굳히도록 집단을 도움
연구자	• 연구결과의 검토 및 실무 적용 • 연구문제 확인 및 간호연구의 계획 · 수행 • 자료수집 • 연구결과의 보급

[자료원] Clark M. J. (1999). Nursing in the community. Appleton & Lange.

주요 활동현장 및 역할에 대해서 알아보도록 하자(표 1-3).

(1) 지역사회간호사의 일반적인 역할

① 직접간호제공자

지역사회간호사는 지역사회, 집단, 가족의 구성원인 개인을 대상으로 직접간호제공자(direct care provider)의 역할을 담당한다. 이는 지역사회간호사에게 가장 기본적인 역할이다. 간호대상자의 건강문제는 단순히 건강문제 자체만 보는 것이 아니라, 대상자의 가족, 집단의 구성원으로서의 개인을 본다. 지역사회간호사는 대상자의 건강문제를 하나의 체계에서 접근하므로 체계의 상호작용과 전체성에 대한 이해를 기초로 건강문제를 파악하여야 한다. 또한 질병 예방과 건강증진 등 대상자의 안녕과 복지 지향의 간호 제공에 초점을 둔다. 이를 위해서 기본간호기술, 전문간호기술, 의사소통, 관찰과 경청법, 교육기법 등의 기술이 필요하며, 이를 사용하여 대상자의 간호진단을 도출하고, 간호수행계획을 마련하고 간호를 수행한다. 또한 이러한 과정을 통해 간호중재의 결과를 평가한다.

② 교육자

교육자(educator)로서 지역사회간호사의 역할은 직접간호제공자의 역할만큼이나 널리 인식되고 있는 역할이다. 지역사회에 있는 간호대상자의 대부분은 급성질환보다는 만성퇴행성 질환이 주된 건강문제이며, 삶의 질이 향상됨에 따라 대상자의 건강은 스스로의 건강관리능력의 향상을 강조하고 있다. 따라서 교육자로서의 역할은 대상자가 건강문제와 관련된 결정을 하는 데 필요한 지식을 제공하고 질병에 대한 인식을 돕는 것이다. 그리고 대상자 스스로가 자신을 돌볼 수 있는 능력을 갖도록 교육하여 문제 발생 시 스스로 건강정보와 적절한 보건자원을 이용할 수 있는 능력을 갖도록 교육한다.

③ 변화촉진자

변화촉진자(facilitator)는 대상자가 변화하도록 동기화를 일으키며, 자신 또한 솔선해서 변화를 시도하는 사람으로 종종 지도력의 역할과 결부되어 수행된다. 변화는 체계적으로 계획하면 조정될 수 있고, 건강을 해치는 것보다 오히려 강화시키는 데 이용된다. 변화촉진자의 역할에서 지역사회간호사의 특별한 기능은 변화에 대한 필요성을 인식하고, 다른 사람에게 변화에 대한 필요성을 알게 하며, 변화하도록 동기화하고 바람직한 방향으로 변화하도록 이끈다. 지역사회간호사는 변화촉진자로서 개인, 가족, 집단, 지역사회와 함께 일하며 건강전달체계에서 활동한다. 또한 대상자의 건강교육 요구에 부응하고 건강증진, 질병 예방을 위한 건강행위에 대한 동기를 부여하는 역할을 맡는다.

④ 상담자

상담자(counselor) 또는 자문가(consultant)로서의 역할은 대상자가 건강문제 해결을 위해 실행 가능한 방법을 선택하는 과정을 돕는 것이다. 지역사회간호사는 지역사회주민의 건강문제에 대한 정보를 의료기관이나 타 기관들과 서로 주고받으며 상담할 수 있다. 건강상담은 대상자에게 새로운 계기를 마련해 주고 새로운 인식을 갖게 하는 중요하고 의미 있는 과정이다. 지역사회간호사는 대상자가 해결해야 할 문제를 확인 및 이해하고 해결할 문제의 범위 선정에 도움을 주며, 선택된 해결방법을 대상자가 스스로 실행하도록 지지한다. 또한 해결방법에 대한 결과 평가를 도와주고, 대상자가 문제 해결과정을 이해하여 추후에는 스스로 할 수 있도록 도움을 준다. 보건전문 분야의 상담을 위해서는 훌륭한 면접기술, 자료분석기술, 효과적인 의사소통기술 등을 학습하고 적절히 활용해야 한다.

⑤ 자원의뢰자

지역사회간호사는 대상자가 가장 적합한 보건의료서비스를 이용할 수 있도록 돕는 역할을 하는데, 이는 지역사회 내의 다양한 보건의료서비스의 종류 및 지역사회자원에 대한 정보를 가지고 있어야 한다는 것을 전제로 하는 것이다. 지역사회간호사는 그들이 속한 조직의 간호서비스와 기타 건강관리서비스 간의 인식과 이해를 증진시키기 위한 교량 역할을 담당하며, 지역사회에서 건강의 일차적 책임자로서 관리에 대한 충분한 지식과 기술을 습득하여야 한다. 그리고 지역사회간호사는 대상자의 요구와 의뢰 적합성을 결정하여 건강문제에 대한 최적의 의뢰를 수행한다. 이를 위해 지역사회간호사는 자신이 담당하고 있는 지역사회의 모든 자원에 대한 목록을 가지고 있어야 하고, 해당하는 업무의 내용에도 익숙해야 한다. 특히 자원의 위치, 주소, 연락처와 자원이 제공하는 내용, 접촉방법, 이용 범위와 이용 조건 등을 사전에 파악하고 있으면 필요한 경우에 신속하고 편리하게 의뢰를 할 수 있다.

⑥ 역할모델자

지역사회간호사는 지역사회 대상자에게 역할모델(role model)이 될 수 있다. 역할모델은 다른 사람에게 비슷한 역할을 수행할 수 있도록 의식적으로 또는 무의식적으로 그 행동을 시범하는 사람이다. 서로 접촉하는 사람들은 상대방을 통하여 유사한 역할을 수행할 수 있도록 서로 영향을 미치는데, 지역사회간호사는 대상자와 타 분야의 보건전문가, 학생간호사 등과 접촉하며 그들의 역할모델이 된다. 특히 학생간호사의 교육에도 역할모델의 기능은 중요하다. 지역사회간호사가 대상자를 치유하는 과정, 간호사가 관련되어 있는 곳에서의 모범적인 활동과 능력의 수준은 학생의 태도와 실무 등 모든 부분에 긍정적으로 또는 부정적으로 영향을 미친다.

⑦ 옹호자

지역사회간호사는 대상자가 건강관리체계를 이용하며 겪게 되는 어려움을 해결해 주는 옹호자(advocator) 또는 대변자의 역할을 수행한다. 개인 수준에서는 그 대상자의 요구를 가족이나 타 의료제공자에게 설명해 준다. 가족 수준에서 지역사회간호사는 건강관리체계를 이용하는 데 어려움이 있을 때 해결해 준다. 지역사회 수준에서는 특정 집단의 불평등을 관계된 조직에 의견을 제시하고 지역사회조직을 도와주는 것이다.

⑧ 일차보건의료제공자

일차보건의료란 모든 사람들이 보편적으로 이용 가능한 기본적인 건강관리서비스이다. 지역사회간호사는 지역사회 내의 보건간호사, 보건진료 전담공무원, 학교 보건교사, 산업장 보건관리자 등의 보건의료체계에서 일차보건의료를 제공하는 일차보건의료제공자(primary health caregiver)의 역할을 수행한다. 이 기능으로는 정기적인 산전간호, 영유아간호 및 예방접종 등의 간호중재를 통하여 지역사회주민의 건강을 증진시키고 질병을 예방하는 행위이다.

⑨ 사례관리자

사례관리자(case manager)로서 지역사회간호사의 역할은 지역사회간호의 통합된 구성요소로 많은 대상자중심의 역할을 함축하고 있는 포괄적인 역할이다. 사례관리(case management)는 "사정, 계획, 수행, 평가과정과 가능한 자원과 의사소통을 이용하여 개인의 건강요구를 충족함으로써 질적 비용효과를 높이는 사업으로 협력하는 것"으로 정의되며(Case Management Society, 1995), 사례관리의 목표는 고위험 대상자의 확인, 고비용이 요구되는 잠재성을 지니고 있는 대상자의 확인, 동등한 간호의 기회 확인, 적합한 치료의 선정, 가격조정 그리고 대상자를 최적의 결과로 이끌기 위한 간호관리가 포함된다(Brown, Mayer & Jackson, 1992). 따라서 사례관리자로서 지역사회간호사는 복합적이고 다양한 요구를 가진 대상자에 대한 지지와 상담, 치료, 조언 등의 직접적인 실천과 함께 지역사회의 공식 · 비공식적 자원을 연계, 조정하는 간접적인 실천에 이르는 통합적이고 지속적인 관리를 해야 한다.

⑩ 관리자

지역사회간호사는 지역사회 내에서 제공되는 모든 간호활동을 관리하여야 한다. 가족간호과정을 감독하고, 업무량을 관리하고 건강관리실 또는 보건실을 운영하거나 수행되는 보건사업을 기획하고 모니터링하는 것은 관리자(manager)의 역할에 해당된다. 그리고 관리자의 역할을 수행하기 위해 계획, 조직 및 조정기능을 이용한다.

⑪ 조정자

조정이란 가능한 최대의 유효한 방법으로 대상자의 요구에 충족되는 최선의 서비스를 조직하고 통합하는 과정이다. 지역사회간호사는 대상자의 상태와 요구에 대해서 다른 보건의료인력과 의사소통을 실시하며, 다양한 자원으로부터 서비스를 받는 대상자를 관리한다. 지역사회간호사는 대상자의 요구를 전인적으로 인식하고 있기 때문에 관리의 조정자(coordinator)로서 기능하고, 다른 건강관리제공자들에게 전달하는 역할을 한다. 또한 대상자에게 건강관리를 제공할 사람, 중복되는 서비스나 불충분한 서비스가 이루어지고 있는 곳을 결정하며, 타 영역의 제공자들과 사례연구모임을 준비할 수도 있다.

⑫ 협력자

지역사회간호사는 다른 간호사, 의사, 약사, 물리치료사, 사회복지사 및 영양사 등의 보건의료인력과 함께 협력적으로 업무를 추진한다. 조정이 근본적으로 관리의 기능이라면, 협력은 공통의 의사결정을 내리는 과정이라고 할 수 있다. 협력자(collaborator)의 역할로 지역사회간호사의 대표적인 기능은 의사소통과 공동의 의사결정이다. 의사소통은 간호사가 다른 팀 구성원에게 대상자의 요구, 요구에 영향을 주는 요소, 문제해결에 대한 의견을 제시하는 것이며, 공동의 의사결정은 건강관리팀과 함께 문제해결과정을 사용하여 대상자의 문제를 해결하는 의사결정에 참여하는 것을 말한다.

⑬ 지도자

지도력은 다른 사람의 행동에 영향을 주는 능력으로, 지역사회간호사의 지도력은 개인, 가족, 집단 및 지역사회에서 행해진다. 지역사회간호사는 대상자, 타 건강관리요원, 다른 부서의 구성원, 공무원 및 일반 대중을 포함하는 다양한 개인들과 함께 지도자(leader)의 역할을 수행한다. 따라서 지역사회간호사는 지도자로서 목적에 맞는 지도자의 유형에 적응해야만 한다.

⑭ 건강관리책임자

지역사회간호사는 지역사회간호의 전문간호사의 역할을 수행한다. 지역사회를 하나의 대상자로 간주하여 건강관리를 제공하며 지역사회 건강 수준을 진단하고, 진단된 건강문제 해결에 대한 의사결정을 수행한다. 따라서 건강관리책임자(general manager)는 지역사회 진단 시 지역사회의 건강과 관련된 광범위하고 다양한 요인들을 이해할 필요가 있으며, 지역사회 사정에 필요한 이론적인 배경지식을 가지고 이러한 요인들의 상관관계를 정확히 서술할 수 있어야만 한다. 또한 지역사회문제를 해결하는 계획에 여러 가지 정보를 이용할 수 있으며, 교육과정에서도 개인이나 가족보다 지역사회의 요구에 부응하는 확대된 업무를 수행하거나 사람을 키우는 데 역점을 둘 수 있다. 건강관리책임자의 역할에는 지역사회 건강진단, 진단된 건강문제 해결에 대한 의사결정, 확인된 건강요구를 충족하기 위한 지역사회 준비, 보건전달체계의 평가 등이 포함된다(Pan American Health Organization, 1977).

⑮ 연구자

연구자(researcher)는 지역사회간호사에게 건강관리전문가로서의 의의가 큰 활동이며, 프로그램 개발이나 사례관리자로서 중요한 역할을 수행하게 된다. 지역사회간호사는 많은 자료를 접할 수 있기 때문에 연구자로서 그 역할과 기능이 확대되고 있다. 특히 우리나라 보건소의 보건간호사는 지역보건법에 의해 지역보건의료계획과 관련된 업무가 필수가 되면서 연구활동이 업무에 큰 비중을 차지하게 되었다. 따라서 지역사회간호사는 자료수집을 실시하고 연구를 수행하며 연구결과를 검토하고 이를 실무에 적용한다. 연구하는 자세는 지속적인 탐구심과 주의 깊은 관찰력을 필요로 하며, 이를 통하여 지역사회간호사는 간호실무의 질 향상에 기여할 수 있다.

이상의 역할들은 지역사회 간호실무 환경에 따라 그 비중이 달라지며, 학교, 산업장, 보건소, 보건진료소 등 실무현장에 따라 역할의 가중치에도 차이가 있다. 그러므로 지역사회간호사는 실무현장에 따른 역할의 차이를 이해하고 전문성을 향상시키기 위해 노력해야 하며, 각 역할마다 깊이를 더하고 질을 향상시킬 수 있도록 해야 할 것이다.

(2) 지역사회간호사의 주요 활동현장과 역할

① 보건기관의 보건간호사

보건간호사는 지역사회주민의 건강관리를 위해 전국의 보건소, 보건지소 및 지방자치단체 등에 근무하는 간호직 또는 보건직 공무원을 통칭한다. 보건간호사는 지역사회주민의 질병 예방과 건강증진을 위한 정신보건, 모자보건, 노인보건 등의 보건사업 업무를 수행하며, 이들의 배치근거는 「지역보건법」이다. 단, 보건간호사라는 명칭은 공식 명칭은 아니며 보건기관에 근무하는 간호사라는 의미로 통용된다. 이는 보건복지부장관이 자격을 인정하는 보건전문간호사와는 구분된다.

② 보건진료소의 보건진료 전담공무원

보건진료 전담공무원(보건진료원)은 농어촌 및 벽 · 오지 지역주민의 건강관리를 위해 보건진료소에서 일차보건의료서비스를 제공하는 사람이다. 보건진료 전담공무원은 간호사 또는 조산사 면허소지자로서 24주간의 훈련과 교육을 받은 후 임용된다. 보건진료 전담공무원은 지방공무원이며, 특별자치시장, 특별자치도지사, 시장 · 군수 · 구청장이 근무지역을 지정하여 임용하며, 이들의 법적인 배치근거는 「농어촌 등 보건의료를 위한 특별조치법」이다.

③ 산업장의 보건관리자

산업장의 보건관리자는 산업장의 건강관리실에서 근로자의 건강관리를 위해 활동하는 간호사를 말한다. 보건관리자는 근로자의 건강관리와 보건교육, 작업환경 및 위생관리, 산업장 안전보건체계 수립 등의 업무를 담당하며 「산업안전보건법」에 의해 배치된다. 산업간호사는 산업장의 보건관리자로서 근무하는 자 외에 산업보건 대행 업무에 종사하는 간호사를 포함하며, 산업관련 업무에 종사하는 간호사를 채용할 때 산업전문간호사가 필수 조건은 아니다.

④ 학교의 보건교사

보건교사는 초 · 중 · 고등학교 보건실에서 근무하며 학교 내 인구집단의 건강관리를 하는 간호사로, 「학교보건법」에 의해 활동을 한다. 보건교사는 보건교육, 학생과 교직원의 건강관리, 학교 보건사업계획 수립 등의 업무를 담당한다. 간호학과에서 소정의 교직학점을 이수한 후 간호사 면허를 취득한 사람에게 보건교사 자격증이 주어진다. 현재는 학교 정원의 10%만이 교직과정을 이수할 수 있으며, 국 · 공립학교에 임용되려면 보건교사 자격증 이외에 교원 임용시험을 통과해야만 한다.

⑤ 방문간호사

방문간호사는 가정방문을 통해 지역사회 대상자의 건강관리를 하는 간호사를 말한다. 주로 보건소에 소속되어 방문건강관리사업의 서비스 제공활동을 하는 방문간호사와 노인요양기관에 소속되어 노인장기요양보험 수급 대상 가정을 방문하는 간호사가 있다. 보건소 방문건강관리사업의 방문간호사는 공무원 또는 계약직 전담인력으로 방문건강관리사업 대상 가정을 방문하여 간호서비스를 제공하기 때문에, 보건간호사의 하부영역이라고도 할 수 있다. 노인요양 방문간호사는 「노인장기요양보험법」에 근거하여 2년 이상의 간호업무경력이 있는 간호사로서 의사, 한의사 또는 치과의사의 방문간호 지시서에 따라 전문적 간호서비스를 제공하는 간호사이다.

(3) 지역사회간호사의 역할 변화

① 보건의료직종의 개발

건강에 대한 사회적 요구가 커짐에 따라 이를 충족시키기 위한 여러 가지 방안들이 많이 연구되고 논의되고 또 구체적으로 시도되고 있다. 이에 따라 전통적인 의료체계 및 그 안에서 일하는 각종 전문직종의 역할과 상호관계에도 변화가 일어나고 있다. 그 중에서도 특히 간호 분야는 이러한 변화의 초점에 놓여 있으며, 기존의 역할을 확대하면서 여러 분야에서도 확대된 역할을 수행하게 되었다.

이 같은 변화는 보건의료에 대한 사회적 수요의 증가와 이에 적절히 대처하려는 사회적 노력의 표현이라고 볼 수 있다. 과거에는 인간의 건강문제와 관련된 사회적 수요는 환자의 진단과 치료를 중심으로 하는 의료에 대한 요구였다. 즉, 의료가 보건의 전부이고, 개념상으로는 보건이 의료의 한 하위분과로 이해되기도 하였다. 그러나 사회가 발전함에 따라 사회적 건강요구의 내용은 점점 다양해지고 전통적인 의료의 틀 안에서는 이를 완벽하게 해결하는 것에 한계가 있다. 이에 따라 의료보다 훨씬 넓은 개념으로서의 보건이 인식되고 의료는 오히려 보건의 일부로 인식되기 시작했다.

하지만 이러한 사회적 흐름 속에서도 여전히 의료에 대한 사회적 요구는 늘어나고 있을 뿐만 아니라, 그 요구 수준도 점차 향상되고 있다. 최근 건강할 권리가 인간의 기본권으로 인식되는 추세에서 가장 먼저 나타나는 사회적 문제는 역시 질병의 치료를 위한 양질의 의료이다. 따라서 아무리 건강요구가 다양해진다 하더라도 여전히 제1순위의 위치를 차지하는 것은 의료이다.

그러나 의료요구의 폭발적 증대에 대처하는 공급의 측면, 즉 적절한 의료 제공이 이를 따라가지 못하는 데서 문제가 발생한다. 여기에는 전통적으로 의료의 핵심인 의사의 공급상 제약을 극복하는 문제와 이용 가능한 인적 · 물적 자원을 망라하여 의료 제공을 극대화시킬 수 있는 효과적인 의료전달체계의 확립이라는 2가지 문제가 상호 밀접하게 관련되어 있다. 특히 서비스의 양에 따라 의료비를 차등적으로 지불해야 의료가 제공되는 행위별수가제(fee-for-service)를 실시하는 대부분의 국가에서는 의사의 수가 절대적으로 부족하고, 상대적으로 도시에 편중되어 있을 뿐만 아니라 의료 요구가 높다는 요인까지 겹쳐서 더 큰 어려움이 존재한다.

이러한 문제를 해결하기 위하여 각 나라에서는 여러 가지 방안들을 구상하고 있는데, 그 하나의 예가 미국의 physician extender 제도이다. 미국에서는 1970년을 전후하여 기본적으로 서로 다른 두 가지 종류의 보조의사가 개발되었다. 하나는 physician assistants program이며, 다른 하나는 전문간호사 과정(nurse practitioner program)이다. 또한 각종 보건의료전문가를 개발하여 각 주(州)나 기관이 갖는 특성에 따라 서로 다른 명칭과 교육내용으로 각자의 역할을 부여함으로써 의사 역할의 일부를 훈련시켜 지역사회 건강요구에 대처하고 있다. 때문에 새로 개발된 보건의료전문가와 기존 보건의료전문가들 간에 역할의 중복현상이 나타나기도 하고 있다. 이는 간호의 포괄적인 성격과 간호사가 가지는 교육 및 실무의 배경에 비추어 보면 쉽게 이해할 수 있는 일로서, 역시 기존의 전문직종인 간호사의 역할개발의 한 측면으로 이해할 수 있다.

이 밖에도 최근에는 의료급여관리사, 사례관리사뿐만 아니라 교정, 교구 분야의 역할도 증가하고 있으며, 간호법의학(Forensic nursing) 분야에서의 역할도 수행되고 있다. 법의간호학은 1970년대부터 캐나다의 법의검시관사무소(Medical Examiner Office)에서 검시업무의 일부를 간호사가 맡아서 수행하기 시작한 것이 계기가 되어 이후 여러 활동 분야에서 발전을 거듭하여 앞으로 간호학의 새로운 분야로 기대되고 있다.

② 지역사회간호사의 역할 확대

지역사회간호사는 보건의료환경의 많은 변화 속에서 지역사회 건강요구를 충족하기 위해 전문의료인으로서 지속적인 역할을 수행하고 있으며, 지역사회간호사의 역할 확대 배경을 살펴보면 다음과 같은 것들이 있다.

첫째, 의료적 측면이다. 의학지식과 기술의 발전으로 의료시설과 장비가 현대화되었으며, 이로 인해 의료비는 지속적으로 상승하고 있다. 이에 따라 의료도 전문화되어 진료영역이 더욱 세분화되고 있으며, 민간의료기관의 증가로 지역 간 의료 불균형이 나타나고 있다.

둘째, 건강소비자 측면이다. 국민의 교육 수준과 소득 수준이 향상되면서 건강을 기본권으로 인식하게 되었고, 이에 따라 의료수요는 계속 증가하고 의료에 대한 기대는 더욱 커지고 있다.

셋째, 국가적 측면이다. 국가는 복지사회를 구현하기 위한 의료보장과 의료형평성의 의무를 지니고 있으나 자원은 제한적이고, 의료비는 상승하여 형평성에 맞는 의료의 제공은 더욱 어려워지고 있다.

이 같은 배경 속에서 간호의 역할 확대가 요구되고 있으며, 간호의 역할을 더욱 구체화하고 확대하는 방향으로 나아가고 있다. 즉, 간호사의 고유 역할을 기본으로 수행하면서도 지역사회주민의 건강요구를 충족시키기 위해 간호사의 역할이 다양해지고 구체화되고 있는 것이다.

③ 지역사회간호사의 역할 개발

우리나라「의료법」에서 정하고 있는 의료인은 의사, 치과의사, 한의사, 간호사 및 조산사이다. 이들은 국가의 면허를 얻어 각 직종이 할 수 있는 역할 범위 안에서 지역사회보건의료 요구에 부응하고 있다. 그러나 우리나라의 사회변화 속도에 비추어볼 때, 국민의 보건요구와 이를 충족시키는 수단으로서의 보건의료전달체계에 대한 종합적인 분석과 대책이 시급한 단계에 있으며, 이와 관련하여 보건의료전문가의 양성과 개발에 대한 검토가 요청된다. 이 문제는 보건의료전문직의 문제이기에 앞서 국민의 문제이기도 하다. 소극적으로는 국민의 건강을 유지 · 증진하여 우리 사회가 발전할 수 있는 양질의 인적 자원을 확보하는 문제이며, 적극적으로는 건강에 대한 인간의 기본권을 실현하는 복지사회와 관련되므로 기존의 전문직종의 이해관계를 앞세워서는 안 될 것이다.

우리는 기존 보건의료전달체계를 운영해 오면서 이에 필요한 인력을 양성해 왔으며, 이를 뒷받침하는 교육제도를 갖추고 있다. 이에 최근에 급격히 증가하고 있는 국민의 보건의료요구를 최대로 충족시키기 위한 방안을 고민해야 되는데, 이는 새로운 전문직을 만들거나 기존 전문직의 역할을 확대하는 것이다. 이 같은 상황에서 전 세계적으로 지역사회간호사가 존재하는 곳에서는 지역사회간호사의 역할 개발을 위한 작업이 계속되고 있다. 이것은 보건의료에 대한 사회적 수요가 급증하는 추세에서 간호사의 고유한 역할에 대한 사회적 요구이며, 간호사의 잠재역량에 대한 사회적 기대의 표현이라고 할 수 있다. 예를 들면, 우리나라에서는 보건진료 전담공무원이 일정기간의 교육과정을 마치고 전국의 지역사회에 배치되어 지역사회간호사의 확대된 역할을 수행하고 있다.

따라서 우리가 현재 직면하고 있는 지역사회 건강요구의 미충족문제를 해결하기 위해서는 새로운 보건의료전문가를 개발하려는 접근방법에 앞서, 우선 기존의 보건의료전문직의 역할 개발 접근방법을 시도하는 것이 바람직하다고 할 수 있다. 즉, 기존의 각종 보건의료전문직은 각자의 역할을 명확히 하여 이양해야 할 역할은 과감히 이양하고, 받아들여야 할 역할은 적극적으로 수용함으로써 우리나라에 맞는 보건의료전문가의 역할모형이 개발되어야 할 것이다.

4. 건강한 지역사회

1) 건강한 지역사회의 개념

건강한 지역사회란 현대사회에서 나타나는 다양한 건강요구를 효율적으로 충족시키는 사회를 말한다. 따라서 건강한 지역사회를 구축하는 목적은 건강과 관련된 지역사회의 문제들을 찾아내고 해결함으로써 모든 사람들이 건강하게 살도록 하는 것이다. 건강한 지역사회를 구축하기 위해서는 지역사회의 모든 공적 · 사적 기능과 체계가 유기적으로 연결되어 함께 협력해 나가야 하고, 또한 효율적으로 지역사회의 문제에 대응해야 한다.

건강한 지역사회는 건강증진의 개념에서 출발하였다. 건강증진 개념이 가장 먼저 제기된 1974년 캐나다의 라론드 보고서(Lalonde's report)는 건강한 지역사회 개념이 제기된 기점으로 볼 수 있다. 건강증진에 대한 사업과 국제회의가 축적되면서 1986년 캐나다의 오타와에서 개최된 제1차 국제건강증진회의에서 오타와 건강증진헌장을 발표하였다. 오타와헌장은 모든 사람들의 건강잠재력을 최대한 발휘할 수 있도록 동등한 기회와 자원을 확보하는 것을 목적으로 하고 있다. 또한 건강한 공공정책의 수립, 지지적 환경의 창출, 지역사회 활동의 강화, 개인의 건강관리기술의 개발, 보건의료서비스에 대한 재조정 등을 건강한 지역사회를 조성하는 방향으로 제시하였다.

건강한 지역사회(healthy communities)는 보다 체계적으로 도시주민 전체의 건강을 관리하고 촉진하는 방향으로 발전하면서 건강도시(healthy cities)의 개념으로 발전하였다. 최근에는 건강한 지역사회와 건강도시는 같은 의미로 사용되고 있다. 건강도시는 '도시'라는 말을 사용하였지만 건강한 지역사회는 마을, 동네, 학교 등의 작은 범위를 포함하여 시나 군 지역 전체를 대상으로 하고 있다.

건강도시는 도시의 물리적, 사회적, 환경적 여건을 창의적이고 지속적으로 개발해나가는 과정에서 개인의 잠재력을 최대한 발휘하고, 지역사회의 주체들이 상호협력하여 지역주민들의 건강과 삶의 질을 향상시키기 위해서 지속적으로 노력해 나가는 도시를 말한다(Goldstein et al., 1996). 이러한 건강도시의 개념은 도시의 생활상태와 시민의 건강을 연계한 것으로 두 가지 전제조건을 충족해야 한다. 도시는 지역주민 건강을 개선시키기 위한 활동 전략을 개발하고 수립하는 데 좋은 환경적 맥락을 가지고 있어야 하며, 정부는 지역주민의 삶의 가치에 관심을 기울이고, 건강한 인류를 창출할 수 있는 잠재력을 가지고 있어야 한다(Kenzer, 1999). 따라서 건강도시는 도시의 물리적, 사회적, 환경을 지속적으로 개선하고, 지역주민이 삶의 모든 기능을 수행하고 최대한의 잠재력을 개발할 수 있도록 지역사회의 자원을 확장해 나가는 도시를 의미한다(Hancock & Duhl, 1998).

건강도시사업이 본격적으로 시행되기 시작한 것은 1986년 세계보건기구(WHO) 주도로 오타와 헌장을 채택한 것을 기점으로 1986년부터 세계보건기구 유럽사무국 주도로 11개의 유럽도시를 중심으로 건강도시 시범사업이 시작되었다. 이후 1987년 유럽의 34개 도시가 유럽건강도시네트워크를 결성하였다. 특히, 1991년 세계보건기구 총회에서 도시건강문제 해결방안으로서 건강도시사업을 권장한 이후 이에 대한 관심이 증폭되어, 현재 세계적으로 3,000여 개 이상의 건강도시사업이 시행되고 있다.

건강도시사업이 가장 활발히 이루어지고 있는 곳은 유럽지역으로 2016년 기준 6단계 건강도시사업이 진행 중이며, 100여 개의 도시가 참여하고 있다. 유럽의 건강도시 간 협력체인 유럽건강네트워크는 건강도시의 개념과 전략을 현실에 적용하는 주도적 선구자 역할을 담당하였다(Tsouros, 2015).

우리나라가 소속된 세계보건기구 서태평양 사무국 산하 건강도시연맹(Alliance for Healthy Cities, AFHC)에는 2017년 기준으로 9개국의 176개 지방자치단체가 정회원으로 가입되어 있으며, 기관회원으로 47개가 참여하고 있다.

이처럼 건강도시라는 개념이 부각되면서 건강한 지역사회를 만들기 위한 노력이 전 세계에서 더욱 체계적으로 진행되고 있으며, 건강과 관련하여 지역사회와 구성원의 긍정적인 변화에 도움을 주고 있다. 하지만 각 지역사회는 다양한 환경의 차이나 주민 특성의 차이에 따라 당면하고 있는 건강 관련 문제들이 다르며, 또한 각 지역사회에 따라 해결하고자 하는 문제들의 우선순위도 다른 경우가 많다.

이렇듯 건강한 지역사회를 만들어 나가는 데 지역사회간호사는 중요한 역할을 수행할 수 있다. 왜냐하면 지역사회간호사는 지역사회에서 주민들과 관련된 보건사업을 하면서 지역사회의 주민과 환경을 가장 구체적으로 이해하고 있기 때문이다. 지역사회간호사는 주민의 건강특성, 지역사회의 물리적인 환경, 교육환경, 안전과 교통, 건강과 사회적 서비스 등을 정확하게 사정할 수 있고, 지역사회의 특성에 맞게 건강요구의 우선순위를 정하며, 지지체계인 네트워크를 통해 지역사회의 보건사업을 개발하고, 이를 성공적으로 수행하여 건강한 지역사회를 만드는 데 커다란 기여를 할 수 있다.

2) 건강한 지역사회의 특성

세계보건기구(2014)는 건강도시사업을 확장하기 위한 요건으로 다음을 강조하였다.

- 지역 건강프로파일과 도시 건강발전계획을 수립해야 한다.
- 건강정책에 있어 건강불평등, 사회발전, 지속가능한 발전에 대한 책임을 포함해야 한다.
- 의사결정과정에 있어 지역주민의 참여와 더불어 지역주민을 대상으로 하는 교육과 훈련이 있어야 한다.
- 건강 관련 정책을 모니터링하고, 건강영향을 평가해야 한다.
- 건강과 관련된 우선순위 주제를 선택하고 이를 실현하기 위한 프로그램을 추진해야 한다.

건강도시의 조건은 다양하지만, 세계보건기구(1986)는 건강한 도시가 제공하기 위해 노력해야 할 특성으로 다음 11가지를 제시하였다.

- 물리적인 환경이 깨끗하고 안전한 도시
- 현재 안정적이며 장기적으로 지속가능한 생태계를 보존하는 도시
- 상호협력이 잘 이루어지며, 비착취적인 지역사회
- 자신들의 생활, 건강 및 웰빙에 영향을 미치는 결정에 대한 시민의 참여와 통제기능이 높은 도시
- 모든 시민의 기본 욕구(음식, 물, 주거, 소득, 안전, 직장)가 충족되는 도시
- 지역주민의 건강 수준이 높은 도시(높은 건강 수준과 낮은 이환율)
- 모든 시민이 접근할 수 있는 적절한 공중보건 및 치료서비스의 최적 수준
- 광범위하고 다양한 만남, 상호교류, 커뮤니케이션의 기회와 함께 폭넓은 경험과 자원이용이 가능한 도시
- 다양하고 활기에 넘치고 혁신적인 경제
- 역사, 시민의 문화적 및 생물학적 유산, 타 집단 및 개인들과 연속성이 장려되는 사회
- 이상의 특성들을 충족하며 이를 강화시키는 도시계획

세계보건기구가 제시한 위의 특성들은 건강도시를 위해서는 신체적 건강뿐만 아니라 이를 위한 다양한 환경을 갖추어야 하며, 폭넓은 정신적 건강을 위한 조건들도 갖추어야 함을 보여준다. 이를 몇 가지 주제로 정리하면 건강도시는 다음과 같은 특성들을 갖추어야 한다. 즉, 기본적 욕구의 충족, 안전한 생활환경과 자연환경, 통합적인 사회와 경제, 다양한 교류와 참여, 의료보장, 높은 건강 수준이다. 지역사회가 단순히 신체적, 환경적 안전만 갖추고 있다고 하여 건강한 지역사회라고 할 수 없다는 것이다. 더 나아가 사회적, 정신적 안전까지 갖추어야 건강한 지역사회라고 할 수 있다. 세계보건기구는 건강도시의 지표로 다음의 9가지를 제시하고 있다.

- 인구

- 건강 수준
- 생활양식: 흡연, 음주, 운동, 체중조절 등
- 공중보건정책 및 서비스
- 주거환경
- 사회경제적 여건: 교육, 취업, 수입, 범죄, 문화행사
- 물리적 환경: 대기, 수질, 소음, 식품관리
- 불평등
- 물리적 및 사회적 하부구조: 교통, 도시계획 등

이처럼 건강도시 지표에서도 건강과 물리적 환경에서 더 나아가 신체적, 정신적 건강을 달성하는 데 필요한 사회경제적 부분도 포함하고 있다. 사회경제적 지표를 포함하고 있는 이유는 사회경제적 상황이 개인의 육체적, 정신적 건강에 심각한 영향을 미치기 때문이다.

한편 우리나라의 대한민국건강도시협의회에 따른 건강도시의 기본적인 조건은 다음과 같다. 즉, 깨끗하고 안전하며, 질 높은 도시의 물리적 환경, 지속가능한 생태계, 개인의 삶과 건강에 영향을 미치는 문제에 대한 시민의 높은 참여와 통제, 시민들의 다양한 의사소통과 상호작용, 시민의 기본적 욕구 충족, 활기 넘치고 혁신적인 도시 경제, 역사 · 문화적 유산, 높은 건강 수준, 적절한 공중보건체계 등을 통해 건강도시를 달성할 수 있다고 보았다.

결론적으로 건강도시는 지방정부가 지역사회와 함께 힘을 모아 창의성을 발휘하여, 지역사회의 환경과 건강을 개선함으로써 지역에 거주하는 주민들의 건강을 구현하는 데 있다. 이러한 건강도시를 실현하기 위한 건강도시사업의 주요 특징은 강력한 정치적 지원, 각 분야 간 상호협력, 주민들의 적극적 참여, 지역활동계획의 수립, 주기적 모니터링과 평가, 정보공유, 지속가능성, 인적자원과 사회개발의 연계, 전국적 네트워크의 형성 등이 포함될 수 있다.

3) 우리나라 건강도시

우리나라는 1996년 과천시의 시범사업을 통해서 건강도시사업을 처음 도입하여 건강형평성 지원, 정보공유, 국내 건강도시사업 지원 등을 목적으로 2006년 대한민국건강도시협의회가 발족하였다. 2017년 5월 기준으로 현재 86개 도시가 정회원으로, 10개의 기관회원이 준회원으로 가입하고 있다. 회원은 정회원과 준회원으로 구분되고, 정회원은 대한민국건강도시협의회의 인증을 받은 자치단체가 해당되고, 준회원은 정부기관, 협력 대학 및 연구소, 비정부기구(NGO), 국제기구, 민간부문/기업 등을 의미한다(대한민국건강도시협의회 정관 제4조).

1996년에 시작된 과천시의 건강도시 시범사업은 2002년 창원시의 건강도시사업으로 본격화되었다. 이후 서울시, 원주시, 창원시, 부산시 부산진구가 2004년에 AFHC에 참여하였고, 2005년 보건복지부가 건강도시 지원사업을 시작하고, 창원시의 발의와 서울시의 주도로 전국건강도시협의체가 구성되었다. 전국건강도시사업협의체는 2006년에 대한민국건강도시협의회로 새로 출범하게 된다. 이 가운데 서울시는 건강도시 조례와 전담조직 신설 등 건강도시 사업체계를 가

장 먼저 갖추었고, 2008년과 2010년 강남구에서 국제심포지엄과 세계건강도시연맹 총회를 개최하는 등 우리나라 건강도시사업에서 주도적 역할을 하였다.

우리나라 건강도시사업의 유형은 건강생활 실천형, 건강한 생활터형, 위생 · 환경 개선형, 건강 교통형, 건강형평성 개선형, 건강산업 혁신형 등으로 분류된다. 우리나라 지자체의 건강도시 사업은 대부분 건강생활 실천(운동, 영양, 금연)과 위생 · 환경 개선(대기, 수질, 소음관리), 공원 녹지 조성에 집중되어 있다(남은우 등, 2009).

우리나라의 각 지방자치단체는 지역사회의 특성에 따라 유사하게 또는 일부 상이하게 건강도시사업을 진행하고 있다. 지역사회간호사도 건강도시사업을 잘 이해하고 관련된 사업을 먼저 개발하여 제시하며, 이를 잘 수행함으로써 지역의 건강증진에 선도적인 역할을 할 수 있을 것이다. 여기서는 실제로 진행되는 건강도시사업을 이해하기 위해 서울시의 건강도시사업을 살펴보고자 한다.

서울시 건강도시사업은 '단순히 건강검진이나 질병치료중심의 정책에서 벗어나 도시환경과 개인의 생활양식을 개선하는 것'을 목표로 해왔다. 그 동안의 주요 사업은 자치구 건강도시사업 개발 · 보급, 건강에 이로운 생활환경 조성을 위한 건강한 생활터사업, 운동 · 금연 등의 건강행태 개선사업으로 나뉜다.

서울시 건강도시사업은 2003년에 시작하여 시민의 높아지는 건강에 대한 관심을 배경으로 세계보건기구의 건강도시사업을 적극 도입하고 건강도시사업 지정요건인 조례, 전담인력 및 조직 등을 갖추었다. 2004년에 세계보건기구 건강도시 회원에 가입하고, 2005년부터 단일사업 유형의 건강한 생활터사업이 시작되었다. 건강한 생활터사업은 서울시에서 사업비 일부를 지원하고 자치구 자율로 추진되어 자치구들이 건강도시사업 기반을 다지는 계기가 되었고, 서울시 지역기반 건강공동체 형성의 기초가 되었다. 건강한 생활터 사업은 건강한 마을터, 건강한 일터, 건강한 학교 등 다양한 형태로 추진되었다. 이후 2006년 하이서울 건강도시 엑스포, 2010년 건강도시연맹 국제대회 개최 등을 통해 글로벌 리더십을 강조하고, 건강도시사업의 외연 확대를 이루기 위해 노력했다. 또한 건강도시지표 관리체계 수립, 자치구 건강한 생활터 사업의 23개 구로 확대 등을 추진하였다. 2010년 건강행태 개선사업으로서 건강가족 운동 프로그램 개발 · 보급사업과 '간접흡연 제로 서울' 사업이 추진되었다. 2012년부터 3년간 건강친화적 마을 만들기 사업을 추진하였고, '건강서울 36.5 프로젝트'를 통해 신규 '건강마을, 건강도시사업' 계획이 발표되었다. 그리고 2015년부터 시 주도의 '소생활권 건강네트워크' 사업이 시작되었다. 이 사업의 목표는 소생활권 단위에서 주민 주도형 건강 의제 발굴과 건강 관련 민간자원 개발 · 연계로 세계보건기구의 건강도시 개념의 건강생태계 기반을 조성하는 것이다.

소생활권이란 시민의 일상적인 건강 관련 생활활동이 이루어지는 공간범위(인구 10만 내외, 3~4개 동 규모)를 말하며, 건강생태계란 민간차원의 건강 관련 자원연계를 강화함으로써 관의 지원이 중단되어도 지역사회 안에서 주민이 주도하는 건강문제 해결을 지속할 수 있는 자생력을 갖는 환경을 말한다. 건강 의제 발굴이나 지역보건의료계획도 주민 스스로 수립하며, 민관 건강 거버넌스체계를 만들고 지역건강네트워크를 형성해 지속가능한 건강도시를 만드는 것이 핵심이다. '건강생태계 만들기'는 지역자원체계, 민관 거버넌스체계 등 지속가능한 건강도시를 위한 기본 전략을 담고 있으며, 도시의 미래 비전을 제시한 특성화가 가능한 사업이다. 그럼에도 소생활권 단위에서 과연 건강자원을 연계하고 주민을 조직화해서 건강 네트워크를 만드는 것이 현실적이고 실효성이 있는지에 대해서는 논란이 있다. 소생활권 건강생태계 사업의 지역적 토대를 넓히고 기존에 추진되었던 건강한 생활터, 건강친화마을, 복지건강공동체사업 등과 발전적으로 연계하는 것, 자치구의 이해와 참여, 시민의 공감과 참여를 이끌어내는 것 등이 당면과제이다(문은숙, 2015).

지역사회간호의 역사

02절

1. 외국의 공중보건과 지역사회간호의 역사

1) 고대

공중보건과 관련된 고대의 역사적 기록은 많이 남아 있지 않은 상태이나 현존하는 문헌을 통해 고대의 공중보건에 대한 기록을 정리하면 다음과 같다.

BC 3000~1000년에 고대 그리스의 크레타 섬 사람들은 배수체계와 오수처리의 기초를 확립하였고, BC 2000년경에 편찬된 바빌로니아의 함무라비 법전(Code of Hammurabi)에는 보건과 관련된 내용과 의사들의 행위에 대한 규정 등이 상세히 서술되어 있다. 이후 그리스에서는 지역사회의 보건보다는 개인에 대해 더 많은 관심을 가졌으며, 오늘날 권장되는 대표적인 건강증진행위인 식이와 운동 및 위생을 강조하였다.

고대 이집트에서는 오수처리체계와 개인위생에 대한 규범이 잘 발달하였으며, 특히 질병과 치료에 관한 기록이 적힌 파피루스(papyrus)에서 이를 찾아볼 수 있다. 유대인의 모세 율법(Law of Moses)은 보건 분야에 많은 공헌을 하였는데, 예를 들어, 나병 환자의 격리나 돼지고기의 금식 등의 행위는 지역사회의 초기적인 보건수단이라고 할 수 있다. 또한 모자보건, 감염병 질환관리, 훈증소독법, 건물소독, 음식물 보존, 상수공급, 하수처리, 캠프장의 위생시설에 대한 개인 및 지역사회의 책임에 대해 상세히 기술하였다.

고대 로마에서는 고대 그리스의 의학과 보건위생과 관련된 것들을 그대로 계승하였으며, 지역사회보건과 관련된 많은 규정과 법령을 만들고, 복지를 강조하기도 하였다. 로마인들은 하수도, 공동목욕탕, 급수 및 다양한 보건시설 등을 구축하는 데 체계적인 노력을 기울였다. 또한 건축, 환기, 난방에 대한 규정을 만들었고, BC 494년에는 오늘날 시(市) 보건과의 전신이라고 할 수 있는 보건에 관련된 것을 감독하는 공식적인 조직인 Roman Office of Aedile을 창설하였다.

역사적으로 이 시기에 아픈 사람을 간호하는 것은 가족 중 여성의 기능이었다. 부유한 가정에서는 가족 중 나이가 지긋한 부인이 가족구성원과 가정부 및 하인의 건강요구가 있을 때 돌보아주었다. 이러한 돌봄은 일차적인 완화방법이었고, 오늘날 간호의 개념과 연관이 있음을 알 수 있다.

2) 기독교와 르네상스 시대

(1) 초기 기독교시대

초기 기독교시대는 신체적 · 영적 안녕에 대한 개인적인 책임감이 강조되었던 시기이다. 초기 기독교인들은 병자에게 시간과 재물로 봉사하였고, 병자를 돌보는 행위는 이러한 책임감의 표현으로 여겨졌다. 또한 초기 기독교의 여집사들은 개별적으로 가정을 방문하기 시작하였는데, AD 60년경의 여집사 페베(Phoebe)는 최초의 방문간호사가 되어 사회봉사로써 방문간호를 수행하였다. 또한 파비올라(Fabiola)는 자신의 거처를 병원으로 개조하여 거지와 행려병자들, 의탁할 곳 없는 자들을 직접 간호했으며 많은 제자들을 양성하였고, 파울라(Puala)는 베들레햄에 수도원과 병원을 세우고 간호사업에 헌신하였다.

(2) 중세시대

중세시대(500~1500년)에는 기독교의 신비주의가 강조되면서 개인과 지역사회의 건강상태는 전반적으로 낮아졌다. 하지만 십자군 전쟁(The Crusades, 1096~1272년)으로 군인들의 건강에 대한 관심이 생기면서 몰타기사단(Sovereign Military Order Malta)과 같은 자선활동을 펼치는 단체가 만들어졌다. 이 단체는 군대를 대상으로 하는 활동뿐만 아니라 지역사회의 상병자들도 돌보아주었다. 이로 인해 군대중심의 간호체계의 성장과 더불어 병원이라는 곳에서 병자를 돌보는 비잔틴 모델(Byzantine model)이 가정으로 옮겨졌지만, 병자들을 돌보는 전문직에 대한 개념은 여전히 약한 상태였다. 6세기 초 비잔틴 제국(Byzantine empire)에서는 기관에서 병자를 돌보는 위해 고용된 특수한 직종을 발전시키기도 했지만, 9세기까지 자선단체와 가족의 간호기능은 유지되었다고 한다.

한편 가톨릭의 수사와 수녀들은 질병이 걸린 사람들을 돌보는 병원을 세웠는데, 특별한 질병이나 집단을 돌보는 데 특화된 단체들도 있었다. 예를 들어, 성전에서는 순례자나 여행자, 군인들을 주로 돌보았으며, 라자리스트회 수사들(Lazarist)은 주로 나병이나 천연두 등에 걸린 환자들을 돌보는 데 초점을 두었다.

또한 노동자계급 집단들도 종교단체와 더불어 병자를 보살폈다. 12세기 벨기에에서 창설된 베긴회(Beguines)는 여성 노동자들이 결성한 단체로서 병원과 가정에서 병자를 돌보았다. 이 단체는 근대 가정방문간호사협회의 선조로 여겨지며, 간호사들이 최초로 정책적인 영향력을 보인 예로 간주될 수 있다.

한편 감염병 예방을 위한 격리의 개념으로 공중보건의 발전이 촉진되었는데, 1348년 베니스(Venice)에서는 감염병 환자가 타고 있던 배의 입항을 금지했고, 1383년 프랑스의 마르세유

(Marseille)에서는 법률에 격리조항을 포함하기도 하였다.

(3) 유럽의 르네상스시대

1500~1700년에 일어난 유럽의 문예부흥(르네상스, Renaissance)시대는 봉건사회가 붕괴되고 근대적인 경제사회로 발전하는 시기로서 공중보건 발전에 있어서도 필수적인 수단이 되는 근대 과학기술이 태동하는 시기였다. 이 시기에 인간의 건강과 복지에 대한 사회적 책임을 처음으로 인식하였고, 더불어 사회적 도덕관념이 조성되었다. 영국에서는 1601년에 빈민법(The Poor Law)에 제정되어 가족이 고령자와 장애인을 돌볼 재정적 책임을 갖게 하였으며, 가족이 없는 사람들을 위한 수용소에 공공기금을 마련하여 지원하였다.

하지만 여전히 당시의 간호는 대부분 가족이 맡아서 하였다. 그러나 1610년 프랑스의 성 프란시스 세일즈(St. Frances De Sales)와 찬탈(Madam De Chantal)은 가정에서 병자를 간호하기 위해 여성들로 이루어진 파리 자선단체인 '우정의 방문자회'를 조직하였다. 그리고 1617년 성 빈센트 폴(St. Vincent De Paul)은 가난한 사람들을 간호하기 위한 수녀자선단을 창설하였다. 이 단체의 활동은 근대 가정방문 간호사업과 비슷한 것이었다.

3) 근대

(1) 미국의 초기 공중보건

1639년 미국의 매사추세츠 주(Massachusetts)의 플리머스(Plymouth)에서는 출산과 사망 등의 생명통계에 대한 공식적인 기록을 시작하였다. 식민지 초기에 환경과 위생은 주요 관심대상이었으며, 인구 증가에 따라 감염성 질환의 통제에도 높은 관심이 있었다. 또한 매사추세츠 주에서는 1701년 천연두 환자를 격리하는 법안과 보스턴 항구에 감염병 환자가 타고 있는 선박의 입항을 금지하는 법안을 제정하였다. 하지만 대부분의 건강문제에 대해서 정부의 관심은 미약한 수준이었고, 주로 개인의 책임을 강조하는 분위기였다. 건강과 관련된 정부의 기관들은 일반적으로 감염병 질환의 역학조사와 같은 특정 건강문제가 발생하는 경우에 생겨났고, 그러한 위기가 지나가면 해당 부서는 해체되었다. 이후 정부 주도의 건강관리부서는 1780년에 피츠버그와 버지니아 주에 최초로 생겼고, 이후 비슷한 역할을 수행하는 건강관리부서가 뉴욕과 매사추세츠에도 생겨났다.

당시의 간호는 가족의 기능으로 남아 있었다. 제공된 돌봄은 완화요법이었지만 가정에서 여성들은 건강증진에 관한 부분도 수행했다. 치료는 가정치료약에 의존하는 경향이 있었으며, 그 당시 문헌을 살펴보면 다양한 만성질환에 대해 주부가 직접 처방한 것을 많이 볼 수 있다.

1813년 사우스캐롤라이나에서는 여성공제회가 생겼는데, 이는 미국의 가정간호를 시도한 첫 번째 조직이다. 이 조직은 황열병에 대한 간호를 시도하였고, 어느 특정 종교나 인종의 차별 없이 광범위하게 이루어졌다. 돌봄은 상류사회의 집에서 병자들에게 제공되었는데, 돌봄은 고통 경감과 물질적인 도움을 제공하는 것에 역점을 두었다.

1819년 필라델피아의 유대인 지역사회 내에 유대인 여성인 레베카 그래츠(Rebecca Gratz)가

여성공제회를 통해 간호를 제공하는 조직을 세웠으며, 상류사회의 부인들이 출산하는 가난한 여성들을 방문하여 돌봐주었다. 또한 1832년에는 상류사회 부인들의 집에 가난한 여성들이 방문해서 분만을 할 수 있는 자선분만실(lying-in charity)이 개설되었는데, 이 조직은 분만 전·후의 가난한 여성들을 도와주기 위한 것으로, 이들의 사회적·정서적 지지와 분만 후 조력에 초점을 두었다.

(2) 산업혁명

근대 공중보건은 영국의 산업혁명(1760~1830년)을 계기로 더욱 발전하였다. 산업혁명은 농업경제를 산업경제로 변화시켰으며, 이로 인해 광산과 공장 등 큰 산업장을 개발하기 위해 많은 노동력이 요구되었다. 시장으로 상품을 운송하기 위하여 자동차가 늘어났으며, 감염병의 확산이 잠재적으로 이루어졌다. 또한 농촌에서 도시로의 인구이동과 밀입국자들로 인해 질병이 일어날 가능성이 높아졌다. 도시의 과노동과 저임금 상태로 빈곤이 심각했고, 영양부족은 결핵과 같은 질병의 발생률을 높여, 1840년 영국에는 처음으로 결핵병원이 세워졌다. 아동들의 노동현장 투입, 저임금 부부노동자, 부적당한 음식섭취, 위험한 주거환경과 근로환경 등은 결국 빈곤한 아동들의 질병과 사망의 원인이 되었다.

19세기에 이르러 사회경제적인 상태가 건강에 영향을 미친다는 것을 인식하기 시작하였고, 공중보건에 대한 사회적 책임의 개념이 뿌리내리기 시작하였다. 이러한 개념의 성장은 여러 보고서가 출판됨으로써 발전하였는데, 터너 태크라(C. Turner Thackrah)는 『예술, 무역과 전문성』이라는 산업보건에 관한 논문에서 작업환경이 건강에 미치는 결과를 기술하였다. 1842년에 에드윈 채드윅(Edwin Chadwick)은 『영국 근로자들의 위생상태에 대한 조사』를 통해 질병을 일으키는 노동 및 사회적 환경의 변화를 시도하였다. 또한 Henry W. Rumsey는 건강증진에 초점을 두고 『Essays on State Medicine』에서 건강증진과 질병 예방의 사회적 책임을 강조하였다. 특히 지역의료공무원의 기능에 대한 기술은 근대 지역사회 보건프로그램의 형태에 기초를 제공하였다.

미국에서는 1850년에 Lemuel Shattuck이 『The Report of the Massachusetts Sanitary Commission』에서 중앙정부와 지방정부의 보건과 신설, 생명통계에 대한 체계적인 자료수집, 위생에 대한 감시, 학교에서의 보건프로그램 실시, 정신질환자 관리, 과음 예방, 결핵관리 등의 중요성을 강조하였다. 또한 이 보고서에서는 지역사회주민을 위한 위생교육, 소변금지·쓰레기 버리기 금지 등의 불법행위 관리, 주기적인 신체검진, 이민자의 건강관리, 건축에 관한 사항도 포함하였다. 그리고 간호사에 대한 체계적인 교육, 의과대학의 교과과정 및 위생에 대한 내용과 예방의학 관련 내용도 건의하였다. 이 보고서의 출판은 오늘날 지역사회 보건업무의 시작이었고, 보고서의 건의들은 주정부와 지방 공중보건기관 업무의 기초를 마련하였다. 그 결과로 1855년 처음으로 루이지애나 주에 보건국이 설치되었다. 하지만 이는 단지 형식적인 것이었고, 이후 1869년에 매사추세츠 주에 처음으로 실제로 활동하는 보건국이 설치되었다. 또한 1870년에 캘리포니아 주에도 보건국이 설치되었다. 이 기관은 주거지 감독, 위생에 대한 보건교육, 질병조사, 도살장에 대한 규정, 독극물 판매에 대한 규정, 빈민에 대한 건강관리의 6개 영역의 지역사회 보건업무를 담당하였다.

이 기간에는 역학 분야가 크게 발전하였는데, 1856년 원인균의 특징에 대한 지식 없이 존 스노우(John Snow)는 런던의 콜레라 발생을 역학적으로 추적하여 사람들이 마신 물 속에 그 원인이 있을 것이라고 예상하였다. 이후 1877년 루이스 파스퇴르(Louis Pasteur)와 로버트 코흐(Robert Koch)의 독자적 연구로 특정한 세균을 확인하게 되었다. 그 외 다른 역학적 연구결과들로 인해 감염성 질병을 통제하는 데 적용할 수 있는 과학적인 방법이 많이 제시되었고, 지역사회 간호사들로 하여금 질병을 예방하는 수단으로 이용하는 데 크게 기여하였다.

(3) 영국의 구역간호

18세기 후반부터 19세기 초기의 대혁명들은 지역사회간호가 발달하는 계기가 되었다. 영국에서는 대도시 인구집단의 건강에 관심을 갖게 되었으며, 지역사회간호 업무의 개발에 관심을 두게 되었다.

특히 임상간호의 선구자인 나이팅게일(Florence Nightingale, 1820~1910)은 구역간호(district nursing) 발달에 크게 공헌하였다. 나이팅게일은 Theodor Fliedner(1800~1864)가 세운 여집사학교에서 간호교육을 받았다. 여집사학교는 집을 개조하여 만든 병원으로 여집사들의 교육과 훈련을 위해 설계되었으며, 간호 프로그램은 감염병 병동, 회복기 환자 병동, 남자 및 여자 병실, 어린이 병실을 돌면서 경험을 쌓도록 했다. 이러한 간호 프로그램에는 방문간호교육과 임상환자간호에 대한 이론, 침상교육, 종교교육, 윤리교육 등이 포함되었으며 3년의 교육과정으로 운영되었다.

나이팅게일은 1859년 William Rathbone(1819~1902)이 영국에 처음으로 구역공중보건간호협회(District Public Health Nursing Association)를 조직하는 데 도움을 주었다. 이 조직은 박애주의자들에게서 재정적인 후원을 받았고, 런던의 훈련된 간호사들을 특별한 구역에서 활동하도록 채용하였다. 간호사들은 방문간호사업으로 구역주민들의 건강을 위해 돌봄제공자뿐만 아니라 사회개혁자로서의 역할을 수행했으며, 이는 지역사회간호사의 옹호자 역할을 보여주는 사례이기도 하였다.

표준화된 지역사회간호사업에 대한 요구는 구역간호협회의 발달 초기에 인식되었다. 동부런던간호협회는 이러한 목적으로 설립되었으나 비효과적임이 판명되었다. 그 후 계속해서 구역간호체제는 전국적인 규모의 요구로 나타나 결과적으로 1875년 대도시 전국 규모의 간호협회(Metropolitan and National Nursing Association)가 설립되었고, 가난한 병자들을 돌보기 위해 훈련된 간호사들을 임명하였다. 이 집단은 간호의 전문화를 향한 한 단계로서 공중보건간호에 교육받은 여성을 채용하는 것으로 발전하였다. 이 협회의 첫 번째 활동 중 하나는 공중보건간호에 대한 요구, 유효인력, 구역간호사(district nurse)들이 행한 활동과 필요한 훈련에 대한 연구로, 영국 전역의 다양한 조직에서 일하는 간호사 115명을 대상으로 연구하였으며, 훈련된 간호사들의 활동은 효과적인 것으로 나타났다. 임상교육은 구역간호사에게는 부적당한 것으로 나타났으며, 구역간호사에게는 임상교육 이후에 공중보건에 대한 교육을 3개월 이상 받도록 건의하였다.

당시의 구역간호는 근대 지역사회간호의 3가지 원리를 구현하였는데, 첫째는 지역사회에서 활동하기 위한 특별교육의 필요성을 강조한 것이며, 둘째는 물질적인 것의 제공을 간호와 분리하는 것이다. 특히 이 원리는 나이팅게일이 적극적으로 지지하였고, 구역간호사와 박애주의 방문자 간의 차이를 처음으로 구별한 것이다. 그리고 셋째는 간호사에 의한 종교적 측면에서의 개종의 금지로, 이는 기독교 자선단체의 활동을 통해 빈곤이나 질병이 죄로 인한 벌이라는 인식이 확대되는 것을 방지하는 기능을 하였다.

(4) 미국의 방문간호

1877년 미국의 뉴욕 시 여성전도지부에서는 유급간호사 프란시스 루트(Frances Root)를 채용하여 비위생적인 주거환경과 불충분한 영양, 비위생적인 분만 등으로 고생하는 가난한 우범지역주민을 위한 질병 예방사업과 가난한 사람들을 위한 방문간호사업을 전개하였다. 1878년 뉴욕의 Ethical Culture Society에서는 의무실에 4명의 간호사를 고용하였는데, 이들은 지역사회간호사의 역할 중 하나인 외래간호(ambulatory care)를 시작하였다. 이들은 의사의 감독하에 일했고, 환자간호뿐만 아니라 보건교육에 중점을 두었다. 이후 1885년 버펄로와 1886년 보스턴과 필라델피아에서는 방문간호협회가 설립되었고, 간호사의 복장을 규정하였으며 행위별 수가제를 신설했다. 특히 보스턴의 방문간호협회는 지역사회간호사의 교육적 기능을 강조하였고, 건강증진에도 관심을 가졌다.

1890년 미국에서 방문간호사업이 가능한 지역은 21개소였는데, 22년 후에는 전국 규모의 공중보건간호조직(The National Organization for Public Health Nursing, NOPHN)이 설립되었고 방문간호사도 3,000명 이상이 활동하였다. 캐나다에서도 1897년에 Victorian Order of Nurses(VON)가 설립되었다.

(5) 빈민구호소 간호활동

빈민구제운동은 Arnold Toynbee(1889~1975)가 주장한 사상을 바탕으로 하여, 빈민자들이 교육받은 사람들과 함께 살면서 학습하고 도덕관 및 시민의 책임감을 증진시키는 활동이었다. 대표적으로 영국의 옥스퍼드와 케임브리지 대학생들로 구성된 집단들은 이러한 사상에 영향을 받아 런던의 빈민굴에 살면서 빈곤한 이웃들이 학생들의 행동을 보면서 배우도록 하였다.

미국에서도 Lillian Wald(1867~1940)와 같은 간호사가 이 사상을 받아들여 가난한 이민자들에게 건강관리를 제공하는 가장 효과적인 방법은 간호사가 그들과 함께 살고 일하는 것이라고 믿었다. 그리고 1893년 Lillian Wald와 그의 동료 Mary Brewster는 뉴욕 시에 Henry Street Settlement를 설립하고 뉴욕의 가난한 사람들을 위해 방문간호사업을 시작하였다. 이곳은 다른 빈민구호소와 차이가 있었는데, 이는 근대 지역사회간호의 개념이 혼합되어 있었기 때문에 보통 미국의 첫 번째 지역사회 간호기관으로 간주되었으며, 이곳에 있는 간호사들은 건강증진과 질병 예방에 중점을 두었다.

4) 1900년대 이후

(1) 예방사업의 확대

빈곤층 인구집단의 질병과 사망을 예방하는 데 지역사회간호사의 효과가 인정되었고, 이는 메트로폴리탄 생명보험회사에서 방문간호서비스를 제안하는 근거를 마련하였다. 이 프로그램은 Lee Frankel과 Lillian Wald의 주장으로 시작되었고, 1909년 Henry Street에서 간호사 한 사람이 시범적으로 3개월간 시작하여 성공적인 결과를 거두어, 1953년까지 계속되었다.

지역사회간호에서 강조하는 건강증진은 빈곤한 가정을 방문하는 가운데 이루어졌으며, 이후 이러한 건강증진과 질병 예방의 개념이 다른 인구집단, 즉 모성, 아동, 학교인구, 근로자 그리고 농촌인구로까지 확대되었다.

Lillian Wald와 사회운동가들은 1909년에 최초로 '어린이를 위한 백악관회담(White House Conference on Children)'을 주최한 이후, 1912년에 U.S. Children's Bureau가 설립되어 아동의 건강증진 프로그램을 개발하였다.

학교간호는 1892년에 런던에서 시작되었고, 이것을 Lillian Wald가 미국에 소개하였다. 당시 학교에서는 질병으로 인해 학생들의 결석률이 매우 높았다. 1902년 뉴욕 시에서는 하루에 15~20명이 건강상의 문제로 조퇴를 하였다. 이에 Lillian Wald와 Lina Struthers는 학교간호의 필요성을 위한 조사를 진행하였고, 이 프로젝트로 인해 뉴욕 시의 Health Board에서는 간호사를 추가적으로 고용하여 이 프로그램을 지속적으로 수행하였다. 이후 학교간호의 개념은 미국의 다른 주와 캐나다까지 확산되었다. 이를 바탕으로 1904년 로스앤젤레스에서 학교간호사를 처음으로 고용하였다. 초기의 학교간호는 감염성 질환의 확산을 예방하고, 학교생활과 관련된 질병을 치료하는 데 중점을 두었다. 그러나 1930년대에 치료중심에서 예방과 건강증진 활동으로 바뀌었고, 학교 교과과정에 건강 개념을 포함하면서 건강한 학교환경을 유지하는 방향으로 변화되었다.

산업보건간호 역시 지역사회간호사가 제공하였으며, Vermont Marble Company의 종업원들이 살고 있는 마을의 건강요구를 조사하기 위해 1895년 간호사를 채용함으로써 시작되었다. 1897년 뉴욕 시에 있는 John Wanamaker's Department Store의 노동조합에서 근로자들의 가정을 방문하기 위해 간호사를 채용하였다. 이 간호사들은 응급처치, 질병과 작업장에서의 상해를 예방하기 위한 역할을 수행하였으며, 1910년에 66명이었던 간호사는 1919년에 871명으로 빠르게 증가하였다. 같은 시기에 시먼스 대학에서는 산업간호에 대한 자격인준 프로그램을 열었다.

건강증진활동은 옹호자들과 함께 연합하여 진행하였으며, Margaret Sanger(1879~1966)는 1913년 National Birth Control League를 설립하였고, 1916년 미국에 처음으로 가족계획 클리닉을 개설하였다. 가족계획의 피임은 반대에도 불구하고 Margaret Sanger는 사업을 계속 추진하였으며, 피임방법교육과 여성에게 가능한 서비스를 하는 데 성공하였다. 그리고 제2차 세계대

전 이후 그 일을 수행하기 위해 'The International Planned Parenthood Federation'을 설립하였다.

(2) 업무의 표준화

미국과 영국에서는 표준화된 지역사회간호 업무에 관한 필요성을 인식하였다. 미국의 경우 초기에 공중보건에 관한 출판과 Cleveland Visiting Nurse Association에 의한 로고 개발의 필요성도 포함되었다. 이러한 로고나 장식우표(seal)는 설정된 표준에 합당한 방문간호사조직이라면 어느 조직에서도 만들 수 있었다. 시카고와 클리블랜드 방문간호사협회는 연 4회 방문간호사 신문을 발간하였다.

1911년 미국간호협회와 간호교육기관협회의 연합위원회는 표준화에 대한 필요성을 논의하기 위해 구성되었다. 그 결과, 1912년에 개최된 회의에서 69개 관계기관이 참여하여 National Organization for Public Health Nursing(NOPHN)을 구성하였다. 이 조직의 목적은 보건간호의 표준화를 위한 것이었으며, 미국에서 처음 생긴 일반회원을 위해 제공되는 전문직 조직체였다.

보건간호조직인 NOPHN은 제1차 세계대전 기간에 가정에서 보건간호사업을 유지하는 데 영향을 주었고, 1944년 공중보건조직 내의 보건간호과 조직에 영향을 주었다. 그 뿐만 아니라 대학에서 졸업 후 교육과정에 자문 역할을 하였고, 1952년 간호협의회(National League for Nursing, NLN)로 연합되어 전문적인 간호조직으로 재구성되었다.

(3) 지역사회간호사의 교육

1920년대의 간호교육은 매우 미흡하였으며, 1923년 Glodmark의 보고서인『미국의 간호와 간호교육』에서 간호교육에 관한 것과 지역사회간호를 위한 상급단계의 준비가 필요함을 지적하였으며, 간호교육은 기관에서 상급 수준의 학습을 하여야 함을 제언하였다. 동시에 미국의학협회의 간호훈련위원회는 특별한 분야에서 관리기능과 교육기능을 위해서는 대학에서 교육받아야 한다고 제언하였다. 결과적으로 1923년에 예일간호대학과 Western Reserve University에 Frances Payne Bolton 간호대학이 문을 열었다. 1919년에는 캐나다에서 처음으로 학사과정 간호 프로그램이 브리티시 컬럼비아 대학에 설립되었다. 미국과 캐나다의 프로그램은 지역사회간호에 관한 내용을 포함시켰다.

이처럼 대학과정에 간호교육이 정착되기 이전에는 공중보건간호에 대한 졸업 후 특별과정으로 다양한 기관에 설립되었는데, 해당되는 기관은 1906년 보스턴의 구역간호협회가 맡아서 관리하였다. 1910년 Teachers' College of Columbia University는 보건간호과정을 개설하였으며, 1949년 NOPHN은 공중보건간호과정을 평가하는 범주를 개발하였고, 캐나다에서는 1920년 보건간호사를 위한 14주간의 자격획득과정을 마련하였다.

지역사회간호교육은 높은 수준의 학습을 입증하기 위하여 1920년대 보건간호사로 기관에 취업하는 변화를 보였다. 그 이전의 대부분의 보건간호사업은 적십자사나 이와 비슷한 자선단체에서 제공되었으나, 1920년대에는 주 정부의 보건과와 같이 정부의 공공기관에서 관할하기 시작하였다. 1937년 지역사회간호사의 67%가 공공기관에서 종사하였다. 캐나다에서는 보건간호사들이 1900년 초에 정부기관에서 활동하였다.

1948년 Brown 보고서인『미래의 간호』는 간호사들이 지역사회의 간호요구를 충족시킬 수 있도록 준비시키기 위해 높은 수준의 학습이 필요한 기관에서 교육해야 함을 재강조하였다. 1964년 미국간호협회(ANA)는 보건간호사를 학사학위 소지자로 정의하였다. 1995년 Pew Health Professions Commission Report인『Critical Challenges: Revitalizing in Health Professions』에서도 지역사회중심 업무(community-based nursing)를 위해서는 교육의 입문이 학사학위 소지자여야 함을 강조하였다. 오늘날 캘리포니아 주에서는 학사학위 소지자만이 보건간호사로서 자격을 부여하고, 나아가 지역사회간호에 초점을 둔 석사 · 박사과정 프로그램이 운영되고 있다.

(4) 건강관리에서의 정부의 개입

역사적으로 건강에 관한 대부분의 사항은 각 주에 맡겨졌으며, 1879년 황열의 유행 시 대응하기 위해 보건국(National Health Board)을 설립하기까지 주 정부는 관여하지 않았다. 이는 1883년 보건국이 해체되기 전까지는 그 기능이 계속 이어졌다. 1912년 군 단위(county)의 건강에 책임이 있는 영구적인 기관의 필요성을 인식하여 U.S. Public Health Services(USPHS)가 Marine Hospital Service를 재조직하였다. 같은 해 이 건강증진사업에 주 정부의 참여를 위임하는 주 정부 법안이 통과되었고, 1980년에는 현재의 Department of Health and Human Services(DHHS)로 재조직되었다.

20세기가 시작되면서 주 정부는 건강관리전달에 더욱 진취적으로 개입하였다. 20세기 초에는 특별한 인구집단의 건강요구가 인식되기 시작하였고, 결과적으로 모성과 아동, 빈곤자, 성병 · 정신질환자 등의 건강을 향상시키는 주 정부의 프로그램이 고안되었다. 예를 들어, 1921년 모성과 아동의 건강요구를 충족시키기 위한 주 단위나 지방을 돕기 위한『Sheppard-Towner』법령이 국회에서 통과되었다. 또한 주 정부는 모성센터, 산전간호, 영 · 유아 건강클리닉의 재정을 돕기 위해 방문간호사업을 늘렸고, 1930년대에 National Institute of Health(NIH)로 발전되었으며, 결과적으로 주 정부의 보건 · 사회복지 프로그램은 더욱 활발해졌다. 또한 미취업자가 취업을 하게 되었고, 간호사도 인구집단의 건강요구를 충족시키기 위해 첫 번째 보건간호사가 1934년에 USPHS에 취업하였다.

노인의 경제적인 어려움에 대한 인식으로 1935년「사회보장법」이 통과되면서 60세 이상의 빈곤한 노인에게 건강관리가 제공되었다. 1966년 미국 노인들의 건강관리에 대한 재정을 도와주는 Medicare 프로그램과, 1967년 저소득층을 대상으로 재정적 도움을 주는 Medicaid가 시행되었다. 두 프로그램으로 인해 건강관리서비스의 요구도가 높아졌으며, 그 결과 건강관리비용이 빠르게 증가하였다.

제2차 세계대전은 건강관리전달에 영향을 주었다. 전쟁 중 미국 군 서비스는 질적인 건강관리에 주력하였고, 이후 민간인인 가족에게 자신과 똑같은 질적 관리를 요구하기 시작하였다. 이러한 요구의 증대는 건강관리와 산업보험을 새롭게 배정하게 하였다.

서비스에 대한 요구도가 높아지면서 시설의 부족(특히 농촌지역)으로 적당한 시설이 요구되었다. 1946년 USPHS의 노력으로 혜택 받지 못하는 지역에 병원을 건축할 재정을 확보하기 위해 Hill-Burton 법안을 통과시켰다. 병원 건축과 병원에서 제공하는 돌봄에 대한 보험 적용 범위는 예방적인 차원보다는 치료적인 부분에 해당하였으므로 임상과 건강증진과 예방 간의 차이는 더 커졌다. 병원도 건강과 질병관리에 역점을 두고 처음으로 병원중심의 가정간호 프로그램을 만들어 오늘날 가정간호산업으로 발전된 예를 여기에서 볼 수 있다. 현재는 의료수가억제정책이 강화되어 병원 건강관리에서 가정과 지역사회 중심의 건강관리로 변화되고 있다. 이렇게 발전하는 것은 가정간호서비스를 제공하기 위해 지역사회간호사에 대한 요구도가 높아지는 결과를 가져와 한 세기 이전의 실무유형으로 일부분 되돌아가는 듯하였다.

건강요구가 증가하고, 이러한 요구에 부응하는 다른 능력들이 인식되면서 미국 주 정부는 1966년 포괄적인 건강기획법령과 1974년 건강기획과 자원개발에 대한 법령을 만들었다. 하지만 불행하게도 이 두 법안은 실패하였다. 1974년 법령에 대한 한 가지 긍정적인 결과는 대중의 건강상태에 nurse practitioners로 기여하는 것이었는데, 이로부터 9년 후 첫 번째 간호전문가 프로그램이 설립되었다.

미국의 개혁결과는 건강관리의 재정확보와 건강에 영향을 주는 사회현상에 중점을 두었다. 1982년 세금의 공평성과 국고 책임법안(Tax Equity and Fiscal Responsibility Act, TEFRA)은 건강관리와 지역사회간호에 큰 영향을 미쳤다. 이 법안은 Medicare 지출을 삭감하는 DRGs(diagnosis-related groups)를 개발하여 대상자의 진단에 따라 수가를 지불하도록 하였다. 이 법의 효과로 환자는 조기퇴원하게 되었고, 가정간호와 지역사회간호사의 서비스에 대한 요구도가 크게 높아졌다. DRGs와 더불어 간호사들의 영향력은 지역사회간호사의 역할에 변화를 가져왔는데, 가정에서 병자를 돌보던 초기의 역할로 되돌아갔고, 여기에 건강 증진과 유지의 역할이 추가되었다. 또 다른 점은 간호중재분류체계로, 이는 간호서비스를 구분하고 수가를 직접 지불하는 것을 용이하게 하였다.

2. 우리나라의 공중보건과 지역사회간호의 역사

1) 단군시대~고려시대

우리나라 보건사업의 발달을 역사적으로 살펴보면, 우리나라 고유의 보건사상과 외국에서 들어온 대륙적 보건사상, 그리고 이들이 혼합된 보건사상들로 이루어졌다.

단군시대에는 원시의술이 존재하였을 것으로 추측되며, 그 후 삼국시대와 통일신라시대(BC 57~AD 935년)의 백제에서는 약부(藥府)라는 관서가 있어 질병을 치료하고 약제를 조달한 것으로 보인다. 특히 일본으로 한의학과 보건사상이 전해져서 일본의 의학이나 보건사상에 큰 영향을 주었을 것으로 생각된다. 신라에서는 의학교육기관이 설치되어 의학서적으로 의사를 양성하였으며, 불교와 융합함에 따라 승려가 의학치료법을 익혀 승의(승려로서 의사)가 있었고, 불교의학이 성행하였다. 『삼국사기』에는 왕의 질병을 치료하기 위해 약전(藥典)을 이용했다는 기록이 있다.

고려시대(918~1392년)에는 의약관청으로 대의감(大醫監)과 상약국(尙藥局)을 설치하여 각각 일반 관리의 치료와 왕의 약을 관장하였고, 의박사를 지방에 파견하기도 하였다. 일반 백성들에게 의료를 제공하기 위해 962년에는 제위보(濟危寶)를 설치하여 노령, 빈자를 돌보기도 하였다. 그 외에도 혜민국(惠民局)에서는 서민의 구활(苟活)을 관장하였고, 대비원(大悲院)에서는 환자, 빈민, 독거노인, 걸인에 대한 관리를 하였다.

2) 조선시대~일제강점기

조선시대 전기(1392~1567)에는 고려시대의 의학을 계승하였으나 초기에는 크게 변화가 없었다. 1392년에 기존의 대의감, 혜민국, 대비원 외에 제생원(濟生院)이 신설되었으며, 지방에 의료기관인 의원이 설치되었다. 1406년에는 의녀(醫女)제도가 만들어져 의녀가 제생원에서 근무하며 부녀의 질병치료와 진료보조활동을 하였다. 당시에는 명나라에서 약제를 수입하는 것을 규제하고 대신에 향약(鄕藥)의 이용을 장려하였으나, 1495년 이후부터는 다시 명나라의 의학에 의존하게 되었다.

조선시대 후기(1568~1800)에는 허준(1539~1615)이 『동의보감』을 완성하였는데 이는 우리나라뿐 아니라 일본과 중국에까지도 전해져 그 이름이 널리 알려졌다. 또한 허준은 일반 서민을 위한 보건의료기관인 혜민서에서 많은 업적을 남겼으며, 혜민서 외에도 중인(中人) 이상의 진료를 위한 전의감, 왕실의료를 담당한 내의원 등에서 많은 활동을 하였다.

조선시대 말기(1801~1910)에는 보건의료나 의학 분야에서도 별다른 발전을 보이지 못했다. 사회적으로는 당파 싸움, 양반의 횡포, 민란, 역병의 대유행, 청(淸)과 일본의 각축 등 특징적인 사건이 발생하였고, 결국 1910년에 일본의 보호국으로 합병되었다. 이때부터 구(舊) 의학과 신(新) 의학이 구분되기 시작하였다. 서양의학의 영향을 받아 과거의 의료제도가 폐지되었는데 1894년에는 관제개혁이 일어나 내부(內部)에 위생국이 설치되었다. 위생국의 주요 업무로는 감염병의 예방과 관리, 의약 업무, 종두접종사업 및 면역사업 등이었다. 다음 해에는 내무관계가 개정되어 위생국이 위생과와 의무과로 나뉘어졌고, 전염병 예방규칙이 공포되었다. 또한 1899년에는 현재의 서울대학교병원의 모체인 관립의학교가 설치되어 근대의학사의 이정표가 되었다. 이후 1907년에 관립의학교는 대한의원으로 개칭되었고, 대한의원 교육부 내에 산파와 간호부 양성을 위한 조항이 제정되었으며, 1910년에는 간호과 과정, 산파과 과정에 관한 규칙이 공포되어 국립간호교육의 시초가 되었다. 이와 더불어 서양 선교사들의 노력으로 1873년에 세브란스 의학교, 1906년에는 세브란스 간호학교가 설립되었다.

우리나라에 본격적으로 지역사회간호사업이 소개된 것은 외국인 선교사들에 의한 것으로, 1923년 로선복(Miss Elma T. Rosenberg)은 태화여자관에 보건사업부를 설치하였다. 이곳에서는 간호사나 의사를 초빙하여 환경위생과 질병 예방에 대한 교육을 실시하였으며, 이때 시행한 사업에는 임부 위생과 산후 위생지도, 학생의 위생 생활교육, 가정방문과 육아법 지도, 가정간호 및 무료 아동목욕, 자모회, 위생전시회, 우량아 심사와 표창, 보건간호 강습지도 등이 있었다.

일제강점기(1910~1945) 때에는 기존의 한의학과 서양의약에 더불어 일본의학이 공존하던 시기였다. 다만 일본의학은 식민지정책의 일환으로 일본인 거주민의 보호를 위주로 실시되어 제한적이었다고 할 수 있다. 일본은 조선을 지배하기 위한 행정기구로서 조선총독부를 설치하였는데, 조선총독부 산하의 경무총감부에 위생과를 두고 위생과 관련된 업무를 관장하도록 하였다. 이때 중점적으로 펼쳐졌던 보건의료사업은 각종 감염병 예방사업이었다. 1912~1931년에는 예방위생시험소에서 종두약을 생산하였고, 1915년 전염병예방령 및 청결방법 · 소독방법에 관한 규칙, 1918년 폐결핵 예방에 관한 규칙, 1919년 학교전염병예방 및 소독방법에 관한 규칙 등이 제정되었다. 또한 선교단체가 중심이 되어 나병수용소와 결핵요양소들이 설립됨으로써 감염병 환자에 대한 치료를 시작하였다.

3) 광복 이후~1980년

미군정시대(1945~1948년 6월)는 미국식 보건행정제도가 우리나라의 공중보건사업에 도입되던 시기였다. 이때에는 보건후생국(1945)이 보건후생부(1946)로 변화하며 규모, 인원, 예산 등이 증가하였고, 간호사업국이 개설되고 보건간호사업과가 설치되어 보건간호사업이 제도적으로 가장 확대되었다. 하지만 1948년 대한민국 정부수립 후 사회부 산하의 보건국으로 축소되었고, 이후 1955년 2월에 보건부와 사회부가 재통합되면서 보건사회부에서 보건복지부로 오늘날까지 이어지고 있다.

본격적인 공중보건사업은 1956년 「보건소법」이 제정되면서 보건소 조직망을 통해 전염병 예방, 모자보건, 가족계획, 결핵관리 등의 예방사업이 집중적으로 수행되었다. 그리고 1962년 「보건소법」이 전면 개정됨에 따라 부분적이고 지역적인 수준에서의 보건간호사업이 보건소를 중심으로 하여 전국적인 차원에서 이루어지게 되었다. 이때의 보건간호사업은 세분화된 간호사업 위주로 결핵관리, 모자보건 및 가족계획사업 등이 주된 사업이었다. 그러나 1970년 보건사회부 개편에 따라 간호담당관실이 신설되었다가, 1973년에는 간호사업계로 축소되었으며, 1981년에는 간호사업계가 폐지됨으로써, 보건간호사업뿐만 아니라 전반적 간호사업의 일관성이 결여되었다. 하지만 1970년대에 이르러 국민의 보건의료에 대한 요구가 늘어나고, 1977년 「의료보험법」이 개정 · 실시되면서 보건소에 일차의료기관으로서의 치료기능이 부가됨에 따라 질병 예방사업과 치료사업이 통합된 포괄적인 보건의료사업을 제공할 수 있게 되었다.

더욱 체계적인 공중보건사업은 경제개발 5개년 계획의 1차년도(1962~1966년)부터 이루어졌다. 제1차 경제개발계획에서는 가족계획 장려와 방역약품의 국내 생산이 장려되었고, 600개의 무의면을 해소하기 위한 노력을 기울였다. 제2차 경제개발계획에서는 모자보건과 결핵관리가 강화되었고, 제3차 경제개발계획에서는 보건지소의 의사 확보에 주력하였으며, 제4차 경제개발계획기간인 1977년에는 의료보험제도를 실시하기 시작하였고, 이와 함께 공적부조 형태의

「의료보호법」이 제정 · 실시되었다. 제5차, 제6차 계획에는 일차보건의료가 더욱 강화되었으며 보건의료전달체계의 확립과 전 국민으로 의료보험이 확대(1989년)되는 발전을 가져왔다.

제7차(1992~1996년)의 주요 보건정책과제는 질병 예방 및 관리와 이에 따른 보건교육의 강화, 의료보장제도의 정착과 의료의 질적 수준과 형평성 확보, 보건의료 소비자인 국민의 권리보호 등이었다. 그러나 전반적인 국민생활 수준의 향상과 지역사회보건문제의 변화 등의 요인은 세분화된 보건사업중심의 보건소 기능에 문제점을 제기하게 되었다. 즉, 세분화된 보건사업중심의 보건소 기능으로는 주민에 대한 포괄적인 보건의료 제공과 효율적인 인력활용이 어렵다는 점이었다. 이에 정부는 1985년 군 단위 보건소를 대상으로 하여 한 명의 보건간호인력이 세분화된 보건사업을 통합하여 제공하는 통합보건사업을 시도하였다.

우리나라의 공적인 보건사업은 보건소와 보건지소를 중심으로 이루어졌으며, 이는 지역사회간호영역의 주요 실무 분야이기도 하였다. 하지만 당시의 간호사업은 지역사회의 건강요구보다는 정부 주도의 사업내용과 사업목표량을 달성하는 하향식 보건의료계획에 의하여 수행되었다. 이 시기의 특징적인 발전은 1967년의 「학교보건법」의 제정이다. 당시 「학교보건법」에서는 「교육법」에 명시된 보건교사의 직무가 구체화되었다. 하지만 보건교사의 기능은 독립적이라기보다는 학교의사와 체육교사에게 의존하도록 규정되었다. 그럼에도 불구하고 1973년 「의료법 시행규칙」에 분야별 간호사의 하나로 보건간호사제도가 마련됨에 따라 병원의 임상간호사보다 보건간호사의 자격기준을 강화할 수 있었다.

4) 1980~2000년

1980년 이후에는 지역사회간호의 다양한 실무영역이 발전하면서 지역사회간호사의 역할과 실무범위가 확대되는 전환기가 되었다. 그 변화 중 하나는 1980년 12월에 「농어촌 등 보건의료를 위한 특별조치법」이 공포되면서 읍 · 면 단위의 무의촌지역에 보건진료소가 설치되었다. 이 법령에 따라 보건진료소에는 간호사로서 24주의 직무교육을 받은 보건진료 전담공무원이 배치되었다. 이 제도는 1976년의 거제보건원 시범연구사업에서 개발한 '보건간호사', 1977년 한국보건개발연구원의 시범사업과 WHO의 일차보건의료 선언(1978년)에 힘입었다. 1981년부터 보건진료원이 배치되기 시작하였으며, 지역사회의 일차보건의료 요구에 부응하는 포괄적인 지역사회간호사업을 수행하면서 2012년부터 보건진료 전담공무원에까지 이르고 있다.

1981년에는 「산업안전보건법」이 제정되면서 상시근로자 300명 이상인 제조업 사업장에 보건담당자인 간호사를 배치하도록 하였다. 따라서 본격적인 산업간호사업이 시작될 수 있었으나, 직무내용은 거의 대부분 보건관리자인 의사에게 의존하는 활동이었다. 그로부터 10년 후인 1990년 12월에 「산업안전보건법」이 개정되면서 산업장의 간호사는 의사, 위생기사와 함께 보건관리자로 개칭되었고, 직무내용도 산업장의 일차보건의료 제공자 및 관리자로서의 역할이 강조되며 독자적인 역할을 수행할 수 있게 되었다.

또한 1991년에 「학교보건법」도 개정되면서 보건교사의 직무내용이 학교에서의 일차보건의료 제공자로서의 역할을 포함하여 기타 독자적인 역할로 확대되었으며, 보건교육, 보건지도와 환경위생관리의 직무가 강화되었다.

또 다른 변화로는 1991년의 가정간호사제도가 있었다. 가정간호사제도는 1960년 이후 질병 양상의 다양화, 노인인구 비율의 증가, 보건의료전달체계의 변화, 평균수명의 연장, 사회구조의 변화 등으로 의료기관에서 퇴원 후에도 전문적이고 지속적인 간호와 의료서비스의 연계를 확립하기 위해 신설되었다. 이 제도는 임상 간호영역과 지역사회 간호영역의 통합의 성격을 보여주는 것이기도 하다. 이후 1995년에 「국민건강증진법」의 제정으로 지역사회간호사는 질병 예방 측면에서 나아가 더욱 적극적으로 건강생활 실천을 돕는 건강증진 전문가로서의 역할이 요구되었다. 또한 1995년에 「보건소법」이 「지역보건법」으로 개정됨에 따라 기초지방자치단체 주민의 건강요구사정에 기초한 지역보건의료계획을 장 · 단기적으로 수립하였으며, 이를 수행 및 평가하며, 실질적 · 지속적 · 포괄적인 보건의료사업의 시작되었다.

5) 2000년 이후

2000년에는 오랫동안 지연되었던 의약분업을 정착시켰으며 보건의료 사회안전망을 구축한 것이 큰 성과의 하나이다. 2001년에는 방문보건사업 표준지침을 개발하여 보급함으로써 전국의 보건소에서 이 사업을 전면적으로 실시하는 동기를 부여하였다. 2002년에는 양호교사가 보건교사로 개칭되었으며, 국가보건목표를 달성하기 위한 정부의 기본 정책으로 국민건강증진종합계획(Health Plan 2010)을 수립하였다.

2003년에는 「의료법」이 개정됨에 따라 보건 · 마취 · 정신 · 가정 · 감염관리 · 산업 · 응급 · 노인 · 중환자 · 호스피스 등을 포함한 10개 분야의 전문간호사 영역이 신설되었고, 가정 · 보건 · 노인 · 산업 등의 지역사회 실무가 강화되었다. 2006년에는 개정된 전문간호사 자격인정 등에 관한 규칙에 따라 전문간호사 자격에 종양 · 임상 및 아동 분야 등이 추가되어 전문간호사의 영역이 13개 분야로 확대되었다.

2005년에는 노령화사회에 대비하기 위하여 노인장기요양보장제도의 일환으로 장기요양시설 등이 시범적으로 운영되었다. 2007년 4월에는 「노인장기요양보험법」이 제정되어 2008년 7월부터 시행되었고, 이를 통해 지역사회에서 노인장기요양사업이 더욱 활성화되었다.

결론적으로 이 시기에는 지역사회간호사의 일차보건의료제공자로서의 독자적인 역할이 확대되고 실무장소 또한 확장되었다. 하지만 여전히 지역사회간호사의 역할을 개발하고 확장시키기 위해서는 이론, 연구, 실무 간의 연계적 노력이 더욱 필요하다고 할 수 있다. 지방자치제도 이후 보건사업에서는 계획과 평가 영역이 강화되고 있으며, 보건소의 간호사업도 지역사회 현황분석과 진단에 근거하여 계획, 수행, 평가의 과정을 통해 효과적이고 효율적인 사업으로 중요성을 강조하고 있다. 또한 재가 만성퇴행성 질환에 대한 간호사업체계, 민간단체의 설치와 운영 등도 더욱 활발해질 것이며, 개인과 가족의 자가돌봄 수행능력을 향상시킬 수 있는 전반적인 지역사회간호사업은 더욱 중요해질 것으로 전망된다.

보건의료체계의 이해

03절

1. 보건의료체계

1) 보건의료체계의 개요

우리나라에서 보건의료체계는 보건의료제도와 혼용되어 사용되기도 하는데, 이와 유사하게 사용되는 또 다른 용어로는 국가보건의료체계(national health system), 보건의료전달체계(health care delivery system), 지역사회보건체계(community/district health system) 등이 있다. 이때 체계(system)란 특정한 목표를 추구하는 상호 관련된 요인들의 집합체를 말하며 서비스, 조직, 기획의 세 가지 변수로 구성된다. 따라서 보건의료체계는 보건의료서비스, 보건조직, 보건기획의 세 가지로 구성된다. 여기서 보건의료서비스는 병 · 의원, 보건기관 등 보건의료서비스를 제공하는 인력과 시설의 양과 질, 배분상태, 접근성 등을 모두 포함한다. 보건조직은 보건자원이 생산되고 분배되는 과정을 총칭하는 것이며, 보건기획은 보건자원의 배분과 통제뿐만 아니라 총괄적인 조정 및 개발을 포함한다.

따라서 보건의료체계란 한 국가에서 국민의 건강 수준을 향상시키기 위하여 마련한 보건의료사업에 관한 제반 법률과 제도를 총칭하는 것이라고 할 수 있다. 일반적으로 한 국가의 보건의료체계는 그 사회가 추구하는 근본 철학과 이념에 따라 국민의 보건의료에 대한 형평성(equity)이나 효율성(efficiency)에 초점을 맞추어 구축된다.

세계보건기구(2000)는 보건의료체계의 3가지 본질적인 목표로서 건강 수준, 보건의료체계에 대한 반응성, 재정의 형평성을 제시하였다. 또한 관리, 자원의 생산, 재원 조달, 서비스 전달의 4가지 핵심적인 기능을 통해 이를 달성할 수 있다고 강조하였다.

(1) 국가보건의료의 목표

보건의료의 목표는 양질의 총괄적인 의료를 국민에게 언제, 어디서든지, 누구에게나 필요할 때 제공하는 것이다. 양질의 보건의료서비스 구성요소는 다음과 같다(표 1-4).

- 접근용이성(accessibility): 의료요구자의 이용이 용이하도록 접근방법과 가격(medical care cost)이 적절해야 한다.
- 질적 적정성(quality): 전문적인 능력을 가진 의료공급자가 양질의 의료를 제공해야 한다.
- 지속성(continuity): 전인적 보건의료서비스를 목표로 보건의료서비스의 상호조정을 통해 의료의 지속성이 유지되어야 한다.
- 효율성(efficiency): 합리적인 재정지원, 타당한 보상, 능률적 관리 등의 효율성이 보장되어야 한다.

표 1-4 양질의 보건의료서비스 구성요소

구성요소	주요 내용
접근용이성	개인적 접근성, 포괄적 서비스, 양적 적합성
질적 적정성	전문적 자격, 개인적 수용성, 질적 적합성
지속성	개인중심의 진료, 중점적 의료 제공, 서비스 조정
효율성	평등한 재정, 적정한 보상, 효율적 관리

(2) 국가보건의료체계의 구성요소

세계보건기구는 국가보건의료체계의 구성요소를 다음과 같이 제시하였다.

- 보건의료자원의 개발(development of health care)
- 자원의 조직화(organized arrangement of resources)
- 보건의료서비스의 전달(delivery of health care)
- 재정지원(economic support)
- 관리(management)

위의 5가지 요소는 국가보건제도의 하위체계로 상위구조의 물리적 · 사회적 환경에 살고 있는 국민을 대상으로 구조와 기능적으로 상호관계를 유지하면서 모든 국민의 건강을 위한 재조직을 계속하게 된다(그림 1-2). 또한 국가보건의료체계의 각 구성요소에 대한 하부구조는 다음과 같다(그림 1-3).

① 보건의료자원의 개발

보건의료체계의 운영에 있어서 기초 단계는 보건의료를 제공하고 보건의료체계의 기능을 수행하기 위한 인적 · 물적 자원의 개발이다. 보건의료자원은 보건의료인력, 보건의료시설, 보건

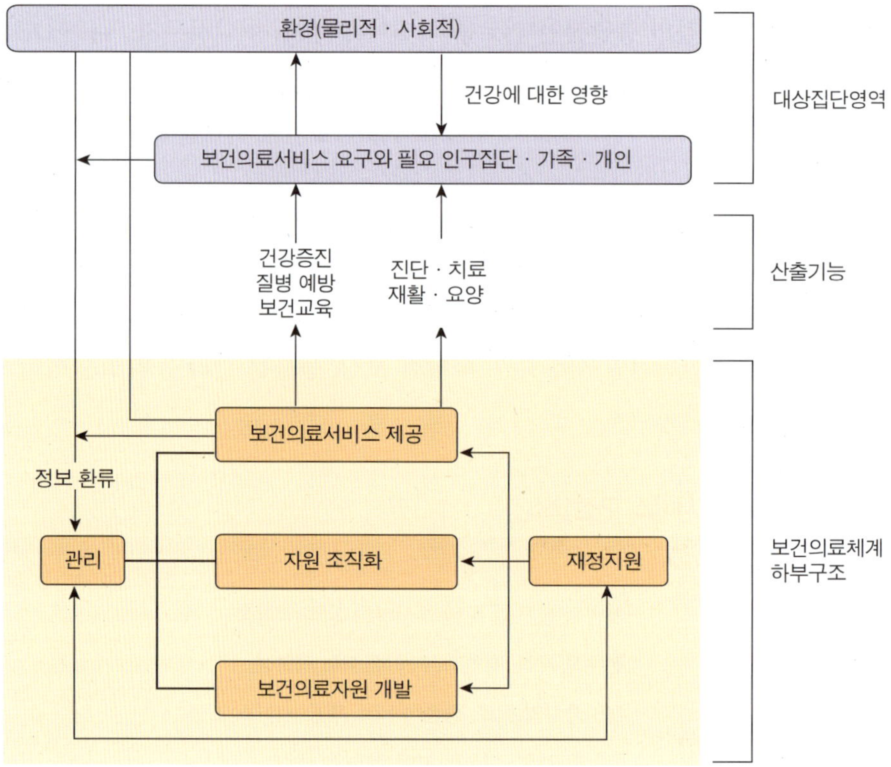

그림 1-2 국가보건의료체계 구조와 기능적 상호관계

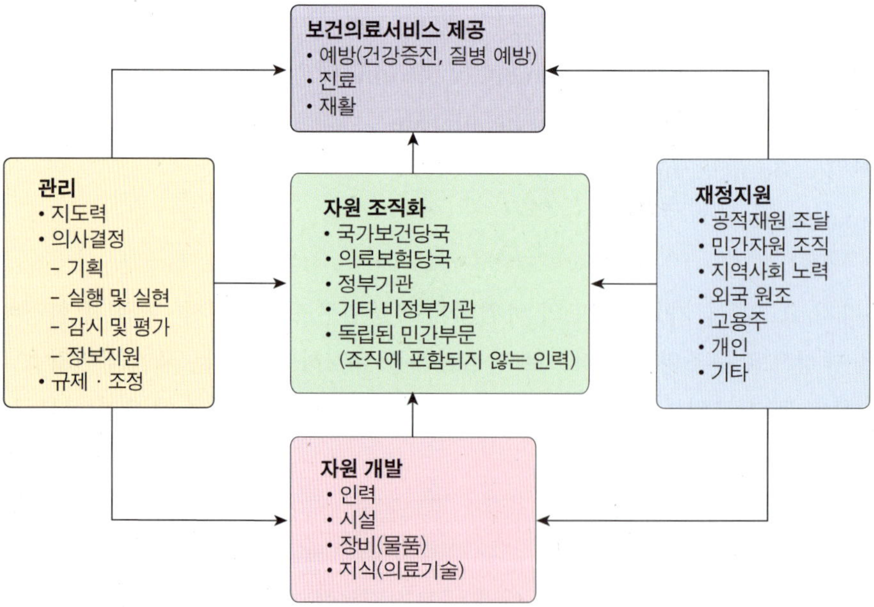

그림 1-3 국가보건의료체계 하부구조와 구성요소

의료장비 및 물자, 보건의료지식 등으로 분류할 수 있다.

a. 보건의료인력

보건의료인력이란, 보건의료서비스를 공급하기 위하여 보건의료 분야에 종사하는 개인으로 일반의사, 전문의사, 치과의사, 한의사, 간호사, 조산사 등의 의료인과 약사, 임상기사, 방사선기사, 영양사, 재활치료사, 위생기사, 위생검사관 및 보건의료행정가 등의 보건의료인 모두를 포함한다.

b. 보건의료시설

보건의료시설에는 중증환자의 입원치료를 위한 병원, 통원치료를 위한 시설, 약국, 임상실험실 등이 포함되며, 넓은 의미에서는 보건과 관련된 상 · 하수도와 같은 환경위생시설 등이 포함된다.

c. 보건의료장비 및 물자

보건의료에 사용되는 장비와 물자는 무척 다양하다. 방사선 의학장비, 심전도기기, 생화학적 분석기구 등과 같은 의료장비가 있으며, 수송, 냉장, 화학분석 등에 필요한 일반 장비들도 있고, 안경, 보청기, 의수족 등의 보장구도 있다. 또한 의약품 및 붕대, 주사기, 혈압계와 같은 다양한 물자들도 포함된다.

d. 보건의료지식

오늘날 보건의료지식의 대부분은 과학적 연구로부터 유도된 것이다. 보건의료지식의 축적에 기여한 관련 학문으로는 생화학 및 생리학, 미생물학, 병리학과 임상의학, 유기화학 및 약리학, 역학과 통계학 등이 있다. 이러한 학문들을 토대로 이루어지는 생의학적 연구들은 질환의 예방이나 치료 개발에 지대한 공헌을 해 왔다. 최근에는 사회학 등 여러 분야의 전문가가 팀을 이루어 사회의학적 연구를 시도하고 있다.

② 자원의 조직화

보건의료체계의 다양한 자원을 보건의료활동으로 전환하고 각각의 기능을 적절하게 수행하기 위해서는 적절한 유형의 사회적 조직이 존재해야 하고, 그러한 조직의 적절한 배치가 요구된다.

이러한 조직화된 장치나 상관성의 구성 정도는 국가보건의료체계의 다양한 유형에 따라 상이하다. 보건의료자원의 조직화된 배열은 5개 범주로 구분되는데, 이는 보건의료당국, 의료보험 프로그램, 기타 정부기관, 비정부기관, 독립적 민간부문이다.

a. 보건의료당국(national health authorities)

모든 국가에는 보건의료활동을 담당하는 주요 정부기관이 존재한다. 흔히 이 기관은 보건부이며, 보건부의 책임은 나라마다 다르다. 보건의료자원 및 서비스의 조직적 배치에 대한 책임이 보건부에 있는 국가가 있는 반면에, 일차보건의료에 한하여만 책임이 있는 국가도 있다.

b. 의료보험 프로그램(health insurance programs)

의료보험은 의료보장의 한 종류로, 의료보험 관련 기구는 경제적 지원과정을 통해 보건의료 제공자의 행위에 영향을 미칠 수 있는 권한을 부여받는다. 따라서 의료보험 프로그램의 조직적 배치는 단순한 재정구조 차원을 넘어 의료서비스의 내용과 질을 결정하는 하나의 수단이다.

의료보장제도는 크게 무상의료서비스방식과 사회보험방식의 2가지로 구분된다. 무상의료서비스방식은 국민보건서비스(NHS) 방식으로서 국민에게 무상으로 의료를 제공하는 국가의 직접적인 의료전달방식으로 조세방식이라고도 한다. 사회보험방식인 의료보험은 사회적 연대를 기초로 개인의 소득 수준에 근거한 보험료 부담방식이다.

c. 기타 정부기관(other governmental agencies)

보건의료를 담당하는 주요 정부기관 이외에 보건의료체계의 구성요소들과 관련된 많은 기타 정부기관이 존재한다. 노동부는 근로자의 건강과 안전을 보호하는 부차적인 기능을 수행하며, 교육부는 학령기 아동 및 청소년의 건강을 보호한다. 이들 기관들은 보건부와의 협조 아래 기능을 수행할 수도 있고 단독으로 수행할 수도 있다.

d. 비정부기관(non-governmental agencies, NGO)

비정부기관은 정부 조직체계 밖에서 보건의료와 관련된 역할을 담당하는 단체와 기관을 말한다. 그 중 일부는 결핵이나 암과 같은 특정 질환의 관리를 목적으로 하며, 어떤 단체들은 아동이나 장애인 같은 특정 대상에게 보건의료를 제공하기도 한다. 또한 여기에는 의사나 간호사 등 보건의료인력으로 구성된 자발적인 보건의료조직도 포함된다.

e. 독립적 민간부문(independent private sectors)

독립적 민간부문은 위에서 언급한 조직 가운데 어디에도 속하지 않고 개별적인 보건의료서비스를 제공하는 분야이다.

③ 보건의료서비스의 전달

다양한 보건의료서비스가 전달되는 과정은 국가마다 다양하다. 보건의료서비스의 전달은 여러 방면으로 분류할 수 있는데, 서비스의 목적에 따라 분류하면 5가지로 구분할 수 있다. 이는 건강증진, 예방, 치료, 재활, 그리고 심한 장애자와 불치병 환자의 사회의학적 의료이다. 이 5가지를 예방적 차원에서 1차, 2차, 3차 예방으로 구분할 수 있는데, 건강증진과 예방은 1차 예방, 치료는 2차 예방, 재활과 사회의학적 의료는 3차 예방이다.

④ 재정지원

모든 보건의료자원과 보건의료전달체계는 언제나 경제적 지원이 요구된다. 한 국가 안에서 많은 요구들이 경합을 벌이는데, 보건의료체계 속에 그 요구를 충족시키기 위한 자금을 조달하는 과정이 필요하게 된다. 이러한 재정지원의 방법은 여러 면으로 분류될 수 있지만 세계보건기구의 분류는 다음과 같다(Kleczkowski et al., 1984).

- 보건부 · 의료보험기구 및 기타 관련 정부기관의 공공재원
- 의료보험료의 일부를 부담하거나 보건의료서비스를 직접 제공하는 기업주
- 자선단체나 임의보험 등의 조직화된 민간기관
- 지역사회의 기여
- 외국의 원조
- 개별 가계의료비
- 복권 등의 기타 가능한 재원들

⑤ 관리

국가보건의료체계의 관리는 그 나라의 정치 · 경제체계에 따라 다르기 마련이다. 국가보건의료체계의 관리에 대하여 세계보건기구의 3가지 주요 견해는 지도력, 의사결정, 규제이다(Kleczkowski et al., 1984).

a. 지도력(leadership)

전통적인 관리에서는 상급자가 명령을 내리고 하급자는 명령을 수행하는 방식이었다. 이에 반해 최근에는 '참여' 방식이 선호되어 이를 위한 지도력의 개발이 요구되고 있다. 이 방식은 모든 조직구성원들이 조직의 원활한 운영에 관심을 갖고 구성원 모두가 의사결정과정에 참여해야 한다는 신념에 바탕을 두고 있는 것이다.

b. 의사결정(decision-making)

의사결정과정의 범위, 특성 및 조직은 자원의 배치방법과 의사결정 구조의 다양한 속성에 따라 좌우된다. 최근에는 의사결정에 있어서 각 단계별 의사결정과정에서 주민이나 구성원의 참여가 얼마나 잘 이루어지고 있는지가 중요하게 대두되고 있다.

c. 규제(regulation)

규제는 어떤 문제를 방지하기 위한 것으로 보건의료체계의 운영에 있어서 일정한 역할을 담당한다. 법적 규제의 형식으로는 보건의료인력에 대한 면허 부여, 보건의료기관에 대한 인가, 의약품 통제 및 의료서비스에 대한 조건 등이 있다.

(3) 국가보건의료체계의 유형

국가보건의료체계의 유형은 그 국가의 역사적 배경, 사회구조, 그리고 보건의료정책의 우선순위 등에 따라 다양하게 분류할 수 있다. 기본적으로 국가보건의료체계는 그 구성요소들의 조합을 통하여 다양한 성격이 형성되게 되는데, 그 성격을 규정하는 데에는 그 나라의 역사, 문화 등이 영향을 주지만, 가장 중요한 것은 정부가 보건의료체계에 개입하는 정도라고 할 수 있다. 즉 정부의 개입이 많다는 것은 시장이나 자유거래 대신에 정부의 기획을 통해 자원이 배분된다는 것을 뜻한다. 또한 보건의료체계의 운영에 민간기업의 자율성 대신 사회적 조정을 강조하는 것이기도 하다. Fry(1970)나 Roemer(1991)의 분류 또한 정부의 개입 정도에 따라서 보건의료체계의 유형을 정리한 것이라고 할 수 있다.

① Fry의 분류

Fry는 의료전달체계를 자유방임형, 사회보장형, 사회주의형의 3가지로 구분하여 설명하였다(표 1-5).

a. 자유방임형 의료전달체계

자유방임형 의료전달체계는 자유기업형이라고도 하며, 의료인이나 의료기관을 선택하는 국민의 자유가 최대한으로 허용되고 반면 정부의 통제는 극히 제한되는 상태이다. 자유방임형에서는 질병이 발생했을 때를 대비하여 의료비와 소득 상실을 보험방식으로 공동 부담하는 국민건강보험제도(national health insurance, NHI)가 도입되어 있다. 자유방임형의 장점은 의료선택에 대한 재량권이 넓고, 의료기관들도 자유경쟁의 원칙하에 효율적으로 운영될 수 있기 때문에 의료서비스의 질적 수준이 높은 것이다. 반면에 의료자원의 지역 간 불균형이 심해지고, 의료비가 높아진다는 단점이 있다. 자유방임형의 대표적인 나라는 미국과 일본이며, 우리나라도

표 1-5 Fry의 의료전달체계의 유형 비교

구분	자유방임형	사회보장형	사회주의형
의료의 원칙	• 의료의 자유 선택과 책임 강조 • 기획, 조정이 어려움 • 행위별수가제 채택 • 의료의 개인 책임 • 지리, 사회적 여건, 경제성 등에 따라 의료서비스 수준의 차등 • 전문화 추구	• 국민보건서비스형 • 무료 의료서비스 • 초진은 일반의, 병원치료는 전문의 • 예방의학 강조 • 환자의 가정, 병원 외래치료	• 의료는 사회경제정책의 일부 • 무료 의료서비스 • 예방의학 강조
의료의 기본구조	• 가족 단위의 개념 없음 • 환자 스스로 의료서비스, 의료기관 선택 • 전문의 진료 • 다양한 의료기관	• 가정의사제도 • 일반의에게 등록되어 진료를 받음 • 의사를 선택하여 등록할 수 있는 권리 부여	• 초진의사 방문 진료 • 병원은 주로 입원 환자 취급 • 농촌에서는 중급의료인력 활용 • 의사의 선택 제한

일부는 자유방임형의 성격을 가지고 있다.

b. 사회보장형 의료전달체계

사회보장형 의료전달체계는 의료의 생산이 국가에 의해 계획적으로 이루어지며, 계획되어 생산된 보건의료서비스는 국가보건조직에 의해 조직된다. 재원의 조달은 세금이나 의료보험료에 의해 이루어지며 이를 국민보건서비스라고도 한다. 사회보장형 유형의 장점으로 국가가 건강과 관련된 모든 서비스를 포괄적으로 제공하고 의료기관을 국가가 관리한다는 것이다. 반면에 국가가 대규모 의료조직을 관장함에 따라 의료서비스가 비효율적일 수 있고, 의사에 대한 인센티브가 부족하여 의료의 질이나 생산성이 떨어지는 단점이 있을 수 있다. 사회보장형의 대표적인 나라로는 영국과 스칸디나비아 국가들, 뉴질랜드 등이 있다.

c. 사회주의형 의료전달체계

사회주의형 의료전달체계는 주로 예전의 공산주의 국가에서 취하던 형태로서, 국가의 보건의료에 대한 기본 목표가 의료자원과 의료서비스의 균등한 분포와 균등한 기회 제공에 있었으므로 개인의 의료서비스 선택권은 존재하지 않는다. 사회주의형의 장점으로는 예방서비스의 비중이 크고, 의료전달이 조직적이고 체계적이어서 자원과 그 활용도가 높다는 것이다. 반면에 관료적인 조직체계로 인한 경직성이나 의료인에 대한 인센티브 결여로 의료서비스의 생산성이나 질이 떨어지는 단점이 있다. 사회주의형의 대표적인 나라로는 구소련 등의 공산주의국가들이 있다.

② Roemer의 분류

Roemer는 보건의료체계를 두 개의 차원인 정치적 요소와 경제적 요소로 교차하여 매트릭스형 분류체계로 설명하였다(표 1-6). 정치적 차원은 정부가 보건의료시장에 개입하는 정도를 반

표 1-6 Roemer의 매트릭스형 분류체계

경제 수준 (국민 1인당 GNP)	보건의료체계(시장개입)			
	자유기업형	복지지향형	포괄적 보장형	사회주의 계획형
부유하고 산업화된 나라(선진국)	• 미국	• 독일, 캐나다, 일본, 한국, 노르웨이	• 영국, 뉴질랜드	• 러시아, 동유럽
개발도상국	• 태국, 필리핀, 남아프리카공화국	• 브라질, 이집트, 말레이시아	• 이스라엘, 니카라과	• 쿠바, 북한
빈곤한 나라	• 가나, 방글라데시, 네팔	• 인도, 미얀마	• 스리랑카, 탄자니아	• 중국(개혁 · 개방 이전), 베트남
자원이 풍부한 나라		• 리비아, 가봉	• 쿠웨이트, 사우디아라비아	

영하는 것으로 자유기업형, 복지지향형, 포괄적 보장형, 사회주의 계획형의 4가지로 나눌 수 있다. 그리고 경제적 차원은 연간 국민 1인당 GNP(gross national product)로 계측하여 선진국, 개발도상국, 극빈국, 자원이 풍부한 나라의 4가지 유형으로 나눌 수 있다.

a. 자유기업형 보건의료체계

자유기업형 보건의료체계는 자유방임형 체계로서 정부의 역할이 제한적이며 대부분의 보건의료 재원조달과 운영이 민간시장을 통해 운영된다. 따라서 보건의료비 지출의 대부분을 환자가 부담하며 건강은 개인의 책임으로 인식된다. 자유기업형의 대표적인 국가는 미국이다.

b. 복지지향형 보건의료체계

복지지향형 보건의료체계는 의료재정에 대한 정부의 개입이 자유기업형에 비하여 상대적으로 높으며, 정부나 제3지불자들이 다양한 방법으로 민간 보건의료시장에 개입한다. 민간 보건의료시장은 다수가 존재하며 민간 보건의료서비스제공자는 정부의 공적재원을 사용하여 의료서비스를 제공하는 경우가 많다. 복지지향형은 주로 공공 주도의 의료보험제도를 가지고 있는 독일, 일본, 한국 등이 해당한다.

c. 포괄적 보장형 보건의료체계

포괄적 보장형 보건의료체계는 복지지향형보다 정부의 시장개입이 광범위하며 의료서비스의 재정과 제공 두 가지 면에서 모두 정부가 적극적으로 개입하고 있다. 이 체계에서는 전 국민이 완전한 보건의료서비스를 무상으로 받으며, 국민건강권 보장을 위해 보건의료에 높은 사업의 우선순위를 두고 있다. 포괄적 보장형은 주로 영국, 뉴질랜드 등의 국가에 해당한다.

d. 사회주의 계획형 보건의료체계

사회주의 계획형 보건의료체계는 정부에 의한 시장개입이 앞서 설명한 보건의료체계 중 가장 심하다. 이 체계는 의료자원과 보건의료서비스의 균등한 분포와 균등한 기회를 부여하고자 하는 방식으로, 이론적으로 민간의 의료시장을 완전히 제거하고 보건의료를 중앙계획을 통한 통제체계로 대체하고자는 하는 것이다. 대표적인 나라로는 구소련이나 개방 이전의 중국 등이다.

2) 주요 국가의 보건의료체계

(1) 미국

미국의 보건의료체계는 다른 선진국들과는 달리 민간이 주도하는 건강보험을 중심으로 하며, 특수한 대상을 위한 공적 의료보장제도를 마련하여 운영하고 있는 방식이다. 따라서 전 국민을 대상으로 하는 단일한 의료보장제도가 없다. 다수의 국민은 민간건강보험시장에 존재하는 다양한 형태의 민간건강보험에 개인적으로나 단체로 가입한다. 또한 65세 이상의 노인 및 장애인을 위한 연방정부의 의료보장인 메디케어(Medicare)와 저소득층을 위한 주 정부의 메디케이드

(Medicaid)가 공적 의료보장의 역할을 수행한다. 따라서 민간건강보험과 공적 의료보장 어디에도 속할 수 없는 국민들은 건강보험이 없는 상태라고 할 수 있다.

① 민간건강보험

미국의 민간건강보험은 주로 고용주 기반의 집단가입 형태이며, 건강보험상품은 보장형과 관리형으로 나뉜다. 이 중 대부분은 관리형(managed care) 건강보험이며, 대표적으로 건강유지기구(HMO)와 선호제공자기구(PPO)가 있다.

a. 건강유지기구(Health Maintenance Organization, HMO)

HMO는 가입자로부터 매월 일정액의 보험료를 징수하여 재원을 마련한다. 초기에는 미리 의사에게 일정액을 지불하고 건강검사를 포함한 포괄적인 의료서비스를 받을 수 있었으나, 이후 의료비 억제를 위해서 이용자의 의료서비스 선택을 제한하는 방식으로 바뀌게 되었다. HMO의 회원은 HMO가 지정한 의료기관에서만 의료서비스를 받을 수 있으며, 이때 주치의를 선택할 수 있다. 대신 다른 의료기관에서 진료를 받으면 보험금을 지급하지 않는다. 그리고 다른 분과 전문의의 도움이 필요한 경우에는 주치의의 의뢰를 통해서 해당 HMO의 전문의를 만나 치료를 받을 수 있다. HMO 가입자 수는 2015년 기준으로 미국 인구 3.209억 명 중에서 90.4백만 명으로 28.2%가 된다.

b. 선호제공자기구(Preferred Provider Organization, PPO)

PPO는 1980년대 만들어진 건강보험조직으로서 자신이 가입한 HMO 네트워크 내의 의원과 병원만 이용해야 하는 HMO의 단점을 보완하기 위해 만들어졌다. PPO는 이용자가 계약을 통해 자유롭게 가입할 수 있으며, 약정된 금액을 지불하면 PPO 네트워크 내에 계약된 의사와 병원을 이용할 수 있다. PPO에서는 주치의를 거치지 않고 추가부담으로 직접 외부의 전문의를 찾을 수 있기 때문에 민간건강보험시장에서는 HMO와 경쟁관계에 있다고 할 수 있다. PPO는 2011년 기준으로 관리형 건강보험의 55%를 차지하는 주류의 형태이다.

② 공적 의료보장제도

미국의 의료보장은 직장이 있는 사람이나 개인적으로 소득이 있는 사람들을 중심으로 하여 민간 주도의 건강보험시장이 중심에 있으므로, 노인이나 저소득층처럼 소득이 없거나 낮은 사람들은 의료보장을 받을 수 없다. 따라서 이러한 사람들을 위해서 1965년에 공적 의료보장제도인 메디케어와 메디케이드가 시행되었다. 이는 민간중심의 보건의료체계에서 공적 의료보장이 시행되는 중요한 의미를 가지며, 미국의 보건의료체계의 중요한 특징이 되었다.

a. 메디케어(Medicare)

메디케어는 수입에 상관없이 원칙적으로는 65세 이상의 노인을 주 대상으로 하며, 65세 미만 인구 중 특수한 장애를 가진 사람과 말기 신장병을 가진 사람을 대상으로 한다. 급여의 종류로는 입원서비스, 의사서비스, 입원서비스와 의사서비스의 혼합 서비스, 그리고 처방의약품으로 구분된다. 메디케어의 재원은 주로 근로기간 동안 납부한 임금세(payroll tax)에 기반한 개인적인 보험료와 연방정부 재원이다.

b. 메디케이드(Medicaid)

메디케이드는 저소득층을 대상으로 하는 공적 의료보장제도로서, 주요 재원은 연방정부와 주정부의 세입으로 이루어진다. 연방정부에서 50~80% 사이의 재원을 부담하고, 주 정부는 연방정부의 가이드라인에 맞추어 일정 정도의 자율성을 가지고 운영한다. 급여의 범위는 연방정부의 기준 내에서 서비스의 유형, 양, 기간 및 범위를 정할 수 있으며, 주별로 부가적인 서비스가 제공되기도 한다. 하지만 의료서비스제공자들에게는 보상이 적은 편이어서 대부분의 의사들은 메디케이드 환자를 기피하는 현상을 보이고 있어 문제점으로 지적되고 있다.

③ 서비스 제공 및 의료비 지불방식

미국의 보건의료체계에서는 기본적으로 병원 선택의 자유가 보장된다. 개인이 원하는 경우에는 직접 선택한 전문의에게 바로 진료를 받을 수 있다.

미국의 기본적인 의료비 지불방식은 행위별수가제이다. 행위별수가제에서는 의료서비스를 많이 제공할수록 제공자가 경제적 이익을 얻게 되므로, 이러한 지불방식에서는 의료비를 빠르게 상승할 수 있다. 그리고 미국의 HMO에서는 등록된 환자 수에 따라 인두제를 시행하고 있으며, 일부 수술이나 출산, 입원 등 에피소드 단위에 따른 메디케어 환자들과 일부 메디케이드와 민간보험 등의 환자들을 대상으로 포괄수가제(diagnosis-related group, DRG)를 적용하고 있다. 또한 일부 건강보험회사는 자신의 네트워크에 속한 병원에 대해서 1년 동안의 의료비를 총액계약 방식으로 적용하고 있기도 하다.

(2) 영국

영국의 보건의료체계는 공적인 의료서비스 기관인 국민보건서비스(NHS)와 사적 의료기관으로 구성되어 있다. 모든 국민에게 무료로 의료서비스를 제공하는 NHS가 기본이며, 지불능력을 가진 국민들이 자기 부담하에 의료서비스를 받을 수 있는 사립병원이 NHS를 보완하고 있다.

① 국민보건서비스

영국의 의료서비스는 기본적으로 세금을 재원으로 하는 국민보건서비스(national health service, NHS)에 의해 제공된다. NHS는 정부가 운영하는 보건의료체계로서 '지불능력이 아닌 필요에 따라 공평한 의료서비스를 제공한다'는 취지로 1948년에 설립되었다. NHS는 평등의 원칙에 따라 일부 서비스(치과, 안과, 처방전 등)를 제외하고는 의료서비스에 개인적인 비용을 지불하지 않는 포괄적인 보건의료서비스를 제공한다. 또한 영국은 NHS 외에 보충적인 성격의 민간건강보험도 허용하고 있어서 부유한 계층의 사람들은 더 나은 치료를 받기 위해 민간보험에 가입하기도 한다.

② 서비스 제공 및 의료비 지불방식

영국 보건의료전달체계의 특징은 일반의가 주치의로서 일종의 문지기(gatekeeper) 역할을 한다는 것이다. NHS 내에서 모든 사람들은 해당 지역사회에 있는 일반의에게 등록되며, 전문의의 진료가 필요하거나 상위의 병원서비스가 필요할 경우에는 일반의의 의뢰를 통해 진료를 받을 수 있다. 따라서 국민들은 일반의에게 기본적인 질환들에 대한 일차진료를 받고, 그 다음 상위의 병원에 가서 이차진료를 받을 수 있다. 만일 더욱 심각하고 복잡한 질환이 있는 경우에는 지역 혹은 국립 교육병원으로 의뢰되어 삼차진료를 받을 수 있다. 대부분의 병원은 국가 소유이다.

일반의들은 일반적으로 집단 개업이나 진료소의 형태로 활동하며, 그들이 담당하는 환자 수에 따라 의료비를 지불받는 인두제를 기본으로 한다. 전문의는 NHS에 고용되어 봉급을 받지만 민간의 건강보험 환자들을 치료하는 경우에는 행위별수가제로 의료비를 지불받을 수도 있다. 영국에서는 일반의들을 위해 2004년에 성과지불제(pay for performance, P4P)라는 새로운 지불제도를 시행하였고, 이 제도로 인해 일반의들의 동기가 상승하여 의료서비스의 질과 환자의 만족도 등이 상승하기도 하였다.

(3) 일본

일본의 보건의료체계는 직장과 연결된 사회보험에서 기반하여 시작되었다. 1922년에 노동자들을 위해 의무적으로 직장의 사회보험 법률을 제정하였으며, 이후 점진적으로 확대되어 1961년에는 전국민의료보험 법안의 통과와 함께 포괄적인 의료보장이 가능하게 되었다.

① 사회보험방식의 의료보험

일본의 보건의료체계는 사회보험방식(NHI)을 기본으로 한다. 사회보험방식은 일정한 자격과 조건을 갖춘 국민을 대상으로 공공기관이 관리 · 운영하는 보험의 형태를 말한다. 일반적으로 사회보험방식의 관리체계는 민간중심의 자율기구의 자치적 운영을 기본으로 하며, 의료의 사유화를 전제한다. 의료제공자는 국민과 보험자 사이에서 의료수가에 따라 의료서비스를 제공하며, 국민은 직장의료보험과 지역의료보험의 형태로 건강보험료를 지불하고 필요한 경우 의료서비스를 받을 수 있다. 또한 보험자는 국민으로부터 납부받은 보험료를 재원으로 하여 의료제공자에게 서비스만큼의 보상을 제공한다.

일본의 대표적인 사회보험방식의 의료보험은 다음과 같이 분류할 수 있다.

- 조합관장 의료보험: 700명 이상의 직원을 가진 대형기업의 고용주는 피고용자들과 그들의 피부양자를 위해 직장 자가보험을 운영한다. 그 결과 약 1,800개의 서로 다른 직장 의료보험 조합이 존재한다.

- 정부관장 의료보험: 700명 미만의 직원을 가진 중소 규모의 사업장에 종사하는 피고용인과 그들의 피부양자를 대상으로 정부가 관리하는 보험이다. 일차적으로 고용주 및 직원들에게 부과된 보험금과 일반세금으로 운영된다.
- 지역의료보험: 관할지역 내 자영업자와 퇴직자를 대상으로 하는 보험이다. 자영업자와 퇴직자들에게 강제적으로 보험금을 징수하며, 조합관장 의료보험과 정부관장 의료보험은 퇴직자들의 의료비를 보조하기 위해 비용을 분담해야 한다.

이 밖에도, 공무원과 다른 특별한 종류의 직업군들을 위해 더 작은 규모의 의료보험 프로그램이 있다. 일본에서는 실직할 경우 기존 의료보험 가입상태를 그대로 유지하며 급여 세금을 탕감받는다. 모든 의료보험들은 병원 및 의사진료비, 처방약, 임산부 관리, 치과 치료를 포함하는 일반적인 종합적 혜택을 제공하도록 되어 있다.

일본은 65세 이상 노인인구의 비율이 세계에서 가장 높은 국가로, 이에 따라 일본은 2000년 4월부터 개호보험이라 불리는 새로운 노인장기요양보험을 시행하였다. 개호보험의 보험자는 기초지방자치단체이며, 가입 대상자는 40세 이상의 전체 국민이다. 재정은 일반 세금과 새로운 목적세에 의해 조달되며, 장애를 가진 성인 및 노인에게 가정간병, 사례관리, 의료기관의 서비스를 포함하는 종합적인 혜택을 제공하고 있다. 보험급여는 개호급여, 신예방급여, 지역지원사업으로 구분할 수 있으며 모두 현물급여로 제공된다. 또한 2008년 4월부터 후기고령자 의료보험제도를 시행하였는데, 이는 75세 이상 후기고령자와 특정 장애를 가지고 있는 65세 이상 75세 미만의 전기고령자를 기존의 개별 의료보험제도에서 분리시켜 독립된 의료보험제도에 가입시키는 것으로 2006년 의료보험 개혁의 일환으로 추진되었다.

② 서비스 제공 및 의료비 지불방식

일본의 건강보험은 병원과 의사를 선택하는 데 있어서 자유롭다. 대부분의 개인 병원과 소규모 병원들은 개인 의사들에 의해 설립 및 운영되며, 의료기관은 주로 작은 수의 입원실을 가진 독립적인 진료소, 입원병동과 외래진료소를 가진 소규모 병원, 그리고 외래진료소와 입원병동을 모두 운영하는 대규모의 공공병원과 민간병원의 세 가지 형태로 구분할 수 있다. 대규모 병원들은 다양한 종류의 전문 분과를 가지고 있으며, 소규모 병원들과 개인 병원들은 보다 제한적인 전문분과 진료만을 제공한다.

일본의 의사와 병원은 행위별수가제를 기반으로 하여 의료비를 지불받으며, 정부는 의사의 진료비와 입원료 및 약제비를 수가체계에 의해 엄격히 규제하여 낮은 의료가격을 유지하며 의료비 증가를 억제하고 있다.

2. 보건의료자원

보건의료자원(health care resource)은 보건의료체계의 하부구조를 이루는 가장 중요한 요소이다. 어떠한 보건의료체계에서라도 의료서비스를 제공하고 지원기능을 수행하기 위해서는 인적 · 물적인 보건의료자원은 필수적이다. 또한 보건의료자원의 적절한 개발과 평가를 위해서는 보건의료자원의 구성요소를 평가해야 하는데, 그러한 요소로는 양적 공급, 질적 수준, 분포성, 효율성, 적합성, 계획성, 통합성 등이 있다.

우선 양적(quantity) 공급은 필요한 보건의료서비스를 제공하기 위한 적절한 보건의료자원의 양적 공급을 말한다. 질적(quality) 수준은 보건의료인력의 주요 기능 수행능력과 기술 수준, 그리고 시설의 규모와 적정시설의 구비 정도를 말한다. 분포성(distribution)은 시설, 직종, 전문과목별 자원의 지리적 분포가 주민의 필요성에 상응하여 분포되어 있는지를 의미하며, 효율성(efficiency)은 개발된 보건의료자원으로 얼마나 보건의료서비스를 생산할 수 있느냐에 대한 것이다. 또는 보건의료자원을 개발하는 데 얼마나 많은 자원이 소요되었는지를 나타내는 것이다. 적합성(adequacy)은 다양한 보건의료자원의 집합체로서 공급된 보건의료서비스의 역량이 대상으로 하는 지역사회주민의 보건의료 필요성에 얼마나 적합한가를 나타내는 것이며, 계획성(planning)은 미래에 필요한 보건의료자원의 종류와 양을 얼마나 체계적이고 정확하게 계획하는 정도를 말한다. 마지막으로 통합성(integration)은 보건의료자원 개발의 주요 요소인 계획, 실행, 관리 등이 보건의료서비스 개발과 얼마나 통합적으로 이루어지는가를 말한다.

1) 보건의료인력

보건의료서비스는 훈련된 보건의료인력에 의해 제공되며, 다른 사업에 비해 인력의 질에 따라 사업의 질이 좌우되는 노동집약적 사업으로 다양한 인력의 협동이 전제되는 사업이다. 또한 보건의료인력은 다른 분야보다 그 인력을 생산하는 데 비용과 시간이 상대적으로 많이 소요될 뿐만 아니라 필요할 때 즉각적으로 공급할 수 없어 공급의 탄력성이 매우 적다. 따라서 보건의료인력을 어떻게 관리하느냐가 보건의료사업의 성패를 좌우한다고 할 수 있다. 또한 인력을 생산 · 공급하는 교육부와 이를 활용하는 보건복지부의 부서 간 협력체계가 잘 이루어지는 것이 중요하다. 만일 이러한 협력이 잘 이루어지지 않으면 전반적인 인력수급과 활용 측면에서 만족스럽지 못한 결과를 가져올 수 있다.

우리나라에서 법으로 정하고 있는 보건의료관계인력은 「의료법」 제2조에 의하여 의료인으로 규정된 의사, 치과의사, 한의사, 조산사 및 간호사를 비롯하여, 「약사법」 제2조의2에서 규정하고 있는 약사 및 한약사, 「의료기사 등에 관한 법률」 제2조에서 규정하고 있는 의료기사(임상병리사, 방사선사, 물리치료사, 작업치료사, 치과기공사, 치과위생사)와 의무기록사 및 안경사, 「응급의료에 관한 법률」 제2조의 응급구조사가 있으며, 그 밖에 「의료법」 제80조의 간호조무사 등이 포함된다(표 1-7).

표 1-7 우리나라 보건의료인력의 종류

구분	보건의료인력	관련 법규
의료인	의사, 치과의사, 한의사, 조산사 및 간호사	「의료법」 제2조
한지의료인	한지(限地)의사, 한지치과의사, 한지한의사	「의료법」 제79조
의료유사업자	접골사(接骨士), 침사(鍼士), 구사(灸士)	「의료법」 제81조
간호조무사	간호조무사	「의료법」 제80조
전문의	전문과목: 내과, 신경과, 정신건강의학과, 외과, 정형외과, 신경외과, 흉부외과, 성형외과, 마취통증의학과, 산부인과, 소아청소년과, 안과, 이비인후과, 피부과, 비뇨의학과, 영상의학과, 방사선종양학과, 병리과, 진단검사의학과, 결핵과, 재활의학과, 예방의학과, 가정의학과, 응급의학과, 핵의학과 및 직업환경의학과 등 26개 분야	「의료법」 제77조 전문의의 수련 및 자격인정 등에 관한 규정 제3조
	치과 전문과목: 구강악안면외과, 치과보철과, 치과교정과, 소아치과, 치주과, 치과보존과, 구강내과, 영상치의학과, 구강병리과, 예방치과 및 통합치의학과 등 11개 분야	치과의사전문의의 수련 및 자격인정 등에 관한 규정 제3조
전문간호사	보건, 마취, 정신, 가정, 감염관리, 산업, 응급, 노인, 중환자, 호스피스, 종양, 임상, 아동 등 13개 분야	「의료법」 제78조 전문간호사 자격인정 등에 관한 규칙 제2조
의료기사	임상병리사, 방사선사, 물리치료사, 작업치료사, 치과기공사, 치과위생사	「의료기사 등에 관한 법률」 제2조
보건의료 정보관리사	보건의료정보관리사	「의료기사 등에 관한 법률」 제1조의2
안경사	안경사	「의료기사 등에 관한 법률」 제1조의2
안마사	안마사	「의료법」 제82조
구급인력	응급구조사(1 · 2급)	「응급의료에 관한 법률」 제36조
약사인력	약사, 한약사	「약사법」 제2조

주: 전문과목은 전문의의 수련 및 자격인정 등에 관한 규정 제3조의 한의사전문의의 수련 및 자격인정 등에 관한 규정에 명시되어 있음
[자료원] 법제처. 의료법(2019. 8. 27 개정)

보건의료인력은 국민의 건강과 생명에 직결되는 일을 하는 전문 직업인이므로 국가가 법으로 그 자격을 엄격하게 규정하고 면허 또는 자격 소지자가 아니면 보건의료관계행위를 할 수 없도록 규제하고 있다. 의사를 비롯한 보건의료관계인력의 양성에는 장기간의 준비기간과 많은 투자를 필요로 하기 때문에 그 수급 대책은 장기적인 목표 아래 수립되어야 하며, 또한 전체적인 보건의료계획 내에서 이루어져야 한다.

우리나라의 연도별 의료관계인력의 면허등록상황은 표 1-8과 같다. 우리나라의 보건의료관계인력은 지난 10여 년간 양적으로 증가했을 뿐만 아니라 기술적 수준도 많이 향상되었다. 여전

표 1-8 연도별 의료관계 인력 면허등록 상황

(단위: 명)

연도	의사	한의사	치과의사	약사	조산사	간호사	간호조무사	의료기사	보건의료정보관리사	안경사	응급1급	응급2급
1992	48,390	6,839	11,285	39,564	8,012	101,140	152,966	53,980	3,061	12,018	–	–
1993	51,518	7,569	12,180	40,779	8,150	107,883	162,047	56,680	3,564	12,682	–	–
1994	54,406	8,179	12,939	42,037	8,262	114,320	177,252	61,448	4,270	13,819	–	–
1995	57,188	8,714	13,681	43,269	8,352	120,415	188,714	65,961	4,681	14,671	–	146
1996	59,379	9,299	14,371	44,577	8,447	127,145	195,289	69,751	5,349	15,946	346	507
1997	62,609	9,289	15,383	45,820	8,516	133,920	207,484	75,512	6,142	16,995	934	1,024
1998	65,431	9,914	16,126	46,998	8,590	141,094	218,718	81,539	6,811	18,220	1,504	1,482
1999	68,204	10,706	16,878	47,425	8,662	151,326	231,280	87,829	7,399	19,305	2,279	2,013
2000	71,045	11,481	17,748	49,538	8,733	160,301	242,262	94,432	7,645	20,168	3,032	2,429
2001	73,826	12,084	18,580	50,773	8,807	170,852	254,622	101,858	8,151	21,308	3,738	2,976
2002	78,162	13,549	19,600	53,124	8,881	181,786	272,101	109,049	8,818	22,564	4,329	3,514
2003	78,559	13,564	19,788	52,399	8,714	191,254	304,024	116,172	9,277	23,615	4,890	4,003
2004	81,914	14,348	20,727	53,537	8,628	202,012	321,152	124,638	10,140	24,652	4,999	4,410
2005	85,284	15,200	21,566	54,845	8,657	213,647	340,375	134,373	10,825	26,001	5,528	4,935
2006	88,776	16,016	22,367	56,234	8,685	224,142	362,020	144,052	11,429	27,417	6,043	5,372
2007	91,393	16,661	23,114	57,285	8,587	235,682	382,722	154,172	12,448	28,712	6,589	5,815
2008	95,013	17,473	23,912	58,363	8,565	246,838	406,366	164,913	13,630	30,237	7,312	6,413
2009	98,360	18,333	24,627	59,717	8,603	258,568	438,176	176,003	13,630	30,237	7,980	7,144
2010	101,569	19,097	25,425	61,114	8,614	270,393	470,954	187,417	15,390	33,334	8,720	7,690
2011	104,332	19,846	26,087	62,245	8,562	282,656	508,113	199,538	16,453	34,791	9,616	8,239
2012	107,221	20,600	26,791	63,647	8,528	295,254	539,962	212,069	17,689	35,934	10,577	8,789
2013	109,500	21,287	27,398	63,292	8,422	307,797	571,736	225,912	18,821	37,225	11,594	9,831
2014	112,407	22,007	28,123	63,150	8,382	323,041	601,941	240,496	20,662	38,482	12,742	11,182
2015	115,976	23,178	28,942	65,510	8,387	338,629	637,513	255,364	21,679	39,914	13,955	12,747
2016	118,696	23,845	29,632	66,991	8,328	355,772	660,125	270,400	22,754	41,060	15,251	13,835
2017	121,571	24,560	30,333	68,616	8,297	374,990	681,276	285,075	23,907	42,297	16,638	15,681
2018	123,106	24,861	30,910	69,366	8,266	394,662	729,264	301,151	24,608	43,376	18,168	17,696
2019	126,724	25,524	31,629	70,905	8,247	414,983	752,920	316,602	25,590	44,736	19,731	19,029
2020	129,242	26,096	32,335	72,530	8,220	436,340	788,247	333,053	27,637	45,846	21,223	20,158
2021	132,013	26,788	33,031	73,978	8,194	457,849	823,392	348,602	29,034	47,001	22,738	21,076

※ 자료: 보건복지부 면허관리시스템 등록 현황(사망자 제외), 시 · 도 자료 취합(간호조무사)

[자료원] 보건복지부(2022). 2021 보건복지백서.

표 1-9 보건의료인력 국제 비교

지표 \ 연도별		인구 1,000명당 활동 의료인 수	
		의사	간호사
한국[1)]	2002	1.5	3.4
	2003	1.6	3.5
	2004	1.6	3.8
	2005	1.6	3.9
	2006	1.7	4.0
	2007	1.7	4.2
	2008	1.8	4.3
	2009	1.9	4.4
	2010	2.0	4.6
	2011	2.0	4.7
	2012	2.1	4.8
	2013	2.2	5.2
	2014	2.2	5.6
	2015	2.2	5.9
	2016	2.3	6.8
	2017	2.3	6.9
	2018	2.4	7.2
	2019	2.5	7.9
주요 선진국	일본	2.5('18.)	11.8('18.)
	스웨덴	4.3('18.)	10.9('17.)
	독일	4.4('19.)	13.2('18.)
	영국	3.0('19.)	7.8('18.)
	핀란드	3.2('14.)	14.3('14.)
	덴마크	4.2('18.)	10.1('18.)
OECD 평균		3.6('19.)	8.9('18.)

주: 1) 한국은 의사의 경우 한의사 포함, 간호사의 경우 간호조무사 포함

※ 자료: 「건강보험심사평가원 월별 요양기관 현황」, 「OECD Health Data 2020」

[자료원] 보건복지부(2022). 2021 보건복지백서.

히 선진국에 비하면 양적으로 미흡한 수준인 것으로 평가되나, 의료인력의 연평균 증가율은 선진국에 비하여 매우 높은 수준이다.

국가에 따라 의료인 종별에 대한 정의와 자격인정방법 및 업무내용이 서로 조금씩 다르기 때문에 그 비교가 정확하다고 할 수는 없으나 보건의료인력의 국제비교는 일반적인 경향의 파악에 도움이 된다(표 1-9).

(1) 간호인력

간호인력은 「의료법」 제2조와 제78조에 명시되어 있으며, 간호사(전문간호사 포함), 조산사, 간호조무사가 있다.

① 간호사

간호사는 환자의 간호요구에 대한 관찰, 자료수집, 간호 판단 및 요양을 위한 간호, 또는 진료의 보조 및 대통령령이 정하는 보건활동에 종사하고 있으며, 2021년도 말 현재 우리나라 간호사는 457,849명이다. 인구 천 명당 활동간호사(간호조무사 포함)는 7.9명으로 OECD 국가 평균 8.9명에 비하면 부족한 실정이다(2019년 기준, OECD Health Data 2021).

간호사는 의료기관의 수요에 따라 활동자 수가 결정되며, 2020년 기준 의료기관의 활동자 수는 391,493명(보건복지부, 2022)이나, 실제 간호사 취업자 수는 이보다 높을 것으로 판단하고 있다. 하지만 의료기관 간호사 부족 현상 등을 고려할 때, 경력단절 유휴 간호인력을 활용하는 방안을 모색할 필요가 있으며, 이를 위해 보건복지부는 2015년부터 간호인력 취업지원사업을 실시하고 있다.

간호사 중 특정 분야에 교육과 훈련을 받고 실무 경력을 쌓은 자에 대해서 2000년부터 전문간호사자격제도를 운영하고 있다. 전문간호사제도는 국민의 의료서비스 기대 수준의 상승에 부응하면서, 해당 분야에 보다 효과적이고 전문적인 간호서비스를 제공하는 것을 목적으로 하며, 노인, 응급, 산업 등 13개 분야로 확대되고, 실무 경력 및 자격시험 시행 등 자격기준이 강화되었다.

② 조산사

조산사가 되고자 하는 사람은 우선은 간호사 면허를 가지고 있어야 하며, 보건복지부장관이 인정하는 의료기관에서 1년간 조산 수습과정을 마치거나 또는 보건복지부장관이 인정하는 외국의 조산사 면허를 받은 사람으로서 조산사 국가시험에 합격한 후 보건복지부장관의 면허를 받아야 한다. 2021년 말 조산사는 8,194명이 등록되어 있다.

③ 간호조무사

간호조무사는 특성화고등학교, 간호조무사양성소(국 · 공립병원 내 설치), 간호학원, 평생 교육시설에서 양성이 가능한 간호보조인력(2018년 1월 1일부터 적용)이다. 간호조무사는 간호사를 보조하여 간호 및 진료 보조에 관한 업무를 수행한다. 의료기관, 특히 의원급 의료기관 및 만성기 병상(요양병원, 정신병원)에서는 간호사 대신 간호조무사를 고용할 수 있어 향후 의료현장에서의 간호조무사 인력 수요는 증가할 것으로 예측된다.

2015년 12월 「의료법」 개정으로 간호인력의 체계적 업무 수행을 위해 간호사와 간호조무사의 업무를 구체화하였다. 또한 간호조무사의 엄격한 질 관리를 위해 자격 인정을 시 · 도지사에서 보건복지부장관으로 변경하였고, 간호조무사 훈련교육기관에 대한 지정평가제도, 보수교육, 자격신고제 등 제도개선의 근거를 마련하여, 전 국민에게 양질의 보건의료서비스를 제공할 수 있도록 하였다.

(2) 의사인력

① 의사

1977년에는 의과대학 입학 정원이 14개교에 1,380명이었으나, 1978년 이후 의료보험 실시에 따라 정부는 의료 수요 증가에 대처하기 위하여 의사인력 공급을 확대하였다. 또한 이공계 활성화 등을 위한 제도로 2005년부터 의학전문대학원 제도를 도입하여 당시 41개 의과대학 중 일부 대학이 의학전문대학원을 신설하였으나, 현재에는 공중보건의의 공급 감소 및 이공계 인재들의 의학계로 이탈 등으로 인해 2013년부터 다시 의과대학으로 전환하는 추세(2019학년도 기준 의학전문대학원 잔류 5개교)이다.

2021년도 말 의사 면허자 수는 132,013명이고, 2019년 기준 인구 천 명당 활동 의사 수(한의사 포함)는 2.5명으로 같은 해 OECD 평균 3.6명에 비해 상대적으로 의사 수가 부족하다. 그러나 의사인력에 대한 수요는 노인요양보험제도 실시 등 보건의료정책 및 국민 의료 이용 형태의 변화에 따라 많은 영향을 받게 되므로 이러한 요인들을 감안하여 의사인력의 적정 공급 수준을 유지할 계획이다. 아울러 의사인력의 양적 관리와 함께 의사국가시험 및 면허제도 개선 등을 통한 의사인력의 질적 수준 제고 및 의사인력의 효율적 활용방안을 중점적으로 강구할 예정이다.

전문의는 의사면허를 가진 자로서「의료법」제77조 및「전문의의 수련 및 자격 인정 등에 관한 규정」에 따라 보건복지부장관이 지정하는 수련병원(기관)에서 인턴 1년(가정의학과 제외)과 레지던트 4년(가정의학과, 결핵과, 예방의학과는 3년)의 수련과정을 이수하고 대한의사협회에서 시행하는 해당 전문의자격시험에 합격한 후 보건복지부장관으로부터 전문의 자격을 인정받은 자이다. 2021년도 말 전문의자격등록자는 26개 전문 과목에 91,053명(사망자 제외)으로 전체 의사의 69.0%에 이르고 있다. 그리고 응급의학과, 핵의학과 및 산업의학과(현 직업환경의학과)의 전문 과목이 1996년도에 신설되어 응급의학전문의 등 신설 과목 전문의 배출 및 전공의 수련을 실시하게 되면서 전문의 수련 과목은 26개과로 증가하였다. 또한 의료기술의 발달과 의료 수요자의 고급 및 전문진료의 선호도가 높아지면서 전문의는 계속 증가할 것이다.

이와 같이 전문의의 수요는 증가하고 있는 데 반해 흉부외과 등 필수 과목의 전문인력 충원률은 저하되고 있어 사회적 문제가 발생하고 있다. 이를 해결하기 위하여 정부는 전공의 적정 수급을 위한 과목별 정원 적정화를 추진하고, 전공의 총 정원을 신규 의사면허자 수와 일치하여 충원률을 높이는 한편, 권역외상센터의 확대를 위한 적정한 흉부외과 전문의 양성 등 적절한 전문인

표 1-10 취업 형태별 의사 수(한의사 제외) ('20. 12월 말 기준, 단위: 명, %)

구분	계	종합병원	병원	의원	보건 기관
취업자 수	107,976	43,649	17,531	44,781	2,015
(구성비)	(100.0)	(40.4)	(16.2)	(41.5)	(1.9)

[자료원] 보건복지부(2021). 2020 보건복지백서.

력 수급을 위해 노력하고 있다.

② 치과의사

2021년도 말 우리나라 치과의사 수는 33,031명이다. 인구 대비 치과의사 수는 인구 천 명당 활동 치과의사 수를 기준으로 했을 때, 선진국 수준인 0.69명에 못 미치는 0.51명이다. 치과의사 또한 의사 직종과 마찬가지로 지역적인 불균형의 문제가 발생하고 있어서, 중 · 장기적인 인력 추계 및 수급 계획이 필요하다. 다만, 향후 치과의사의 공급은 국민소득 증가 등으로 인한 치과의료 수요 증가요인, 치과전문의제도 도입 등 인력 수급 변동요인, 실제 치과 의료시장의 상황 등을 전반적으로 감안하여 적정 수준의 인력이 공급될 수 있도록 신축성 있게 대처해야 한다.

③ 한의사

우리나라의 한의사 수는 2021년도 말 기준으로 26,788명으로, 한의과대학은 1979년도에 3개 대학에서 2016년 말 11개 대학 및 1개 한의학 전문대학원에 입학정원 750명으로 증가되었다. 한의사인력은 의사인력과의 관계 등 그 특성상 적정 인력 수준을 정하기가 어려울 뿐만 아니라 건강보험 적용범위가 제한되어 있어 수급 추계를 위한 기초자료가 극히 미흡하여 의료 이용량의 변화를 예측하기가 매우 어렵다. 한의사인력의 수급은 앞으로 한약사의 증가, 한방의약분업 등 관련 정책의 변화로 인한 수급 변동요인을 고려하고, 한방의료 수요에 대한 기초자료의 확보가 가능한 시점에서 전반적으로 재검토할 계획이다.

(3) 약사인력

2020년도부터 약학대학의 입학정원은 37개의 약학대학에서 1,753명이다. 최근 의약분업의 시행으로 임상약학의 중요성이 제기되면서 약학대학 교육기간이 6년으로 연장되어 2011년도부터 시행되고 있다. 그리고 한약조제권과 관련하여 1996년 2개의 약학대학 내 한약학과가 인가되어 총 40명의 모집으로 시작하여 현재 3개 대학에서 모집정원 각 40명씩 총 120명을 모집하고 있으며, 2015년 말 기준으로 2,193명이 배출되었다.

(4) 의료기사와 관련 인력

「의료기사 등에 관한 법률」에서 의료기사는 의사 · 치과의사의 지도하에 진료 또는 이 · 화학적 검사에 종사하는 의료보조인력이며, 의무기록사는 의무에 관한 기록을 주된 업무로 하는 자이다. 또한 안경사는 시력보정용 안경의 조제 및 판매를 주된 업무로 하는 자로 규정하고 있다. 의료기사의 종류에는 그 외에도 임상병리사, 방사선사, 물리치료사, 작업치료사, 치과기공사 및 치과위생사가 있다. 노인인구 및 요양병원 증가로 인해 물리치료사, 작업치료사 등에 대한 현장에서의 수요가 증가할 전망이다. 또한 수도권 중심으로 치과 병 · 의원 보조인력 구인난이 심각하여 치과위생사에 대한 수요도 늘어날 것으로 예상된다.

2) 보건의료시설

(1) 보건의료시설의 종류

보건의료시설은 국민들에게 보건의료서비스를 제공하는 장소를 말한다. 보건의료시설은 국가보건의료체계를 구성하는 하부구조의 하나로서 공공위생시설 등 보건의료와 관련된 전반적인 시설을 포함한다. 하지만 일반적으로는 「의료법」에 명시된 의료기관과 「지역보건법」에 규정된 보건소, 보건지소와 「농어촌 등 보건의료를 위한 특별조치법」에 의한 보건진료소, 그리고 「약사법」에 의한 약국 등이 이에 해당된다.

① 의료기관

「의료법」 제3조에 명시된 의료기관의 정의는 "의료인이 공중 또는 특정다수인을 위하여 의료 · 조산의 업을 행하는 곳"이라고 되어 있다. 의료기관의 종류로는 종합병원, 병원, 치과병원, 한방병원, 요양병원, 정신병원, 의원, 치과의원, 한의원, 조산원이 있다.

「의료법」 제3조의2부터 제3조의5까지에서 의료기관의 시설과 인력기준이 명시되어 있으며, 구체적인 내용은 표 1-11과 같다.

a. 종합병원

종합병원은 100병상 이상을 갖추어야 하며, 100병상 이상 300병상 이하인 경우에는 내과, 외과, 소아청소년과, 산부인과 중 3개 진료과목, 영상의학과, 마취통증의학과, 진단검사의학과 또

표 1-11 의료기관별 시설과 인력기준

질병	입원시설	진료과목	의료인	비고
종합병원	100병상 이상	내과 · 외과 · 소아청소년과 · 산부인과 중 3개 진료과목,영상의학과 · 마취통증의학과와 진단검사의학과 또는 병리과를 포함한 7개 이상의 진료과목	각 과마다 전문의, 조산사, 간호사	300병상을 초과하는 경우에는 내과 · 외과 · 소아청소년과 · 산부인과 · 영상의학과 · 마취통증의학과 · 진단검사의학과 또는 병리과 · 정신건강의학과 및 치과를 포함한 9개 이상의 진료과목
병원	30병상 이상	–	의사, 간호사	
치과병원	제한없음	–	치과의사, 간호사	
한방병원	30병상 이상	–	한의사, 간호사	
요양병원	30병상 이상	–	의사, 한의사, 간호사	
의원	–		의사, 간호사	진료에 지장이 없는 시설
치과의원	–		치과의사, 간호사	진료에 지장이 없는 시설
한의원	–	–	한의사, 간호사	진료에 지장이 없는 시설
조산원	–		조산사, 간호사	조산에 지장이 없는 시설

[자료원] 법제처. 의료법.

는 병리과를 포함한 7개 이상의 진료과목을 갖추고, 각 진료과목마다 전속하는 전문의를 두어야 한다. 300병상을 초과하는 경우에는 내과, 외과, 소아청소년과, 산부인과, 영상의학과, 마취통증의학과, 진단검사의학과 또는 병리과, 정신건강의학과, 치과를 포함한 9개 이상의 진료과목을 갖추고, 각 진료과목마다 전속하는 전문의를 두어야 한다.

그리고 보건복지부장관은 해당 요건을 갖춘 종합병원 중 중증질환에 대해 난이도가 높은 의료행위를 전문적으로 하는 종합병원을 상급종합병원으로 지정할 수 있다.

b. 병원 · 치과병원 · 한방병원

의사 · 치과의사 또는 한의사가 각각 그 의료를 행하는 곳으로서 입원환자 30인 이상을 수용할 수 있는 시설을 갖추고, 주로 입원환자에게 의료를 행할 목적으로 개설하는 의료기관을 말한다. 다만, 치과병원의 경우에는 그 입원시설을 제한받지 않는다.

그리고 보건복지부장관은 병원급 의료기관 중에서 특정 진료과목이나 특정 질환에 대해 난이도가 높은 의료행위를 하는 병원을 전문병원으로 지정할 수 있다.

c. 요양병원

의사 또는 한의사가 그 의료를 행하는 곳으로서 요양환자 30인 이상을 수용할 수 있는 시설을 갖추고, 주로 장기요양을 요하는 입원환자에게 의료를 행할 목적으로 개설하는 의료기관을 말한다.

d. 의원 · 치과의원 · 한의원

의사 · 치과의사 또는 한의사가 주로 외래환자에게 의료를 행할 목적으로 개설하는 의료기관을 말한다.

e. 조산원

조산사가 조산과 임부 · 해산부 · 산욕부 및 신생아를 대상으로 보건활동과 교육상담을 하는 의료기관을 말한다.

② 공공보건의료기관

a. 보건소

보건소(보건의료원 포함)는 시(구가 설치되지 아니한 시) · 군 · 구별로 1개소씩 설치한다. 다만, 시장 · 군수 · 구청장이 지역주민의 보건의료를 위해 필요하다고 인정하는 경우에는 필요한 지역에 보건소를 추가로 설치할 수 있다.

b. 보건지소

보건지소는 읍 · 면(보건소가 설치된 읍 · 면을 제외)마다 1개소씩 설치한다. 다만, 시장 · 군

수 · 구청장이 지역주민의 보건의료를 위해 필요하다고 인정하는 경우에는 필요한 지역에 보건지소를 추가로 설치 · 운영하거나, 여러 개의 보건지소를 통합하여 1개의 통합보건지소를 설치 · 운영할 수 있다.

c. 보건진료소

보건진료소는 리(里) 단위의 오 · 벽지에 설치하며, 시장 · 군수가 의료 취약지역의 주민에게 보건의료를 행하게 하기 위해 설치 · 운영한다.

(2) 보건의료시설의 현황과 문제점

우리나라는 1977년 의료보험의 도입으로 급격한 의료수요 증가를 경험하였으며, 이러한 수요에 부응하기 위해 보건의료시설이 대폭 증가하였다. 1995년부터 보건의료시설의 양적 성장은 꾸준히 이루어지고 있으며, 의료기관의 증가 추이는 표 1-12와 같다.

2020년에는 종합병원과 병원이 3,460개소이며, 의원 및 조산원이 33,305개소, 치과병 · 의원 18,488개소, 한방병 · 의원 14,898개소로 과거에 비해 월등히 증가되었다. 2020년 12월 말 보건소는 256개소, 보건지소는 1,337개소, 보건진료소는 1,901개소, 건강생활지원센터는 77개가 설치 · 운영되고 있다(표 1-13).

표 1-12 의료기관 종류별 병원 및 의원 수

연도	합계	종합병원 · 병원	의원 · 조산원	치과병원 · 의원	한방병원 · 의원
2017	66,631	3,344	31,206	17,614	14,467
2018	67,847	3,380	31,930	17,901	14,636
2019	69,118	3,428	32,701	18,194	14,795
2020	70,151	3,460	33,305	18,488	14,898

* 병원: 일반병원, 요양병원, 특수병원(결핵 · 한센 · 정신). 의원: 산업체의 부속의원 포함
[자료원] 보건복지부(2022). 2021 보건복지통계연보.

표 1-13 보건소, 보건지소, 보건진료소 및 건강생활지원센터의 수

연도	보건소	보건지소	보건진료소	건강생활지원센터
2015	254	1,331	1,904	14
2016	252	1,336	1,904	28
2017	254	1,332	1,905	40
2018	254	1,338	1,904	57
2019	256	1,340	1,904	64
2020	256	1,337	1,901	77

[자료원] 보건복지부(2022). 2021 보건복지통계연보.

표 1-14 공공보건의료기관 현황(2020년 12월 말 기준) (단위: 개소, 병상, 명)

구분	공공보건기관[1] (A)	공공의료기관 (B)	공공보건 의료기관[2] (C=A+B)	민간의료기관 (D)	전체[3] (E=C+D)	공공/전체 (C/E)
기관 수	3,571	230	3,801	69,713	73,514	5.2%
병상 수	458	63,417	63,875	653,049	716,924	8.9%
의사 인력	3,772	12,912	16,684	140,605	157,289	10.6%

주 : 1) 공공보건기관: 보건소(보건의료원포함) · 보건지소 · 보건진료소 · 건강생활지원센터 포함
2) 공공보건의료기관: 공공보건의료에 관한 법률 제2조 및 같은 법 시행령 제2조에 따른 기관
3) 전체: 의료법제3조에 따른 의료기관(조산원 제외) 및 보건소(보건의료원 포함) · 보건지소 · 보건진료소 포함
※ 자료: 건강보험심사평가원 요양기관 현황 자료, 건강정책과(공공보건기관), 공공의료과 내부자료(공공의료기관)
[자료원] 보건복지부(2021). 2020 보건복지백서.

이러한 의료시설 변화 추이의 특징을 살펴보면 다음과 같다. 첫째, 의료환경의 변화와 국민의 대형 의료기관 선호추세에 따라 대규모 종합병원급 의료기관이 큰 폭으로 증가하였다. 이렇게 3차 의료기관에 환자가 몰리면서 3차 의료기관의 병상은 부족하게 되었고, 3차 의료기관의 진료가 꼭 필요한 환자들이 제때 치료받지 못하는 현상이 발생하고 있다. 또한 상대적으로 열악한 중소규모의 병원급 의료기관의 기능이 애매모호하여 입원 환자는 대형 종합병원으로, 외래 환자는 의원급 의료기관으로 집중되고 있어, 병원급 의료기관을 이용하는 환자 수는 점차 감소하고 있다. 이에 따라 중소병원은 환자를 유치하기 위해 고가장비를 경쟁적으로 도입함으로써 의료자원의 중복투자로 인해 경영 악화가 일어나고 있는 실정이다.

둘째, 보건소 등의 공공 보건의료시설보다 민간 병 · 의원의 증가가 압도적인 우위를 차지하고 있다. 이러한 증가는 1980년대 후반 들어 더욱 뚜렷해졌다. 2020년 12월 말 우리나라의 공공보건 의료기관과 민간의료기관은 총 73,514개소이며, 병상 수는 716,924개이다. 이 중 민간의료기관은 69,713개소(전체의 94.8%)이고, 병상 수는 653,049병상(전체의 91.1%)으로서 대부분의 의료시설을 민간부문이 차지하고 있다(표 1-14).

셋째, 의료서비스 공급이 민간부문에 의존하면서 의료자원이 도시에 편중되어 도시지역은 의료자원이 남는 반면에 농촌지역은 의료자원이 부족해지는 현상이 발생하고 있다. 이를 위해 정부에서는 지속적으로 의료시설의 확충을 위한 투자를 해오고 있지만 여전히 그 효과는 미미한 수준에 그치고 있다.

3) 보건의료장비 및 물자

「의료기기법」 제2조 의료기기의 정의에 따르면, 의료기기는 사람 또는 동물에게 단독 또는 조합하여 사용되는 기구 · 기계 · 장치 · 재료 또는 이와 유사한 제품으로서, 질병의 진단 · 치료 · 경감 · 처치 또는 예방의 목적으로 사용되는 제품, 상해 또는 장애의 진단 · 치료 · 경감 또는 보정의 목적으로 사용되는 제품, 구조 또는 기능의 검사 · 대체 또는 변형의 목적으로 사용되는 제품과 임신조절 목적으로 사용되는 제품이다. 인구 고령화와 웰빙(well-being) 트렌드 확산,

소득 증가에 따른 생활양식의 변화, 삶의 질 향상 및 IT(information technology) · BT(bio-technology) · NT(nano technology)와 같은 신기술 발달로 인하여 세계 의료기기 시장이 급성장하고 있다.

식품의약품안전처는 의료기기의 사용 목적과 인체에 미치는 잠재적 위해성의 정도에 따라 의료기기위원회의 심의를 거쳐 4개의 등급으로 분류하여 관리한다. 이 경우 두 가지 이상의 등급에 해당되는 경우에는 가장 높은 위해도에 따른 등급으로 분류한다. 1등급은 인체에 잠재적 위해성이 거의 없는 의료기기, 2등급은 잠재적 위해성이 낮은 의료기기, 3등급은 중증도의 잠재적 위해성을 가진 의료기기이며, 4등급은 고도의 위해성을 가진 의료기기를 말한다(「의료기기법 시행규칙」 제2조 관련).

한편, 무분별한 고가장비의 과다한 사용은 의료비 상승을 초래하는 원인이 되고 있다. 특히 일부 의료기기는 건강보험의 적용을 받지 않아 저소득층은 접근이 제한되고 있다. OECD 보건통계 2022에 의하면, 우리나라의 CT(컴퓨터단층촬영) 스캐너 보유 대수는 인구 100만 명당 40.6대로 OECD 평균 29.1대보다 많으며, 일본(115.7대)에 비해서는 적은 편이지만 상위권을 차지하고 있다. MRI(자기공명영상) 장비 또한 우리나라는 인구 100만 명당 34.2대로 OECD 평균 보유 18.3대보다 높은 것으로 나타나, 과다사용의 가능성이 높다. 이에 의료장비를 포함한 의료자원의 효율적 활용을 위해 의료기관 상호 간의 시설 · 기기와 장비 등을 공동 활용하는 개방병원제도와 개원의들이 고가의 의료장비를 구비하지 않고도 진료를 할 수 있도록 지원하는 지역별 검진센터를 활성화하는 방안을 추진하고 있다.

한편, 정부는 이러한 의료기기의 안전관리 추진방향을 크게 세 가지로 제시하고 있다(한국보건산업진흥원, 2013).

첫째, 동등 · 개량 · 새로운 제품 분류를 통한 기술문서 등의 심사자료 제출 범위 차별화 · 명확화이다. 기존에는 기 허가된 제품과의 동등성 여부와 상관없이 허가에 필요한 기술문서심사 등에 관한 자료를 동일하게 제출받고 있었으나, 심사의 효율성 및 민원 경감을 목적으로 기 허가 제품과의 동등성 여부에 따라 심사자료 제출 범위를 차등화 하는 심사제도를 도입하게 되었다.

둘째, 의료기기 허가정보 공개이다. 고령화사회 도래로 '건강하고 오래 사는 것'에 대한 관심이 증대됨에 따라 의료기기 허가정보를 확인하고자 하는 요구가 늘어나게 되었다. 종래에 운영되던 식약처 홈페이지의 의료기기 제품에 대한 정보는 업체명, 제품명, 사용목적 등 일부 정보만을 제공하고 있어, 식약처는 소비자 안전관리 지원망 확충과 새로 도입된 허가 · 심사 제도의 동등제품 판단을 위해 정보제공서비스를 확대할 필요가 있다고 보았다.

마지막으로 의료기기의 품질관리기준 적합인정 심사인 GMP(good manufacturing practice)/GIP(good import practice) 제도 도입이다. 식약처 의료기기안전국 의료기기품질과는 2012년, 'GMP 국제수준 도약 원년'이라는 목표하에, 외국제조원 GMP 심사제도 도입, 품목군 축소 등 GMP/GIP 심사제도를 개선하였으며, 이는 2004년 GMP/GIP 심사제도 의무화 이후 가장 큰 변화라고 평가해도 크게 무리가 없을 것으로 보인다. 의료기기 GIP 심사제도는 종전 「의료기기법 시행규칙」 제20조제1항제5호에 따라 최초 제품판매 전, 3년 주기 등으로 수입업자가 수입 및 품질관리기준(GIP) 심사를 받아야 하는 것이었으나, 수입 제품을 국내 제조제품과 동등하게 직접 관리하지 못한다는 지적이 있어, 수입업자의 GIP 심사제도를 폐지하고 외국제조원에 대해 직접 GMP 심사를 실시하는 제도를 도입(2012년 4월)하게 되었다. 이에 따라, 수입업자는 동 제도 시행 이후 국내에 최초로 수입제품을 판매하고자 하는 외국제조원에 대한 GMP 심사를 신청하여 현장심사를 통해 적합인정을 받아야 하며, 3년마다의 정기 갱신 심사는 1곳의 외국제조원에 대해서만 현장심사를 받고 나머지 제조원에 대해서는 서류심사를 받아야 한다.

4) 보건의료지식 및 정보기술

오늘날 세계는 노동과 자본의 투입보다는 지식정보의 활용이 부가가치의 핵심원천이 되는 이른바 '지식기반경제(knowledge-based economy)'로 급속히 변모해가고 있다. 농업혁명과 산업혁명 이후 제3의 혁명으로 간주되고 있는 정보화를 통한 '디지털 혁명'은 이제 거부할 수 없는 커다란 흐름으로 다가오고 있으며, 이미 세계경제질서는 정보화를 통해 재편되고 있는 실정이다. 따라서 이러한 변화과정에서 보건의료에서도 정보화 기반을 고도화하여 지식과 정보의 생산 · 유통 · 활용을 촉진하는 것이 핵심과제로 대두된다.

우리나라에서는 보건의료서비스 및 보건의료 분야 산업 육성을 위한 국가보건의료정보화(E-Health) 선도사업으로, 보건기관정보화사업과 공공의료정보화사업 및 U-Health 서비스사업 활성화를 각 영역별로 추진하였다. 또한 지역보건의료정보시스템 구축사업으로 보건소, 보건지소, 보건진료소 등 전국 보건기관에서 개별적이고 비표준 형태로 운영 중이던 시스템(C/S 환경)을 전국 단위의 통합 · 표준화된 정보시스템으로 구축하여 보건행정 업무를 효율적으로 처리하고 주민에 대한 양질의 공공보건의료서비스를 제공하고 있다.

1단계 보건소정보화사업('06. 9~'07. 8)에서는 보건행정 · 보건사업, 진료전자의무기록(electronic health record) · 진료지원, 공공보건포털 구축, 정보지식화(knowledge based repository, KBR) 업무 등 4개 분야에 대한 응용프로그램을 개발하였다. 2단계 사업('07. 10~'08. 12)은 전국 보건기관에 이용 · 확산하기 위해 고도화와 지식관리시스템(knowledge management system, KMS), 고객관계관리(customer relationship management, CRM) 등을 추가 개발하였다. 3단계 사업('08. 11~'09. 5)을 통해 장애 및 재해복구시스템을 구축하였다.

2010년도에는 정보시스템 전산자원 유지보수 및 사용자지원체계(UHD)를 구축하여 시스템의 안정적 운영을 위한 지원체계를 마련하였으며, 2011년도에 전국 253개소의 보건소에 통합정보시스템의 확산을 완료함으로써 사업 실적 및 정책 통계의 적시 생산, 시스템 운영의 비용효과성 제고 등이 가능한 체계를 갖추게 되었다. 아울러 인터넷을 통한 증명 발급제 종수를 확대(5종 → 8종)함으로써 대민서비스를 보다 효율적으로 제공할 수 있는 체계를 마련하였다.

2012년도에는 고객관계관리(CRM)시스템 기능개선과 정보시스템 운영 안정성 제고를 위해 전산자원 보강 및 개인정보보호 강화를 추진하였으며, 2013년도에는 보건소 지역사회 통합건강증진사업 실시에 따라 지자체 자율적으로 보건사업을 설계하여 수요자중심으로 통합 제공할 수 있는 여건을 마련하였다. 2014년도에는 신규 UI솔루션을 적용하였으며, 2015년도에는 아토피,

천식 예방관리시스템 이관 및 통합, 개인별 건강정보 분석 기반을 마련하였다. 2016년도에는 지역사회 통합건강증진사업 개인별 관리기능 강화, 사업지침 개정에 따른 현행화 및 신규관리 기능 구축 등을 통해 이용자의 편의성을 높였다.

정보화 시대에 지리공간기술(geospatial technology)을 기반으로 지리정보시스템(geographic information system, GIS)이 급속하게 발전하고 있다. 지리정보시스템이란 인간생활에 필요한 모든 자연적(physical-natural) 및 인문적(human-cultural) 환경을 포함한 지리정보를 효율적으로 활용 가능하도록 해주는 컴퓨터 기반의 정보시스템이다. 정보시스템은 의사결정에 필요한 정보를 만들기 위한 제반과정으로서 지리와 관련된 정보를 수집하여 생성, 저장 및 분석하는 것을 포함한다. 지리정보시스템은 지리공간과학, 환경보건학, 환경사회학 등 다양한 학문영역에서 최근 활발하게 활용되고 있다. 지역사회간호학에서는 지역주민의 건강관련 지표나 행태자료, 그리고 관련된 인문적, 자연적 환경요인들을 공간적으로 표시하여 이들의 관계나 연관성을 기술하고 분석함으로써, 특정 지역사회의 건강 수준, 질병 패턴과 함께 관련 환경요인을 파악할 수 있다. 예를 들면, 지역사회간호과정의 사정단계에서 지역사회의 인구특성과 여가 공간 및 체육시설의 유무가 지역사회주민의 건강지표(복부둘레, 신체질량지수, 혈압, 혈당 등)와 어떠한 관계가 있는지를 지리정보시스템의 정보를 활용하여 분석할 수 있다.

3. 보건의료조직

보건의료조직(health care organization)은 보건의료에 대한 공동목표를 수행하기 위하여 보건의료자원을 할당 및 배분하는 내부구조라고 할 수 있다. 보건의료조직은 국민의 건강을 유지하고 수명을 연장하기 위하여 다양한 보건의료자원들이 효율적으로 기능하기 위한 일련의 행정체계이다. 보건의료 분야에서의 보건관리의 개념을 일반적으로 보건행정이라고 하며, 보건행정의 내부구조인 보건의료조직을 크게 구분하면 공공보건의료조직과 민간보건의료조직으로 나눌 수 있다.

1) 공공보건의료조직

(1) 중앙보건행정조직

① 보건복지부

중앙의 보건행정조직으로 보건복지부(ministry of health and welfare)는 우리나라 보건의료와 관련된 대표적인 정부기관이다. 보건복지부는 보건위생, 방역, 의무행정, 약무행정, 생활보호, 자활지원 및 사회보장, 아동(영유아 보육 포함) · 청소년 · 노인 및 장애인에 관한 사무를 관장하고 있다. 하지만 공무원의 인사에 관한 사항과 지방자치단체의 재정에 관한 사무는 행정안전부에서 관장하고 있으므로, 보건복지부는 지역보건의료조직에 대한 인사권 및 예산집행권이 없이 보건정책결정기관으로서 기술지원만을 담당하고 있다. 즉 시 · 도의 보건행정조직과 시 · 군 · 구 보건소, 읍 · 면 보건지소, 벽 · 오지 보건진료소는 일반 행정의 한 부분으로 행정안전부의 직접적인 통제를 받고, 보건복지부로부터는 기술지원만을 받는 이원적 행정구조를 가지고 있다.

보건복지부 외에 국민의 건강과 관련된 중앙조직으로는 산업장 안전보건관리와 근로자 건강 보호, 산재근로자의 보상업무를 담당하는 고용노동부가 있으며, 고용노동부 산하에는 산업재해 예방기능을 수행하기 위한 한국산업안전보건공단과 근로자의 업무상 재해보상을 위한 근로복지공단이 있다. 또한 교육부 학교정책실의 학생건강정책과에서는 학교보건과 관련된 사항을 담당하고 있으며, 환경부에서는 환경의 보존과 환경오염 방지에 관한 사무를 관장하고 있다(그림 1-4, 그림 1-5).

② 보건복지부 소속기관 및 관련 기관

보건복지부의 소속기관으로는 국립보건연구원, 국립검역소, 국립정신건강센터, 국립소록도병원, 국립재활병원, 국립결핵병원, 망향의 동산 관리소 등이 있으며, 주요 관련 기관으로는 식품의약품안전처, 국립암센터 등이 있다.

또한 보건복지부의 정책을 지원하는 관련 연구기관으로는 한국보건사회연구원, 한국보건의료연구원, 한국보건산업진흥원, 한국한의학연구원, 한국노인인력개발원, 한국사회서비스관리원, 한국보육진흥원 등이 있다.

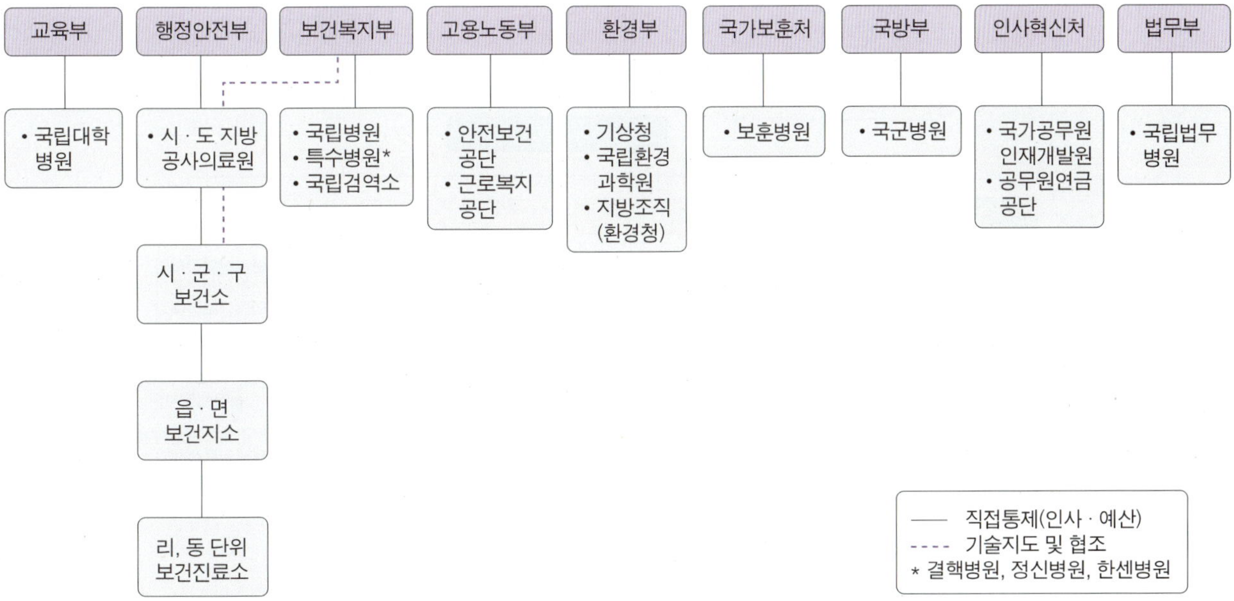

그림 1-4 공공보건의료기관의 행정체계

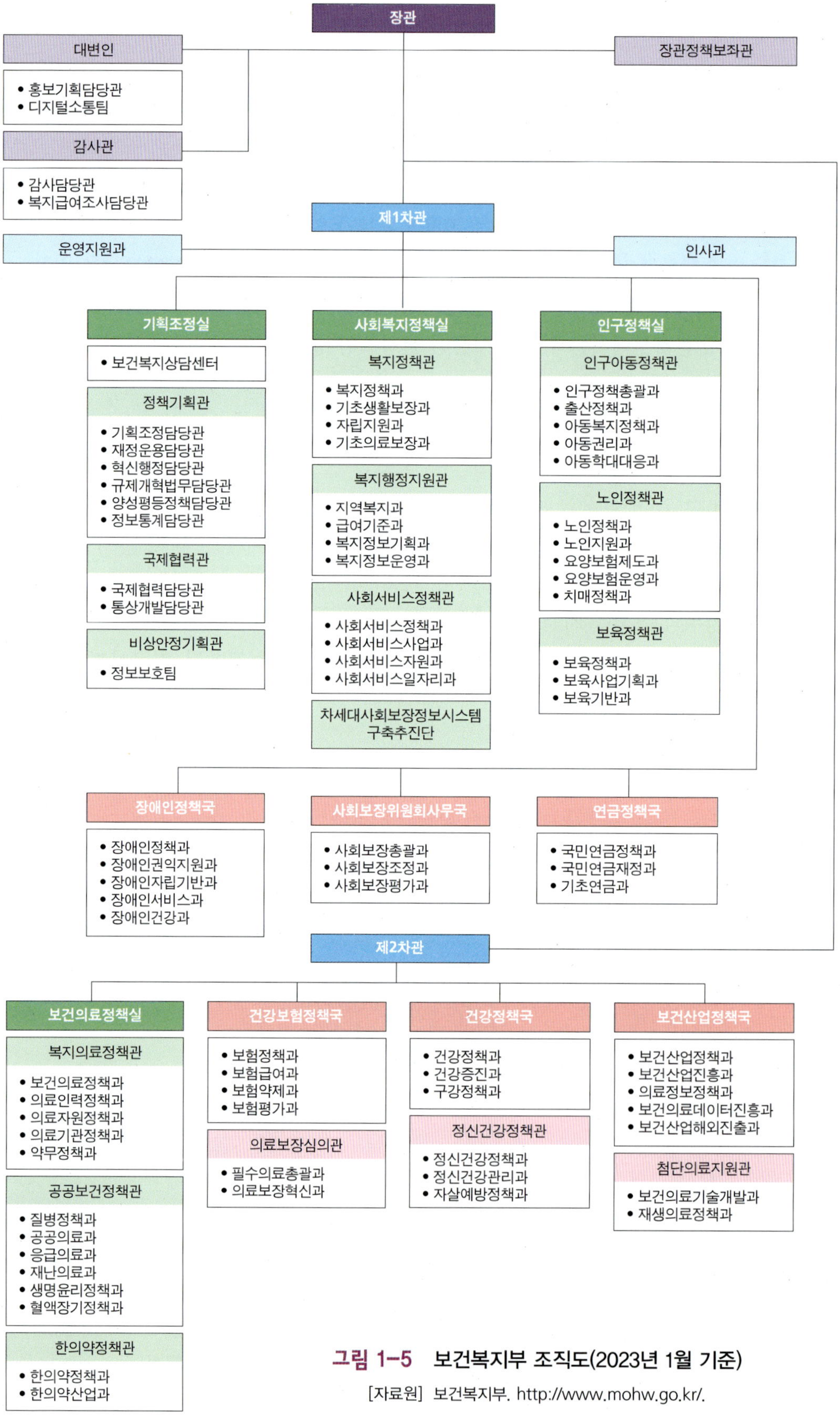
장관
대변인
• 홍보기획담당관
• 디지털소통팀
감사관
• 감사담당관
• 복지급여조사담당관
장관정책보좌관
제1차관
운영지원과
인사과
기획조정실
• 보건복지상담센터
정책기획관
• 기획조정담당관
• 재정운용담당관
• 혁신행정담당관
• 규제개혁법무담당관
• 양성평등정책담당관
• 정보통계담당관
국제협력관
• 국제협력담당관
• 통상개발담당관
비상안정기획관
• 정보보호팀
사회복지정책실
복지정책관
• 복지정책과
• 기초생활보장과
• 자립지원과
• 기초의료보장과
복지행정지원관
• 지역복지과
• 급여기준과
• 복지정보기획과
• 복지정보운영과
사회서비스정책관
• 사회서비스정책과
• 사회서비스사업과
• 사회서비스자원과
• 사회서비스일자리과
차세대사회보장정보시스템 구축추진단
인구정책실
인구아동정책관
• 인구정책총괄과
• 출산정책과
• 아동복지정책과
• 아동권리과
• 아동학대대응과
노인정책관
• 노인정책과
• 노인지원과
• 요양보험제도과
• 요양보험운영과
• 치매정책과
보육정책관
• 보육정책과
• 보육사업기획과
• 보육기반과
장애인정책국
• 장애인정책과
• 장애인권익지원과
• 장애인자립기반과
• 장애인서비스과
• 장애인건강과
사회보장위원회사무국
• 사회보장총괄과
• 사회보장조정과
• 사회보장평가과
연금정책국
• 국민연금정책과
• 국민연금재정과
• 기초연금과
제2차관
보건의료정책실
복지의료정책관
• 보건의료정책과
• 의료인력정책과
• 의료자원정책과
• 의료기관정책과
• 약무정책과
공공보건정책관
• 질병정책과
• 공공의료과
• 응급의료과
• 재난의료과
• 생명윤리정책과
• 혈액장기정책과
한의약정책관
• 한의약정책과
• 한의약산업과
건강보험정책국
• 보험정책과
• 보험급여과
• 보험약제과
• 보험평가과
의료보장심의관
• 필수의료총괄과
• 의료보장혁신과
건강정책국
• 건강정책과
• 건강증진과
• 구강정책과
정신건강정책관
• 정신건강정책과
• 정신건강관리과
• 자살예방정책과
보건산업정책국
• 보건산업정책과
• 보건산업진흥과
• 의료정보정책과
• 보건의료데이터진흥과
• 보건산업해외진출과
첨단의료지원관
• 보건의료기술개발과
• 재생의료정책과

그림 1-5 보건복지부 조직도(2023년 1월 기준)

[자료원] 보건복지부. http://www.mohw.go.kr/.

그리고 국민건강보험 및 연금 관련 기관으로는 건강보험심사평가원, 국민건강보험공단, 국민연금공단이 있으며, 보건의료 관련 인력의 자격 및 면허시험 관리를 담당하는 한국보건의료인국가시험원이 있다. 그 밖에 국민건강증진 관련 전문기관인 한국건강증진개발원 등이 있다.

2020년 9월 12일자로 공공보건의료체제와 감염병 대응역량을 획기적으로 강화하여 코로나바이러스감염증-19와 같은 감염병 확산 위기상황에 보다 안전한 대한민국을 만들고자 하는 취지에서 보건복지부와 질병관리본부의 조직개편이 이루어졌다. 조직개편의 구체적인 내용으로는 첫째, 보건복지부의 1차 소속기관인 질병관리본부를 질병관리청으로 승격하고 둘째, 보건복지부에는 복수차관 도입과 함께 국립감염병연구소를 신설하며 셋째, 지방자치단체의 감염병 대응을 지원할 수 있는 지역체계를 구축하는 내용을 골자로 하고 있다(행정안전부, 2020).

기존에 보건복지부 소속기관이었던 질병관리본부가 질병관리청으로 승격함에 따라 예산, 인사, 조직을 독자적으로 운영할 수 있고 감염병과 관련한 정책 및 집행에 있어서도 질병관리청이 실질적인 권한을 행사할 수 있게 되었다. 이를 통해 감염병 정책 결정의 전문성과 독립성이 향상되고, 신속한 의사결정체계를 갖추게 되어 감염병 대응역량이 보다 강화될 것으로 기대하고 있다(그림 1-6).

그리고 재난성 질환 발생과 같은 공중보건위기대응 기능도 질병관리청에 부여하여 국민의 건강을 보다 확실하게 지키도록 하였다. 신설된 질병관리청 소속으로 권역별 가칭 질병대응센터를 신설하고 감염병 대응을 위한 검역, 자치단체 방역 지원과 함께 만성질환 조사, 통계, 연구 등 지역 단위의 질병관리의 지원 기능을 수행하도록 하였다.

(2) 지방보건행정조직

우리나라의 지방보건행정조직은 일반 행정체계와 맥락을 같이하여 시 · 도와 시 · 군 · 구 행정구역별로 이루어져 있다.

「지역보건법」 제3조에서는 '국가 및 지방자치단체의 책무'를 다음과 같이 규정하고 있다. 첫째, 국가 및 지방자치단체는 지역보건의료에 관한 조사연구, 정보의 수집 · 관리 · 활용 · 보호, 인력의 양성 · 확보 및 고용안정과 자질 향상 등을 위하여 노력하여야 하며 둘째, 지역보건의료 업무의 효율적 추진을 위하여 기술적 · 재정적 지원을 하여야 한다. 마지막으로 지역주민의 건강상태에 격차가 발생하지 아니하도록 필요한 방안을 마련하여야 한다.

① 시 · 도 보건행정조직

시 · 도 보건행정조직은 정책결정기관으로서의 중앙행정조직인 보건복지부와 지역사회의 보건의료사업 수행 단위기관인 시 · 군 · 구 보건소를 연결하는 중간단계의 보건행정조직이다. 시 · 도의 보건행정조직은 각 지방자치단체의 규정에 따라 행정안전부장관의 승인을 얻어 정하게 되어 있으므로 보건의료행정조직의 크기와 업무분장 등에서 다양한 형태를 이루고 있다. 대표적으로 서울특별시와 경상북도 보건행정조직의 예를 들면 그림 1-7과 같다.

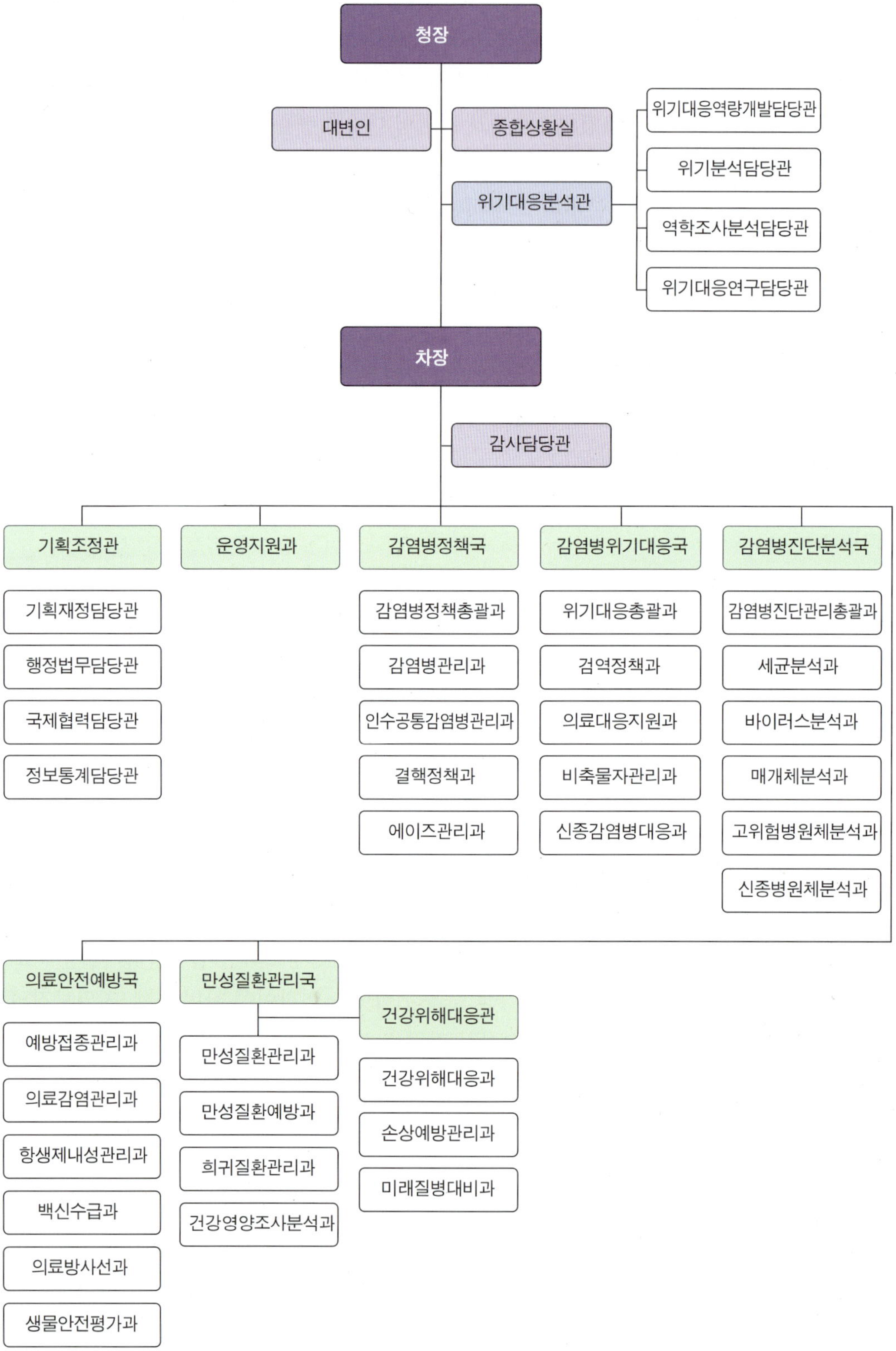

그림 1-6 질병관리청 조직도(2023년 1월 현재)

[자료원] 질병관리청. http://www.kdca.go.kr

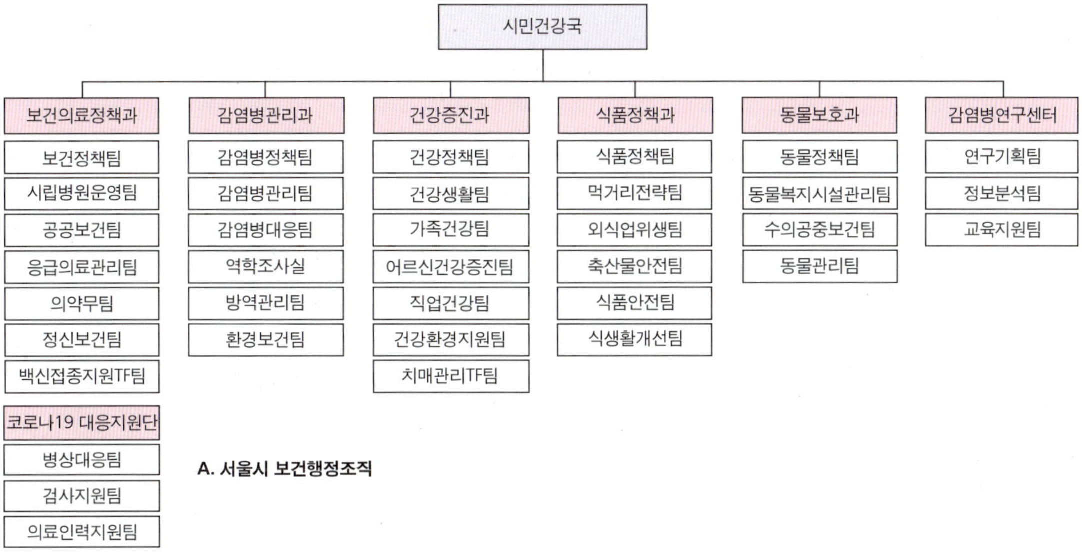

A. 서울시 보건행정조직

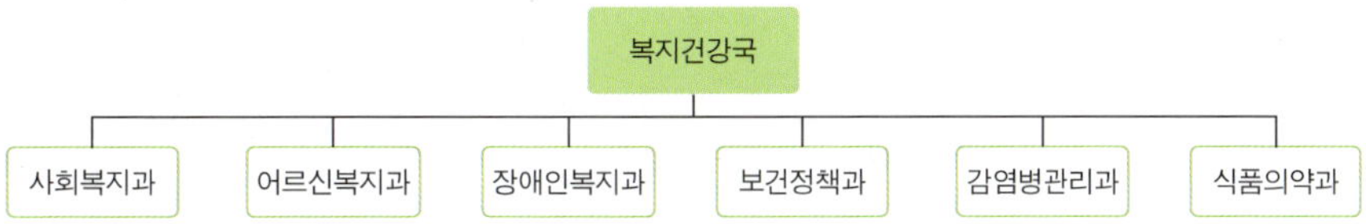

B. 경상북도 보건행정조직

그림 1-7 지방보건행정조직

[자료원] 서울특별시. http://namesearch-app.seoul.go.kr/; 경상북도청. http://www.gb.go.kr

② 시 · 군 · 구 보건행정조직

1988년부터 각 시 · 군 · 구는 시 · 도의 하부 행정기관에서 벗어나 자치권을 갖는 지방자치단체로서 시 · 도에서 위임된 사무와 자치사무를 동시에 처리하고 있다. 시 · 군 · 구 보건행정조직에는 보건소, 보건지소, 보건진료소, 건강생활지원센터가 있으며, 보건소와 보건지소, 건강생활지원센터는 「지역보건법」, 보건진료소는 「농어촌 등 보건의료를 위한 특별조치법」의 규정에 의해 설치 및 운영되고 있다(표 1-15).

a. 보건소

우리나라는 1956년 「보건소법」을 제정하여 시 · 군 · 구 단위에 보건소 설치를 시작한 이후 지방자치제가 본격적으로 실시되면서 1995년 「보건소법」을 「지역보건법」으로 전면 개정하였다. 보건소는 「지역보건법 시행령」에 따라 각 시 · 군 · 구(자치구에 한함)별로 1개소씩 설치하도록 되어 있으며, 시장 · 군수 · 구청장이 지역주민의 보건의료를 위하여 특히 필요하다고 인정하는 경우에는 추가로 설치하여 운영할 수 있도록 되어 있다. 2020년 12월 기준으로 보건소는 보건의료원을 포함하여 시 · 군 · 구에 256개소가 설치 · 운영되고 있다(표 1-16).

1996년부터는 전국 광역 및 지방자치단체는 4년마다 '지역보건의료계획'을 자체적으로 수립하고 매년 연차적 시행계획을 수립하고 있다. 「지역보건법」에 의하면 시장 · 군수 · 구청장은 지

표 1-15 보건소 등 설치기준

구 분	설치 근거	설치기준
보건소	「지역보건법」 제10조 「동법시행령」 제8조	시 · 군 · 구별 1개소(필요할 경우 시장 · 군수 · 구청장은 추가 설치)
보건지소	「지역보건법」 제13조 「동법시행령」 제10조	읍 · 면별 1개소(필요할 경우 시장 · 군수 · 구청장은 추가 및 통합 설치 · 운영)
건강생활지원센터	「지역보건법」 제14조 「동법시행령」 제11조	읍 · 면 · 동별 1개소(보건소 설치 읍 · 면 · 동 제외)
보건진료소	「농어촌 등 보건의료를 위한 특별조치법」 제15조 「동법시행규칙」 제17조	동 · 리(里) 단위의 오 · 벽지에 설치

[자료원] 보건복지부(2022). 2021 보건복지백서.

표 1-16 보건소 등 설치 현황

('20. 12. 기준, 단위: 개소)

시 · 도별	총계	보건소	보건지소	건강생활지원센터	보건진료소
총 계	3,571	256	1,337	77	1,901
서울특별시	53	25	28	0	0
부산광역시	37	16	10	6	5
대구광역시	28	8	9	3	8
인천광역시	69	10	26	8	25
광주광역시	24	5	0	9	10
대전광역시	19	5	6	0	8
울산광역시	25	5	8	1	11
세종특별자치시	19	1	10	1	7
경기도	344	46	121	16	161
강원도	254	18	100	7	129
충청북도	270	14	96	2	158
충청남도	408	16	151	6	235
전라북도	405	14	150	4	237
전라남도	570	22	215	6	327
경상북도	560	25	223	1	311
경상남도	419	20	173	5	221
제주특별자치도	67	6	11	2	48

[자료원] 보건복지부(2022). 2021 보건복지백서.

역주민, 보건의료 관련 기관, 단체 및 전문가의 의견을 들어 시 · 군 · 구 지역보건의료계획을 수립한 후 의회의 의결을 거쳐 시 · 도지사에게 제출해야 하며, 시 · 도지사는 시 · 도 지역보건의료계획을 수립하여 의회 의결을 거쳐 보건복지부장관에게 제출하도록 규정되어 있다. 이러한 지역보건의료계획의 목적은 기초 및 광역자치단체 수준에서 지역 실정에 맞는 보건의료사업계획을 수립하여 지역주민의 건강욕구에 부응하는 지역보건의료사업을 개발함으로써 서비스의 질을 향상시키고 지역주민의 건강향상을 도모하기 위한 것이다. 이는 중앙정부에서 보건사업에 대한 각종 계획을 수립하여 시달하면 지방자치단체에서는 이를 수동적으로 집행하던 종전의 상의하달방식(top-down)에서 탈피하여, 지방자치단체가 주도적으로 계획을 작성한 후 중앙정부의 조정을 거쳐 지방자치단체에서 시행하는 하의상달방식(bottom-up)을 채택한 것이다. 이로 인해 지역보건기관의 기획능력을 향상시키고 사업의 추진목표를 명확히 할 수 있게 되었으며, 지역사회주민들의 보건의료에 대한 인식을 높이고 주민들이 건강증진과 건강한 사회 만들기에 동참할 수 있도록 동기를 부여할 수 있게 되었다.

「지역보건법」 제11조의 보건소 업무내용은 다음과 같다.

- 건강 친화적인 지역사회 여건의 조성
- 지역보건의료정책의 기획, 조사 · 연구 및 평가
- 보건의료인 및 「보건의료기본법」 제3조제4호에 따른 보건의료기관 등에 대한 지도 · 관리 · 육성과 국민보건 향상을 위한 지도 · 관리
- 보건의료 관련 기관 · 단체, 학교, 직장 등과의 협력체계 구축
- 지역주민의 건강증진 및 질병 예방 · 관리를 위한 다음 각 목의 지역보건의료서비스의 제공
  - 국민건강증진 · 구강건강 · 영양관리사업 및 보건교육
  - 감염병의 예방 및 관리
  - 모성과 영유아의 건강 유지 · 증진
  - 여성 · 노인 · 장애인 등 보건의료 취약계층의 건강 유지 · 증진
  - 정신건강증진 및 생명존중에 관한 사항
  - 지역주민에 대한 진료, 건강검진 및 만성질환 등의 질병관리에 관한 사항
  - 가정 및 사회복지시설 등을 방문하여 행하는 보건의료 및 건강관리사업
  - 난임의 예방 및 관리

b. 보건지소

보건지소에는 읍 · 면에 설치되며, 의사, 치과의사, 한의사, 간호사 또는 간호조무사, 치과위생사 등의 전문인력이 배치되어 진료 및 행정업무와 예방사업 등을 수행한다. 2020년 12월 기준 전국의 읍 · 면 단위에는 1,337개의 보건지소가 설치되어 있다(표 1-16 참조).

보건지소의 업무는 크게 진료업무, 예방업무, 행정업무로 구분되며, 1985년 이전까지는 결핵관리사업, 모자보건사업, 가족계획사업을 분리한 단일목적의 사업을 수행하였으나, 1985년 이후 통합보건요원을 배치하여 이 3가지 사업을 1명이 통합하여 관리하고 있다. 최근에는 만성질환자 및 노인건강사업 등을 포함한 통합보건사업을 수행하고 있는데, 농촌의 노인인구가 증가함에 따라 노인보건복지 연계사업 구축의 필요성이 증가하고 있다.

또한 2007년부터는 도시지역 저소득층, 거동불편 노인, 장애인 등 보건의료 취약계층의 접근성 제고 및 통합적 보건의료서비스 제공을 위하여 도시보건지소 확충사업을 실시하고 있다. 도

시보건지소에서는 건강생활실천 통합서비스 및 고혈압 · 당뇨 등 만성질환관리, 방문건강관리 및 재활보건서비스를 중심사업으로 수행하고, 지역의 특성에 따라 구강보건, 모자보건, 정신보건서비스 등을 선택적으로 제공하도록 하고 있다. 2013년부터는 도시보건지소 확충 대신, 지역 민간의료기관과의 갈등 소지가 있는 진료 기능을 없애고 대신 시설 및 인력 규모를 효율화한 건강생활지원센터 확충사업을 추진하고 있다. 건강생활지원센터는 진료사업을 하지 않기 때문에 지역사회의 민간의료자원과 연계 및 협력체계 구축이 용이하고, 지역사회 통합건강증진사업 중 금연, 절주, 영양, 신체활동과 같은 건강생활실천사업과 만성질환예방관리사업을 필수사업으로 수행하고 있으며, 그 외에도 지역사회의 특성을 반영하여 선택적으로 사업을 추진하도록 하고 있다.

c. 보건진료소

보건진료소는 보건의료 취약지역 주민에게 일차보건의료서비스를 효율적으로 제공함으로써 보건의료서비스의 형평성과 주민의 건강 수준 향상을 도모하기 위해 설치되었다. 보건진료소 설치는 의료 취약지역을 인구 500명 이상(도서지역은 300명 이상) 5천 명 미만을 기준으로 구분한 하나 또는 여러 개의 리 · 동을 관할구역으로 하며, 주민이 편리하게 이용할 수 있는 장소에 설치하도록 하고 있다. 다만, 군수(도 · 농 복합형태의 시의 시장, 도서지역에 보건진료소를 설치 · 운영하는 시장 · 구청장 포함)는 인구 500명 미만(도서지역은 300명 미만)의 의료취약지역 중 보건진료소가 필요하다고 인정되는 지역이 있는 경우에는 보건복지부장관의 승인을 받아 그 지역에 보건진료소를 설치할 수 있다. 2020년 12월 현재 우리나라 보건진료소의 수는 1,901개소이다(표 1-16 참조).

보건진료소의 지도 · 감독은 시장 · 군수 또는 구청장이 하며, 시장 · 군수 또는 구청장은 당해 보건소장 또는 보건지소장으로 하여금 보건진료소를 지도 · 감독할 수 있도록 하였다.

보건진료소에서 일차보건의료를 담당하는 사람은 보건진료 전담공무원으로, 그 자격은 간호사, 조산사 및 기타 대통령령이 정하는 자격을 가진 자로서 보건복지부장관이 실시하는 24주 이상의 직무교육을 받은 자여야 한다. 직무교육 과정은 총 24주로 이론교육(8주), 임상실습(12주), 현지실습(4주)으로 구성된다. 보건진료 전담공무원은 보건소장의 추천을 받아 시장 · 군수 또는 구청장이 근무지역을 지정하여 보건진료소의 보건진료소장으로 임용한다. 2012년 10월에는 명칭이 기존의 보건진료원에서 보건진료 전담공무원으로 변경되었다.

보건진료 전담공무원은 대상 지역 및 대상자의 질병 예방, 건강증진 및 지역사회 개발을 목표로 포괄적인 일차의료사업을 제공한다. 보건진료 전담공무원은 체계적이고 과학적인 방법을 적용하여 직무를 수행하며, 주민들을 적극적으로 건강관리사업에 참여시킴으로써 지역사회의 요구에 부응할 수 있는 적합한 양질의 보건사업을 제공해야 한다.

보건진료 전담공무원의 업무는 의료행위와 의료행위 외의 업무로 구분되는데, 의료행위로는 상병(傷病) 상태를 판별하기 위한 진찰 · 검사, 환자의 이송, 외상 등 흔히 볼 수 있는 환자의 치료 및 응급 조치가 필요한 환자에 대한 응급처치, 상병의 악화 방지를 위한 처치, 만성병 환자의

표 1-17 기능 및 관할 지역에 따른 공공병원 분류 ('20. 12. 기준)

<table>
<tr><th>기능 구분</th><th colspan="3">광역 이상</th><th colspan="2">단일 혹은 복수 기초자치단체</th></tr>
<tr><td>일반진료 중심(66)</td><td colspan="2">국립중앙의료원(1), 국립대학병원(10)
국립대학병원분원(6), 건보공단일산병원(1)</td><td>18</td><td>지방의료원(35), 지방의료원분원(2)
적십자병원(6), 시군립일반병원(5)</td><td>48</td></tr>
<tr><td>특수대상 중심(42)</td><td colspan="4">경찰병원(1) 보훈병원(7) 군병원(21)
근로복지공단병원(13)</td><td>42</td></tr>
<tr><td>특수질환 중심(123)</td><td>국립결핵병원(2)
국립정신병원(5)
국립법무병원(1)
국립재활원(1)
국립교통재활병원(1)
도립재활병원(4)</td><td>국립암센터(1)
국립소록도병원(1)
국립대치대병원(6)
원자력병원(2)
국립대한방병원(1)
국립대학전문센터(1)</td><td>26</td><td>시립장애인치과병원(1)
시립서북병원(1)
시립어린이병원(1)
시도립정신병원(11)
군립일반병원(1)</td><td>15</td></tr>
<tr><td>노인병원 (81)</td><td colspan="2">시도립노인병원(36)</td><td>36</td><td>시군구립노인병원(45)</td><td>45</td></tr>
</table>

[자료원] 보건복지부(2022). 2021 보건복지백서.

요양지도 및 관리, 정상분만 시의 분만개조(分娩介助), 예방접종과 상기 의료행위에 따르는 의약품 투여가 있다. 의료행위 외의 업무로는 환경위생 및 영양개선에 관한 업무, 질병 예방에 관한 업무, 모자보건에 관한 업무, 주민의 건강에 관한 업무를 담당하는 사람에 대한 교육 및 지도에 관한 업무, 그 밖에 주민의 건강증진에 관한 업무 등이 있다.

d. 공공의료기관

공공의료기관이란 「공공보건의료에 관한 법률」 제2조제3항에 의거하여 공공보건의료기관 중 공공보건기관(보건소, 보건지소, 보건의료원, 보건진료소)을 제외한 공공의료기관을 말한다. 우리나라의 공공의료기관은 2020년 12월 기준 222개(전체 230개소 중 병원급 이상 의료기관)로 기능에 따라 일반진료중심, 특수질환중심, 특수대상중심으로 구분되며, 기능 및 관할 지역에 따라 표 1-17과 같이 구분된다.

또한 「공공보건의료에 관한 법률」 개정으로 민간의료기관도 공공보건의료 수행기관으로서 공공보건의료정책에 참여할 수 있는 기반이 마련되었다. 시 · 도가 의료취약지 거점 의료기관으로 지정하거나 보건복지부가 공공전문진료센터로 지정, 또는 보건복지부 · 지자체와의 협약 체결 등을 통해 '공공보건의료 수행기관'으로 지정할 경우 민간의료기관도 참여가 가능하다.

2) 민간보건의료조직

민간보건의료조직이란 보건의료에 관한 특정 목적을 달성하기 위하여 민간인들로 구성된 조직을 말한다. 우리나라에서 민간보건의료조직은 공공보건의료조직만큼 중요한 역할을 담당하고 있다. 우리나라 대부분의 보건의료시설은 민간에서 운영하고 있는데, 이에는 순수한 민간의료기관과 비정부조직(non-governmental organization, NGO) 및 비영리조직(non-profit organization, NPO)이 포함된다.

비정부조직과 비영리조직 모두 정부로부터 독립되어 있고 외부조직에 의해 통제받지 않는다. 일반적으로 자원봉사자들로 구성되고 비영리를 목적으로 공공의 이익을 위해 설립되고 운영되는 시민사회단체로서 정책결정에 관여하여 공익적 압력단체라고도 한다. 사회복지사업과 관련된 단체로는 대한적십자사, 한국사회복지협의회, 한국장애인복지시설협회, 한국아동복지연합회와 대한노인회가 있으며, 보건의료전문직 단체로는 대한간호협회, 대한조산협회, 대한의사협회, 대한치과의사협회, 대한한의사협회, 대한약사회, 대한병원협회 등이 있는데, 이들 전문직단체들은 회원들의 권익 도모와 함께 자질향상을 위한 교육과 직무규정, 윤리 등을 제정하여 활용함으로써 국민건강에 일조하고 있다.

이 밖에 인구보건복지협회, 대한결핵협회, 한국건강관리협회, 한국한센복지협회, 한국식품산업협회, 한국사회복지협의회, 사회복지공동모금회, 건강사회를 위한 약사회, 건강사회를 위한 치과의사회, 한국성폭력상담소 등 다양한 기관과 단체들이 활동하고 있다. 한국건강관리협회(http://www.kah.or.kr)는 1964년 창립되어 기생충 관리를 하던 한국기생충박멸협회가 1982년 한국건강관리협회로 재발족하였으며, 비감염성 만성질환의 발견, 보건복지부장관이 국민보건의료정책상 필요로 하는 질환의 조기발견, 예방을 위한 효율적인 임상병리적 검사와 치료, 역학적 조사연구, 보건교육을 실시하고, 국가기생충관리사업을 지원함으로써 국민보건증진에 기여하고 있다.

4. 보건의료재정

1) 경상의료비의 개요

(1) 경상의료비의 개념과 범위

국민의료비(health care expenditure)는 보건의료부문과 관련된 재화와 서비스에 대한 화폐적 지출의 총합을 말한다. '보건계정체계 2011'이 확산되기 전까지는 한 나라 의료비의 총계치를 지칭하는 용어로 우리나라에서는 '국민의료비'라는 용어가 관행적으로 사용되었으나, 최근에는 경상의료비로 사용되고 있는 추세이다. 국민보건계정(national health accounts)이란 의료비의 재원, 기능, 공급자별 흐름을 일목요연하게 보여주는 국가단위 의료비 지출의 종합표를 말한다. 이는 OECD, Eurostat 및 세계보건기구가 제시하고 있는 보건계정체계 매뉴얼에 따라 작성된다.

경상의료비는 보건의료 재화 및 서비스의 소비를 위하여 국민 전체가 1년간 지출한 총액을 말한다. 이 중 정부 · 의무가입제도는 중앙 · 지방정부 및 사회보험에서 지출된 보건의료비이며, 민간부문은 가계 직접 부담, 민간보험 등에 의해 지출된 보건의료비를 말한다. 보건의료비 지출 추이를 분석함으로써 보건의료정책수립을 위한 기초자료뿐만 아니라 성과평가 등을 위한 자료로 활용할 수 있으며, 국내총생산(GDP)에 대한 경상의료비 지출 수준을 보기 위한 지표이다. OECD는 'Health Statics 2015'부터 국민의료비(경상의료비+자본투자) 대신 경상의료비를 대표지표로 발표해오고 있다.

즉 경상의료비는 개인의료비와 집합보건의료비로 구성되며, 개인의료비는 개인에게 직접 주어지는 서비스나 재화에 대한 지출을 의미한다. 흔히 병 · 의원 등의 의료기관이나 약국에서 발생된 지출이 이에 포함된다. 또한 집합보건의료비는 예방 및 공중보건사업이나 보건행정관리를 위한 지출로 공중을 대상으로 발생된 것을 말한다.

산식은 GDP 대비 경상의료비 비중(%)=경상의료비/경상GDP × 100으로 계산한다.

(2) 경상의료비 현황

경상의료비의 규모는 1970년 0.07조 원에서 2015년 110.4조 원, 2017년 130.1조 원으로 증가하였으며, 2020년 경상의료비 지출액은 2019년보다 5조 증가한 161.7조 원으로 추정되며, 이는 GDP 대비 8.4% 수준이다(표 1-18).

우리나라의 의료비는 다른 OECD국가에 비해서 빠르게 증가해 왔다. 1970년대 연평균 34.1%의 증가율을 보이던 의료비는 1980년대 18.2%, 1990년대 13.3%, 2000년대 11.9%로 증가폭이 둔화되었으며, 2010년대에는 연평균 7.5%로 한 자리 수를 기록하였다. 반면 OECD국가의 1인당 의료비는 같은 기간 동안 연평균 7.0% 증가한 것으로 확인되었다. 최근 전 세계적으로 의료비의 증가세가 둔화된 것에 비하면, 한국의 의료비는 높은 증가율을 유지하고 있음을 알 수 있다.

2020년 한국의 GDP 대비 경상의료비 비율은 8.4%로, OECD 국가의 평균인 9.7%보다는 다소 낮은 추세이다. 주요 국가의 2020년 GDP 대비 경상의료비 비율(잠정)은 영국 12.0%, 일본 11.1%, 프랑스 12.2%, 미국 18.8%이다. 따라서 우리나라는 국민의료비 지출규모가 높은 국가에 속하지는 않지만 현재의 증가 추이를 고려해 볼 때 국민의료비 증가로 인해 여러 선진국들이 당면하고 있는 문제들이 나타날 것으로 예상되므로 국민의료비 급증에 대한 대책마련이 시급하다.

(3) 경상의료비 증가요인

경상의료비의 증가를 가져오는 요인은 건강보험을 포함한 사회보장의 양적 · 질적 확대, 소득수준의 향상, 의료수요에 대한 다양한 요구, 고령화사회의 진전, 만성질환의 증가 등 수요 측면 요인과 의료기술의 변화 등의 공급 측면 요인으로 나눌 수 있다. 이들 요인은 의료비 지불보상제도, 보건의료전달체계, 의료의 공공성이라는 3가지의 제도적 기전을 통하여 경상의료비 증가로 이어진다. 그리고 급속한 인구고령화는 계속적인 의료비 증가의 주요 요인이 되며, 간병의 사회화에 따른 비용의 증가는 향후 의료비 증가의 잠재요인이 되고 있다.

2) 보건의료 재원

국민건강보험제도가 성공적으로 정착되기 위해서는 무엇보다 보건의료 재원의 조달이 중요

표 1-18 경상의료비 규모의 추이

연도	경상의료비				GDP			경상의료비/GDP	1인당 의료비 (천 원)	1인당 GDP (천 원)
	규모 (조 원)	(증가율)			규모 (조 원)	증가율				
		명목	실질a[1]	실질b[2]		명목	실질a[1]			
1991	8.4	15.6%	26.4%	5.9%	238.9	20.8%	10.7%	3.5%	194	5,517
1992	10.0	18.4%	25.8%	9.9%	273.3	14.4%	6.1%	3.6%	228	6,246
1993	11.0	10.8%	16.1%	4.3%	310.1	13.5%	6.8%	3.6%	250	7,016
1994	12.6	13.9%	21.1%	5.4%	366.1	18.1%	9.1%	3.4%	282	8,200
1995	14.8	17.4%	22.7%	9.7%	428.9	17.2%	9.5%	3.4%	327	9,512
1996	17.4	18.2%	24.0%	13.5%	481.1	12.2%	7.7%	3.6%	383	10,569
1997	19.1	9.7%	14.6%	5.5%	530.3	10.2%	6.0%	3.6%	416	11,541
1998	19.6	2.6%	10.3%	−1.8%	524.5	−1.1%	−5.3%	3.7%	424	11,331
1999	22.7	15.9%	16.8%	17.3%	576.9	10.0%	11.4%	3.9%	488	12,375
2000	25.4	11.7%	14.2%	10.5%	651.6	13.0%	11.8%	3.9%	540	13,862
2001	31.3	23.3%	28.3%	19.1%	707.0	8.5%	4.9%	4.4%	661	14,925
2002	32.7	4.4%	7.3%	1.3%	784.7	11.0%	7.7%	4.2%	686	16,471
2003	37.0	13.3%	17.3%	9.6%	837.4	6.7%	3.1%	4.4%	773	17,484
2004	39.9	7.6%	11.5%	4.4%	908.4	8.5%	5.2%	4.4%	829	18,893
2005	44.2	10.9%	13.9%	9.7%	957.4	5.4%	4.3%	4.6%	917	19,870
2006	49.7	12.5%	15.0%	12.7%	1005.6	5.0%	5.3%	4.9%	1,026	20,760
2007	55.7	12.1%	14.9%	9.5%	1089.7	8.4%	5.8%	5.1%	1,145	22,382
2008	62.3	11.8%	17.0%	8.7%	1154.2	5.9%	3.0%	5.4%	1,270	23,529
2009	69.7	11.8%	14.9%	7.9%	1205.3	4.4%	0.8%	5.8%	1,414	24,445
2010	78.3	12.3%	15.6%	9.3%	1322.6	9.7%	6.8%	5.9%	1,579	26,690
2011	83.5	6.6%	10.9%	5.3%	1388.9	5.0%	3.7%	6.0%	1,671	27,814
2012	88.3	5.8%	8.1%	4.5%	1440.1	3.7%	2.4%	6.1%	1,759	28,688
2013	93.8	6.2%	7.6%	5.1%	1500.8	4.2%	3.2%	6.2%	1,860	29,761
2014	101.3	8.0%	9.3%	7.0%	1562.9	4.1%	3.2%	6.5%	1,995	30,799
2015	110.4	9.0%	9.8%	5.7%	1658.0	6.1%	2.8%	6.7%	2,164	32,501
2016	120.5	9.1%	10.2%	7.0%	1740.8	5.0%	2.9%	6.9%	2,352	33,988
2017	130.1	8.0%	10.1%	5.6%	1835.7	5.5%	3.2%	7.1%	2,532	35,740
2018	142.7	9.7%	11.4%	9.2%	1898.2	3.4%	2.9%	7.5%	2,766	36,782
2019	156.7	9.8%	10.2%	10.7%	1924.5	1.4%	2.2%	8.1%	3,030	37,218
2020	161.7	3.2%	3.8%	1.9%	1933.2	0.4%	−0.9%	8.4%	3,119	37,293

주: 1) 실질a: 소비자물가지수(2020년 기준) 반영

2) 실질b: 2015 GDP Price Level 반영(OECD통계 인용수치)

[자료원] 보건복지부(2022). 2021 국민보건계정 보고서.

하다. 우리나라의 경우에 국민건강보험은 사회보험방식에 의하여 재원을 조달하고 있는데, 주요 재원으로는 가입자 및 사용자로부터 징수한 보험료와 국고 및 건강증진기금, 정부지원금 등이 있다. 건강보험료 책정에 있어서 직장가입자(임금근로자)의 경우에는 소득비례 정률제가 적용되고 있으며, 지역가입자(농어민과 도시자영업자)의 경우에는 대상 범위가 너무 넓고 소득 형태도 다양할 뿐만 아니라 소득파악도 쉽지 않아 소득, 재산, 생활 수준 등을 기준으로 하는 등급별 정액제를 실시하고 있다.

직장가입자의 경우, 근로자의 보수를 기준으로 등급별로 산정한 표준월보수액에 보험료율을 적용하여 산정한 금액을 가입자와 사용자가 각각 50%씩 부담하고 있다. 그러나 지역가입자의 경우에는 소득, 재산, 생활 수준 등 부과요소별 점수를 합산하여 등급별 적용점수를 산출한 뒤, 적용점수당 단가를 곱하여 산정된 금액을 세대별로 부과하고 있다.

3) 지불보상제도

의료비 지불제도는 전 세계적으로 국가마다 아주 다양하다. 의료비 지불제도는 진료비가 결정되는 시기를 기준으로, 크게 사후결정방식(retrospective system)과 사전결정방식(prospective system)으로 구분할 수 있다. 사후결정방식은 진료를 받은 후 받은 서비스에 대한 합산된 진료비를 지불하는 제도이며, 사전결정방식은 진료를 받기 전에 병원이나 의료인에게 지불될 총액이나 그 비율이 미리 정해져 있어 실제로 제공하는 서비스와 무관하게 진료비를 지불하는 방식이다. 따라서 사전결정방식은 공급자의 수입이 진료를 행하기 전에 미리 결정되므로 주어진 서비스의 양과 수입과는 무관하게 되어 의료비 상승 억제와 과잉진료 억제효과를 보일 수 있다. 사후결정방식에는 대표적으로 행위별수가제가 있고, 사전결정방식에는 포괄수가제, 봉급제, 인두제, 총액계약제 등이 있다.

의료비 지불보상제도는 각각의 특성과 장단점이 있어 하나를 선택하는 것은 쉽지 않은 일이지만 서로 조합할 수 있어 여러 가지 다양한 방법을 선택할 수 있다. 한 나라에서 가장 효율적인 체계는 그 나라의 사정에 따라 달라질 수 있으므로 여러 가지 방법들 중에서 그 나라의 실정에 맞는 방법들을 도입하여 제도화하는 것이 필요하다.

(1) 행위별수가제

행위별수가제(fee for service)는 진단, 치료, 투약과 개별행위의 서비스를 총합하여 의료행위를 한 만큼 보상하는 방식이다. 행위별수가제는 서비스 제공에 대한 보상을 일단 점수로 받고, 그 점수들을 일정비율에 의해서 금액으로 환산하여 의료비 총액을 계산하는 방법인 점수제가 많이 사용된다. 이때 진료비는 수가표에 기초하여 산출되는데, 수가표는 보험자와 국가 보건국의 협의하에 결정되거나 보험자와 의료서비스 공급자 간의 협상에 의해 결정된다. 이 제도는 진료의 내역에 따라 의료비가 결정되므로 현실적으로 시행하기 쉽고, 자유경제체제에서 합리적인 방법으로 수용되고 있다.

행위별수가제의 장점은 의료인의 자율성 보장, 양질의 서비스 제공이며, 단점은 서비스 제공자의 수입극대화를 위한 과잉진료 위험성 증가, 의료비 상승, 예방보다는 치료중심의 의료행위 가능성 증가, 의료자원의 지역 간 불균형 경향, 의료비 지불심사상의 행정절차가 복잡하고 비용이 많이 든다는 점이다.

(2) 포괄수가제

포괄수가제(case payment)는 환자에게 제공되는 의료서비스의 양과 질에 상관없이 환자 요양일수별 혹은 질병별로 보수단가를 설정하여 미리 정해진 진료비를 의료기관에 지급하는 제도이다. 포괄수가제는 진단명 기준 환자군(diagnosis-related groups, DRGs)체계에 따라 입원환자를 분류하여 각 환자군에게 포괄적으로 산정된 진료비를 적용하는 질병군별 포괄수가제도 방식이 대표적이다. 질병군별 포괄수가제도는 1983년에 미국에서 처음으로 도입된 후 세계 여러 국가에서 사용되고 있는 제도로, 우리나라에서는 안과, 이비인후과, 일반외과, 산부인과의 4개 진료과 입원환자 중 7개 진단군(수정체 수술, 편도 및 아데노이드 수술, 항문 및 항문주위 수술, 서혜 및 대퇴부 탈장 수술, 충수돌기절제술, 자궁 및 자궁부속기 수술, 제왕절개분만)에 대하여 DRG체계를 선택한 의료기관에서만 적용해 오다가 2012년 7월부터는 규모가 작은 병 · 의원급 의료기관에 의무 적용되었고, 2013년 7월부터는 종합병원과 상급종합병원으로 의무 적용이 확대되었다. 포괄수가제는 이 외에도 환자 입원 1일당 또는 외래 진료 1일당 수가를 정하여 지불하는 일당수가제(per-diem payment)가 있으며, 진료비 산정 시 포괄수가와 행위별수가를 병행하는 신포괄수가제도 있다.

포괄수가제의 장점은 의료비 지불 수준이 미리 결정되는 사전결정방식이므로 과잉진료 및 총진료비 억제 효과가 있으며, 진료비 청구를 위한 행정적 업무절차가 간편하다. 또한 수익 확대를 위한 의료기관의 자발적 경영효율화 노력을 기대할 수 있다. 단점은 과소진료로 의료의 질적 저하를 초래할 우려가 있으며, 제공자 입장에서는 많은 의료서비스를 요구하는 환자를 기피할 수 있으며, 분류정보 조작을 통한 부당청구의 가능성이 있다.

(3) 봉급제

봉급제(salary method)는 서비스의 양이나 제공받는 사람의 수와 관계없이 일정한 기간에 따라 의료서비스 제공에 대한 보상으로 의료인에게 일정 보수를 지급하는 방식이다. 봉급제에서 봉급의 기준은 자격, 경력, 연령, 취업기간, 근무시간, 근무평점 등에 따라 결정된다. 이 제도는 일반적으로 사회주의체제의 국가에서 채택하고 있다.

봉급제의 장점은 의사의 수입이 보장되기 때문에 진료에만 집중하여 양질의 의료를 제공할 수 있으며, 의사들 사이의 불필요한 경쟁심을 억제할 수 있다는 것이다. 단점으로는 진료가 관료화 되거나 형식화될 수 있다는 것과 낮은 봉급을 제공하는 국공립병원에서는 유능한 의사를 확보하는 데 어려움이 있다는 것이다.

(4) 인두제

인두제(capitation system)는 의료의 종류나 질에 관계없이 의료인이 담당하는 등록 환자 수나 실 이용자 수를 기준으로 보수금액이 결정되는 제도이다. 인두제는 일정 지역의 주민들 중에서 의료인이 맡게 될 예비 환자의 수에 일정 금액을 곱하여 이에 상응하는 보수를 의료인 측에 제공하게 된다. 인두제는 기본적으로 1차 보건의료에 적합한 제도이기 때문에 이 제도가 시행되기 위해서는 우선적으로 1차, 2차, 3차로 분류되는 의료전달체계가 확립되어 있어야만 한다. 현실적으로 환자에 대한 서비스의 제공량과 의사의 수입은 거의 관계가 없으므로 의사는 조금이라도 복잡한 환자의 경우에는 후송하거나 다른 의사에게 의뢰하려는 경향을 가진다. 현재 이 제도를 채택하고 있는 대표적인 국가는 영국이다.

인두제의 장점은 과잉진료를 억제할 수 있으며, 치료보다는 예방에 중점을 두게 되므로 일차 의료에 적합하며, 이로 인해 총 진료비 억제 효과가 나타난다. 또한 비교적 행정적 업무절차가 간편하다. 반면에 단점으로는 환자가 의료인이나 의료기관을 선택하는 데 제한이 있을 수 있으며, 과소진료가 나타날 수 있다는 것이다. 또한 복잡한 문제가 있는 환자의 경우에는 후송이나 상급병원으로의 의뢰가 증가하여 상급의료기관의 진료부담이 커질 수 있다.

(5) 총액계약제

총액계약제(global budget negotiation system)는 보험자 측(지불자)과 의사단체 측(의료공급자) 간에 미리 진료보수총액을 정하는 계약을 체결하고, 그 총액 범위 내에서 진료를 담당하고 지불자는 진료비에 구애받지 않고 의료서비스를 이용하는 제도이다. 이 제도는 독일에서 대표적으로 채택하여 실시하고 있다.

이 제도의 장점은 총 의료비의 억제가 가능하고, 진료보수의 배분을 진료 측에 위임함으로써 진료보수총액을 효율적으로 이용하려는 동기가 생기게 된다. 또한 과잉진료를 억제할 수 있으므로 의료비 절감 효과를 기대할 수 있다는 것이다. 그러나 단점으로는 매년 진료비 계약을 둘러싼 교섭의 어려움으로 의료공급의 혼란을 초래할 가능성이 있고, 첨단 의료서비스의 도입 동기가 상실될 가능성이 있어 의료의 질적 저하의 우려가 발생할 수 있다는 것이다.

5. 사회보장제도

1) 사회보장

(1) 사회보장의 개요

사회보장이란 용어는 1935년 미국에서 「사회보장법(Social Security Act)」이 제정되어 처음 사용된 이후 전 세계적으로 통용되기 시작하였다. 사회보장이란 인간다운 삶을 추구하기 위한 기본적인 권리를 의미함과 동시에 이를 실천하기 위한 제도와 규범적 실천활동 모두를 포함하는 광의의 개념이다. 그리고 구체적 범위는 시간의 흐름에 따라 변동하는 사회경제적 요구에 대응하는 수준에서 국가나 시대별로 달리 정의될 수 있다. 현재는 질병 · 장애 · 노령 · 실업 · 사망 등 각종 사회적 위험으로부터 모든 국민을 보호하고 빈곤을 해소하며 국민생활의 질을 향상시키기 위하여 제공되는 사회보험, 공공부조, 사회복지서비스 및 관련 복지제도를 말한다.

우리나라는 「헌법」 제34조제1항 및 제2항에서 국민의 인간다운 생활을 할 권리와 이를 실현하기 위한 국가의 사회복지 증진 의무를 규정함으로써 사회보장제도의 법적 근간이 되고 있다. 1963년에 「사회보장에 관한 법률」을 제정한 후, 1995년에 우리나라의 경제사회의 발전 수준과 국민의 복지욕구에 부합하는 「사회보장기본법」을 제정하고, 2012년에 전부개정하였다. 사회보장에 관한 기본법인 「사회보장기본법」 제3조는 "사회보장이란 출산, 양육, 실업, 노령, 장애, 질병, 빈곤 및 사망 등의 사회적 위험으로부터 모든 국민을 보호하고 국민 삶의 질을 향상시키는데 필요한 소득 · 서비스를 보장하는 사회보험, 공공부조, 사회서비스를 말한다"고 하여 사회보장의 법적 범위를 규정하고 있다(그림 1-8).

사회보장이라는 의미는 역사적 · 사회적 배경과 시대 및 학자 그리고 국가에 따라 여러 가지로 표현되고 있다. '사회보장의 아버지'로 불리는 W. Beveridge가 1942년에 발표한 베버리지 보고서(Beveridge report)에 의하면, 사회보장의 정의는 '실업, 질병 또는 재해로 인하여 수입이 중단된 경우의 대처, 노령에 의한 퇴직이나 본인 이외의 사망에 의한 부양상실의 대비, 그리고 출생 · 사망 · 결혼 등과 관련된 특별한 지출을 감당하기 위한 소득보장을 의미하는 것'으로, '빈곤과 결부시켜 사회보장은 궁핍의 퇴치라고 하였으며, 이는 국민소득의 재분배로 실현될 수 있고, 이를 통한 일정 소득의 보장은 결국 국민생활의 최저보장을 의미하는 것'이라고 하였다.

1952년 국제노동기구(ILO)에서는 "사회보장이란 질병, 실업 혹은 노령이나 사망으로 인해 발생하는 경제적 어려움으로부터 대중을 보호하고, 이들이 의료를 받도록 해주며, 어린이를 양육하는 가족을 보호하기 위한 총괄적이고 성공적인 방안들에 의해 성취되는 결과"라고 하였다. 이는 사회보장제도가 국민생활상에 불의의 위험이 닥치거나 소득이 중단되더라도 정상적인 생활을 유지할 수 있도록 그 생활을 보장하는 수단을 국가가 책임지고 수행하는 제도인 것이다.

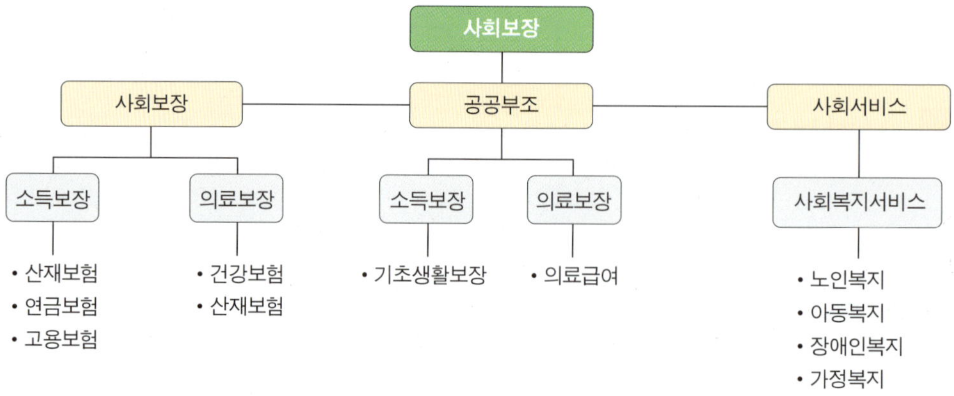

그림 1-8 사회보장의 분류

[자료원] 보건복지부(2022). 2021 보건복지백서.

외국의 사례를 살펴보면, 우선 뉴질랜드는 세계에서 최초로 완비된 사회보장제도를 확립한 국가로 1938년에 완전한「사회보장법」을 제정하여 영국, 호주 등에 영향을 주었다. 독일에서는 비스마르크에 의해 최초로 사회보험이 실시되었다. 1883년「질병보호법」, 1884년「공업재해보험법」, 1889년「폐질노령보험법」, 1911년「국가보험법」이 수립되었다. 영국은 베버리지 보고서에 기초하여 1945년부터 각종 사회보장법을 제정하였고, 미국은 루스벨트 대통령의 뉴딜정책 일환으로 1935년에「사회보장법」을 제정하며 사회보장이라는 개념을 최초로 확립하였다.

(2) 사회보장의 종류

① 사회보험

우리가 살아가는 동안에는 실업 · 질병 · 노쇠 · 출산 · 상해 · 사망 등의 각종 사고에 의해 노동능력이 일시적 혹은 영구적으로 상실되고 임금이나 소득의 획득이 중단 · 상실되는 일이 일어난다. 사회보험(social insurance)은 이러한 사고가 발생한 경우에 생활보장을 목적으로 보험기술을 이용해서 위험을 분산하고 사고에 따르는 가계비를 사회적으로 상호 부담하는 국가에 의한 강제적 보장제도의 총칭이다. 즉, 사회보험은 사회정책을 위한 보험으로서 국가가 사회정책을 수행하기 위해 보험의 원리와 방식을 도입하여 만든 사회경제제도이다.

「사회보장기본법」 제3조제2호에 의하면 "사회보험이란 국민에게 발생하는 사회적 위험을 보험의 방식으로 대처함으로써 국민의 건강과 소득을 보장하는 제도"를 말한다. 구체적으로 사회보험은 국민을 대상으로 질병 · 사망 · 노령 · 실업 · 기타 신체장애 등으로 인하여 활동능력의 상실과 소득의 감소가 발생하였을 때 보험방식에 의하여 그것을 보장하는 제도라고 할 수 있다. 사회보험이 공공부조와 다른 점은 운영과 방법론에서 보험기술과 보험원리를 따르고 있다는 점이다.

사회보험은 사회의 연대성과 가입의 강제성이 적용되며, 사회보험에서 다루는 보험사고로는 업무상의 재해, 질병, 분만, 폐질(장애), 사망, 유족, 노령 및 실업 등이 있고, 이러한 보험사고는 몇 부문으로 나뉘어 사회보험의 형태를 이룬다. 즉, 업무상 재해에 대해서는 산업재해보상보험, 질병과 부상에 대해서는 건강보험, 폐질 · 사망 · 노령 등에 대해서는 연금보험, 실업에 대해서는 고용보험, 그리고 노인장기요양보험이 있으며, 이를 5대 사회보험이라 한다(표 1-19). 사회

표 1-19 우리나라 5대 사회보험의 종류

구분	건강보험	노인장기요양보험	국민연금	산재보험	고용보험
관장부처	보건복지부	보건복지부	보건복지부	고용노동부	고용노동부
근거법	국민건강보험법	노인장기요양보험법	국민연금법	산업재해보상보험법	고용보험법
집행기구	국민건강보험공단	국민건강보험공단	국민연금공단	근로복지공단	고용노동부
보장내용	의료보장건강증진	장기요양	소득보장	의료연장, 소득보장	소득보장
관리대상	전 국민	65세 이상 또는 노인성 질환자	5인 이상 근로자/ 18~65세 자영업자	상시 1인 이상 근로자	

보험은 민영보험과 마찬가지로 가입자의 기여금(보험료)을 재원으로 가입자에게 발생하는 위험(보험사고)을 분산하는 보험원리를 이용하고 있지만, 영리를 목적으로 하는 민영보험과는 다른 성격을 가지고 있다.

② 공공부조

공공부조(public assistance)는 생활능력이 없는 국민에게 국가의 책임하에 직접 금품을 제공하거나 무료혜택을 주는 제도로서, 국민의 최저생활을 보장하는 최후의 안전망 기능을 수행하는 제도이다. 공공부조의 기본적인 특징은 조세를 재원으로 하며, 자산조사에 의한 개별적인 욕구의 측정과 확인을 근거로 빈곤한 사람에게 부족한 만큼의 생계는 보충해 준다는 점으로 생존권의 논리에 기초하고 있다. 공공부조는 나라마다 상이하게 표현된다. 미국과 일본에서는 법률상 공공부조 또는 공적부조(public assistance)로, 영국에서는 국가부조(national assistance)로, 프랑스에서는 사회부조(social assistance)로 표현한다. 우리나라의 경우엔 처음에 '공적부조'라는 용어를 사용했으나 1995년 12월에 제정된 「사회보장기본법」에서 '공공부조'라는 용어로 변경해서 사용해오고 있다.

「사회보장기본법」 제3조제3호에 의하면 "공공부조란 국가와 지방자치단체의 책임하에 생활유지능력이 없거나 생활이 어려운 국민의 최저생활을 보장하고 자립을 지원하는 제도"를 말한다. 공공부조는 자본주의사회의 구조적 산물로서 빈곤이 발생한다는 점을 인정하고 이를 국가의 책임하에 일정한 법령에 따라 일반조세로 재원을 조달하여 빈곤한 사람들에게 경제적 도움을 준다는 것을 전제하는 제도이다. 즉 경제적 보호를 요구하는 자들에게 개인별 보호의 필요에 따라 자산조사를 거치는 최저한도의 사회보장인 것이다.

공공부조제도는 사회보험계획을 추진하는 과정에서 대상자 적용에 문제가 발생할 때 이를 보완하기 위하여 사용할 수 있다. 따라서 공공부조가 지니는 제한점이 있음에도 빈곤퇴치대책의 일환으로 이를 적용하게 된다.

③ 사회서비스

「사회보장기본법」 제3조제4호에서 "사회서비스란 국가 · 지방자치단체 및 민간부문의 도움이 필요한 모든 국민에게 복지, 보건의료, 교육, 고용, 주거, 문화, 환경 등의 분야에서 인간다운 생활을 보장하고 상담, 재활, 돌봄, 정보의 제공, 관련 시설의 이용, 역량 개발, 사회참여 지원 등을 통하여 국민의 삶의 질이 향상되도록 지원하는 제도"를 말한다.

사회복지서비스는 종래의 사회보장체계에서 일반적으로 사회사업으로 불리던 것들이 사회복지서비스 또는 사회서비스로 변경된 것이다. 우리나라의 사회서비스(social service)는 각 사업법에 근거하여 다양한 범주별 사회서비스의 형태로 존재하고 있는데, 국가, 지방자치단체, 민간이 사회구성원의 정상적인 사회생활이 가능하도록 제공하는 개별적이고 전문적인 지원으로 정의할 수 있다.

2) 의료보장

(1) 의료보장의 개요

의료보장은 국민의 건강권을 보호하기 위하여 필요한 보건의료서비스를 국가나 사회가 제도적으로 제공하는 것으로, 개인의 능력으로 해결할 수 없는 건강문제를 사회적 연대책임으로 해결하여 사회구성원 누구나 건강한 삶을 향유할 수 있도록 하는 데 궁극적인 목적이 있다.

의료보장제도는 일반적으로 다음과 같이 사회보험방식, 국민보건서비스방식, 민간보험방식 등 3가지로 분류할 수 있다. 여기서는 사회보험방식과 국민보건서비스방식에 대해서 알아보기로 한다(표 1-20).

표 1-20 사회보험 방식과 국민보건서비스 방식의 비교

구분	사회보험방식(NHI)	국민보건서비스방식(NHS)
기본이념	의료비에 대한 국민의 1차적 자기 책임 의식 견지(국민의 정부의존 최소화)	국민의료비에 대한 국가책임 견지(국민의 정부의존 심화)
적용대상관리	국민을 임금소득자, 공무원, 자영자 등으로 구분관리(국빈자 별도 구분)	전 국민을 일괄 적용(집단구분 없음)
재원조달	보험료, 일부 국고 지원	정부 일반조세
진료보수 산정방법	행위별수가제 또는 총액계약제 등	일반 개원의는 인두제 병원급은 의사 봉급제
관리기구	보험자(조합 또는 금고)	정부기관(사회보장청 등)
채택국가	한국, 독일, 프랑스, 일본 등	영국, 스웨덴, 이탈리아 등
국민 의료비	의료비 억제기능 취약	의료비 통제 효과가 강함
보험료 형평성	보험자 내 보험료 부과의 구체적 형평성 확대가능 보험자가 다수일 경우 보험자간 재정불균형 발생 우려	조세에 의한 재원 조달로 소득재분배 효과강함(선진국) (단, 조세체계가 선진화되지 않은 경우 소득역진 초래)
의료서비스	상대적으로 양질의 의료 제공 첨단의료기술 발전에 긍정적 영향	의료의 질 저하 초래 입원 대기 환자 급증 – 대기기간 장기화 – 개원의의 입원 의뢰 남발 사보험 가입 증가경향으로 국민의 이중부담 초래
연대의식	가입자 간 연대의식 강화	가입자 간 연대의식 희박
관리운영	보험자중심 자율운영(대표 기구를 통한 가입자의 조합운영 참여보장) 정부기관 직접 관리(가입자의 운영참여 배제)	정부기관 직접 관리(가입자의 운영참여 배제) 직접 관리운영비 부분적 축소(보험료 징수비용이 조세 관리비용으로 전가)

[자료원] 건강보험심사평가원. https://www.hira.or.kr

(2) 의료보장의 종류

① 사회보험방식

사회보험방식(national health insurance, NHI)은 재원을 정부기관이 아닌 보험자의 보험료로 마련하여 의료를 보장하는 방식이다. 이는 보험원리에 의해 1차적으로 국민의 보험료로 재원을 조달하고, 2차적으로 국가가 지원과 지도기능을 수행하는 제도이다. 보건의료의 관리체계는 민간 자율기구(조합)중심의 자치적 운영을 원칙으로 하며, 의료의 사유화를 전제로 의료제공자가 국민과 보험자 간에서 보험급여를 대행하는 방식이다. 사회보험방식은 일명 비스마르크(Bismarck)형 의료제도라고도 하는데, 개인의 기여를 기반으로 한 보험료를 주재원으로 하는 제도이다. 사회보험의 낭비를 줄이기 위하여 수진 시에 본인일부부담금을 부과하는 것이 특징이라 할 수 있다.

사회보험방식의 장점으로 조합원이 대표의결기구를 통해 건강보험 운영에 관한 의사결정에 참여함으로써 제도운영의 효율화를 가져올 수 있고, 의료제공자 또한 양질의 의료를 제공할 수 있는 동기를 마련할 수 있다. 하지만 단점으로 소득유형 등이 다른 구성원에 대한 단일보험료 부과기준을 적용하기 어렵고, 의료비 증가에 대한 억제기능이 취약하여 보험재정 안정을 위한 노력이 지속적으로 필요하다는 점 등이 있다. 사회보험방식을 적용하는 대표적 국가에는 독일, 일본, 프랑스, 한국 등이 있다.

② 국민보건서비스방식

국민보건서비스방식(national health service, NHS)은 1948년 영국에서 처음 실시되었는데, 이는 국민의 의료문제는 국가가 책임져야 한다는 신념에 바탕을 둔 방식이다. 이 제도에서 정부는 일반 조세로 재원을 마련하여 모든 국민에게 무상으로 의료를 제공하며, 의료기관의 상당 부분이 사회화 내지 국유화되어 있다. 일명 조세방식, 베버리지(Beveridge)형 의료제도라고 하며, 국민의 의료문제는 국가가 책임져야 한다는 관점에서 조세를 재원으로 모든 국민에게 국가가 직접 의료를 제공하는 의료보장방식이다.

국민보건서비스방식의 장점은 소득 수준에 관계없이 모든 국민에게 포괄적으로 균등한 의료를 보장하며, 정부가 관리주체로서 의료공급이 공공화 되어 의료비 증가에 대한 효율적인 통제가 가능하다는 것이다. 또한 조세제도를 통한 재원조달로 인해 소득 재분배 효과가 있다는 것이다. 반면에 단점으로는 의료의 사회화로 인해 의료의 질을 저하시킬 수 있으며, 의료비 재원 마련을 위해 세금이 증가하는 데 대한 국민의 조세저항이 있을 수 있다는 것이다. 또한 국민들의 의료비용 의식이 부족해질 수 있고, 장기간의 진료대기 문제 등이 발생할 수도 있다. 국민보건서비스방식을 적용하는 대표적 국가에는 영국, 스웨덴, 이탈리아 등이 있다.

3) 우리나라 의료보장제도

(1) 국민건강보험제도

① 국민건강보험제도의 개요

건강보험제도는 질병이나 부상으로 인해 발생한 고액의 진료비로 가계에 과도한 부담이 되는 것을 방지하기 위하여, 국민들이 평소에 보험료를 내고 보험자인 국민건강보험공단이 이를 관리 · 운영하다가 필요시 보험급여를 제공함으로써 국민 상호 간 위험을 분담하고 필요한 의료서비스를 받을 수 있도록 하는 사회보장제도이다.

우리나라 국민건강보험제도의 특성으로는 다음의 세 가지가 있다. 첫째, 보험가입 및 보험료 납부의 의무로, 보험가입을 기피할 수 있도록 제도화될 경우 질병 위험이 큰 사람만 보험에 가입하여 국민 상호 간 위험분담 및 의료비 공동해결이라는 건강보험제도의 목적을 실현할 수 없기 때문에 일정한 법적 요건이 충족되면 본인의 의사와 관계없이 건강보험가입이 강제되며 보험료 납부의무가 부여된다. 둘째, 부담능력에 따른 보험료 부과로, 민간보험은 보장의 범위, 질병 위험의 정도, 계약의 내용 등에 따라 보험료를 부담하는 데 비해, 사회보험방식으로 운영되는 국민건강보험은 사회적 연대를 기초로 의료비문제를 해결하는 것을 목적으로 하므로 소득 수준 등 보험료 부담능력에 따라서 보험료를 부과한다. 셋째, 균등한 보장으로, 민간보험은 보험료 수준과 계약내용에 따라 개인별로 다르게 보장되지만, 사회보험인 국민건강보험은 보험료 부담 수준과 관계없이 관계법령에 의하여 균등하게 보험급여가 이루어진다.

② 국민건강보험제도의 연혁

우리나라는 1963년 11월「사회보장에 관한 법률」에 근거하여 동년 12월「국민건강보험법」을 제정하였으나 임의적용방식으로 사회 여건에 맞지 않아 실효성이 낮았다. 그러다 1977년 7월부터 500인 이상 사업장 근로자와 공업단지 근로자에게 강제 적용(486개 조합 설립)하였으며, 1979년 7월에 300인 이상 사업장 근로자까지 적용범위를 확대(29개 지구공동조합 설립)하였다. 또한 공무원, 교직원 건강보험을 제공하여 1979년 1월부터 공무원 및 교직원 건강보험을 실시하였다(표 1-21).

③ 우리나라 국민건강보험제도의 내용

우리나라의「국민건강보험법」은 국민의 질병 · 부상에 대한 예방 · 진단 · 치료 · 재활과 출산 · 사망 및 건강증진에 대하여 보험급여를 실시함으로써 국민건강을 향상시키고 사회보장을 증진함을 목적으로 하고 있다.

a. 적용대상

건강보험은 직장가입자와 지역가입자로 적용대상을 구분하는데, 직장가입자는 사업장의 근로자 및 사용자와 공무원 및 교직원, 그리고 그 피부양자로 구성되고 지역가입자는 직장가입자를 제외한 자를 대상으로 한다. 건강보험 대상자 중 피부양자는 직장가입자에 의하여 주로 생계를 유지하는 자로서 보수 또는 소득이 없는 자를 의미하며, 직장가입자의 배우자, 직계존속(배우자의 직계존속 포함), 직계비속(배우자의 직계비속 포함) 및 그 배우자, 형제 · 자매를 포함한다.

표 1-21 국민건강보험제도 연혁

연도	주요 내용
1963. 12	「의료보험법」 제정
1977. 07	500인 이상 사업장 근로자 의료보험 실시(486개 조합 설립)
1979. 01	공무원 및 사립학교교직원 의료보험 실시
1979. 07	300인 이상 사업장 의료보험 적용 확대
1981. 01	100인 이상 사업장 의료보험 적용 확대
1988. 01	농어촌지역 의료보험 확대 실시
1988. 07	5인 이상 사업장 의료보험 적용 확대
1989. 07	도시지역 의료보험 실시 → 전 국민 의료보험 실현
1997. 12	「국민의료보험법」 제정
1998. 10	지역의료보험조합(227개 조합)과 공 · 교 의료보험관리공단 통합 - 국민의료보험관리공단 출범
1999. 02	「국민건강보험법」 제정
2000. 07	국민의료보험관리공단과 직장의료보험조합(139개) 통합 - 국민건강보험공단 출범(의료보험 완전통합)
2001. 07	5인 미만 사업장 근로자 직장가입자 편입
2002. 01	「국민건강보험재정건전화특별법」 제정
2003. 07	직장재정과 지역재정 통합(실질적인 건강보험 통합)
2005. 07	노인장기요양보험 시범사업 실시
2007. 04	「노인장기요양보험법」 제정(법률 제8403호)
2008. 07	노인장기요양보험 실시
2011. 01	사회보험 징수통합(건강보험, 국민연금, 고용보험, 산재보험)
2012. 07	포괄수가제 병 · 의원급 의료기관 당연 적용(7개 질병군 입원 환자)
2013. 08	중증질환 재난적 의료비 지원사업 실시
2014. 04	건보공단, 담배회사 상대로 손해배상청구소송 제기
2015. 01	간호 · 간병통합서비스 보험급여 적용 -(2015.12. 「의료법」 개정으로 기존 포괄간호서비스에서 간호 · 간병통합서비스로 명칭 변경)
2019. 07.	외국인 및 재외국민 건강보험 지역가입 당연적용 실시
2020. 11.	분리과세 주택임대 · 금융 소득에 대한 보험료 신규 부과 실시
2021. 03.	외국인 유학생 건강보험 당연적용 실시

b. 보험급여

건강보험이 적용되는 요양급여는 진찰 · 검사, 약제 · 치료재료의 지급, 처치 · 수술, 기타의 치료, 예방 · 재활, 입원, 간호, 이송 등이 포함된다. 또한 가입자 및 피부양자가 보건복지부령이 정하는 긴급, 기타 부득이한 사유로 인하여 요양기관과 유사한 기능을 수행하는 기관으로서 보건복지부령이 정하는 기관에서 질병 · 부상 · 출산 등에 대하여 요양을 받거나 요양기관 외 장소에서 출산을 한 때는 요양급여에 상당하는 금액을 가입자 또는 피부양자에게 요양비로 지급한다.

건강보험의 급여 형태는 의료 그 자체를 보장하는 현물급여와 의료비의 상환제도인 현금급여 두 가지가 있으며, 우리나라는 현물급여를 원칙으로 하되 현금급여를 병행하고 있다. 현물급여에는 가입자 및 피부양자의 질병 · 부상 · 출산 등에 대한 요양급여 및 건강검진이 있고, 현금급여에는 요양비, 장애인보장구 급여비 등이 있다. 가입자 또는 피부양자가 요양급여를 받는 때에는 그 진료비용의 일부를 본인이 부담하여야 하며, 그 내용은 입원의 경우 진료비 총액의 20%를 외래의 경우에는 요양기관 종별에 따라 30~60%를 차등 적용하고 있다(표 1-22).

표 1-22 건강보험 급여체계

기관 종류	소재지	환자 구분	본인일부부담금
상급종합병원	모든 지역	일반 환자	• 진찰료 총액 + (요양급여비용 총액–진찰료 총액)×60/100. 다만 임신부 외래진료의 경우에는 요양급여비용 총액의 40/100, 1세 미만 영유아 외래진료의 경우에는 요양급여비용 총액의 20/100으로 한다.
		의약분업 예외 환자	• 진찰료 총액 + (요양급여비용 총액–약값 총액–진찰료 총액)×60/100 + 약값 총액×30/100. 다만, 임신부 외래진료의 경우에는 (요양급여비용–약값 총액)×40/100 + 약값 총액×30/100, 1세 미만 영유아 외래진료의 경우에는 (요양급여비용 – 약값 총액)×20/100 + 약값 총액×21/100로 한다.
종합병원	동지역	일반 환자	• 요양급여비용 총액×50/100(임신부 외래진료의 경우에는 30/100, 1세 미만 영유아 외래진료의 경우에는 15/100)
		의약분업 예외 환자	• (요양급여비용 총액–약값 총액)×50/100(임신부 외래진료의 경우에는 30/100, 1세 미만 영유아 외래진료의 경우에는 15/100) + 약값 총액×30/100(1세 미만 영유아의 경우에는 21/100)
	읍 · 면 지역	일반 환자	• 요양급여비용 총액×45/100(임신부 외래진료의 경우에는 30/100, 1세 미만 영유아 외래진료의 경우에는 15/100)
		의약분업 예외 환자	• (요양급여비용 총액–약값 총액)×45/100(임신부 외래진료의 경우에는 30/100, 1세 미만 영유아 외래진료의 경우에는 15/100) + 약값 총액×30/100(1세 미만 영유아의 경우에는 21/100)
병원, 치과병원, 한방병원, 요양병원, 정신병원	동지역	일반 환자	• 요양급여비용 총액×40/100(임신부 외래진료의 경우에는 20/100, 1세 미만 영유아 외래진료의 경우에는 10/100)
		의약분업 예외 환자	• (요양급여비용 총액–약값 총액)×40/100(임신부 외래진료의 경우에는 20/100, 1세 미만 영유아 외래진료의 경우에는 10/100) + 약값 총액×30/100(1세 미만 영유아의 경우에는 21/100)

(계속)

표 1-22 건강보험 급여체계 (계속)

기관 종류	소재지	환자 구분	본인일부부담금
	읍 · 면 지역	일반 환자	• 요양급여비용 총액×35/100(임신부 외래진료의 경우에는 20/100, 1세 미만 영유아 외래진료의 경우에는 10/100)
		의약분업 예외 환자	• (요양급여비용 총액−약값 총액)×35/100(임신부 외래진료의 경우에는 20/100, 1세 미만 영유아 외래진료의 경우에는 10/100) + 약값 총액×30/100(1세 미만 영유아의 경우에는 21/100)
의원, 치과의원, 한의원 보건의료원	모든 지역	일반 환자	• 요양급여비용 총액×30/100(임신부 외래진료의 경우에는 10/100, 1세 미만 영유아 외래진료의 경우에는 5/100). 다만 요양급여를 받는 사람이 65세 이상이면서 해당 요양급여비용 총액이 보건복지부령으로 정하는 금액을 넘지 않으면 보건복지부령으로 정하는 금액을 본인일부부담금으로 한다.
		의약분업 예외 환자	• (요양급여비용 총액−약값 총액)×30/100(임신부 외래진료의 경우에는 10/100, 1세 미만 영유아 외래진료의 경우에는 5/100)+약값 총액×30/100(1세 미만 영유아의 경우에는 21/100). 다만 요양급여를 받는 사람이 65세 이상이면서 해당 요양급여비용 총액이 보건복지부령으로 정하는 금액을 넘지 않으면 보건복지부령으로 정하는 금액을 본인일부부담금으로 한다.
보건소, 보건지소, 보건진료소	모든 지역		• 요양급여비용 총액×30/100. 다만 요양급여비용 총액이 보건복지부령으로 정하는 금액을 넘지 않으면 보건복지부령으로 정하는 금액을 본인일부부담금으로 한다.

[자료원] 법제처. 국민건강보험법 시행령 [별표 2].

c. 요양기관

요양급여(간호 및 이송을 제외한다)는 다음의 요양기관에서 행한다.

- 「의료법」에 의하여 개설된 의료기관
- 「약사법」에 의하여 등록된 약국
- 「약사법」에 따라 설립된 한국희귀의약품센터
- 「지역보건법」에 의한 보건소 · 보건의료원 및 보건지소
- 「농어촌 등 보건의료를 위한 특별조치법」에 의하여 설치된 보건진료소

d. 보험료

사회보험방식으로 운영되는 우리나라 국민건강보험은 가입자 및 사용자로부터 징수한 보험료와 국고 및 건강증진기금 등 정부지원금을 재원으로 하고 있다. 직장가입자의 경우, 근로자가 일정기간 동안 지급받은 보수를 기준으로 산정한 보수월액(2006년도까지는 등급별 보수월액)에 보험료율을 적용하여 산정한 금액을 가입자와 사용자 또는 국가 및 지방자치단체가 각각 보험금액의 50%씩 부담한다. 사립학교에 근무하는 교원이면 보험료액은 그 직장가입자 본인이 50%, 사용자가 30%, 국가가 20%를 각각 부담한다. 지역가입자의 경우에는, 소득, 재산, 생활 수준 등 부과요소별 점수를 합산하여 산출한 보험료부과 점수에 점수당 단가를 곱하여 건강보험

료를 산정, 세대별로 부과하고 있다.

④ 우리나라 국민건강보험제도의 특성

우리나라 건강보험제도의 특성 및 과제는 법률에 의한 강제 가입, 일시적인 사고 대상, 예측 불가능한 질병 대상, 보험료율의 분담, 제3자 지불제의 채택, 소득재분배 및 위험분산 기능의 수행, 보험급여의 제한 및 비급여 등이 있다.

a. 법률에 의한 강제 가입

우리나라의 국민건강보험제도는 일정한 법적 요건이 충족되면 본인의 의사와 관계없이 강제 적용된다. 강제 적용 이유는 첫째, 보험가입을 기피할 경우 국민 상호 간 위험부담을 통하여 의료비를 공동으로 해결하고자 하는 건강보험제도의 목적 실현이 어렵다. 둘째, 질병 위험이 큰 사람만 역으로 보험에 가입할 경우 보험재정이 파탄되어 원활한 건강보험 운영이 불가능해진다.

b. 일시적인 사고 대상

우리나라의 건강보험은 영구적이거나 영속적인 사고보다는 일시적인 사고를 대상으로 한다.

c. 예측 불가능한 질병 대상

우리나라의 건강보험에서 예측 가능한 사고(예로 상해, 재해, 불법행위에 의한 사고 등)는 적용이 되지 않는다.

d. 보험료율의 분담

보험료는 임금근로자가 대상인 직장가입자의 경우에는 소득비례정률제가 적용되고 있으며, 농 · 어민과 도시자영업자 등 지역가입자의 경우에는 대상범위가 광범위할 뿐 아니라, 소득의 형태가 다양하고 정확한 소득파악에 어려움이 있어 소득비례정률제 대신 보험료부과점수(소득, 재산, 생활 수준 등의 등급별 점수합)에 점수당 단가를 곱하여 선정한 금액을 적용하고 있다(표 1-23).

e. 제3자 지불제의 채택

건강보험에 의한 의료비 지불에서 제3자, 즉 국민건강보험공단의 진료비 지불기전이 적용된다.

f. 소득재분배 및 위험분산 기능의 수행

건강보험은 소득계층 간의 소득을 재분배하는 효과가 있으며 평상시에 보험료를 지불한 후 질병이 발생하면 이를 통해 의료비의 부담을 완화하는 위험분산 기능을 수행한다.

표 1-23 건강보험 재원조달체계(2021년 기준)

구분	직장근로자	농 · 어민, 도시자영업자
보험료	보수월액의 6.99% 사용자, 근로자가 각 50%씩 부담 사용자가 원천징수하여 공단에 납부 공무원은 본인, 정부가 각 50%씩 부담 사립학교 교원은 본인, 학교경영자, 정부가 각 50%, 30%, 20%씩 납부	소득 · 재산(자동차 포함) 등 등급별 적용 점수를 합산한 보험료부과점수에 점수당 단가(205.3원)를 곱한 금액 세대의 지역가입자가 연대하여 납부
국고	해당 연도 보험료 예상수입액의 14%	
건강증진기금	해당 연도 보험료 예상수입액의 6%(단, 부담금 예상수입액의 65% 이내)	

주: 2023년 보험료는 보수월액의 7.09% 및 부과점수당 단가 208.4원
[자료원] 국민건강보험. http://www.nhis.or.kr

g. 보험급여의 제한 및 비급여

건강보험에서 제공해주는 보험급여는 제한이 있으며 건강보험을 통해 보험급여가 지급되지 않는 서비스도 있다.

(2) 의료급여제도

① 의료급여제도의 개요

의료급여제도는 생활 유지능력이 없거나 생활이 어려운 저소득국민의 의료문제(질병, 부상, 출산 등)를 국가가 보장하는 공공부조제도이다. 의료기관 중복방문, 약물 오남용 등으로 건강상의 위해가 발생할 위험이 높은 수급권자 및 급여 상한일수 초과자는 선택의료급여기관을 지정하여 이용하여 하며, 수급권자 본인이 자주 이용하는 의원급 기관 선택을 원칙으로 하여 선택의료급여기관 이외의 기관을 방문할 때에는 선택의료급여기관에서 발급한 의료급여의뢰서가 필요하다. 하지만 의료급여 절차에 의하지 않고(의료급여의뢰서 없이) 의료급여기관을 이용한 경우에는 진료비 전액을 본인이 부담해야 한다.

의료급여 수급권자 중 「국민기초생활 보장법」에 의한 수급자는 1종 및 2종 수급권자로 구분한다. 1종과 2종을 구분하는 근거는 근로능력의 유무인데 기초생활보장수급자 중 근로능력이 없는 자는 1종, 근로능력이 있는 자는 2종이 된다. 1종 수급권자는 국민기초생활보장수급자 중 근로 무능력 가구, 희귀난치성 질환등록자, 중증질환자, 시설수급자이며, 타법 적용자로 이재민, 의상자 및 의사자의 유족, 입양아동(18세 미만), 국가유공자, 중요무형문화재 보유자, 북한이탈주민, 5 · 18민주화운동 관련자, 노숙인이며, 행려 환자도 1종 수급권자에 속한다. 2종 수급권자는 국민기초생활보장 대상자 중 1종 수급대상이 아닌 가구가 해당된다(표 1-24).

② 의료급여 전달체계

의료급여 환자는 「의료급여법 시행규칙」 제3조의 규정에 의한 1차 의료급여기관 → 2차 의료

표 1-24 의료급여 수급권자 유형 및 대상자

구분	법령	수급권자
1종	국민기초생활보장법 재해구호법 의사상자 등 예우 및 지원에 관한 법률 입양특례법 독립유공자예우에 관한 법률, 국가유공자 등 예우 및 지원에 관한 법률, 보훈보상대상자 지원에 관한 법률 무형문화재 보전 및 진흥에 관한 법률 북한이탈주민의 보호 및 정착지원에 관한 법률 5 · 18 민주화운동관련자 보상 등에 관한 법률 노숙인 등의 복지 및 자립지원에 관한 법률	의료급여 수급자 이재민 의상자 및 의상자 유족 국내 입양된 18세 미만 아동 독립국가유공자, 보훈보상대상자 및 그 유족 · 가족 중요무형문화재 보유자 및 그 가족 새터민(북한이탈주민)과 그 가족 5 · 18 민주화운동관련자, 그 유족 · 가족 등 노숙인
2종		국민기초생활보장법에 의한 수급자 중 근로능력이 있는 자

[자료원] 법제처. 의료급여법.

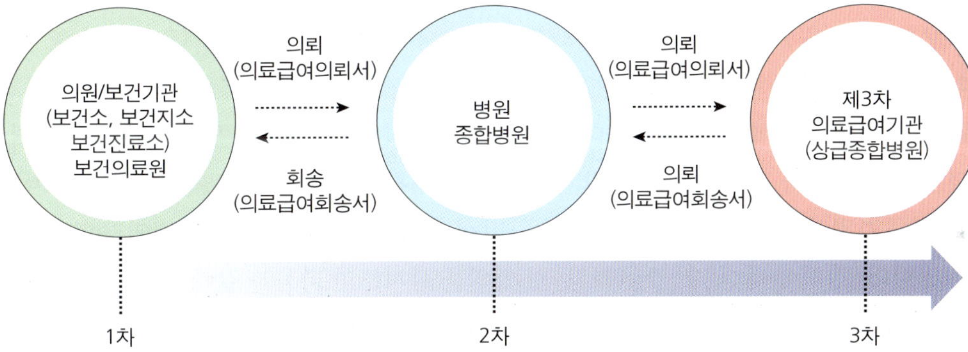

그림 1-9 의료급여 전달체계

[자료원] 건강보험심사평가원. https://www.hira.or.kr

급여기관 → 3차 의료급여기관에서 단계적으로 진료를 받을 수 있다. 1차 의료급여기관은 의료법에 따라 시장 · 군수 · 구청장에게 개설 신고한 의료기관, 보건소 · 보건의료원 및 보건지소, 약국이 포함되며, 2차 의료급여기관은 의료법에 따라 시 · 도지사가 개설허가한 의료기관이다. 3차 의료급여기관은 2차 의료급여기관 중에서 보건복지부장관이 지정하는 의료기관이다(그림 1-9).

지역사회간호와 보건정책

04절

1. 보건정책

1) 보건정책의 개념

정책의 개념에 대해서는 학자마다 다양한 의견을 제시하고 있다. 특히 사회가 복잡해질수록 정책의 개념은 광의적 성격을 띠고 있기 때문에 더욱 복잡해질 수 있다. 일반적으로 정책이란 정부 또는 공공기관이 정치적 · 행정적인 목적을 달성하기 위하여 준비한 공식적인 방책이나 행동지침을 말한다. 정책에 대한 다양한 학자들의 정의를 살펴보면 다음과 같다.

Dye(1981)는 "정책이란 정부가 하기로 선택하였거나 하지 않기로 선택한 모든 것"이라고 광범위하게 정의하였으며, Jenkins(1987)는 "공공정책이란 특정한 상황에서 어떤 목적을 달성할 만한 권한이 있는 행위자들이 목적과 이것을 실현할 수 있는 수단을 선택하는 일련의 상호 관련된 의사결정이다"라는 좀 더 정교한 정의를 내리고 있다. Anderson(1975)은 정책이란 "한 행위자나 여러 세트의 행위자들이 어떤 한 문제나 관심사를 해결하기 위한 목적지향적인 행동노선"이라는 일반적인 정의를 내리고 있다. Lowi(1972)는 "정책은 정부 당국이 적극적이거나 소극적인 제재를 사용하여 시민의 행태나 조건에 영향을 미치려는 정부의 의도"를 정의해 놓은 일반적인 진술이다. Easton(1971)은 "하나의 정책은 사회적 가치를 배분하는 의사결정과 행동의 망이다"라고 정의하고 있다.

우리나라의 학자인 김창엽(1993)은 정책이란 "바람직한 사회상태를 이루려는 정책목표와 이를 달성하기 위해 필요한 정책수단에 대하여 권위 있는 정부기관이 공식적으로 결정한 기본방침"이라고 정의하기도 하였다. 또한 정책이란 어떤 사회 분야에서 사회적 시스템, 구조, 문화, 가치, 규범, 행태, 물리적 환경 등을 바꾸며, 또 다른 방법으로 바꾸고자 하는 정부관여의 수단을 결정해 놓은 것이다. 즉, 정책이란 특정 상황에서 어떠한 사회를 어떻게 만들어가겠다는 정부관여의 행동에 대한 상호 관련된 일련의 의사결정이라고 할 수 있다.

정책이란 용어가 널리 사용되지만 실제 정책학의 연구 대상은 일반적 의미의 정책이라기보다는 공공정책이다. 공공정책은 공공이익과 공공사항을 내포한 개념이며, 활동의 주체는 정부 및 지방자치단체 등의 공공기관이다.

보건정책은 인구집단의 건강상태를 유지·증진하는 것을 목표로 하는 정부나 기타 단체들의 활동으로 정의할 수 있다. 문재우(2013)에 따르면 보건정책은 다음의 3가지로 구별할 수 있다.

첫째, 보건의료정책이다. 이는 진단·치료·간호·진료 등을 관리하는 것을 말한다. 폭넓게 말하면 이미 건강문제가 있는 사람들을 대상으로 하는 정책을 말한다.

둘째, 예방정책이다. 이미 진행 중에 있거나 나빠진 건강문제를 예방하기 위한 활동을 말한다. 이는 백신이나 건강검진 프로그램 등 특정 질병을 예방하기 위한 종합적인 활동, 보건정보와 보건교육 등의 건강증진을 위한 활동 및 식이, 음식에 대한 규제를 통한 건강보호 등 안전을 향상시키기 위한 활동 등을 포함한다.

셋째, 범부처 간 보건정책이다. 이는 공식적인 공중보건 업무의 범위에서 벗어나지만 건강에 손상을 주는 것을 방지하는 건강 관련 정책이다. 교통안전정책, 건축규제정책, 고용정책, 농업정책 등이 여기에 포함된다.

2) 정책과정

정책에 대한 정의가 다양한 것처럼 정책과정(policy process)에 대해서도 여러 학자들의 다양한 견해가 있으나 대체적으로 공통적인 요소들이 존재한다. 그 가운데에서 이론적인 틀로써 가장 자주 인용되는 정책과정모형의 하나인 앤더슨(Anderson, 1975)의 정책과정은 다음의 다섯 가지 단계로 구성되어 있다.

① 문제정의와 정책의제 형성(problem identification and agenda formation)단계: 정책당국이 심각성을 인정하여 해결해야 하는 정책문제를 선정하는 단계
② 정책형성(formulation)단계: 문제해결에 이바지할 수 있고 실현 가능한 대안들을 발전시키는 단계
③ 정책채택(adoption)단계: 최종안을 선택하고 지지를 모아서 권위 있는 기관이 의결하거나 합법성을 부여하도록 하는 단계
④ 정책집행(implementation)단계: 정부의 행정기구가 결정된 정책을 실행에 옮기는 단계
⑤ 정책평가(evaluation)단계: 정책이 효과적이었는지를 판단하고 성공이나 실패의 원인을 찾는 단계

이 중에서 정책형성과 정책채택 단계를 합쳐서 흔히 '정책결정'단계로 분류한다.

3) 정책결정

정책결정과정이란 의제 형성과정에 의해 채택된 정책의제를 그 해결책을 강구하는 정책으로

바꾸어 나가는 정책의 작성이나 수립과정을 뜻한다. 이 과정은 공식 · 비공식의 참여자와 다양한 압력주체들이 상호 영향을 주고받는 동태적 과정이며, 정치권력의 영향력이 함께 작용하는 정치적 과정이기도 하다. 또한 이해관계를 달리하는 수많은 개인 및 집단이 보다 자기에게 유리한 정책이 될 수 있도록 갖가지 전략과 수단을 동원해가는 경쟁과정이다. 그리고 이 정책결정과정은 다시 문제의 파악과 정의, 정책목표의 설정, 정책 대안의 탐색과 개발, 정책 대안의 미래 예측, 대안의 비교 및 평가, 최적대안의 선택이라는 하부과정으로 세분된다.

2. 우리나라의 보건정책

1) 보건정책환경의 변화

(1) 경제산업 구조의 변화

우리나라의 경제 구조가 고도화되면서, 과거와 같이 빠른 속도의 경제 성장은 기대하기 어렵다. 경제성장률은 2015년에는 2.8%, 2018년에는 2.9% 등으로 비슷한 수준을 유지하다가 전 세계적으로 유행한 코로나바이러스감염증-19(COVID-19)의 영향으로 2020년 -0.7%(KOSIS, 2023)를 기록한 이후 점차 회복하고 있는 추세이다. 2021년의 고용률은 66.5%(전년 대비 0.6%p 증가), 취업자 수는 2,727.3만 명으로 전년 대비 36.9만 명 증가하였다. 실업자는 103.7만 명으로 전년 대비 7.1만 명 감소하였고, 실업률은 3.7%로 전년 대비 0.3%p 감소하였다. 청년 취업자 수는 2020년 크게 감소한 이후 다시 증가세로 전환하는 가운데, 청년 고용률이 전년 대비 2.0%p 증가한 44.2%로, 청년 실업률이 전년 대비 1.2%p 하락한 7.8%로 나타났다.

주요 선진국과 비교하여 우리나라는 COVID-19에도 불구하고 고용충격이 작은 편이었으며 캐나다, 네덜란드 등에 이어 위기 이전 수준을 빠르게 회복한 국가 중 하나로, 전반적인 고용동향은 전년도에 비해 청년층을 중심으로 전 연령대의 고용률이 상승하는 추세를 보였지만 청년 실업률이 꾸준히 높은 것은 여전히 사회적 문제로 손꼽히고 있다(기획재정부, 2022).

(2) 사회통합 약화

최근 우리나라에서 가장 극심하게 드러나는 문제점은 양극화의 심화로 비롯된 사회통합 약화 현상이다. 먼저 지니계수 등 주요 소득분배지표의 추이를 살펴보면, 2000년대 들어서서 지속적으로 악화되다가 2008년 글로벌 금융위기 시기에 최고조에 도달하였다. 다행히 2009년부터 완만히 하락세로 전환되어 2013~2015년에는 다시 2003~2004년 수준이 되었으나, 여전히 높은 수준의 소득 불평등을 나타내고 있다. 또한 2016년에는 소폭 증가함에 따라 보건복지정책의 중요성이 높아지고 빈곤계층별 미세한 정책 수행이 필요한 시점이라 하겠다.

상대빈곤율(중위소득의 50% 미만)은 2019년 기준으로 16.7%에 이르러 OECD 평균 11.1%보다 높은 수준으로 여전히 빈곤층의 문제가 심각함을 알 수 있다(OECD, 2021). 소득계층을 크게 저소득층, 중산층, 고소득층으로 나누어 보면 1990년 이래 지속적으로 중산층 비율이 줄어들고 저소득층 비율은 증가하고 있어, 양극화 진행도 심화되고 있다고 판단된다.

2021년 한국은행의 통화금융통계에 따르면 가계부채는 최근 수년간 지속적으로 상승하여 2011년 916.2조 원에서 2021년 1862.1조 원으로 급증하였다. 현재의 가계부채 총량은 서민경제가 감당할 수 있는 한계점에 거의 도달하였으며, 부채 부담으로 인한 소비 위축으로 자칫 '소비→투자→고용→소득→소비'로 순환하는 경제성장 고리를 훼손할 가능성이 있다. 또한 부채를 감당하지 못하고 저소득층으로 밀려나는 서민과 중산층이 많아질 수 있는 상황이다.

이와 같은 상황은 우리 사회의 통합을 약화시키고, 글로벌 경제여건 악화와 같은 갑작스런 위기가 도래할 경우 특히 서민층과 저소득층이 어려움에 직면할 가능성이 있어, 사회안전망의 사전예방장치가 강화되어야 할 것이다.

(3) 저출산 · 고령화 심화

우리나라는 2012년 6월 23일을 기점으로 인구 5천만 명을 돌파하여, 주요 선진국 중 7번째의 인구규모를 갖게 되었다. 그러나 낮은 출산율과 빠른 고령화 진행 등으로 인해 향후 극심한 인구위기가 우려되는 것은 주지의 사실이다.

우리나라의 출산율은 꾸준히 감소하는 추세를 보이다가 2018년 0.98명으로 1명 이하를 기록한 이후에도 지속적으로 감소하여 2021년에는 0.81명까지 하락하였다. 또한 초혼 연령도 계속 상승하여 2021년 여성 기준 31.1세, 남성 기준 33.4세를 기록하였다. 이러한 지표로 볼 때 우리나라는 점점 더 출산 잠재력이 높지 않은 사회로 변화하고 있어, 앞으로도 출산율의 상승은 매우 불투명한 상황이다(통계청, 2022).

유엔 인구추계에 따르면 한국 외에도 일본, 이탈리아, 스페인, 폴란드, 체코 등 여러 OECD 국가에서 인구 감소현상이 나타날 것으로 전망되었다. 현재 우리나라의 고령인구 비중은 2020년 15.7%로 OECD 국가들과 비교할 때 상대적으로 낮은 수준이나, 지금과 같은 추세라면 2070년경에는 46.4%로 OECD 국가 중 가장 높은 고령화 수준을 보일 것으로 전망된다.

생산연령인구(15~64세)는 2017년 3,612만 명을 정점으로 감소하여, 베이비붐 세대가 고령인구로 편입되는 2020년 이후부터는 고령화가 초래하는 사회경제적 위기에 본격적으로 직면하고 있다. 2020년 기준 생산연령인구 100명당 부양할 인구(부양비)는 38.7명이며, 2056년부터 부양비가 100명을 넘어설 것으로 예상되고, 2070년이 되면 117명에 이르러 2020년의 3배 이상 증가할 전망이다(통계청, 2021).

이러한 저출산 · 고령화에 따른 인구구조의 변화는 생산인구의 감소를 야기하여 결국에는 경제의 잠재 성장력을 약화시킨다. 또한 국민연금, 건강보험, 장기요양보험 등 각종 사회보험과 노인 관련 사회복지 지출의 증가를 가져오고, 아동수당 및 가족급여, 교육지출 등에도 변화를 미치게 된다. 따라서 정부재정의 부담은 증가할 것이고, 이는 세금의 증가로 이어져 결국에는 전반적인 사회구조의 변화가 일어날 것으로 예상할 수 있다.

2) 우리나라 보건정책의 방향

위에서 살펴본 보건정책환경의 변화로 인해 우리나라는 향후 사회계층의 양극화 심화와 저출산 · 고령화의 문제를 해결하기 위한 고민이 필요하다. 우선적으로는 취약계층을 포함한 국민들이 더욱 폭넓은 보건복지서비스와 예방적 보건의료체계 구축을 통해 안락하고 건강한 삶을 누릴 수 있도록 하여야 하고, 소득계층 및 인구집단별 맞춤형 복지를 강화하여 사회적 소속감과 연대감을 강화하는 등 여러 가지 노력이 뒷받침되어야 한다.

이에 2023년 정부는 그림 1-10과 같이 정책방향을 설정하였다. 이는 "미래 도약을 위한 튼실한 복지국가"를 비전으로 하여 첫째, 약자복지 및 필수의료 확대, 둘째, 미래 대비 개혁과제 중점 추진을 목표로 설정하였다. 이를 위한 핵심 추진과제는 다음과 같다.

- 촘촘하고 두터운 약자복지 확대
- 생명 · 건강 지키는 필수의료 강화
- 지속가능한 복지개혁 추진
- 보다 나은 미래 준비

<비전>

미래 도약을 위한 튼실한 복지국가

<목표>

- 약자복지 및 필수의료 확대
- 미래 대비 개혁과제 중점 추진

<핵심 추진과제>

촘촘하고 두터운 약자복지 확대	생명 · 건강 지키는 필수의료 강화
• 촘촘한 위기가구 발굴 • 두터운 취약계층 보호 • 새로운 복지수요 적극 대응 • 수요자 맞춤형 사회서비스 고도화	• 보건의료의 약자복지 실현, 필수의료 강화 • 생애주기 · 스마트 건강투자 확대 • 대규모 재난 대응의료체계 마련 • 신종감염병 대응체계 혁신

지속가능한 복지개혁 추진	보다 나은 미래 준비
• 건강보험 개혁 통한 지속가능성 확보 • 지속가능한 상생의 국민연금 개혁 • 체감할 수 있는 복지지출 혁신	• 인구정책 패러다임 전환 • 저출산완화 위한 일-육아 병행 지원 • 천만 노인 시대, 전방위적 대비 • 첨단기술로 보건안보 및 신시장 선도 • 바이오헬스 육성 · 수출 총력지원

그림 1-10 2023년 보건복지부 업무추진 방향

[자료원] 보건복지부(2023). 2023년 보건복지부 주요 업무 추진계획.

3. 우리나라 건강증진종합계획

1) 국민건강증진종합계획

우리나라의 국민건강증진종합계획은 「국민건강증진법」 제4조에 따라 국민의 건강증진 및 질병 예방을 위해 매 5년마다 수립하는 국가 차원의 국민건강 로드맵이다. 국민건강증진종합계획 추진경과를 살펴보면, 2002년 제1차 계획(2002~2005), 2005년 제2차 계획(2006~2010), 2010년 제3차 계획부터 2011~2020년에 이르는 10년 계획 수립, 2015년 제4차 계획(2016~2020)은 제3차 HP 2020의 중간 수정의 형태로 수립하였다. 그리고 2020년에 제5차 국민건강증진종합계획 Health Plan 2030(2021~2030)이 수립되었다.

지금까지의 우리나라의 국민건강증진종합계획의 추진과정을 도식화하면 그림 1-11과 같다.

1995	1997	2002	2005	2011	2016	2021
「국민건강 증진법」 제정	국민건강 증진기금 조성	1차 계획 (HP2010, 2002~2005) 수립	2차 계획 (HP2010, 2006~2010) 수립	3차 계획 (HP2020, 2011~2015) 수립	4차 계획 (HP2020, 2016~2020) 수립	5차 계획 (HP2030, 2021~2030) 수립

그림 1-11 국민건강증진종합계획 추진과정

[자료원] 김춘미 등(2022). 지역사회간호학, 수문사.

(1) 제5차 국민건강증진종합계획의 수립 방향 설정

제5차 국민건강증진종합계획(Health Plan 2030, HP 2030)은 2021~2030년까지의 종합계획으로, 크게 4가지로 구분되며 HP 2030의 기본원칙은 표 1-25와 같다. 대한민국의 건강 수준, 향후 정책환경의 변화, 국제적 흐름, 그리고 국민인식이 배경으로 되어 있으며, 4가지 범주에 따른 상세 추진 여건은 표 1-26~29와 같다.

HP 2030의 기본틀은 '모든 사람이 평생 건강을 누리는 사회'를 비전으로 하여, '건강수명연장, 건강형평성 제고'를 목표로 하고 있다. 주요 사업 분야는 '건강생활실천, 정신건강관리, 비감염성질환 예방관리, 감염 및 기후변화성 질환 예방관리' 등 6개로 구분되어 있다. 이를 도식화한 틀은 그림 1-12와 같다.

이전의 건강증진종합계획 HP 2020과 비교하였을 때 HP 2030에서 특별히 부각되는 사업 분야는 '기후변화성 질환 예방관리, 건강친화적 환경구축'에 관한 것이다. HP 2020과 HP 2030의 기본틀을 비교하면 표 1-30과 같다.

표 1-25 HP 2030의 기본원칙

원칙	세부내용
국가와 지역사회의 모든 정책 수립에 건강을 우선적으로 반영	• 건강의 사회적 결정요인을 확인하고, 건강증진과 지속가능 발전을 도모하기 위한 다부처 · 다분야 참여 추진 • 모든 정책에서 건강을 우선적으로 고려하는 제도 도입 지향
보편적인 건강 수준 향상과 건강형평성 제고를 함께 추진	• 중점과제별로 특히 취약한 집단 · 계층을 확인하고, 이들에게 편익이 돌아갈 수 있도록 정책목표와 우선순위 설정 – 세부사업 및 성과지표 선정 시 기본적으로 성별 분리지표를 설정하고, 소득 · 지역 등 건강의 사회적 결정요인에 따른 격차 감소를 고려
모든 생애과정과 생활터에 적용	• 영유아 · 아동 · 청소년 · 성인 · 노인 등 생애주기별 단계와 학교 · 군대 · 직장 등 생활터 내에서 적절한 건강정책이 투입될 수 있도록 정책 설계
건강친화적인 환경 구축	• 모든 사람이 자신의 건강과 안녕(well-being)을 위한 잠재력을 최대한 발휘할 수 있는 사회적 · 물리적 · 경제적 환경 조성
누구나 참여하여 함께 만들고 누릴 기회 보장	• 전문가 · 공무원뿐만 아니라 일반 국민의 건강정책 의견 수렴 및 주도적 역할 부여
관련된 모든 부문이 연계하고 협력	• SDGs 등 국제 동향과 국내 분야별/지역별 건강정책과의 연계성 확보, 향후 분야별/지역별 신규 계획 수립 시 지침으로 기능

[자료원] 보건복지부 · 한국건강증진개발원(2021). 제5차 국민건강증진종합계획.

표 1-26 대한민국의 건강 수준에 따른 HP 2030의 추진 여건

구분	특성
기대수명은 양호, '건강의 질'은 답보	• (기대수명) 소득 수준 향상 및 의료기술의 발달로 기대수명은 지속적으로 증가, OECD 국가들의 평균을 상회('18년 기준 82.7세, OECD 평균 80.7세) • (건강수명) 기대수명에서 질병이나 부상으로 인한 기간(유병기간)을 뺀 건강수명도 지속적으로 증가, 기대수명과 약 12년의 격차 존재 • (주관적 건강상태) 15세 이상 인구 중에서 '본인이 건강하다고 생각'하는 비율은 OECD 국가 중 최하위('18년 기준 32.0%, OECD 평균 67.9%)
만성질환 및 이에 따른 질병부담 증가	• (만성질환) 비만 · 고혈압 · 당뇨병 등 만성질환의 예방 · 관리 중요성 증가에도 불구하고 유병률 및 질병부담은 여전 • (질병부담) 12대 만성질환으로 인한 진료인원은 연평균 3.1%씩 증가하고 있으며, 이로 인한 진료비도 연평균 8.1%씩 증가 – 총 진료비 중 비율도 ('11) 23.5% → ('18) 40.0%로 크게 상승
개인의 건강행태와 마음건강 악화	• (흡연) 지속적인 담배규제정책이 남성 흡연율의 감소에는 기여하고 있으나 여전히 높은 편이며, 여성 흡연율은 증가하는 경향 – 궐련형 전자담배, 액상형 전자담배 등 새로운 담배제품의 출현은 여성 및 청소년의 흡연을 유인하는 새로운 건강문제로 대두 • (신체활동 및 식습관) 청소년 · 성인의 신체활동 실천율은 꾸준히 감소하고 있으며, 폭음 · 아침결식 · 외식 등으로 인한 식습관 악화 • (마음건강) 알코올 · 약물 등 전통적 중독문제는 물론 디지털 미디어 등에 의한 새로운 정신건강문제 등장. 자살사망률도 OECD에서 가장 높은 수준

[자료원] 보건복지부 · 한국건강증진개발원(2021). 제5차 국민건강증진종합계획.

표 1-27 향후 정책환경변화에 따른 HP 2030의 추진 여건

구분	특성
급속한 고령화로 인한 사회부담 증가	• (인구전망) 고령인구 구성비는 앞으로도 지속적으로 증가 전망 – '25년경 초고령사회(20% 초과)에 진입하여 '60년경 43%까지 증가 예상 – 고령자 가구 비율도 '30년도에 이미 30%를 초과하며, 특히 1인 가구의 비중이 가장 높아(34.8%) 사회의 돌봄부담이 증가할 전망 • (노인의료비) 노인인구 증가에 따라 노인의료비 증가율도 빠르게 증가, 이미 전체 진료비의 40%를 초과 • (사회적 부담) OECD 최고 수준의 노인빈곤율('16년 기준 45.0%, OECD 평균 13.2%)은 사회적 부담 증가는 물론 노인의 건강에도 부정적 영향 제공 * 일하는 고령자가 비취업 고령자보다 자신의 건강상태가 '좋다'고 생각하며, 유병률은 낮으나 흡연 · 음주 · 스트레스 정도는 높음('19 고령자 통계)
기후 변화 및 환경문제 심화로 인한 신종 질환 출현	• (전지구적 기후변화) 지난 133년간(1880~2012년) 지구평균 기온은 0.85℃ 상승. 인위적 온실가스 배출도 산업혁명 이후 큰 폭으로 증가 • (한반도 기후변화) 기온 상승, 강수변동성 등 기후패턴 변화 분명. 전 지구 평균을 상화하는 해수온 및 해수면 상승 – 뚜렷한 기후변화는 폭염에 의한 질병 · 사망, 기상재해로 인한 인명피해, 대기오염 및 곤충 · 설치류 매개 감염병 증가 등 건강문제 야기 • (신종 및 재출현 감염병) 20세기 말부터 새로이 출현하는 각종 감염이 전 세계적 문제로 대두 * '97년 이후 조류인플루엔자, '03년 SARS, '09년 신종인플루엔자, '15년 메르스, '20년 코로나19 – 향후 음식매개 · 수인성 감염병, 변종 병원체 감염병 등이 새롭게 출현, 국제교류 증가 및 산업화 · 밀집화에 따라 단기간 내 전 세계로 파급 • (환경성 질환) 공기질 · 소음 · 수질오염 및 기타 유해물질 등에 의한 환경성 질환은 꾸준히 증가할 전망
새로운 형태의 건강 수요–공급 발생	• (수요 확대) 보건 · 복지서비스업은 고령화 · 소득 증가 · 의료기술 발달 등으로 꾸준한 수요 증가에 힘입어 높은 수준으로 성장 예측 – 사람의 손길을 필요로 하는 일자리 특성상 보건 · 복지서비스업 취업자 수도 큰 폭으로 증가 전망 • (4차 산업혁명) 빅데이터 · 인공지능(AI) · 사물인터넷(IoT) 등의 융합으로 개인화된 맞춤형 정밀의료 구현 – 표준적 · 경험적 치료에서 개인별 맞춤의료로의 의료 패러다임 변화는 정부가 제공하는 건강증진서비스에도 적용될 전망 – 특히, 코로나19로 인한 경기침체 극복 및 경제구조 전환(디지털 · 그린 경제 등) 대응을 위해 추진 중인 '한국판 뉴딜'로 비대면 건강관리 인프라 구축 가속화 예상
소득 양극화와 건강 불평등 개선 필요	• (양극화) 최근 수년간의 분배개선 조치들로 소득분배지표는 개선되는 경향이나, 비정규직 · 고령층 등을 중심으로 분배 악화 • (건강불평등) 적절한 정책개입이 없다면 소득계층 간 또는 지역 간 건강격차는 심화될 전망 – 흡연, 음주 등 주요 건강행태의 지역 간 격차도 지속되는 상황

[자료원] 보건복지부 · 한국건강증진개발원(2021). 제5차 국민건강증진종합계획.

표 1-28 국민인식에 따른 HP 2030의 추진 여건

구분	특성
자신의 건강 수준에 대한 인식	• 자신이 희망하는 기대수명은 평균 87.1세로 실제 기대수명('18년 82.7세)과의 격차는 4.4세 수준 • 국민들은 소득 수준(90.5%), 교육 수준(73.6%), 거주지 특성(72.7%)이 '건강에 영향을 미친다'고 인식 ⇨ 국민 인식에 부합하는 수준으로 건강 수준 및 건강형평성 향상 필요
정부와 건강정책에 대한 인식	• 건강증진을 위해 정부가 적극적 개입 · 관리해주기 원하는 분야는 '운동실천(26.9%)', '감염질환 예방(21.6%)', '스트레스 관리(17.1%)' 순 • 국가와 지자체가 자신의 건강을 위해 '투자하고 있다'고 인식하는 비율은 37.2%, '투자하고 있지 않다'고 인식한 비율은 51.6% – 정부의 다양한 건강증진 캠페인 및 지원을 통해 실제 행동변화를 실천한 비율도 11.2%에 불과 ⇨ 건강정책에 대한 국민의 기대는 다양, 국민이 체감하는 정책 필요
코로나19로 이후의 건강행태 및 마음건강 악화	• 코로나19 이후 생긴 생활의 변화*는 식습관과 신체활동에 영향 * '배달음식 주문 빈도 증가(22.0%)', '집에서 직접 요리해 먹는 빈도 증가(21.0%)', '체중 증가(12.5%)', '운동량 감소(11.4%)' • 소위 '코로나블루'를 경험한 비율도 40.7%에 달했으며, 주요 요인은 '사회적 고립감(32.1%)'과 '건강 염려(30.7%)' 등 * 코로나19 이후 감염에 대한 불안과 무거운 사회 분위기 때문에 겪는 우울감 또는 불안감 ⇨ 코로나19 이후 변화된 일상에 대처할 수 있는 건강증진 정책개발 필요

[자료원] 보건복지부 · 한국건강증진개발원(2021). 제5차 국민건강증진종합계획.

표 1-29 국제적 흐름에 따른 HP 2030의 추진 여건

<table>
<tr><th>구분</th><th>특성</th></tr>
<tr><td>건강증진의 3대 축
(제9차 국제건강증진 컨퍼런스, '16년 상하이)</td><td>• WHO는 건강을 증진하고 지속가능 발전을 도모하기 위한 3대 축으로 ① 좋은 거버넌스 ② 건강도시 ③건강정보 이해능력을 선정
<table>
<tr><td>① 좋은 거버넌스</td><td>② 건강도시</td><td>③ 건강정보 이해능력</td></tr>
<tr><td>건강을 보호하고 안녕을 증진할 수 있는 시스템 구축</td><td>다른 도시정책과 상호 도움이 되는 정책을 우선 선택</td><td>건강정보 이해능력이 건강의 핵심적 결정요인임을 인정</td></tr>
<tr><td>보편적 의료보장 도입</td><td>사회 혁신과 양방향 기술의 활용</td><td>건강정보 이해능력을 개선할 수 있는 국가적 · 지역적 전략 마련</td></tr>
<tr><td>국제 이슈를 해결할 수 있는 글로벌 가버넌스 강화</td><td>사회적 평등과 포용 추구</td><td>시민의 자가 건강관리 능력 향상</td></tr>
<tr><td>전통의학의 가치 재고</td><td>보건 · 복지 서비스의 형평성 재정립</td><td>건강한 선택을 장려하는 소비 환경 조성</td></tr>
</table>
[자료원] Dr. Jason Ligot. WHO 비감염성질환 예방과 컨설턴트. 2017 건강정책 국제포럼
– 미국이 최근 발표('20.8월)한 「Healthy People 2030」에서 총괄목표로 건강불평등 제거, 건강정보 이해력, 사회적 · 경제적 환경 강조</td></tr>
</table>

(계속)

표 1-29 국제적 흐름에 따른 HP 2030의 추진 여건(계속)

구분	특성
생애주기별 건강불평등 정책 필요성 증대(The Marmot Review, '10년)	• 개인의 건강은 출생 당시부터 축적된 사회 · 경제적 · 심리적 · 환경적 경험과 삶의 여러 단계를 거치면서 변화 – 건강에 대한 부정적인 효과를 최소화하고 긍정적 효과를 극대화하기 위해서는, 생애단계별로 적절한 조치(행동)들이 필요함

[자료원] 보건복지부 · 한국건강증진개발원(2021). 제5차 국민건강증진종합계획.

모든 사람이 평생 건강을 누리는 사회

건강수명 연장, 건강형평성 제고

기본원칙

1. 국가와 지역사회의 모든 정책 수립에 건강을 우선적으로 반영한다.
2. 보편적인 건강 수준의 향상과 건강형평성 제고를 함께 추진한다.
3. 모든 생애과정과 생활터에 적용한다.
4. 건강친화적인 환경을 구축한다.
5. 누구나 참여하여 함께 만들고 누릴 수 있도록 한다.
6. 관련된 모든 부문이 연계하고 협력한다.

건강생활 실천

1. 금연
2. 절주
3. 영양
4. 신체활동
5. 구강건강

정신건강 관리

6. 자살 예방
7. 치매
8. 중독
9. 지역사회 정신건강

비감염성 질환 예방관리

10. 암
11. 심뇌혈관 질환
12. 비만
13. 손상

감염 및 기후변화성 질환 예방관리

14. 감염병 예방 및 관리
15. 감염병 위기 대비 · 대응
16. 기후변화성 질환

인구집단별 건강관리

17. 영유아
18. 아동, 청소년
19. 여성
20. 노인
21. 장애인
22. 근로자
23. 군인

건강친화적 환경 구축

24. 건강친화적 법제도 개선
25. 건강정보 이해력 제고
26. 혁신적 정보기술의 적용
27. 재원마련 및 운용
28. 지역사회 자원 확충 및 거버넌스 구축

그림 1-12 국민건강증진종합계획(HP2030)의 기본틀

[자료원] 보건복지부 · 한국건강증진개발원(2021). 제5차 국민건강증진종합계획.

표 1-30 HP 2030과 HP 2030 기본틀 비교

구분	4차 국민건강증진종합계획(HP 2020)		5차 국민건강증진종합계획(HP 2030)	
비전	온 국민이 함께 만들고 누리는 건강세상		모든 사람이 평생 건강을 누리는 사회	
목표	건강수명 연장과 건강형평성 제고		건강수명 연장, 건강형평성 제고	
사업 분야	총 6분과	27개 중점과제	총 6분과	28개 중점과제
	Ⅰ. 건강생활 실천 확산	1. 금연, 2. 절주, 3. 신체활동, 4. 영양	Ⅰ. 건강생활실천	1. 금연, 2. 절주, 3. 영양, 4. 신체활동, 5. 구강건강
	Ⅱ. 만성퇴행성질환과 발생 위험요인관리	5. 암, 6. 건강검진(삭제) 7. 관절염(삭제) 8. 심뇌혈관 질환 9. 비만 10. 정신보건(분과 확대) 11. 구강보건(분과 이동)	Ⅱ. 정신건강관리 Ⅲ. 비감염성 질환 예방관리	6. 자살예방, 7. 치매, 8. 중독, 9. 지역사회정신건강 10. 암 11. 심뇌혈관질환 ① 심뇌혈관질환 ② 선행질환 12. 비만 13. 손상
	Ⅲ. 감염질환관리	12. 예방접종 13. 비상방역체계 14. 의료 관련 감염 15. 결핵 16. 에이즈	Ⅳ. 감염 및 기후변화성 질환 예방관리	14. 감염병 예방 및 관리 ① 결핵 ② 에이즈 ③ 의료감염 · 항생제 내성 ④ 예방행태개선 15. 감염병위기대비대응 ① 검역/감시 ② 예방 접종 16. 기후변화성 질환
	Ⅳ. 인구집단 건강관리	16. 모성건강(→'여성') 17. 영유아건강 18. 노인건강 19. 근로자건강증증진 20. 군인건강증진 21. 학교보건 22. 다문화가족건강(→'여성') 23. 취약가정방문건강(→'노인') 24. 장애인건강	Ⅴ. 인구집단별 건강관리	17. 영유아 18. 아동 · 청소년 19. 여성 20. 노인 21. 장애인 22. 근로자 23. 군인
	Ⅴ. 안전환경보건 Ⅵ. 사업체계 관리	25.식품정책(삭제) 26. 손상 예방 27. 사업체계관리(인프라, 평가, 정보 · 통계, 재원)	Ⅵ. 건강친화적 환경 구축	24. 건강친화적법 제도 개선 25. 건강정보이해력 제고 26. 혁신적 정보기술의 적용 27. 재원마련 및 운용 28. 지역사회자원(인력, 시설) 확충 및 거버넌스 구축

* 건강검진: 비감염성질환 '암' 등에 검진내용 포함하고 중점과제에서 제외
관절염: 정책담당부서가 없어 관리 어려움. 노인 등에 포함하고 중점과제에서 제외
식품정책: 건강생활실천 '영양' 과제 등에 포함하고 중점과제에서 제외

[자료원] 보건복지부 · 한국건강증진개발원(2021). 제5차 국민건강증진종합계획.

(2) 제5차 국민건강증진종합계획의 기본틀

① HP2030의 목표와 사업 분야

우리나라 국민건강증진종합계획(Health Plan 2030)의 총괄목표는 "건강수명 연장과 건강형평성 제고"이다(그림 1-12 참조).

건강수명의 추계는 선진국의 건강수명 동향과 우리나라의 건강수명 추세를 감안하여 추정하였고, 건강수명은 평균수명에서 질병이나 부상으로 활동하지 못한 기간을 뺀 기간으로, '단순히 얼마나 오래 사는가?'에 중점을 두기보다는 '얼마나 건강하게 오래 사는가?'에 중점을 둔 지표이다. HP 2030에서 수립한 건강수명 목표치는 표 1-31과 같다.

건강형평성은 각 분야의 주제별 특성에 따라 적용 대상과 범위가 다양하다는 점을 고려하여 각 분야에서 특수한 지표를 선정하도록 하고 있다. HP 2030에서 수립한 '건강형평성'은 소득 간, 지역 간 형평성을 확보하는 것에 목표를 두고 있다. 소득 수준 관련 건강형평성을 확보하기 위해서 소득 수준 상위 20%의 건강수명과 소득 수준 하위 20%의 건강수명 격차를 7.6세 이하로 낮추는 것을 목표로 하고 있다. 한편, 소득 수준 관련 건강형평성을 확보하기 위해서 건강수명 상위 20% 해당 지자체의 건강수명과 하위 20% 해당 지자체의 건강수명의 격차를 2.9세 이하로 낮추는 것을 목표로 하고 있다. 소득별, 지역별 건강수명 격차 추이를 비교하면 표 1-32, 1-33과 같다.

표 1-31 건강수명 목표치

구분		목표치		
건강수명	'30(추계)	(전체) 73.3세 (95% CI: 72.2~74.4)		
	목표치 설정	'2030년 건강수명을 73.3세까지 달성한다.'		
		모니터링	남성	71.4세
			여성	75.0세

[자료원] 보건복지부 · 한국건강증진개발원(2021). 제5차 국민건강증진종합계획.

표 1-32 소득 수준별 건강수명 격차 추이(2008~2018)

구분	'08	'09	'10	'11	'12	'13	'14	'15	'16	'17	'18	30(추계)
격차	8.0	7.9	7.5	7.1	6.7	7.1	7.3	7.4	7.6	7.6	8.1	7.6(7.5~7.7)
Q5(상위 20% 평균)	71.8	72.0	72.0	71.8	71.5	72.4	72.9	73.4	73.4	73.6	73.3	76.1 (95% CI: 74.6~77.6)
Q1(하위 20% 평균)	63.8	64.1	64.5	64.7	64.8	65.3	65.6	66.0	65.8	66.0	65.2	68.5 (95% CI: 67.1~69.9)

[자료원] 보건복지부 · 한국건강증진개발원(2021). 제5차 국민건강증진종합계획.

표 1-33 지역 간(시 · 군 · 구 단위) 건강수명 격차 추이(2008~2018)

구분	'08	'09	'10	'11	'12	'13	'14	'15	'16	'17	'18	30(추계)
격차	2.6	2.4	2.3	2.4	2.4	2.3	2.0	2.2	2.9	2.7	2.7	2.9(2.1~3.5)
상위 20% 지역	70.4	70.5	70.7	70.8	70.6	71.3	71.6	72.2	71.3	71.5	71.1	73.2
	서울 은평	경북 상주	인천 강화	전남 광양	충남 천안 동남	경기 고양 덕양	강원 강릉	경기 안양 만안	부산 해운대	경남 산청	강원 원주	(95% CI: 71.6~74.7)
하위 20% 지역	67.8	68.1	68.4	68.4	68.2	69.0	69.6	70.0	68.4	68.8	68.4	70.3
	부산 진구	경북 군위	청북 청주 서원	경북 의성	경남 창원 진해	전남 화순	전남 영양	충북 충주	강원 삼척	전남 목포	광주 남구	(95% CI: 68.1~72.6)

[자료원] 보건복지부 · 한국건강증진개발원(2021). 제5차 국민건강증진종합계획.

4. 보건의료관련법과 지역사회 간호실무

1) 보건의료관련법

보건의료관련법은 다양하고 복잡한 보건의료 환경의 변화 속에서 일하는 보건의료인들을 통제할 뿐 아니라 보건의료서비스를 올바르게 제공할 수 있는 역할을 한다. 법은 국민의 건강증진을 위해 다양한 활동들을 통제할 뿐만 아니라 여러 활동들을 가능하게 하는 수단을 제공한다는 면에서 보건의료행정에서는 필수적인 요소로 그 중요성이 강조되고 있다.

우리나라「헌법」중 보건에 관한 규정은 제34조, 제35조, 제36조가 있다. 이들 조항들을 살펴보면 아래와 같다.

제34조

① 모든 국민은 인간다운 생활을 할 권리를 가진다.
② 국가는 사회보장 · 사회복지의 증진에 노력할 의무를 진다.
③ 국가는 여자의 복지와 권익의 향상을 위하여 노력하여야 한다.
④ 국가는 노인과 청소년의 복지향상을 위한 정책을 실시할 의무를 진다.
⑤ 신체장애자 및 질병 · 노령 기타의 사유로 생활능력이 없는 국민은 법률이 정하는 바에 의하여 국가의 보호를 받는다.
⑥ 국가는 재해를 예방하고 그 위험으로부터 국민을 보호하기 위하여 노력하여야 한다.

제35조

① 모든 국민은 건강하고 쾌적한 환경에서 생활할 권리를 가지며, 국가와 국민은 환경보전을 위하여 노력하여야 한다.

(계속)

> ② 환경권의 내용과 행사에 관하여는 법률로 정한다.
>
> ③ 국가는 주택개발정책 등을 통하여 모든 국민이 쾌적한 주거생활을 할 수 있도록 노력하여야 한다.
>
> **제36조**
>
> ① 혼인과 가족생활은 개인의 존엄과 양성의 평등을 기초로 성립되고 유지되어야 하며, 국가는 이를 보장한다.
> ② 국가는 모성의 보호를 위하여 노력하여야 한다.
> ③ 모든 국민은 보건에 관하여 국가의 보호를 받는다.

보건의료에 관한 법들은 위와 같은 「헌법」 조항에서 위임 받은 보건의료에 관한 내용을 구체화한 것이다. 시행규칙보다 하위 법으로 지방자치단체 조례와 규칙이 있다. 그리고 특별법과 일반법에 있어서는 특별법이 일반법에 우선하여 효력이 발생하며, 신법과 구법에 있어서는 신법이 구법에 앞서 적용된다. 보건의료에 관한 특별법으로는 보건진료 전담공무원의 자격 및 업무범위 등을 규정한 「농어촌 등 보건의료를 위한 특별조치법」이 있다. 보건의료 분야의 실정법은 다양하게 분류할 수 있으나 보건의료를 집행하는 조직을 중심으로 의료행정 분야, 보건행정 분야, 약무행정 분야, 식품행정 분야, 의료보장 분야, 환경행정 분야 등으로 살펴볼 수 있다.

지역사회간호사는 지역사회주민의 요구 충족과 최적의 건강 성취 및 실현을 돕기 위해 지역사회간호과정을 통하여 지역사회 간호활동을 수행한다. 간호과정의 단계는 사정, 진단, 계획, 수행, 평가 등을 포함한다. 첫 단계인 사정단계에서 지역사회의 정보와 자료를 수집하고 분석해 건강문제를 도출해 낸다. 간호진단에 앞서 간호기준 및 업무지침을 적용해 도출된 건강문제 중 지역사회 간호문제를 확정한다. 이때 간호기준 및 업무지침으로 활용되는 것이 각종 법령, 규정, 기준, 지침, 업무분장표 등이다. 예를 들면, 보건소 간호사는 「지역보건법」, 「모자보건법」, 「결핵예방법」, 「감염병의 예방 및 관리에 관한 법률」, 해당 지방자치단체의 조례나 규칙 등 지역사회간호 관련법에 근거하여 지역사회 간호문제의 우선순위를 설정하고 이에 따른 간호활동을 계획한다.

학교의 보건교사는 건강에 관한 자료수집과 분석을 통하여 도출된 건강문제 중에서 「학교보건법」, 「교육법」, 「학교보건관리 기준 및 지침」 등을 근거로 학교 간호문제의 우선순위 선정 및 간호활동을 계획한다.

산업장의 산업간호사도 산업체에서 업무를 수행하기 전에 산업체가 가지고 있는 기준 및 지침을 확인해야 한다. 즉, 산업보건관계법규, 산업보건관리에 관한 국제노동기구(ILO)의 권고, 「국민건강보험법」 중 직장 건강보험 및 각 산업체의 규정, 업무지침, 실무편람 등을 알고 간호사가 무엇을 할 수 있고 없는지를 확실히 파악하는 과정이 필요하다. 간호기준 및 업무지침에서 지역사회간호사의 업무수행에 가장 중요하고 기초가 되는 기준이 각종 보건의료관련법이라 할 수 있다. 지역사회간호사는 각종 보건의료관련법과 보건의료정책에 대해 잘 알고 민감해야 한다.

현재 우리나라 간호사 국가시험에는 11개 부문의 보건의료관련법 내에서 문제가 출제되고 있

표 1-34 지역사회간호 관련 보건의약관계법규

법령	목적
보건의료기본법	보건의료에 관한 국민의 권리·의무와 국가 및 지방자치단체의 책임을 정하고 보건의료의 수요와 공급에 관한 기본적인 사항을 규정함으로써 보건의료의 발전과 국민의 보건 및 복지의 증진에 이바지한다.
지역보건법	지역보건의료기관의 설치·운영 및 지역보건의료사업의 연계성 확보에 필요한 사항을 규정함으로써 보건행정을 합리적으로 조직·운영하고, 보건시책을 효율적으로 추진하여 국민보건의 향상에 이바지한다.
국민건강증진법	국민에게 건강에 대한 가치와 책임의식을 함양하도록 건강에 관한 바른 지식을 보급하고 스스로 건강생활을 실천할 수 있는 여건을 조성함으로써 국민의 건강을 증진한다.
감염병의 예방 및 관리에 관한 법률	국민 건강에 위해가 되는 감염병의 발생과 유행을 방지하고, 그 예방 및 관리를 위하여 필요한 사항을 규정함으로써 국민건강의 증진 및 유지에 이바지한다.
후천성면역결핍증 예방법	후천성면역결핍증의 예방·관리와 그 감염병의 보호·지원에 필요한 사항을 정함으로써 국민건강의 보호에 이바지한다.
검역법	우리나라로 들어오거나 외국으로 나가는 운송수단, 사람 및 화물을 검역하는 절차와 감염병을 예방하기 위한 조치에 관한 사항을 규정하여 국내외로 감염병이 번지는 것을 방지함으로써 국민의 건강을 유지·보호하는 것이다.
의료법	모든 국민이 수준 높은 의료혜택을 받을 수 있도록 국민의료에 필요한 사항을 규정함으로써 국민의 건강을 보호하고 증진한다.
응급의료에 관한 법률	국민들이 응급상황에서 신속하고 적절한 응급의료를 받을 수 있도록 응급의료에 관한 국민의 권리와 의무, 국가·지방자치단체의 책임, 응급의료제공자의 책임과 권리를 정하고 응급의료자원의 효율적 관리에 필요한 사항을 규정함으로써 응급환자의 생명과 건강을 보호하고 국민의료를 적정하게 한다.
혈액관리법	혈액관리업무에 관하여 필요한 사항을 규정함으로써 수혈자와 헌혈자를 보호하고 혈액 관리를 적절하게 하여 국민보건의 향상에 이바지한다.
마약류 관리에 관한 법률	마약·향정신성의약품·대마 및 원료물질의 취급·관리를 적정하게 함으로써 그 오용 또는 남용으로 인한 보건상의 위해를 방지하여 국민보건 향상에 이바지한다.
국민건강보험법	국민의 질병·부상에 대한 예방·진단·치료·재활과 출산·사망 및 건강증진에 대하여 보험급여를 실시함으로써 국민보건 향상과 사회보장 증진에 이바지한다.
모자보건법	모성(母性) 및 영유아의 생명과 건강을 보호하고 건전한 자녀의 출산과 양육을 도모함으로써 국민보건 향상에 이바지한다.
학교보건법	학교의 보건관리에 필요한 사항을 규정하여 학생과 교직원의 건강을 보호·증진한다.
농어촌 등 보건의료를 위한 특별조치법	보건의료 취약지역의 주민 등에게 보건의료를 효율적으로 제공함으로써 국민이 고르게 의료혜택을 받고 국민의 보건을 향상시키는 데 있다.
산업안전보건법	산업안전·보건에 관한 기준을 확립하고 그 책임의 소재를 명확하게 하여 산업재해를 예방하고 쾌적한 작업환경을 조성함으로써 근로자의 안전과 보건을 유지·증진한다.

고, 이를 지역사회간호사가 숙지하도록 하고 있다. 지역사회간호사는 예측하기 힘든 다양한 환경에서 대상자들의 요구와 권리를 충족시키고, 여러 변화에 효율적으로 대응해 나갈 수 있는 역량을 개발하기 위해 국가보건의료정책에 대한 이해와 보건의료관련법에 대해 알고 적용할 수 있어야 하기 때문이다. 지역사회간호사 실무에 필요한 보건의료관련법은 표 1-34와 같다.

「보건의료기본법」에서는 제정목적 및 기본이념과 보건의료인의 책임과 권리를 설명한다. 또한 평생 국민건강관리체계와 주요 질병관리체계를 이해하여 지역사회 간호실무에서 활용하도록 한다.

「지역보건법」은 지역보건의료 계획의 내용을 설명하고 공공보건의료기관인 보건소, 보건지소의 업무와 인력에 대해 규정하고 있다. 노령화 및 만성질환 증가 등 변화하는 보건의료환경 및 주민의 건강에 대한 욕구에 효과적으로 대응하기 위하여 보건소의 기능을 건강증진 및 질병 예방 · 관리 업무의 효율화를 위하여 지역보건의료정보시스템의 법적 근거를 명확히 하는 등 현행 제도를 개선 · 보완하기 위하여 2015년 전면개정되었다.

「국민건강증진법」에서는 보건교육의 실시, 건강증진사업의 내용에 대해 상세히 제정하여 지역사회간호사들의 업무에 대한 이해를 돕는다.

「감염병의 예방 및 관리에 관한 법률」에서는 감염병의 종류, 감염병 환자의 관리 및 예방조치, 예방접종 등을 규정하고 있다.

「후천성면역결핍증 예방법」에서는 국가, 지방자치단체 및 국민의 의무를 설명하고 감염인의 관리에 대한 사항을 제정해 감염인과 국민의 건강을 보호하도록 하고 있다.

「검역법」은 지역사회간호사가 지역사회 현장에서 접하게 되는 검역 감염병관리에 대해 규정한 법이다.

「의료법」 또한 지역사회간호사의 실무와 관련된 내용을 포함하고 있다. 간호사의 면허 요건에 대해 설명하고 있으며 의료기관이 실시하는 가정간호에 대해 상세하게 규정하고 있고 전문간호사의 자격인정에 대해 규정하고 있어 실무에 도움을 주는 내용이다. 특히 의료인의 결격사유인 품위손상행위에 대해 설명하고 있어 의료인의 윤리적 측면을 일깨우는 법령이다. 「의료법 시행령」 제2조에서는 대통령령으로 정하는 간호사의 보건활동을 다음과 같이 규정하고 있으며, 이는 지역사회간호사 업무의 지침이 되고 있다.

- 「농어촌 등 보건의료를 위한 특별조치법」 제19조에 따라 보건진료 전담공무원으로서 하는 보건활동
- 「모자보건법」 제10조제1항에 따른 모자보건전문가가 행하는 모자보건활동
- 「결핵예방법」 제18조에 따른 보건활동
- 그 밖의 법령에 따라 간호사의 보건활동으로 정한 업무

「의료법」 제2조에서는 간호사의 업무, 제4조의2에서는 간호 · 간병통합서비스 제공 관련 사항, 제7조에서는 간호사 면허시험 자격에 대한 사항을 개정 및 신설하여 시행되고 있다.

제2조(의료인)제2항

5. 간호사는 다음 각 목의 업무를 임무로 한다.

가. 환자의 간호요구에 대한 관찰, 자료수집, 간호판단 및 요양을 위한 간호

나. 의사, 치과의사, 한의사의 지도하에 시행하는 진료의 보조

다. 간호 요구자에 대한 교육·상담 및 건강증진을 위한 활동의 기획과 수행, 그 밖의 대통령령으로 정하는 보건활동

라. 제80조에 따른 간호조무사가 수행하는 가목부터 다목까지의 업무보조에 대한 지도

제4조의2(간호·간병통합서비스 제공 등)

① 간호·간병통합서비스란 보건복지부령으로 정하는 입원 환자를 대상으로 보호자 등이 상주하지 아니하고 간호사, 제80조에 따른 간호조무사 및 그 밖에 간병지원인력(이하 이 조에서 "간호·간병통합서비스 제공인력"이라 한다)에 의하여 포괄적으로 제공되는 입원서비스를 말한다.

② 보건복지부령으로 정하는 병원급 의료기관은 간호·간병통합서비스를 제공할 수 있도록 노력하여야 한다.

③ 제2항에 따라 간호·간병통합서비스를 제공하는 병원급 의료기관(이하 이 조에서 "간호·간병통합서비스 제공기관"이라 한다)은 보건복지부령으로 정하는 인력, 시설, 운영 등의 기준을 준수하여야 한다.

④ 「공공보건의료에 관한 법률」 제2조제3호에 따른 공공보건의료기관 중 보건복지부령으로 정하는 병원급 의료기관은 간호·간병통합서비스를 제공하여야 한다. 이 경우 국가 및 지방자치단체는 필요한 비용의 전부 또는 일부를 지원할 수 있다.

⑤ 간호·간병통합서비스 제공기관은 보호자 등의 입원실 내 상주를 제한하고 환자 병문안에 관한 기준을 마련하는 등 안전관리를 위하여 노력하여야 한다.

⑥ 간호·간병통합서비스 제공기관은 간호·간병통합서비스 제공인력의 근무환경 및 처우개선을 위하여 필요한 지원을 하여야 한다.

⑦ 국가 및 지방자치단체는 간호·간병통합서비스의 제공·확대, 간호·간병통합서비스 제공인력의 원활한 수급 및 근무환경 개선을 위하여 필요한 시책을 수립하고 그에 따른 지원을 하여야 한다.

「응급의료에 관한 법률」은 응급의료 거부금지를 설명하고 선의의 응급의료에 대한 면책을 제5조의2에서 규정하고 있는데, 이는 의료기관이 아닌 곳에서 응급의료, 응급처치를 시행하는 지역사회간호사에게도 해당하는 면책규정이다. 그 외 「혈액관리법」, 「마약류 관리에 관한 법률」이 있다.

「국민건강보험법」은 우리나라 전 국민이 피보험자로 가입하고 국민건강보험공단이 보험자인 사회보험에 대한 법 규정이다. 건강보험 적용 대상과 요양기관의 종류와 요양급여, 부가급여 등에 대해 설명하고 있어서 지역사회간호사가 지역주민에게 국가보건의료체계에 대해 알려주고 바르게 이용하도록 도울 수 있는 법적 지식을 가지게 한다.

「모자보건법」은 제10조에서 모자보건전문가를 의사·한의사·조산사·간호사의 면허를 받은 사람 또는 간호조무사의 자격을 인정받은 사람으로서 모자보건사업에 종사하는 사람으로 규정하고 있어, 지역사회에서 모자보건사업 실무에 참여하는 간호사들을 모자보건전문가로 정의하고 있다.

「학교보건법」 제15조(학교에 두는 의료인 · 약사 및 보건교사)와 시행령 제23조(학교의사, 학교약사 및 보건교사)제3항에는 학교라는 지역사회체계에서 실무를 담당하는 보건교사의 직무에 대해 규정하고 있다.

「산업안전보건법」은 산업장의 간호사를 근로자의 건강증진 및 질병을 예방하는 일차보건의료의 보건관리자로 규정하여 이들의 자격과 업무범위 등에 대해 규정하고 있다.

1980년 12월 「농어촌 등 보건의료를 위한 특별조치법」에 의한 보건진료 전담공무원은 지역사회간호사의 역할을 확대한 제도로 전문간호사의 효시라 할 수 있다. 농어촌 등 보건의료취약지역에서 보건의료서비스 이용의 접근성을 높이고 포괄적인 일차보건의료서비스 제공을 통한 주민의 건강 수준을 향상시키기 위하여 「농어촌 등 보건의료를 위한 특별조치법」을 제정 · 공포하고 농 · 어촌, 벽 · 오지 지역에 보건진료소를 설치하여 보건진료 전담공무원이 근무하고 있다. 「농어촌 등 보건의료를 위한 특별조치법 시행령」 제14조에는 보건진료 전담공무원의 의료행위의 범위를 명시하고 있다.

2) 지역사회간호 실무 분야

21세기의 건강관리체계는 질병의 치료보다는 건강의 유지 · 증진 · 질병의 예방이 강조됨에 따라 다양한 분야에서 전문화된 인력의 필요성이 대두되고 있다. 이러한 시대적 사명은 2000년 1월 공포된 법률 가운데 「의료법」 제56조에서 '분야별 간호사' 조항이 '전문간호사'로 개정되는 법적 근거의 발판이 되었다.

「의료법」에 의한 전문간호사의 영역은 「의료법 시행규칙」 제54조의 전문간호사의 자격기준에 의한 보건, 마취, 정신, 가정, 감염관리, 산업, 응급, 노인, 중환자, 호스피스, 임상, 아동, 종양 전문간호사가 있다. 그 외 「학교보건법」에 의한 보건교사, 「농어촌 등 보건의료를 위한 특별조치법」에 의한 보건진료 전담공무원, 「의료법」에 의한 의료인으로 조산사, 「산업안전보건법」에 의한 보건관리자가 있다.

(1) 전문간호사

① 근거법

「의료법」 제78조의 '전문간호사' 조항과 '전문간호사 자격인정 등에 관한 규칙'에 의한다.

② 자격기준

전문간호사가 되고자 하는 자는 다음 각호의 1에 해당하는 자격을 가진 자로서 전문간호사 국가자격시험에 합격한 후 보건복지부장관의 자격인정을 받아야 한다.

- 최근 10년 이내에 3년 이상 해당 분야의 실무경력자로서 보건복지부장관이 지정하는 기관에서 해당 전문간호과정을 이수한 자
- 보건복지부장관이 인정하는 외국의 해당 전문간호사 자격을 가진 자

(2) 보건간호사

① 근거법

「의료법」 제78조의 '전문간호사 조항'과 '전문간호사 자격인정 등에 관한 규칙'과「지역보건법」 제16조,「지역보건법 시행령」 16조와「지역보건법 시행규칙」 제4조에 의한다.

② 자격기준

보건소, 보건지소에 보건의료에 관한 업무를 전담할 전문인력으로「의료법」에 의거하여 간호사 면허를 받은 자를 배치한다.

(3) 보건교사

① 근거법

「초 · 중등교육법」 '제21조 교원의 자격' 조항에 의한다.

② 자격기준

보건교사는 아래와 같은 자격기준에 해당하는 자로서 대통령으로 정하는 바에 의하여 교육부장관이 수여하는 자격증을 받은 자로, 1, 2급 보건교사로 나뉜다. 1급 보건교사는 보건교사 2급 자격증을 가진 자로서 3년 이상의 보건교사 경력을 가지고 자격연수를 받은 자이다. 보건교사의 자격기준은 다음과 같다.

- 대학의 간호학과 졸업자로서 재학 중 소정의 교직학점을 취득하고 간호사 면허증을 소지한 자
- 전문대학의 간호과 졸업자로서 재학 중 소정의 교직학점을 취득하고 간호사 면허증을 소지한 자

(4) 보건진료 전담공무원

① 근거법

「농어촌 등 보건의료를 위한 특별조치법」의 제16조 보건진료 전담공무원 자격 조항에 의한다.

② 자격기준

보건진료 전담공무원의 자격은 간호사 · 조산사 면허를 가진 사람으로서 보건복지부장관이 실시하는 24주 이상의 직무교육을 받은 사람이어야 한다. 직무교육에 관하여 필요한 사항은 보건복지부령으로 정하였다.

(5) 조산사

① 근거법

「의료법」 제2장(의료인)제6조에 의한다.

② 자격기준

조산사가 되고자 하는 자는 다음의 자격에 해당하고 조산사 국가시험에 합격한 후 보건복지부장관의 면허를 받아야 한다.

- 간호사의 면허를 가지고 보건복지부장관이 인정하는 의료기관에서 1년간 조산 수습과정을 마친 자
- 보건복지부장관이 인정하는 외국의 조산사 면허를 받은 자

(6) 보건관리자(산업전문간호사)

① 근거법

「산업안전보건법」 제16조와 「의료법」, '전문간호사 자격인정 등에 관한 규칙'에 의한다.

② 자격기준

「의료법」에 의거하여 간호사 면허를 받은 자로 배치한다.

이와 같이 지역사회간호사는 다양한 지역사회 실무영역에서 전문직 간호사로서 역할을 수행하게 되는데, 이를 위해서는 지역사회간호사에게 의사소통능력, 대인관계능력, 문제해결능력, 시간관리능력과 윤리적 태도 등이 요구된다. 지역사회간호사는 개인, 가족, 집단 및 조직, 그리고 지역사회 단위의 모든 수준에서의 질환관리 및 간호, 질병 예방과 건강증진의 광범위한 책임을 수행하기 때문이다.

국제보건의 이해

05절

1. 국제보건의 개요

1) 국제보건의 개념

우선 국제보건(global health)을 이해하기 위해 그 정의를 살펴보면 학자마다 다양하다. 단순하게 '국제보건'에서 '국제'는 '국내'의 반대 개념으로 국가라는 경계를 넘어 상호 간에 영향을 주고받는 것을 의미하며, '보건'이란 건강을 유지하고 향상한다는 개념으로 생각할 수 있다. 이를 묶어 단순히 의미를 풀이하면, 국제보건은 '국가라는 경계를 넘어서 건강을 유지하고 향상하는 활동'이라고 할 수 있다.

하지만 국제보건의 개념은 국제보건에 대한 철학, 태도, 연구의 진전에 따라 진화하고 있다. Brown 등(2006)에 따르면, 국제보건은 국가 간의 문제라는 뜻의 'international'에서 지구적인 문제라는 뜻의 'global'이라는 용어로 진화했다. Koplan 등(2009)은 국제보건의 범위, 대상, 목적을 명확히 하고자 했다. 범위는 전 세계의 모든 사람의 건강(health for all people worldwide)으로 집단과 개인의 건강을 모두 포함할 것을 제안했고, 대상은 국경을 넘어서는 보건, 의료, 건강뿐 아니라 건강의 사회적 결정요인과 이를 연구하는 다학제 학문, 연구, 실행을 포함했으며, 목적은 건강향상과 건강형평성 제고로 정의했다. Koplan 등은 이를 종합하여 국제보건을 '전 세계적으로 모든 사람의 건강을 증진시키고 형평성을 달성하는 데 우선순위를 두는 학습, 연구, 실천 활동의 영역'으로 정의했다.

하지만 여전히 국제보건의 개념은 매우 포괄적이고 동시에 모호하다. 국제보건은 행위주체와 범위와 대상을 보는 시각에 따라 달라진다. 행위주체로 보았을 때 국제보건을 global health로 보면 한 국가의 경계를 넘는 건강문제를 관리하는 데 일차적 관심이 있다고 할 수 있고, international health로 보면 개별 국가의 관심에 무관하게 지구촌 전체 구성원의 건강에 관심을

표 1-35 국제보건과 국가 간 보건

지리적 범위	국가 간 경계를 넘는 보건문제를 다룸	다른 나라, 특히 후진국과 개발도상국에 관심
협력의 수준	전 지구적 협력	주로 두 국가 간 협력
건강에 대한 접근	국가 간, 개인 간 건강 형평성이 주요 목표	다른 나라 사람을 돕는 데에 관심
분야의 범위	보건과 의학을 넘는 다분야, 분야 간 협력	일부 분야, 다분야 접근에 대한 강조는 약함

[자료원] Koplan et al.(2009). Toward a common definition of global health. Lancer, 373(9679), 1993–1995.

갖는다고 할 수 있다(Brown, Cueto and Fee, 2006). 개인을 대상으로 임상의학적 접근보다는 인구집단을 대상으로 한 공중보건학적 접근을 중시하며, 치료보다는 예방을 중시하고 사회경제적으로 취약한 인구집단의 건강에 더 많은 관심을 가진다는 점에서 국제보건(global health)과 국가 간 보건(international health)은 유사하며 구분하기 어렵다(표 1-35).

국제보건의 핵심을 차지하는 문제는 불평등(inequality)의 문제로 각 나라(지역사회)가 당면하는 불평등한 건강결과와 이를 해결하는 데 필요한 불평등한 자원의 문제를 어떻게 해결할 것인가가 과제의 초점이라고 할 수 있다. 김창엽(2014)은 국제보건을 "전 세계적 차원의 건강불평등 혹은 이와 관련된 과제를 해결하려는 국민국가와 그 구성원들의 자발적인 협력"으로 잠정적으로 정의하자고 제안했다. 이는 국제보건의 목적을 건강불평등 혹은 이와 관련된 과제의 해결로 설정하고, 범위는 전 세계적 차원으로, 행위의 주체를 국민국가와 그 구성원으로 명시함으로써 주체들의 자발성을 강조한 것이다. 이러한 제안들을 종합하자면, 국제보건의 범위는 국경이라는 경계를 넘어서며 목적은 건강 향상과 건강불평등 개선이다.

2) 국제보건규칙

2005년 5월 스위스 제네바 국제연합회의장에서 개최된 제58차 세계보건총회 제8차 전체회의에서 국제보건규칙(International Health Regulation, IHR 2005)을 개정하였다. 새로운 국제보건규칙은 1969년에 제정되어 적용되고 있던 국제보건규칙을 전면 개정한 것으로, 각 회원국이 자국의 질병 발생 상황을 국제공중보건 비상사태의 평가 및 보고를 위한 결정 도구에 따라 평가하고, 그 결과에 따라 세계보건기구에 신고하도록 명시하고 있다. 또한 국제보건규칙은 각 회원국이 감염병의 예방과 관리를 능동적이며 효과적으로 수행할 수 있는 핵심 역량을 제시하고 있다. 특히, 검역 등에 있어 필수적인 요건과 세계보건기구와의 지속적이면서도 광범위한 정보교환을 강조하고 있으며, 각 회원국이 감시와 대응 · 검역 등의 영역에서 핵심적으로 갖추어야 할 요건들을 제시하고 있다.

(1) 국제보건규칙(2005)의 목적과 원칙

국제보건규칙(2005)은 제2조에서 그 목적을 '국제적인 질병 확산을 예방 · 방어 · 관리 · 대응하는 것'으로 규정하고, 그 방법은 '공중보건에 대한 위험에 상응하고 제한된 방식으로 국제교통에 대한 불필요한 방해를 피하여야 한다'라고 규정하고 있다. 또한 국제보건규칙에서 전반적으로 적용되는 원칙으로 다음의 4가지를 들고 있다.

- 인간의 존엄 · 권리 · 근본적인 자유의 전적인 존중
- 국제연합 헌장과 세계보건기구 헌장의 준수
- 질병의 국가 간 전파에서 세계 모든 사람을 보호하기 위한 보편적 적용
- 자국의 보건정책을 수행하기 위한 법률 제정과 시행에 관한 각 국가의 주권 존중

(2) 국제보건규칙(2005)에 따른 신고대상 질병

국제보건규칙(2005)은 각 회원국이 자국의 질병 발생 상황을 '국제공중보건 비상사태의 평가 및 보고를 위한 결정도구'에 따라 평가하고 그 결과에 따라 신고하도록 하고 있다. 신고대상 질병은 다음과 같이 정리할 수 있다.

- 두창(Smallpox), 야생 폴리오바이러스에 의한 폴리오, 신규 아형으로 인한 인체감염 인플루엔자, 중증급성호흡기증후군(SARS) 등 4종의 전염병은 1건이 발생한 경우에도 신고하여야 한다.
- 콜레라, 폐 페스트, 황열, 바이러스성 출혈열(에볼라, 라싸, 마버그), 웨스트나일열 및 국가 또는 지역에서 특히 우려 대상이 되는 기타 전염병(뎅기열, 리프트밸리열, 수막구균감염증 등)과 원인 또는 출처 미상의 사건을 포함한, 잠재적으로 국제공중보건에서 우려사항이 될 수 있는 사건은 다음의 경우에 신고한다.
  - 사건이 공중보건에 미칠 영향이 심각하고 이례적이거나 예기치 않은 것일 때
  - 국제적으로 확산될 위험이 상당할 때
  - 국제여행이나 교역을 제한할 위험이 상당할 때

(3) 국제보건규칙(2005)에 따라 신고해야 할 내용과 시기

이 밖에 각 국가에서 세계보건기구에 신고하여야 하는 사항과 그 시기는 다음과 같다.

- 국제보건비상사태를 성립할 수 있는 모든 사건을 평가 후 24시간 내에 가능한 가장 효율적인 통신수단을 이용하여 세계보건기구에 신고함
- 동 사건에 대응하여 시행한 보건조치의 내용에 대해 신고함
- 신고한 사건에 대하여 입수한 시의적절하고 정확하며 충분히 상세한 공중보건 정보를 지속적으로 세계보건기구에 제공함
- 국제공중보건 비상사태가 될 수 있는 예기치 못하였거나 특이한 공중보건상의 사건이 자국 영토 내에서 발생한 증거를 보유하면 원인이나 출처와 상관없이 모든 관련 정보를 세계보건기구에 제공함
- 평가 결과, 신고를 필요로 하지 않는 사건인 경우에도 WHO의 자문을 구하고 적절한 보건조치에 대하여 협의하거나 지원을 요청할 수 있음
- 자국 영토 밖에서 발견된 공중보건위험이 질병의 국제적 확산을 야기할 수 있다는 증거(인체

감염 사례, 감염이나 오염을 전파하는 매개체 또는 오염된 상품이 유 · 출입되는 경우 등)를 입수한 경우에 그 사실을 가능한 한 24시간 내에 WHO에 알림

- 신고한 사건에 대한 WHO의 검증 요청이 있을 경우 일차적인 답변이나 수신 확인을 24시간 내에 해야 함

2. 국제보건기구

인류의 건강을 회복 · 유지 · 향상시키기 위해서 국제적인 협력을 통한 국가 간 보건의료정보의 교환과 의료기술의 지원 및 이전 등의 필요성에 따라 국제보건기구들이 많이 생겨나게 되었다(표 1-36). 세계보건기구와 국제연합 아동구호기금 등 건강관리 및 사회보장 분야에 관련된 대표적 기구는 다음과 같다.

표 1-36 보건복지 분야 주요 국제기구 현황

기구명	설립목적	협력사업 형태	활동내용
세계보건기구(WHO)	• 전 인류의 건강달성	• 연구 · 자문사업 • 세미나 및 회의 • 국외훈련사업 • 국내장학사업	• 국제보건사업 지도, 조정, 권고, 연구 및 평가 • 보건의료 발전 협력사업 공동수행 • 전염병 예방, 건강증진, 취약계층 건강증진
유엔개발계획(UNDP)	• 아 · 태지역의 빈곤 감소, 노령화, 인구문제, 자연재해 등 경제사회 개발 협력	• 조사 · 평가사업 • 양성 · 훈련사업 • 기술협력	• 개발도상국의 경제적 · 사회적 개발을 촉진하기 위한 기술원조 제공
유엔인구활동기금(UNFPA)	• 개발도상국의 경제 · 사회 개발 지원 • 인구 및 가족계획	• 기술훈련사업 • 자문과 지원 • 물자 지원	• 인구 및 가족계획 분야에서 각국 정부 및 연구기관 등에서 활동자금 제공
유엔아동구호기금(UNICEF)	• 아동의 보건 및 복지 향상	• 연구사업 지원 • 세미나 및 회의 개최 지원	• 아동의 보건 · 복지 향상을 위한 원조사업 전개 • 개발도상국 모자보건사업 · 사회개발 사업 원조
유엔마약류통제계획(UNDCP)	• 효과적인 국제사회의 마약관리	• 마약퇴치사업소요 비용 충당과 배정 • 마약퇴치 기술개발	• 마약에 관한 국제협력의 이행을 감시 • 유엔 마약남용 통제기금을 통합하여 세계적인 마약남용 방지
경제협력개발기구(OECD)	• 회원국의 경제성장 촉진, 세계무역의 확대, 개도국 원조	• 연구사업 • 정보교환 • 정책권고	• 모든 경제 · 사회 · 복지 문제를 망라하는 포괄적 경제협의 • 회원국 간 경제 · 산업정책에 대한 정보교류와 공동연구 및 정책협조

1) 세계보건기구(WHO)

1945년 샌프란시스코 회의에서 국제연합헌장이 기초될 때 국제보건기구의 설치가 필요하다고 인정되었고, 1946년 6월 뉴욕에서 개최된 국제보건회의의 의결에 의하여 1948년 4월 7일 국제연합의 보건전문기관으로 정식 발족되었다.

세계보건기구(World Health Organization, WHO)는 국제 보건활동에 대한 지휘 · 조정기구로, 국제 보건 · 의료사업 지도, 조정, 연구를 통한 질병 없는 세계를 구현하고, 각국의 보건의료부문의 발전을 위한 재정 지원, 기술훈련 및 자문활동을 하는 것이 목적이다.

(1) 세계보건기구의 주요 기능

세계보건기구의 주요 기능은 다음과 같다.

- 국제적인 검역대책
- 각종 보건문제에 대한 협의, 규제 및 권고안 제정
- 식품, 약물 및 생물학적 제재에 대한 국제표준화
- 과학자 및 전문가들의 협력도모
- 조사연구사업
- 공중보건과 의료보장
- 의료서비스
- 모자보건
- 감염병 관리
- 진단검사 기준의 확립
- 환경보건 및 산업보건
- 재해 예방 및 관리
- 정신보건
- 각급 보건의료요원의 훈련

세계보건기구의 조직은 세계보건총회(World Health Assembly, WHA), 집행이사회, 사무국, 지역위원회 및 지역사무소로 구성된다. 우리나라는 1949년 WHO에 가입한 이래 지난 수십 년간 WHO와 다양한 협력 사업을 통해 전 세계와 우리 국민의 건강 수준을 크게 향상시켜왔다. 특히 우리나라는 WHO의 지원을 받는 국가에서 지원을 하는 국가로 전환한 성공적인 모델로서 세계 각국의 주목을 받고 있다. 매년 세계보건총회(5월, 스위스 제네바), 서태평양지역회의(9~10월, 서태평양 지역 국가) 및 집행이사회(1월, 5월 스위스 제네바)에 참가하여 세계 보건의료 발전 동향을 파악하고 WHO 정책과 사업 방향 설정에 적극 참여하고 있다.

2009년에는 신영수 박사가 제6대 서태평양 지역 사무처장으로 선출되어 지역사무처장직을 수행하였고, 2013년 10월 서태평양지역총회에서 단독 후보로 추천되고 2014년 1월 집행이사회에서 연임이 결정되어 2014년 2월부터 2019년 1월까지 지역사무처장직을 연장하여 수행하게 되었다. WHO는 한국인의 고위 선출직 진출이 활발하게 이루어져 왔는데, 신영수 박사는 서태평양 지역에서는 한상태 박사(임기 1989~1998년, 제4대)에 이어 두 번째로 재선에 성공한 한국인 출신 지역사무처장이다. 고(故) 이종욱 박사는 제6대 WHO 사무총장(임기 2003~2006년)으로 활동하여 우리나라의 위상을 드높였다. 2013년 5월 제133차 집행이사회부터 우리나라는 WHO 194개 회원국 중 34개 국가에게만 주어지는 집행이사국이 되어 의사결정과정에서의 리더십도 강화하고 있다. 우리나라는 1949년 WHO 가입 이후 총 6차례 집행이사국에 진출하였다. 집행이사회는 통상 연 2회 개최되며, 전 세계 보건부장관들이 참석하는 세계보건총회가 결정할 정책을 사전에 검토하여 조언 및 제안하고, WHO 세부사업을 승인하는 등 WHO 의사결정구조에서 핵심 역할을 하는 기구이다.

우리나라는 의무분담금 및 사업분담금의 형태로 매년 WHO에 일정 금액을 기여하고 있다. 의무분담금의 경우 WHO 헌장 및 재정 규칙에 따라 각 회원국이 WHO에 납부하는 것으로, 유엔 재정분담률에 의거해 WHO 총회에서 최종 결정된다. 우리나라의 2022~2024년도 유엔 정규예산 분담률은 2.574%이다. 이외에도 WHO 본부 및 서태평양지역사무처에 사업분담금을 납부함으로써 국제보건문제 해결을 위해 노력하고 있다.

특히 2015년 우리나라의 중동호흡기증후군(MERS-CoV) 유행 시, 국제사회와 함께 메르스(MERS)의 확산 방지를 위해 협력해 나가겠다는 취지로 보건복지부와 WHO는 '한-WHO 메르스 합동 평가단(이하 "합동평가단")'을 구성, 5일간(2015.6.9.~2015.6.13.)의 활동을 통하여 우리 정부의 메르스 대응을 평가하고 권고사항을 제시하였다. 메르스 발병을 경험한 사우디아라비아와 선진 감염병 관리시스템을 갖춘 미국에서도 대표단을 파견하여 경험을 전달하고 메르스 역학에 대한 토론과 협력 연구방안을 논의하였다. 국제 사회와 국내 외국인에게 정확한 정보 제공을 위하여 메르스포털(www. mers.go.kr)을 운영하였고, 보건복지부 영문 홈페이지(english.mw.go.kr)를 통해서도 정보를 제공하였다.

WHO의 국제보건규정(International Health Regulation)에 근거하여 환자 사례를 WHO에 보고하였고(2015.5.20.~2015.7.13.), 특히, 중국과는 중국으로 출국한 한국인 메르스 환자 치료를 위해 긴밀히 협력하였다(2015.5.26.~2015.6.26.). 메르스 접촉자에 대해서는 출국 금지를 시켰으며, 출국 금지 전 출국자에 대해서는 '국제보건규정 연락망(IHR Focal Point)'을 통하여 상대국에 즉시 통보하고 적절한 조치가 신속히 이루어지도록 하였다(2015.6.8.~2015.6. 30.). 이 과정에서 보건복지부를 중심으로 법무부, 외교부 등 관계부처, 지방자치단체와 보건소, 항공사, 현지 한국공관, 공항 및 상대국 보건당국의 광범위한 협력활동이 전개되었다.

(2) 세계보건기구의 6개 지역기구

세계보건기구의 본부는 스위스 제네바에 있고, 현재 동지중해 지역, 동남아시아 지역, 서태평양 지역, 범미주 지역, 아프리카 지역, 유럽 지역 등의 6개 지역에 지역사무소가 설치되어 있다. 우리나라는 서태평양 지역에 속하며, 북한은 동남아시아 지역에 속한다. 서태평양 지역사무소는 필리핀의 마닐라에 있고, 지역회원국은 한국 · 일본 · 중국을 포함한 27개국이다. 지역사무소는 지역위원회의 행정기관으로 세계보건총회와 이사회에서 결정된 사항을 지역 내에서 집행한다.

- 동지중해 지역(East mediterranean region): 지역사무처(이집트 알렉산드리아)
- 동남아시아 지역(South east asia region): 지역사무처(인도 뉴델리)
- 미주 지역(American region): 지역사무처(미국 워싱턴)
- 아프리카 지역(African region): 지역사무처(콩고 브라자빌)
- 서태평양 지역(Western pacific region): 지역사무처(필리핀 마닐라)
- 유럽 지역(European region): 지역사무처(덴마크 코펜하겐)

2) 국제연합 아동구호기금

국제연합 아동구호기금(United Nations International Children's Emergency Fund, UNICEF)은 1946년 12월 제2차 세계대전이 끝난 직후 국제연합총회의 결의에 의해 전쟁의 피해로 고통받는 전후 어린이와 청소년을 구호하기 위해 설립되었다. 그 후 반세기 동안 전 세계 개발도상국 어린이를 위하여 긴급구호, 영양, 보건, 예방접종, 식수 및 환경개선, 기초교육 등의 기본사업을 펼쳐오고 있다.

유니세프는 국제연합의 핵심적인 기구로서 정책결정기구인 집행이사회와 실무를 담당하는 사무국으로 이루어져 있다. 집행이사회는 우리나라를 포함하여 36개의 이사국으로 구성되어 있으며, 유니세프의 정책을 수립하고 계획을 검토하며 사업예산 및 운영비용 등을 승인한다. 사무국은 전 세계 개발도상국에서 이루어지는 유니세프의 실제적인 활동을 담당하는 곳이다.

유니세프의 활동기구는 개발도상국형인 대표사무소와 선진국형인 국가위원회로 구분된다. 각 개발도상국에 설치되어 있는 144개 대표사무소는 그 나라의 어린이를 돕기 위한 각종 지원사업을 벌이고 있으며, 38개 선진국에 설치된 국가위원회는 이러한 사업을 펼치는 데 필요한 재원을 마련하고, 자국 국민들에게 세계의 어린이문제를 널리 홍보하는 역할을 한다.

3) 기타 국제기구

그 밖에도 가족계획 및 인구사업을 위한 국제연합 인구활동기금(United Nations Fund for Population Activities, UNFPA), 인류의 영양기준 및 생활향상을 목적으로 설립된 국제연합 식량농업기구(Food and Agricultural Organization, FAO), 국제연합 교육문화기구(United Nations Educational Scientific and Cultural Organization, UNESCO), 국제노동기구(International Labour Organization, ILO), 국제연합 환경계획(United Nations Environmental Program, UNEP), 국제연합 개발계획(United Nations Development Programme, UNDP) 등이 있다.

경제협력개발기구(OECD) 회원국들은 급속한 인구 고령화와 지속적인 국민 의료비 지출 증가에 따라 회원국의 보건의료정책을 보다 종합적으로 검토하기 위하여 매년 2차례 개최되는 OECD 보건위원회와, 필요에 따라 수차례 개최되는 각종 전문가회의에 참석해 왔다. 2016년 6월과 12월에 개최된 OECD 보건위원회에서는 환자가 보고하는 의료성과, 정신건강 예방, 보건지출 관련 OECD 국가정책 공유, 2017년 보건장관회의 준비상황 점검, 불평등한 고령화 예방 등 보건 관련 다양한 의제에 대한 논의가 있었다.

또한, 항생제 내성에 대한 전 세계적 관심과 국제 공조 요구가 높아짐에 따라 2016년 9월 유엔총회에서는 항생제 내성 대응 고위급 회의가 개최되었다. 유엔 총회 고위급 회의에서 보건 분야의 의제(agenda)가 다뤄진 경우는 에이즈(AIDS), 비감염성 질환(non-communicable diseases, NCD), 에볼라에 이어 항생제 내성이 네 번째이다. 한국은 수석대표 연설을 통해 2016년 8월 수립한 국가 항생제 내성 관리 대책 소개, 세계보건기구 주도 국제 항생제 내성 감시체계 가입 등 한국의 노력을 소개하는 한편 항생제 내성 문제 대응을 위해 여러 회원국들의 의지와 다분야 협력이 필요함을 언급하였다.

3. 국제보건활동과 간호

21세기에 들어와서 한국의 국제협력에 대한 요구가 증가하고 있으며, 보건의료 분야에 있어서 국제 간 보건의료협력이 점차 중요시되고 있다. 최근 공중보건의 한 분야로서 국제보건학이란 새로운 학문 분야가 생기고 2013년에는 한국국제보건의료학회도 창립되었다.

우리나라는 1945년 해방 이후 경제재건에 이르기까지 미국을 중심으로 한 여러 선진국으로부터 많은 원조를 받았으며 투자재원은 무상원조가 대부분이었다(최재욱, 2017). 1957년을 정점으로 감소하기 시작한 무상원조는 1959년 말부터 유상원조로 대체되기 시작하였고 1960년 1월 「외자도입촉진법」이 제정되면서 외자도입이 이루어졌다. 이와 같이 우리나라는 수원국의 역사에서 1987년 개발도상국에 양허성 차관을 지원하기 시작했고 1991년 설립된 한국국제협력단이 무상자금협력과 기술협력을 본격적으로 추진하면서 공여국으로 전환되었다.

한국국제협력단(Korea International Cooperation Agency, KOICA)은 개발도상국가와의 우호적인 관계 및 상호교류를 증진하고 이들 국가에 경제 · 사회발전의 지원을 통하여 국제협력 증진에 기여하기 위하여 외교통상부 산하의 정부출연기관으로 설립되었다. 사업으로는 KOICA 원조를 받는 개발도상국의 개발수요를 종합적으로 고려하고 우리나라가 효과적으로 이들 국가에 도움을 줄 수 있을 것으로 판단되는 7개 분야를 선정하여 대외무상원조에 집중하고 있으며 7개 분야로는 교육, 보건의료, 행정제도, 농촌개발, 정보통신, 산업에너지, 환경 및 기후변화 대응이 포함된다. 보건 분야의 사업으로는 개발도상국 개발환경으로 모성보건과 아동보건을 추진하고 있으며, 국제 원조 동향으로는 보건의료 정부개발원조(official development assistance, ODA) 지원 증가, 보건의료체계강화의 중요성 강조, 취약한 모자보건 및 가족계획에 대한 중요성, 소외된 질환에 대한 지원 증가 및 예방적 접근에 대한 중요성 증대가 있다.

2004년에는 한국이 국제사회에서 책임을 증대하고 개발도상국 및 북한 보건의료지원 전문기관으로서의 역할과 남북 화해협력과 통일비용의 절감을 도모하고 국지적 보건문제의 해결을 위하여 한국국제보건의료재단(Korean Foundation for International Healthcare)이 보건복지부 산하 재단법인으로 출발하여 2006년에 설립되어 사업을 진행하고 있다. 주요 사업으로는 개발도상국 보건의료 개발협력사업, 북한 보건의료 협력사업, 국내거주 외국인근로자 보건의료 협력사업, 재외동포 보건의료 협력사업, 해외재난 긴급구호 지원사업, 의료자원 지원사업, 이종욱 펠로우십프로그램(초청연수사업), 이종욱 전세계보건기구 사무총장 기념사업, 민간협력사업, 사업평가 등이 있다. 보건의료현장이 열악한 개발도상국에는 모자보건 증진사업, 결핵관리 역량강화사업, 보편적 건강보장 협력사업, 의료시설 건립운영 유무상 연계사업, 1차 보건의료 강화사업 및 의료기기 관리운영체계 지원사업이 이루어지고 있다. 북한 보건의료 지원사업에는 결핵 등 감염성 질환 관리사업, 나선지역 감염성질환 관리사업, 고려약 제약공장 건립사업, 사후관리사업이 있으며, 재외동포 보건의료지원사업에는 고려인 독거노인 요양지원사업과 민간협력사업으로 사회복지공동모금회가 지원을 하고 있다. 국내 거주 외국인 근로자 보건의료지원사업으로는 건강정보 제공 및 예방접종과 사업담당자 교육지원, 외국인근로자 무료진료단체 의료기기지원 사후관리사업 및 무료진료소 진료기능 강화사업이 있다.

이 외에도 민간차원의 보건의료 지원은 종교단체를 통하여 의료인의 해외 진출이 의사와 간호사가 주를 이루고 있으며, 지역적으로는 아시아가 가장 많고 의료선교라는 특수한 목적을 수행하기 위한 수단으로 진행되고 있다. 또한 대한의사협회의 국제의료봉사단은 2008년도에 대한의사협회 창립 100주년 기념사업의 하나로 한국국제보건의료재단과 업무협약을 체결하여 추진된 의협 내 의료봉사조직으로 최대 규모로 조직되어 있다. 물론 간호사가 이에 포함되어 있으며, 북한 및 개발도상국, 외국인 근로자, 해외의 긴급재난 발생 등의 보건의료활동을 펼치며 구체적으로는 환자진료 및 치료, 수술, 의료기술 전수 등 상대국의 보건의료 수준 향상을 도모하고 있다.

최근 국제사회에서는 안보, 사회, 경제, 빈곤 및 환경문제 등에 공동 대응하려는 추세에 따라 국제개발협력이 단순한 원조가 아닌 개발도상국 발전을 위한 개발로서의 인식과 범위가 확대되어 가고 있다. 선진국과 국제기구들은 특히 보건의료 분야에 있어서 정부차원의 원조만으로는 개발도상국의 경제성장을 견인하기 어렵기 때문에 민간부문의 투자와 협력을 강조하고 있다. 이에 우리나라에서도 공공-민간 파트너십(public-private partnership, PPP)의 개념이 정부뿐만 아니라 민간기업, NGO/NPO, 대학 및 싱크탱크, 지방자치단체 등으로 영역을 확대해 나가고 있다.

우리나라 정부, 비정부, 기업, 의료기관의 국제보건분야의 공공-민간 파트너십에 관한 연구(이현숙 등, 2012)에서는 모든 기관별 중점지원 활동 분야 분포는 개발도상국 지원사업(48%), 해외재난 긴급구호지원(22%), 북한지원(13%)과 국내 체류 외국인지원(13%) 활동 등으로 나타났다. 또한 모든 기관별 중점 프로그램 영역별 분포는 의료봉사(30%), 영양(13%), 보건교육(11%) 등으로 나타났다. 결국 정부기관과 정부산하 특별법인의 경우 각각 기관의 특성을 살려 다양한 형태의 보건의료사업을 펼치고 있었다. 기업은 영업이익 증대를 위해 발굴한 사업으로 보이는 개발도상국 보건의료수요에 근거한 특정사업을 지원하는 추세였다. 또한 의료기관은 고유의 영역인 의료자원을 활용한 사회공헌 및 봉사 차원의 의료봉사사업 위주로 지원하고 있다.

이러한 모든 사업에서 간호사가 투입되어 사업을 진행하고 있으며, 국제간호협의회(ICN)에서는 온라인 국제간호인적지원센터를 운영하고 있다.

4. 국제보건의 최근 동향

1) 국제 동향

새천년 개발목표와 국제보건의 확대는 2000년 9월 뉴욕에서 개최된 유엔 새천년 정상회의에 참가한 189개의 가맹국이 21세기의 국제사회의 목표로서 유엔 천년선언을 채택함으로써 이루어졌다. 이 선언에서는 평화와 안전, 개발과 빈곤, 환경, 인권과 좋은 통치, 아프리카의 특별한 요구 등을 과제로서 내걸어 21세기의 유엔의 역할에 관한 명확한 방향성을 제시했다. 새천년 개발목표(millennium development goals, MDGs)는 이 유엔 천년선언과 1990년대에 개최된 주요한 국제회의나 정상회담에서 채택된 국제 개발목표를 통합해, 하나의 공통 골조로 정리한 것이다. MDGs는 2015년까지 달성해야 할 8개의 목표를 내걸고 있으며, 각각의 목표에는 구체적인 목표와 수치가 정해져 있다.

MDGs로는 국제보건이 지극히 중요한 과제로서 자리매김되고 있어 8항목 중 3항목이 직접적으로 국제보건에 관련한다.

- 목표4: 유아사망률의 감소
- 목표5: 임산부의 건강 개선
- 목표6: HIV/AIDS, 말라리아, 그 외 질병의 만연 방지

유엔 천년정상회담은 147개국의 국가원수를 포함한 189개국이 참가하여 사상 최대의 규모이며, 천년선언은 지극히 높은 레벨의 정치적 약속이다. 그 때문에, 현재 국제보건의 대응 대부분은 이 MDGs를 달성하는 목적으로 행해지고 있다.

이와 같이 국제연합(United Nations, UN)을 중심으로 한 국제정치의 장에서도 보건의료가 중요한 정책과제로 상정되고 있다. AIDS 문제는 계속 중요한 과제가 되고 있으며 2,000년부터 비감염성 질환에 대해 강조하고 있고 2011년에는 UN 총회에서 비 전염성 질환에 관한 정치적 선언을 하였다. 그 결과 비감염성 질환은 각 나라별로 중요한 과제가 되고 있으며 국제기구에서도 예산과 조직이 증가되고 있다. 2015년에는 반기문 UN 사무총장이 지난 15년간 추진한 MDGs의 결과를 발표하였다. 그 중 보건에 관한 것을 살펴보면 아동사망률은 1,000명당 90에서 43으로 감소하였다. 모성사망률은 1990년대에 비해 45%가 줄었다. AIDS, 말라리아, 결핵에 대한 대책으로 AIDS는 약 40% 감소하였고, 항바이러스제로 약 760만 명의 사망 위험이 있는 환자를 치료하였다. 말라리아 유병률은 37%, 사망률은 58% 감소하였다. 결핵 유병률도 41%, 사망률은 45% 감소하였다고 발표하였다. 그러나 많은 노력에도 불구하고 세계는 아직도 양성불평등,

빈부격차, 기후변화문제, 빈곤문제가 해결되지 않았다고 보고하였다.

2015년 9월 제69차 UN 총회에서 2030년까지 중점적으로 추진해야 할 제2기 새천년개발계획(post-2015 sustainable development goals)으로 17개 과제를 의결하였다. 그 중 보건 관련 과제는 제1기에 8개 중 3개에서 제2기에는 17개 중 1개로 축소되었다. 보건 관련 과제는 건강생활을 장려하고 신체적 · 정신적 안녕을 증진하는 것을 추진하기로 하였다. 구체적 목표는 2030년까지 모성사망비를 10만 명당 70명 이하로 낮추고, 신생아사망률은 1,000명당 12명 이하, 영유아사망률은 1,000명당 25명 이하로 감소시킨다는 목표이다. AIDS, 결핵, 말라리아와 열대병의 유행도 2030년까지 완전히 퇴치하고, 간염, 수인성 질병과 다른 전염병도 상당히 감소시킨다는 목표이다. 아울러 사전 예방과 치료를 통해 만성질환으로 인한 조기사망을 2030년까지 1/3 감소시키고, 정신건강을 증진하며 마약남용과 해로운 음주를 포함한 각종 물질남용에 대한 예방과 치료를 강화한다는 목표이다. 교통사고로 인한 사망과 부상을 2020년까지 1/2 감소시키고, 가족계획과 정보제공, 교육 등 생식보건의료서비스를 2030년까지는 모든 국가에서 모든 국민이 받을 수 있도록 하고 국가전략과 프로그램에 생식보건이 포함되도록 한다. 재정위기에 건강보호, 질 높은 기본의료서비스 제공, 안전하고 효과적인 의약품과 백신을 모두에게 제공하는 등 모두에게 보건의료를 보장한다는 것이다. 화학물질, 대기, 수질, 토양오염으로 인한 사망과 질병을 2030년까지 상당히 감소시킨다는 목표를 발표하였다.

이를 시행하기 위한 수단으로는 세계보건기구의 담배협약(Framework convention on tobacco control) 시행을 강화하고 개발도상국에 필요한 의약품과 백신의 연구개발을 지원한다. 이를 위해 지적재산권과 보건에 관한 도하선언(Doha declaration on the TRIPS agreement and public health)에 따라 개발도상국의 공중보건을 보호하기 위한 의약품에는 지적재산권을 유연하게 적용한다는 원칙을 유지한다. 개발도상국, 특히 저개발국과 섬나라에게 보건재정을 늘려서 보건의료인력 고용과 훈련을 늘리고 모든 나라가 건강위기에 대해 조기경보, 위기대응 등의 역량을 강화하도록 한다는 내용이다.

2) 국내 동향

보건복지부는 2015년 12월 22일 「의료 해외진출 및 외국인환자 유치 지원에 관한 법률」이 공포되고 2016년 6월 23일 법이 시행되면서 이에 대한 조치를 시행하기 시작하였다. 이 법은 의료 해외진출 및 외국인환자의 권익과 국내 의료 이용편의 증진을 지원하여 외국인이 안전하고 수준 높은 보건의료서비스를 받을 수 있도록 하고, 국가 경제 · 사회 발전에 이바지하는 것을 목적으로 제정되었다. 「의료해외진출법」은 보건의료산업 지원과 환자 권익을 함께 다룬 최초의 공익적 산업육성 법률로서, 법 제정을 통해 연 3조 원의 부가가치와 연간 5만 개의 일자리를 창출하여 경제 활성화에 기여할 것으로 기대된다.

그간 우리나라는 전통적으로 미국, 일본, 유럽, 오스트레일리아 등 선진국에 대표단과 전문가를 파견하고, 정책정보교류 등을 통하여 선진국의 보건복지정보수집을 강화하고, 공동연구 추진 등 협력관계를 강화하여 왔다. 아울러, 최근에는 동남아시아, 중앙아시아, 중동, 동유럽, 아프리카, 중남미 등으로 협력지역을 확대하여, 선진국뿐 아니라 신흥국, 개발도상국 등으로 협력 국가를 다변화하고 있다. 이는 우리나라의 우수한 건강보험제도와 감염병 대응체계, 높은 보건의료서비스 및 기술 수준에 대한 각국의 인지도가 높아지면서 우리나라와의 협력을 희망하는 국가들이 증가하고 있기 때문이다.

이러한 노력의 결과, 우리나라는 미국, 러시아, 독일, 스웨덴, 덴마크, 폴란드, 베트남, 콜롬비아 등 전 세계의 주요 국가들과 보건복지 분야 협력각서를 체결함으로써 협력 기틀을 마련하였고, 정기적인 정책 협의를 통해 상호 관심 분야 및 잠재적 협력 분야 발굴 및 실제 정책 교류 · 협력 등을 진행하고 있다. 한 · 중 · 일 보건장관회의는 2007년 4월 우리나라 주도로 서울에서 개최된 이후, 2008년 중국, 2009년 일본 등 3국에서 순차적으로 매년 개최되면서, 실질적인 협력체계를 구축해 나가고 있다. 중증급성호흡기증후군(SARS), 조류인 플루엔자(AI) 그리고 신종인플루엔자(PI)와 같은 대유행 인플루엔자에 대한 협력각서 및 공동대응계획에 합의한 바 있으며, 2009년에는 3국 간 식품안전공조를 위한 협력각서를 채택하여 역내 식품교류 활성화를 모색해 오고 있다. 2010년 11월 우리나라 제주에서 개최된 제4차 한 · 중 · 일 보건장관회의에서는 한 · 중 · 일 3국이 공동으로 개발도상국 모자보건 개선을 위하여 협력해 나갈 것을 합의하는 성과를 이끌어냈다. 2011년 11월 중국 칭다오에서 개최된 제5차 한 · 중 · 일 보건장관회의에서는 3국 간 만성질환 분야에서 정책경험 공유 · 교류를 촉진하기로 합의하였다. 2013년 11월 우리나라 서울에서 개최된 제6차 한 · 중 · 일 보건장관회의에서는 조류인플루엔자(H7N9), 중동호흡기증후군(MERS) 등 최근 점점 증가하는 감염병 위협에 대응하고자, 기존 협력각서 및 공동실천 계획을 대유행 인플루엔자–신변종 감염병까지 확대하고, 신속하고 긴밀한 협력체계 구축을 주요 골자로 하여 개정하였다. 최근 전 세계적으로 핵심 보건 이슈이자 3국이 공통적으로 직면하고 있는 '보편적 의료보장'과 '인구 고령화'를 주제로 한 3국 장관 간 토론을 통해 앞으로 이들 분야에서의 실질적인 협력을 강화하기로 합의하였다. 2014년 11월 중국 베이징에서 개최된 제7차 한 · 중 · 일 보건장관회의에서는 에볼라 발생 지역 지원 및 3국 간 협력체계 강화, 만성질환 심각성 및 통합적 접근, 각국의 보편적 의료보장 강화 노력에 대하여 논의하였으며, 이에 따라 감염병 · 만성질환 · 보편적 의료보장 등 의제 전반 및 에볼라 대응을 위한 공동 성명을 각각 채택하였다. 2015년 11월 일본 교토에서 개최된 제8차 한 · 중 · 일 보건장관회의에서는 특히 한국의 메르스 경험을 공유하며 3국 간 검역협의체 구성을 제안하여 중 · 일의 긍정적 답변을 받은 바 있으며, 신 · 변종 감염병 위기 대응에 대한 3국 간 협력체계 강화와 고령화 · 만성질환에 대한 통합적 접근 등 의제 전반에 대한 공동 성명을 채택하였다. 2016년 12월 우리나라 부산에서 개최된 제9차 한 · 중 · 일 보건장관회의에서는 특히 제8차 보건장관회의 때 우리 측이 제안한 3국 간 검역협의체가 구성 · 운영되었으며, 기존의 대유행 인플루엔자, 공통 관심사인 신종 · 재출현 감염병 공동 대응에 관한 협력각서(memorandum of cooperation)와 공동 실천 계획(joint action plan)을 개정하여 검역 분야로까지 협력 범위를 넓혔다. 또한, 2017년 11월 제10차 회의에서는 3국 보건장관회의 출범 10년을 맞아 그간의 만성질환, 감염병, 고령화 분야 협력성과를 재점검하고, 미래 대응과제로서 항생제 내성 대응, ICT와 빅 데이터를 활용한 보건 증진,

보편적 건강 보장을 미래 협력과제로 제시하는 공동 성명을 채택하였다.

2018년 11월 일본에서 개최된 제11차 한 · 중 · 일 보건장관회의에서는 감염병 예방 및 대비 방안, 건강한 고령화 및 만성질환, 보편적 의료보장 및 재난 보건리스크 관리 등에 관한 성과를 점검하고 메르스, 고령화, 의약품 공급중단, 자연재해 등에 공동 대응해나가기로 뜻을 모았다. 제12차 회의는 한국에서 2019년 12월에 개최되었으며 '정보통신기술(ICT)을 통한 보편적 의료보장 달성', '감염병 예방 및 대응', '건강하고 활동적인 고령화'와 관련하여 각국의 노력과 경험을 공유하고 협력방안을 논의하였다. 3국 장관들은 감염병 대응에 관한 공동행동계획 3차 개정안에 서명하고, 고령화 정책에 대한 3국의 정책 지향을 담은 '건강하고 활동적인 고령화 협력 관련 3국 공동선언문'을 3국 정상회의 때 제출하여 채택되도록 하는 데 합의하는 등 3국 간 협력의 중요성을 강조하였다. 2020년 12월에 열린 제13차 한 · 중 · 일 보건장관회의는 COVID-19로 인해 화상회의로 진행되었으며, 3국의 보건당국이 신종 코로나바이러스감염증(코로나19) 방역 대응을 위해 긴밀히 협력해 나가기로 하였다. 또한 백신이 국제적 공공재라는 점에 인식을 같이 하고 여러 국가가 적절한 가격에 안전한 백신을 공평하게 구매할 수 있도록 하는 데도 기여하기로 하였다. 2021년 12월 개최된 제14차 회의 역시 화상으로 진행되었으며, 3국은 감염병 위기가 발생할 때 예방과 통제, 감시, 대응 방안에 대해 개방적이고 투명한 정보 공유에 동의하는 공동선언문을 채택하였다. 가장 최근에 열린 제15차 회의는 서울 용산에서 개최되었으며 '감염병 대응 협력을 통한 보건안보 달성', '보편적 의료보장(UHC)', '건강한 노후보장'등 주제에 대해 각국의 정책 경험 공유와 3국 간 협력 방안을 모색했다. 이후 이날 논의를 반영해 미래 보건협력 강화 의지를 담은 공동선언문을 채택하였다.

참고문헌

기획재정부(2022). '21.12월 및 연간 고용동향 분석 보도참고자료.

김정화(2013). HMO(Health Maintenance Organization)의 내부조직구조와 의료비용절감과의 관계. 보건행정학회지, 3(1), 102-123.

김창엽(2005). 미국의 의료보장. 부산: 한울아카데미.

김창엽(2014). 대한민국의 국제개발협력과 국제보건. 대한민국 정책학회 추계 학술대회.

김춘미 등(2022). 지역사회보건간호학. 파주: 수문사.

문성웅 외(2008). 2008년도 외국의 보건의료체계와 의료보장제도 연구. 국민건강보험공단.

박용주(2006). 미국의료보장의 최근동향. 국제사회보장동향, 봄호, 89-95.

박윤형(2015). 제2기 새천년 개발계획과 국제보건역량강화. 보건행정학회지, 25(30), 149-151.

박은철, 장성인(2012). 한국 보건의료정책 문제의 진단. 대한의사협회지, 55(10), 932-939.

보건복지부(2019). 2019년 보건복지부 주요업무 추진계획.

보건복지부(2020). 2019 보건복지통계연보.

보건복지부(2021). 2020 보건복지백서.

보건복지부(2021). 제5차 국민건강증진종합계획(2021~2030).

보건복지부(2022). 『OECD 보건통계 2022』로 보는 우리나라 보건의료 현황 보도자료.

보건복지부(2022). 2021 국민보건계정보고서.

보건복지부(2022). 2021 보건복지백서.

보건복지부(2022). 2021년 출생 통계.

보건복지부(2022). 2021년 혼인 · 이혼 통계.

보건복지부(2022). 보건의료인력 실태조사 결과 발표 보도자료.

보건복지부(2023). 2023년 주요 업무 추진계획.

신의철 외(2013). 사례를 곁들인 보건의료체계의 이해. 서울: JMK.

양숙자, 심문숙 등(2022). 지역사회간호학. 서울: 현문사.

오충현(2017). 지금 여기에서 대한민국의 국제보건을 비판한다. 시민건강이슈, 6.

이문재, 윤기찬(2018). 네트워크 분석을 통한 한국의 건강도시사업 연구경향 분석. 보건사회연구, 38(1), 459-488.

장원기 등(2003). 선진주요국의 의료제도 연구. 의료정책연구소.

지역보건연구회 역(2003). 세계 각국의 보건의료체계. 서울:계축문화사.

최재욱(2017). 우리나라 국제보건동향과 추진방향, 한국농촌의학지역보건학회, 추계학술대회, 20-53.

한국건강증진개발원(2015). 건강도시 정책과 실행.

한영란 등(2022). 최신 지역사회보건간호학. 서울: 현문사.

Bodenheimer, T. S., & Grumbach, K. (2004). Understanding Health Policy: A Clinical Approach 4th Edition. New York, NY: McGraw-Hill Companies, Inc.

Brown, T. M., Cueto, M., & Fee, E. (2006). The World Health Organization and the transition from "international" to "global"public health. American Journal of Public Health, 96(1), 62-72.

Clark, M. J. (1999). Nursing in the community. Appleton & Lange.

Koplan, J. P., Bond, T. C., Merson, M. H., Reddy, K. S., Rodriguez, M. H., & Sewankambo, N. K. (2009). Towards a common definition of global health. The Lancet, 373(9679), 1993-1995.

OECD(2021). OECD incomedistribution database. People living in relative poverty(2019 or nearest year).

Relman, A. S. (2007). A second opinion: Rescuing America's Health Care. New York: Public Affairs.

Sisko, A. M., Truffer, C. J., Keehan, S. P., Poisal, J. A., Clemens, M. K., & Madison, A. J. (2010). National health spending projections: the estimated impact of reform through 2019. Health Affairs, 29(10), 1933-1941.

참고 사이트

건강도시연맹 http://alliance-healthycities.com
건강보험심사평가원 https://www.hira.or.kr
경상북도청 https://gb.go.kr/Main/page.do?mnu_uid=3330&
국민건강보험 https://www.nhis.or.kr/
법제처 https://www.moleg.go.kr/
서울특별시 http://org.seoul.go.kr/org/orgChartView.do

Mind Map

국내외 보건정책 이해

- **보건의료정책**
  - : 인구집단의 건강사태를 유지 · 증진
  - **정책과정**(앤더슨): ① 정책의제 형성 → ② 정책형성 → ③ 정책채택 → ④ 정책집행 → 평가
    - 정책결정: ② 정책형성 → ③ 정책채택
  - **공중보건의 정의**(윈슬로우)
    - : 질병 예방, 수명의 연장, 신체적 정신적 건강 효율 증진
  - 공중보건의 필수 서비스
    - ① 인구집단에 대한 사정
    - ② 정책 개발
    - ③ 질 보장
- **역사**
  - 방문간호시대 — 1923 로젠버거+한신광 태화여자관-보건사업부 설치
  - 보건간호시대 — 1956 보건소법 제정
    - 1961 보건소법 전면 개정
    - 1967 학교보건법 제정
  - 지역사회보건간호시대 — 1980 농어촌등 보건의료를 위한 특별조치법 공포
    - 1990 산업안전보건법 개정
    - 1991 학교보건법 개정
- **보건의료 서비스**
  - 요건 — 접근용이성, 질적적정성, 지속성, 효율성
  - 보건의료시설 — 의료기관 — 종합병원, 병원 · 치과병원 · 한방병원, 요양병원, 의원 · 치과의원 · 한의원 · 조산원
    - 공공보건의료기관 — 보건소, 보건지소, 건강생활지원센터, 보건진료소
- **진료비지불제도** — 행위별수가제, 봉급제, 인두제, 포괄수과제, 총액계약제
- **사회보장**
  - 사회보장
    - 소득보장
      - • 산재보험
    - 의료보장
  - 공공부조
    - 소득보장
      - • 기초생활보장
    - 의료보장
      - • 의료급여
  - 사회서비스
    - 보건의료 서비스
    - 사회복지 서비스
- **지역사회간호사의 역할**
  - 지역사회보건간호 대상: 개인 · 가족 · 학교 · 사업장 · 지역사회
  - 지역사회보건간호 목표: 적정기능 수준 향상
    - "기능연속지표"
  - 지역사회보건간호 활동(행위): 직접간호 제공, 보건교육 관리
    - "지역사회보건" 간호수단
  - 김화중의 지역사회 보건간호 틀
  - ① 일차의료제공자
  - ② 직접간호제공자
  - ③ 교육자
  - ④ 상담자
  - ⑤ 대변자 · 옹호자
  - ⑥ 관리자
  - ⑦ 의뢰자 · 알선자
  - ⑧ 연구자
  - ⑨ 변화촉진자
  - ⑩ 협력자
  - ⑪ 정보수집자 · 보존자
  - ⑫ 조정자

Mind Map

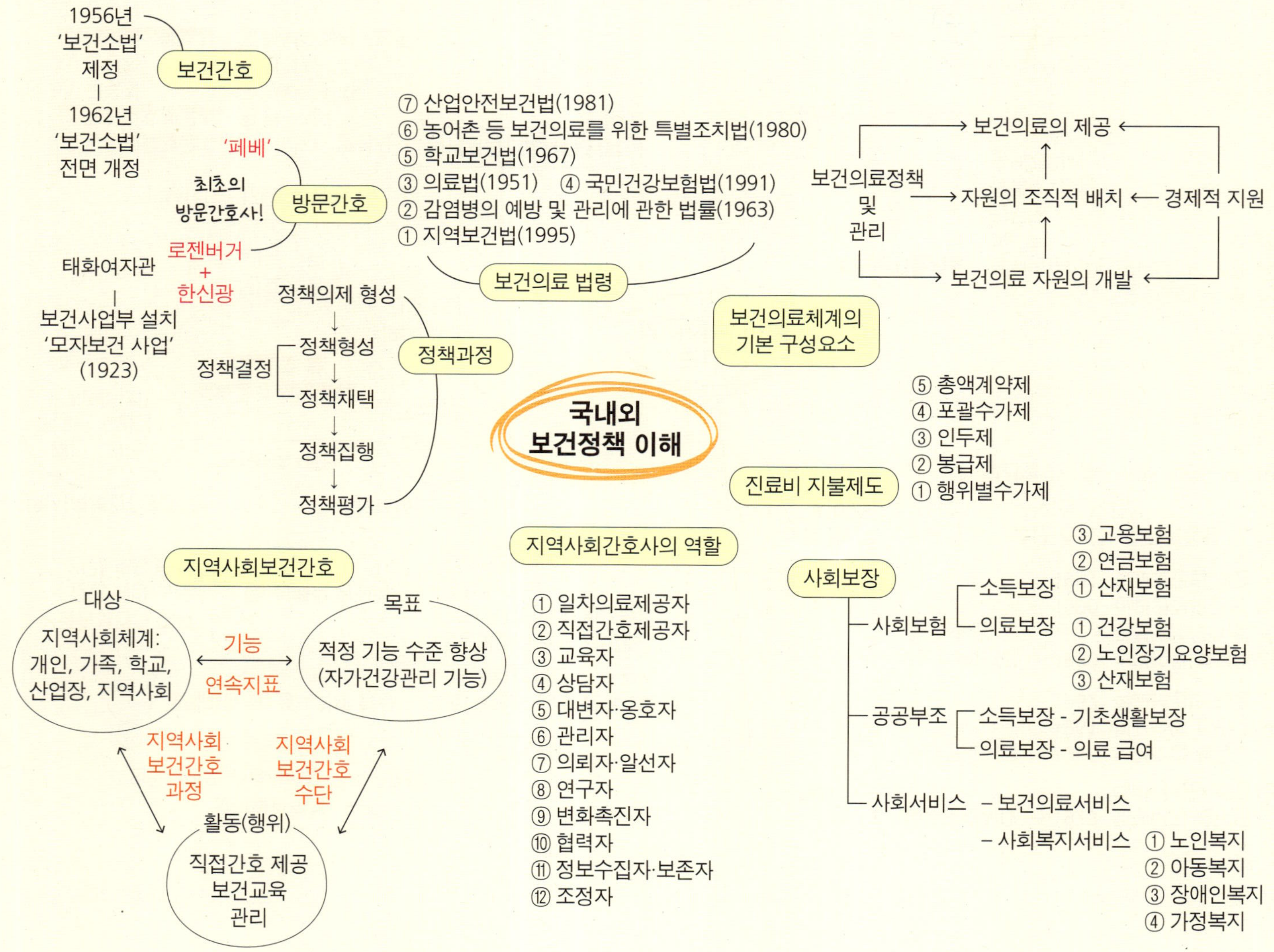

국내외 보건정책 이해
보건간호
1956년 '보건소법' 제정
1962년 '보건소법' 전면 개정
방문간호
'페베'
최초의 방문간호사!
로젠버거 + 한신광
태화여자관
보건사업부 설치 '모자보건 사업' (1923)
정책과정
정책의제 형성
정책결정
정책형성
정책채택
정책집행
정책평가
보건의료 법령
⑦ 산업안전보건법(1981)
⑥ 농어촌 등 보건의료를 위한 특별조치법(1980)
⑤ 학교보건법(1967)
③ 의료법(1951) ④ 국민건강보험법(1991)
② 감염병의 예방 및 관리에 관한 법률(1963)
① 지역보건법(1995)
보건의료체계의 기본 구성요소
보건의료정책 및 관리
보건의료의 제공
자원의 조직적 배치
경제적 지원
보건의료 자원의 개발
진료비 지불제도
⑤ 총액계약제
④ 포괄수가제
③ 인두제
② 봉급제
① 행위별수가제
지역사회보건간호
대상
지역사회체계: 개인, 가족, 학교, 산업장, 지역사회
기능
연속지표
목표
적정 기능 수준 향상 (자가건강관리 기능)
지역사회 보건간호 과정
지역사회 보건간호 수단
활동(행위)
직접간호 제공
보건교육
관리
지역사회간호사의 역할
① 일차의료제공자
② 직접간호제공자
③ 교육자
④ 상담자
⑤ 대변자·옹호자
⑥ 관리자
⑦ 의뢰자·알선자
⑧ 연구자
⑨ 변화촉진자
⑩ 협력자
⑪ 정보수집자·보존자
⑫ 조정자
사회보장
사회보험
소득보장
③ 고용보험
② 연금보험
① 산재보험
의료보장
① 건강보험
② 노인장기요양보험
③ 산재보험
공공부조
소득보장 - 기초생활보장
의료보장 - 의료 급여
사회서비스
– 보건의료서비스
– 사회복지서비스
① 노인복지
② 아동복지
③ 장애인복지
④ 가정복지

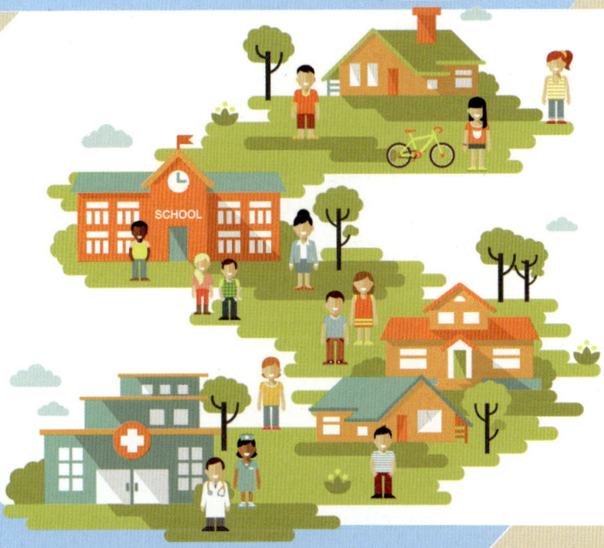

CHAPTER 2
건강형평성과 문화적 다양성

개요

건강에 영향을 주는 요인과 인구집단 사이의 불공평한 건강 격차와 형평성을 다룬다. 형평성이란 사회, 경제, 인구학적 또는 지역적으로 분류된 인구집단 사이에 건강 수준의 차이가 존재하지 않는 상태를 의미한다.

지역사회의 다양한 문화에 대한 차이를 이해하고 이들의 건강문제를 확인하며 문화적 특성에 따른 건강신념과 건강행동을 이해하며 문화적 특성을 고려한 간호방법을 학습한다.

학습목표

01. 건강형평성의 정의와 요인에 대해 설명할 수 있다.
02. 건강결정요인에 대해 설명할 수 있다.
03. 건강불평등의 요인을 설명할 수 있다.
04. 다문화의 개념과 문화적 다양성에 대해 설명할 수 있다.
05. 문화적 차이에 따른 건강신념과 건강행동을 이해한다.

주요용어

- 건강결정요인
- 건강불평등
- 건강형평성
- 문화적 다양성
- 질병 예방 수준

지역사회와 건강

01절

1. 건강의 개념

인간의 건강은 의학, 간호학, 보건학 등 여러 학문에서 핵심적으로 다루어지는 개념이다. 건강에 대한 개념이나 정의는 우리가 그것을 바라보는 시각의 차이를 반영한다. 이러한 시각의 차이는 건강에 대한 방법론적 차이를 반영하기도 한다. 우선 여기서는 세계보건기구와 의학적 관점, 그리고 간호학 및 지역사회간호학에서 바라보는 건강에 대한 정의에 대해서 알아보도록 하자.

1) 세계보건기구의 건강에 대한 정의

가장 일반적으로 사용되는 건강의 정의는 세계보건기구(WHO)가 제시한 것이다. 세계보건기구의 건강에 대한 정의는 시대에 따라 조금씩 변화하였는데, 우선 1948년에는 "건강이란 질병이나 장애가 없을 뿐만 아니라, 신체적, 정신적 및 사회적으로 완전한 안녕상태이다"라고 정의하였다. 이때 '사회적 안녕'이란 각 개인이 사회생활에서 역할을 잘 수행하여 원만한 대인관계를 유지하고, 사회규제를 잘 지켜 잘 적응하는 상태를 말한다. 이후 1957년에는 건강의 이상적 목표로 '실용적 측면'을 보완하였다. 즉, 주어진 조건하에서 신체의 각 부위가 유전적 · 환경적으로 적절하게 기능을 발휘할 수 있는 개체의 상태 또는 자질을 포함하였다. 1974년에는 건강의 '총체성(wholeness)'과 긍정적이고 질적인 측면을 강조하였으며, 1998년에는 "건강이란 질병이나 장애가 없을 뿐만 아니라, 신체적, 정신적, 사회적 및 영적으로 완전히 안녕한 역동적인 상태이다"라고 정의하며, '영적'인 개념을 강조하였다.

결론적으로 세계보건기구의 건강에 대한 정의는 개인을 부분의 합이 아니라 전체로서 바라보고, 건강을 환경이라는 맥락 안에서 이해하며, 건강을 생산적이고 창조적인 삶과 연결시켰다는 점에서 혁신적이라고 평가되고 있다.

2) 의학적 관점

일반적으로 근대의학의 초기에 의사들의 건강에 대한 관점은 질병관리시대에 주류를 이루던 사고방식인 '질병이 없는 상태'를 건강한 상태라고 정의한다. 구체적으로는 건강한 상태란 "정상적인 신체상태, 예를 들어 육체적이거나 정신적인 질환이나 고통이 없고, 완전하여 신체의 각 부분이 고유한 생리적 기능을 수행할 수 있는 상태"를 의미한다(Critchley, 1978). 즉 모든 부속품이 정상적으로 작동하는 기계처럼 신체의 각 부위가 효율적으로 작동하는 상태를 건강한 상태로 보는 것이다. 이는 인간을 기계론적 관점의 바탕으로 사유하는 것이며, 여기에는 사회적, 정신적, 심리적인 요소가 개입할 여지가 없다. 따라서 이러한 의학적 관점은 기계론적 관점이라고 비판받는다. 또한 의학적 관점에서는 인구집단을 건강한 사람(질병이 없는 사람)과 건강하지 않은 사람(질병이 있는 사람)으로 이분법적으로 구분한다. 또한 질병이 발생하는 이유는 질병을 일으키는 원인균이나 인체의 정산기능에 필요한 특정 인자(예: 호르몬 등)의 부족이나 과다 때문이라고 생각한다. 따라서 과학의 발전을 통해 특정 원인을 발견하거나 관리방법을 개발하면 질병을 관리할 수 있게 되고, 이로 인해서 사람이 건강해진다고 생각한다.

3) 간호학적 관점

간호학 이론에서는 간호학문의 공통적인 탐구 영역으로 인간, 건강, 환경, 간호행위를 다루고 있다. 탐구 영역이란 의미 있는 언명들로 구성되는 그 분야의 중요한 문제 영역을 말하며 지식개발을 위한 기준과 도구는 해당 영역 안에서 규정된다. 따라서 위의 네 가지 탐구 영역 가운데 '건강'에 대한 논의 또한 간호의 영역에서 다루어지고 있다.

Smith(1981)는 문헌고찰을 통하여 간호학에서 바라보는 건강에 대한 개념을 정리하였는데, 건강을 상대적인 개념으로 파악하였고 건강에 대한 모형을 행복론, 적응론, 역할수행론, 임상적 모형으로 구분하고 이를 설명하였다.

행복론(eudaimonistic health conception)은 고대 그리스 의학과 플라톤 및 아리스토텔레스의 도덕 철학에 기반을 둔 것으로, 건강을 일반적인 안녕과 자아실현까지로 확대한다. 이 모형의 대표적인 학자는 A. Maslow로 그는 건강을 "이상적인 본성과 개성"이라고 표현하며, 이상적인 인간은 최고의 지성과 최고의 열망으로 측정할 수 있고, 최고의 열망이란 자아실현과 완전한 발달을 지향하는 것이며 내적인 잠재력의 의해 개발된다고 하였다. 따라서 건강은 이러한 잠재력이 현실화되거나 실현된 상태를 말한다. 그리고 질병은 생리학적인 치료가 끝나지 않아서 자아실현을 저해하는 상태를 말한다. 결과적으로 이 모형을 건강의 연속선상에서 볼 때 한쪽 끝은 풍족한 안녕상태이이고, 그 반대쪽 끝은 질병상태로서 무기력을 의미한다.

적응론(adaptation health conception)에서 건강에 대한 생각은 의학적인 개념에서 발전하였으나 질병의 치료를 넘어서까지 확대하였다. 즉 건강은 유기체가 물리적 · 사회적 환경과 효과적으로 상호작용을 할 수 있는 상태이며, 이 상호작용의 특징적인 방식이 바로 적응이다. 이 모형에 따르면 개인이 질병이 없다고 해서 건강한 상태라고 할 수 없다. 질병은 유기체가 환경의 변화에 대처하는 능력, 즉 적응에 실패한 경우이고, 이를 위한 의학적인 치료는 유기체가 적응기전을 이용하는 능력을 복원하도록 하는 것이다. 이 모형을 건강의 연속선상에서 볼 때 한쪽 끝은 유기체가 환경과 융통성 있게 적응을 유지하고 환경과 상호작용하는 것이고, 그 반대쪽 끝은 유기체가 환경으로부터 소외되거나 자기교정적인 반응을 하는 데 실패하는 것을 의미한다.

역할수행론(role performance conception)은 사회의학적 구조기능주의에 바탕을 두고 있으며, 적절한 역할수행이 건강의 기준이다. 따라서 질병이란 사람들이 그들의 업무수행을 방해하는 것을 말하며, 자신의 역할을 효과적으로 수행할 수 있는 상태가 건강이다. 이 모형을 건강의 연속선상에서 볼 때 한쪽 끝은 최고의 성과를 거두는 사회적 역할의 수행이고, 그 반대쪽 끝은 역할수행의 실패이다.

임상적 모형(clinical conception)은 의학적 관점과 유사하다. 이 모형을 건강의 연속선상에서 볼 때 한쪽 끝은 질병의 증상이나 징후가 없고 의학적으로 불구가 없는 상태이고, 그 반대쪽 끝은 질병의 증상이나 징후가 있는 상태이다.

이상의 네 가지 모형의 건강에 대한 생각은 서로 완전히 구분되기보다는 중복되는 부분이 있다. 즉 행복론은 나머지 세 가지의 모형을 포괄하기도 하고, 임상적 모형은 건강에 대한 최소한의 개념이라고 할 수 있다. 적응론은 역할수행론이나 임상적 모형을 포함하고 있으며, 역할수행론은 광범위한 관점에서 사회적인 관계와 기능의 복합성을 내포한다.

4) 지역사회간호학에서의 건강에 대한 정의

지역사회간호학에서의 건강에 대한 정의는 학자에 따라 다소 차이가 있다.

Freshman(1979)은 건강을 "간호대상자에 의한 적정 기능 수준"이라고 하였으며, Clemen 등(1981)은 건강을 "신체적 · 정신적 · 사회적 기능의 최고 수준"이라고 하였다. Spradley(1985)도 건강을 "적정 건강이라는 한 지점으로부터 전적으로 불기능상태인 반대지점을 이은 하나의 연속선"으로 바라보았다.

김화중(1991)은 건강을 임상적 모형과 적응모형을 포함하는 구조적 모형, 기능적 모형, 체계모형과 발달모형으로 구분하여 설명하였다. 구조적 모형은 앞서 말한 Smith의 임상적 모형과 같은 입장이다. 기능적 모형은 Smith의 역할수행론과 같은 유형이며, 체계모형은 체계이론을 기본으로 하여 개방체계인 유기체의 역동적인 평형상태를 말한다. 그리고 발달모형은 유기체가 한 방향을 따라는 진행하는 것을 가정하여 목표 또는 최종상태, 최종상태로 되는 과정, 발달 또는 성숙의 증가의 연속선으로 보았다. 따라서 건강은 한 체계가 주어진 어느 시점에서 성취 또는 발달해야 하는 최종상태를 말한다.

이처럼 지역사회간호학에서 건강은 절대적이며 정지된 상태를 의미하는 개념이 아니라 상대적이며 역동적인 개념이다. 또한 지역사회간호학에서는 건강을 임상적인 관점보다는 기능적인 관점으로 보는 경향이 강하다고 할 수 있다.

2. 건강의 결정요인

건강의 결정요인이란 어떤 특정한 인구집단이나 개인의 건강 수준을 높이거나 낮추는 요인들을 총칭하는 것이다. 건강의 결정요인들은 다음과 같은 특성을 가지고 있다.

- 건강의 결정요소들은 각각 건강에 긍정적 효과나 혹은 부정적 효과를 미친다.
- 대부분의 요소들은 그 연관되는 효과가 "전적으로 있거나 전혀 없는 것(all or nothing)"이 아니라 폭로되는 시간의 흐름에 따라 그 효과가 점진적으로 증가 혹은 감소한다.
- 이들 요소들은 질병을 발현시키는 "상대적 위험(relative risk)"과 "절대적 위험(absolute risk)"을 나타내는 정도에 따라 양상을 달리할 수 있다. 즉 상대적 위험을 대표하는 요소들은 질병을 발현시키는 위험요인에 폭로된 사람들의 비율과 연관이 있어서 이 같은 위험요인의 유병률(prevalence)은 적을 수 있고, 질병을 발현시키는 사람의 절대 수도 적을 수 있다. 절대적 위험을 대표하는 위험요인들은 위험요인에 폭로된 사람들의 비율과 연관이 있어서 결정요소들의 변화의 수준이 비록 낮을지라도 질병을 발생시키는 사람들의 절대 수의 변화는 클 수 있다.
- 건강의 결정요소들은 만성퇴행성 질환과 그 합병증의 지속과 예후에도 영향을 미칠 수 있다.
- 이들 요소들은 개인의 사회활동과 참여하는 방법에도 영향을 미칠 수 있다.

캐나다의 라론드 보고서(1974)에서는 건강에 결정을 미치는 주요 요인을 "건강의 장(場, health field)이라는 용어로 표현하고 있으며, 주요 건강의 장으로 다음의 4가지로 제시하였다.

- 생물학적 요인(human biology): 생물학적 기능, 즉 조직과 기관의 활동의 결과로 신체 내부에서 발생하는 신체적, 정신적 건강과 관련된 모든 측면을 의미한다. 유전적 소인, 노화과정, 각종 신체기관 등이 이에 해당된다.
- 생활습관(life style): 개인이 통제력을 가지고 있으면서 건강에 영향을 미치는 의사결정들이 이에 해당된다.
- 환경(environment): 사람의 외부에 존재하고 개인이 통제력을 미치지 못하거나 거의 못 미치는 자연적, 사회적 요인들을 의미한다.
- 보건의료조직(health care organization): 흔히 보건의료체계(health care system)라고 불리는 부분으로 보건의료서비스를 제공하는 인력과 자원의 양, 질, 배치, 관계 등을 의미한다.

이후 캐나다에서는 2008년에 건강결정요인을 소득, 고용환경, 식품안정성, 주거환경, 교육, 사회적 지지, 건강행위, 보건서비스 요인 등으로 설명하며, 라론드 보고서보다 강화된 내용을 제시하였다.

세계보건기구는 건강의 결정요인을 사회 · 경제적 환경, 물리적 환경, 사람의 개인적 특성과 행동의 세 가지로 제시하고 있다. 그리고 이 요소들을 세분하여 다음과 같이 세부적 요소를 제시하였다.

- 수입과 사회적 신분: 높은 수입의 수준과 높은 사회적 신분은 좋은 건강과 연계되어 있다. 부유층과 빈곤층 간에 격차가 클수록 건강의 차이가 그 만큼 크다.
- 교육: 낮은 교육 수준은 나쁜 건강상태, 더 많은 스트레스, 자신감의 부족과 연계되어 있다.
- 물리적 환경: 안전한 물, 깨끗한 공기, 건강에 이로운 작업장, 안전한 가옥, 안전한 지역사회, 그리고 안전한 도로 등은 모두 좋은 건강에 기여한다.
- 고용과 작업조건: 작업이 있는 사람은 없는 사람에 비하여 더 건강하고, 자신의 작업조건을 보다 더 많이 통제할 수 있는 사람들은 특히 더 건강하다.
- 사회적 지지망: 가족들, 친구들, 그리고 지역사회 등으로부터 지지를 더 많이 받는 것도 좋은 건강과 연계되어 있다.
- 문화: 가족들과 지역사회의 관습과 전통, 그리고 신념들도 건강에 영향을 미친다.
- 유전적 특질: 유전형질은 수명, 건강상태, 특정한 질환의 발현 가능성을 결정하는 데 일정한 몫을 한다.
- 개인의 행동과 대처 수기: 균형 잡힌 식사, 계속되는 활동, 흡연, 음주, 스트레스와 도전을 다루는 방법 등도 건강에 영향을 미친다.
- 건강서비스: 질병을 예방하고 치료하는 서비스에 대한 접근과 이용도 건강에 영향을 미친다.
- 성(性): 사람은 성별에 따라 각각 상이한 질병으로 고통을 당한다.

이처럼 다양한 건강의 결정요인에 대한 논의 중 Dahlgren과 Whitehead(1991)가 건강의 결정요인을 그림 2-1과 같이 5가지 군으로 분류한 모형이 가장 널리 인용되고 있다.

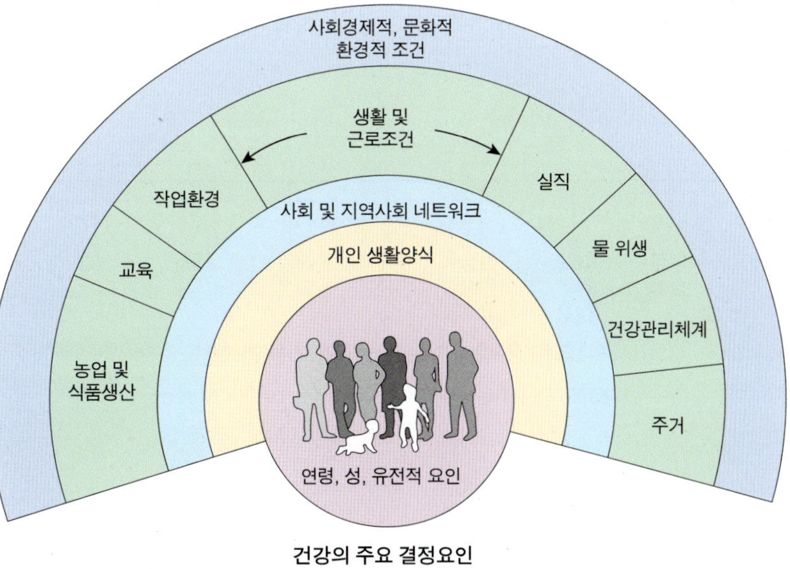

그림 2-1 Dahlgren과 whitehead(1991)가 제시한 건강결정요인의 틀

[자료원] 한국보건사회연구원. http://hia.kihasa.re.kr/web/introduction/cause.do

3. 건강의 연속선과 질병 예방 수준의 관계

건강의 정의에서 말하는 신체적, 정신적, 사회적으로 완전한 안녕상태는 이론적으로 가능하나 실제로 개인에게 적용하기 어려운 점이 있다. 왜냐하면 건강과 질병 사이의 명확한 구분을 하는 것은 불가능하기 때문이다. 생의학적 관점에서 건강이란 여러 가지 필수적인 생명기능이 완전하게 작동하는 상태이며, 질병이란 이들의 기능이 불완전하게 작동하여 정상 범위에서 벗어나는 상태를 말한다. 그러므로 건강과 사망은 하나의 연속선상에 있으며 가장 건강하지 못한 상태는 죽음에 다다른 상태라고 보는 것이다.

Terris(1975)는 건강이나 상병은 어떤 절대적인 것이 아니라 정도의 차이가 있는 연속된 상태이며 질병(disease)보다 상병(illness)이란 표현이 타당하다고 하였다. 즉 임상적 증상 없이도 질병상태일 수 있으므로 건강과 질병은 공존할 수 있지만, 건강과 상병은 배타적이기 때문에 그 정도의 차이로 연속성을 가지는 것이라고 했다.

Freshman(1979)은 건강을 긍정적 · 부정적 영향을 주는 기능연속지표로 분류하였다. 두 기능의 중심을 중앙에 두고 긍정적 영향의 적정 기능 수준과 부정적 영향인 기능장애 사이의 어느 시점에 건강 수준이 있는 것이라고 하였다. 예를 들어, 자기인식(self-awareness)은 한 대상자가 어떤 시점에서 발생하는 사건을 이해할 수 있는 것이며, 대처(coping)는 발생한 문제를 처리할 수 있는 능력, 성장(growing)은 상황에 적합한 태도로 변화할 수 있는 능력, 자아실현(self-actualization)은 지역사회의 상황과 요구에 맞는 적절한 성취와 이것을 유지하는 능력을 의미한다(그림 2-2).

따라서 지역사회간호사는 대상자의 기능연속선상에서 긍정적 · 부정적 기능을 동시에 사정하여 적정 기능 수준을 유지하고 향상시켜 긍정적인 방향으로 나가도록 도와주는 역할을 수행하게 된다.

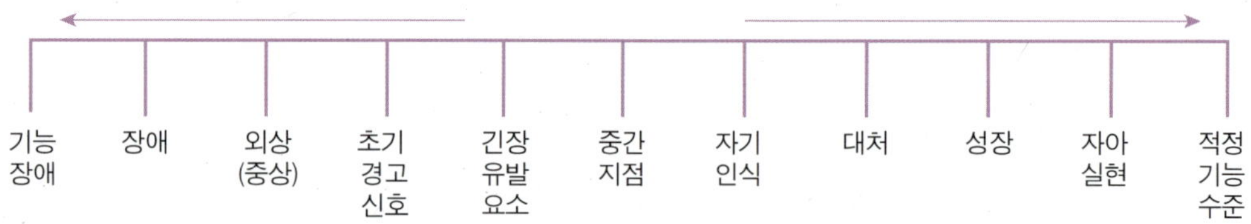

그림 2-2 Freshman의 기능연속선

[자료원] Freshman(1979). Community Health Nursing.

4. 건강형평성

1) 건강형평성의 개념

우선 건강형평성(health equity)을 이해하기 위해서는 평등(equality)이라는 개념을 이해해야 한다. 평등은 쉽게 말하면 '같음'을 의미하고, 불평등은 '같지 않은' 상태를 의미한다. 이때 불평등은 개념적으로 차이(difference), 부등(disparity), 변이(variation)와 같은 의미이다. 즉 차이가 있으면 불평등한 것이다. 그리고 형평성은 이러한 불평등 현상에 대한 윤리적 가치 판단을 필요로 하는 것이다. 다시 말해, 불평등 현상이 정의(justice)의 기준으로 볼 때, 공정(fairness)한지를 판단하는 것이다.

따라서 건강형평성은 개인들이나 집단들이 불공정하거나 부당함에서 비롯된 '피할 수 없는(avoidable)' 건강상의 차이에 대한 가치판단을 내포한 윤리적이고 도덕적인 개념이다. 국제건강형평성학회(International Society for Equity in Health)는 건강 불형평성을 "사회적, 경제적, 인구학적, 지리적으로 구분된 인구집단이나 인구집단들 사이에 존재하는 한 가지 이상의 건강 측면에서 나타나는 체계적이고 잠재적인 교정 가능한 차이"라고 정의하였다. 그리고 세계보건기구는 건강형평성을 "인구집단 간에 불공평한, 그리고 피하거나 고칠 수 없는 건강 격차가 존재하지 않는 상태"라고 정의하였다. 여기서 인구집단에는 사회적, 인구학적, 경제적, 또는 지역적 요인에 따른 모든 집단들이 해당되며, 따라서 일반적으로 건강불평등은 인구집단 사이에 나타나는 건강 수준의 차이를 뜻하며, 이러한 차이가 없는 상태를 건강형평성의 최고 수준이라고 할 수 있다. 그래서 건강형평성은 건강에서의 개인 간 변이가 아닌 사회경제적 위치에 따른 건강 수준의 차이를 나타내는 용어로 '사회경제적 건강불평등'을 의미하기도 한다.

2) 건강형평성의 중요성

최근에 건강형평성에 대한 중요성이 강조되는 이유는 여러 가지가 있는데 이에 대해 조금 더 살펴보면 다음과 같다.

첫째는 규범적인 이유이다. 세계보건기구는 2005년에 건강의 사회적결정요인위원회(Commission on Social Determinants of Health, CSDH)를 결성하면서 '사회정의, 형평, 권한부여'를 비전으로 한 사업을 전개하고 있다. 이에 따른 보건의료 분야의 과제는 사회경제적 조건에 따른 건강의 차이를 해결하는 것이다. 이를 반영하여 주요 선진국에서는 국가의 건강목표에 건강 수준의 향상과 함께 건강불평등의 해소를 핵심 목표로 설정하고 있으며, 우리나라 또한 제3차 국민건강증진종합계획(Health Plan 2020)의 목표 가운데 하나가 건강형평성의 제고이다.

둘째는 전반적인 건강 수준의 악화이다. 건강불평등 문제의 중요성은 20세기 후반부터 진행되어 온 건강불평등 크기의 증가에서도 찾을 수 있다. 전 세계적으로 경제와 사회 분야 전반에 불고 있는 신자유주의의 영향으로 건강불평등도 심화되고 있다. 주요 선진국의 연구 결과, 사망률로 대표되는 건강 수준에서의 사회경제적 불평등 크기는 최근 수십 년간 지속적으로 증가 추세이며, 이러한 결과들은 낮은 사회계층의 생활 수준 향상을 통해 이들의 건강 수준을 향상시키지 않고서는 전반적인 국민의 건강 향상도 기대하기 어렵다는 점을 보여주고 있다.

3) 건강형평성과 건강불평등에 대한 역사적 흐름과 연구 동향

(1) 블랙 보고서

1977년 영국에서 발간된 블랙 보고서(Black report)는 건강과 사회경제적 불평등에 관한 중요한 자료이다. 이 보고서는 1948년 이후 국가보건의료서비스제도를 실시하였지만 직업계층 간 사망률 불평등이 해소되지 않은 사실에 대하여 역사적, 학술적 측면에서의 사회경제적 건강불평등의 메커니즘을 설명하고 있다. 블랙 보고서에서 사회경제적 계층 간 건강불평등을 설명하는 4가지 틀은 다음과 같다.

- 물질적 · 구조적 조건(materialist/structuralist)
- 선택(select)
- 문화적 · 행태적 요인(cultural/behavior factors)
- 인조(人造, artifact)

즉 블랙 보고서에서는 사회경제적 계층의 결정은 물질적 · 구조적 조건(절대적 · 상대적 빈곤)에 의해 초래되며, 건강 수준에 따라 사회경제적 위치가 선택된다는 것이다. 따라서 불건강 상태로 인하여 낮은 사회계층으로 사회이동(social mobility)이 일어나게 되고, 사회경제적 계층의 특성에 따라 건강위해가 문화적 · 행태적으로 다르게 나타난다고 설명하고 있다. 결론적으로 블랙보고서에서는 건강불평등을 해결하기 위해 다음의 3가지 우선순위를 강조하였다.

- 아동에게 보다 더 나은 출발선을 보장한다.
- 장애인에게 누적되는 불건강과 박탈을 완화시킨다.
- 더 나은 건강을 위해 예방 및 교육 활동을 강화한다.

이후 1997년에 발표된 애치슨 보고서(Acheson report)에서는 불평등 해소를 위한 영역으로 다음을 제안하였다.

- 건강불평등에 미치는 영향을 중심으로 한 건강영향평가의 실시
- 아동이 있는 가족의 건강관리에 우선순위 두기
- 소득불평등 감소시키기
- 빈곤가구 생활 수준 개선하기 등

결과적으로 영국의 건강불평등 해결을 위한 건강의 사회적 결정요인에 대한 6가지 활동 영역은 다음과 같다.

- 모든 아동이 인생을 가장 높은 수준에서 시작할 수 있게 하기
- 불건강 예방의 영향과 역할을 강화하기

- 보편적으로 건강한 삶을 보장받기
- 건강하고 지속가능한 지역과 공동체를 만들고 개발하기
- 공정하게 고용되어 좋은 직장에 다닐 수 있게 하기
- 자신의 능력을 최대한 활용하고 삶을 통제할 수 있게 하기

이러한 건강형평성을 강조하는 국가정책이 성공하기 위해서는 중앙정부, 지방정부, 국민건강보험 관련 조직, 비정부기구 및 지역공동체 등의 협력과 활동이 절대적으로 필요하다. 더불어 효과적인 보건의료전달체계를 기반으로 개인과 지역사회 역량 강화와 발휘가 중요하다.

(2) 세계보건기구보고서

세계보건기구의 궁극적 지향은 '모든 인류에게 건강을(health for all, HFA)'이며 무엇보다 건강형평성 확보에 우선순위를 두고 있다. 세계보건기구가 HFA를 달성하기 위한 전략적 접근은 일차보건의료이며 건강증진은 건강불평등 해결과 건강형평성 확보에 기본 원칙을 두고 있다.

1999년 세계보건기구 유럽지역사무소는 보고서 'Health 21'에 건강목표의 구체적 활동 21개 영역을 제시하였는데 그 중 첫 번째와 두 번째가 건강형평성에 관한 것이다. 첫 번째 목표는 건강연대(solidarity for health)로 회원 국가 간의 건강 수준의 격차를 2020년까지 최소한 1/3 수준으로 감소시킨다는 것이다. 두 번째 목표는 건강형평(equity in health)으로 사회취약집단의 건강 수준을 지속적으로 향상시켜 모든 회원국 간, 국가 내 사회경제적 집단 간 건강 격차를 최소 25% 감소시킨다는 것이다.

'Health 21'의 후속인 'Health 2020'의 전략 목표 첫째는 모든 사람의 건강 수준 향상이며, 건강 격차를 줄이는 것이다. 둘째는 건강을 위한 리더십과 참여 거버넌스를 향상시키는 것이다. 2020년까지 주요 목표는 조기사망률 감소, 기대수명 증가, 건강불평등 감소, 웰빙의 증진, 보편적 보장과 건강할 권리 보장 등이다.

건강불평등의 감소방안으로는 생애주기별 접근, 범사회적 접근 및 제도적 접근의 측면에서 건강의 사회적 결정요인을 해결하는 것이 중요하며 건강형평성 정책은 보건의료정책이 아니라 넓은 범위의 사회정책의 일환이라고 강조하고 있다. 2008년 WHO의 '건강의 사회적 결정요인에 관한 보고서'에서는 건강불평등을 줄이기 위하여 ① 일상생활 여건의 개선 ② 권력, 돈 등 자원의 불공평한 분배문제의 해결 ③ 건강불평등의 문제를 측정하고 이해하며 활동결과를 평가하는 것 등이라고 하였다.

(3) UN 지속가능 개발목표

유엔(UN) 인권위원회는 1948년 세계인권선언문 30개 조항을 발표하면서 세계 곳곳에서 빈곤과 불평등이 사회 혹은 개인의 삶에 지속적으로 영향을 미치고 있음을 알리고, 이를 개선하기 위해 노력하고 있다.

2015년 유엔(UN)은 기존 새천년 개발목표(millennium development goals, MDGs)를 대체,

승계하기 위한 노력으로 2016~2030년 적용될 지속가능 개발목표(sustainable development goals, SDGs)를 새롭게 제안하였다. SDGs는 2012년 Rio+20을 계기로 수립되었으며 이후 2014년부터 17개 목표와 169개 세부 목표를 제시하였다. 새롭게 제정된 SDGs의 전체적 프레임은 사람(people)과 환경(planet), 번영(prosperity)을 위한 계획으로, 보편적인 평화(peace)를 추구하는데 목적을 두고 있다. SDGs를 통해 극심한 빈곤을 포함한 모든 빈곤을 근절하는 것이야말로 세계적인 목표이고 지속발전의 요건이라고 강조하고 있다.

우리나라는 OECD 국가 중 노인빈곤이 가장 높고 장애인, 여성 등 사회적 약자 역시 빈곤에서 벗어나지 못하고 있다. 1990년대 말 경험한 경제위기 이후 불평등도 크게 개선되지 못하였으며 2000년대부터는 양극화라는 새로운 문제에 직면하고 있다.

(4) 사회경제적 불평등과 지역불균형

건강불평등에서의 사회계층지표 중 교육 수준은 건강행위나 태도, 지식과 밀접하게 연관되어 있을 뿐만 아니라 개인의 사회경제적 지위와 소득 수준을 결정하는 요인으로도 알려져 있다.

사회경제적 사망률 불평등의 위험요인에 대한 가장 선구적인 1차 화이트홀 연구(first whitehall study)는 영국의 남성 공무원을 대상으로 '사망과 사망원인'에 관하여 7.5년간 추적하여 직업계층 간 관상동맥질환 사망률의 차이와 원인을 밝혔다. 결과적으로 관상동맥질환 사망위험이 가장 높은 직업군(기타 직업군)이 가장 낮은 직업군(행정관리직)보다 약 4배 높은 것으로 나타나, 절대적 빈곤과 물질적 박탈뿐만 아니라 다양한 위험요인들이 사망률에 영향을 미친다는 사실을 보고하였다. 즉, 사회경제적 지위가 낮은 집단에서 건강문제를 발생시키는 고위험요인이 많이 존재하며, 저소득, 물질적 환경요인, 흡연, 영양, 음주, 운동 등의 건강행태요인, 사회심리적 스트레스 및 취약한 사회적 지지 등이 관련 요인이었다.

이 결과를 알기 전까지 화이트홀 연구의 대상자는 모두 직업이 있었으며, 영국의 무상 의료서비스를 제공받고 있었기에 어느 누구도 절대적 빈곤과 물질적 박탈 속에 생활하고 있다고 생각되지 않았음에도, 사망률의 차이, 특히 계단형의 관상동맥질환 사망률 불평등이 나타났다. 그러므로 사망률 불평등을 일으키는 어떤 위험요인이 존재할 것이라고 생각하게 된 것이다. 이에 근거한 2차 화이트홀 연구는 사회경제적 불평등은 건강 수준에 간접적인 영향을 미치게 되고, 사회경제적 집단의 건강문제는 계층별로 물질적 요인, 건강행태요인, 사회심리적 요인 등에 의하여 나타난다고 보았다.

특히 우리나라 일반인의 건강불평등 인식은 사회계층에 따른 건강 격차와 거주지역에 따른 건강 격차를 별개의 것으로 이해한다는 점이었다. 사회적 계층이 높은 집단은 소득, 의료접근성, 식생활, 건강에 대해 관심이 높기 때문에 건강불평등을 단순히 의료이용의 불평등으로 인식하는 수준을 넘어서는 것으로 조사되었다. 또한 도시 거주자는 의료기관 접근성이 높은 만큼 의료기관을 적극적으로 탐색하고, 건강에 대한 효과를 충분히 활용하며 만족하고 있었다. 반면, 농촌 거주자는 주변 환경이 건강관리에 도움이 되지 않는다고 생각하면서도, 그에 대한 불편함을 크게 호소하지 않았다. 지역 간 건강불평등의 또 다른 특징은 낮은 행정단위로 내려갈수록 즉, 광역시 · 도보다는 시 · 군 · 구 간에, 시 · 군 · 구보다는 읍 · 면 · 동 간의 불평등이 더욱 커지는 특징을 보이며, 지역 간 건강불평등을 해결하기 위해서는 보다 낮은 지역사회단위에서의 보건관리사업이 필요함을 알 수 있다.

(5) 건강불평등과 건강지표

① 교육 수준과 건강행위

교육 수준은 건강행위, 태도 및 지식과 밀접하게 관련된다. 교육 수준이 건강을 예측하는 지표로서 가치를 가지는 이유는 학교를 졸업하는 것 자체가 어릴 적의 환경보다 경제적으로 유리한 여건에 있다는 것을 나타내기 때문이다. 교육이 건강행위를 선택하고 문제를 해결하는 능력에 영향을 주어 질병에 대처하도록 하며, 주위에서 적극적으로 사회적 · 심리적 · 경제적인 지원과 자긍심을 얻도록 하는 데도 유리하기 때문인 것으로 설명되고 있다.

② 소득 수준과 건강 수준

소득 수준은 사망 수준을 보다 잘 예측하는 지표이다. 소득 수준에 대한 자료조사는 어렵다는 단점이 있지만 가구소득은 저체중아 출생, 인지발달, 신장발달, 영유아기 사망과 성인기 사망 등 여러 종류의 낮은 건강상태와 가장 밀접한 관련성을 보이는 지표로 제시되어 왔다. 교육 수준이나 직업보다는 소득이 고용상태, 물질적인 상태, 계층 등을 가장 잘 나타내는 지표이다. 결과적으로 소득 수준이 건강에 중요한 영향을 미치기 때문에 건강불평등을 보다 잘 나타낸다. 소득과 직업의 연관성은 교육 수준과 소득의 연관성보다 강하며, 교육 수준은 현재의 직업과 고용상태 이전에 획득된다.

미국 Alameda에서는 지역연구의 하나로 빈곤지역에서 9년간의 사망추적 조사를 실시하였다. 빈곤지역의 사망위험비가 일반지역에 비하여 1.7배 높으며, 이러한 결과는 건강상태, 인종, 소득, 취업상태, 의료서비스 접근, 의료보험, 흡연 · 음주 · 운동 · BMI · 수면시간 등의 건강행위와 사회적 격리, 결혼상태 등을 통제한 경우에도 크게 달라지지 않은 것으로 나타나 사회물리적 환경이 건강에 가장 결정적인 영향을 미치는 것으로 파악하고 있다.

우리나라의 경우 외래의료 이용의 형평성에 영향을 미치는 변수는 만성질환, 연령, 건강 관련 삶의 질, 의료보험 종류, 학력, 장애, 민간보험 가입, 활동제한 등이었으며, 특히 만성질환과 건강 관련 삶의 질 등 질병 변수군이 크게 작용하는 것으로 보고되고 있다. 연령이 증가할수록, 교육 수준이 높을수록, 월평균 소득 수준이 높을수록, 본인의 생활에 전반적으로 불만족할수록, 국가로부터 자신과 가족의 건강을 보호받을 권리인 건강권을 인지하고 있을수록 사회경제적 수준 차이에 따른 건강불평등을 인식하였다.

4) 우리나라의 건강형평성 현황

우리나라의 경우 의료불평등 모니터링을 목적으로 하는 정책은 없으나 2008년부터 건강영향평가가 법제화되어 시행되고 있다. 건강영향평가는 정책 전반에서 건강을 고려하도록 하는 것을 목적으로 하며, 사회적, 물리적 환경의 건강에 대한 영향을 사전 또는 사후에 점검함으로써 정책의 개선점이나 문제점을 확인하고자 시행하는 평가체계이다.

'국민보건의료실태조사'는 보건의료자원 및 의료이용 등 보건의료실태를 정기적으로 모니터하는 대표적인 조사로서, 「보건의료기본법」 제55조 및 동법 시행령 제14조에 근거하여 5년마다 보건의료자원과 보건의료이용에 대한 보고서를 발간하고 있다.

'국민건강통계'는 국민건강영양조사를 이용하여 매년 건강행태, 영양, 만성질환의 세 영역에서 세부지표를 조사하고 있다.

국내 불평등 인식 연구의 주요 흐름은 첫째, 불평등 인식과 보편적 신뢰, 정치적 성향과의 연관성, 둘째, 사회경제적 수준 및 거주지역에 따른 불평등 인식, 셋째, 불평등 인식과 삶의 만족도 및 건강 등에 대한 연구로 분류된다. 건강취약지역의 저소득층이 인식하는 건강불평등의 의미를 조사한 초점집단 인터뷰 연구에서는 개인의 건강행태(음주, 흡연, 영양 및 식습관, 과중노동, 건강인식, 건강검진), 빈곤 수준(낮은 경제상태, 열악한 주거환경), 지역사회서비스 부족(보건의료서비스 제약, 소비생활 제약, 여가문화활동 제약), 지역주민 특성(공동체의식 약화, 심리정서) 등이 건강불평등의 영향요인으로 분석되었다.

5. 건강권 보장

건강권은 국민의 생존 권리로서의 기본권적 개념이며 국민이 건강하게 살아갈 권리를 의미한다. 국가는 정책과 수단을 통해 국민의 건강권을 보장하여야 한다. 따라서 보건의료에 대한 국민의 권리는 건강상 필요한 경우 보건의료를 이용할 수 있는 기회인 보건의료의 접근성과도 관계가 깊다. 이는 정부와 공공기관이 가능한 한 가장 빠른 시일 내에 모든 사람들에게 이용 가능하며 접근 용이한 보건서비스를 제공할 수 있도록 하는 정책과 실행 계획을 이행해야 한다는 국가의 의무를 나타낸다고도 할 수 있다. 건강권은 필요한 시기에 적절한 보건의료서비스뿐만 아니라 안전한 식수 및 적절한 위생에 대한 접근, 안전한 음식, 영양 및 주거의 적절한 공급, 건강한 직장 및 환경조건, 성 및 생식보건을 포함한 보건 관련 교육 및 정보에 대한 접근과 같은 기본적인 건강결정요인들까지 확대하는 포괄적인 권리이다.

세계보건기구(2002)에서 제시한 건강권의 평가기준은 다음과 같다.

- 이용 가능성(availability): 운영 중인 공중보건 및 보건의료 프로그램뿐만 아니라 관련 시설, 물품 및 서비스가 충분한 수량으로 이용 가능하여야 한다.
- 접근용이성(accessibility): 보건 시설, 물품 및 서비스가 차별 없이 모든 사람이 당사국 관할권 내에서 접근할 수 있어야 한다.
- 수용 가능성(acceptability): 모든 보건 시설, 물품 및 서비스는 비밀을 준수하고 관련 당사자의 건강상태를 개선할 수 있도록 설계되어야 하며, 의료 윤리를 존중하고 문화적으로 적절하

며 성별과 생명주기 요건을 고려하여야 한다.

- 질적 우수성(quality): 보건 시설, 물품 및 서비스는 과학적으로 적절하며 우수한 품질이어야 한다.

우리나라 「헌법」 제11조는 "모든 국민은 법 앞에 평등하다. 누구든지 성별·종교 또는 사회적 신분에 의하여 정치적·경제적·사회적·문화적 생활의 모든 영역에 있어서 차별을 받지 아니한다."라고 규정하고 있으며, 동법 제36조제3항은 "모든 국민은 보건에 관하여 국가의 보호를 받는다."라고 명시하고 있다. 또한 「보건의료기본법」 제10조제1항은 "모든 국민은 이 법 또는 다른 법률이 정하는 바에 의하여 자신과 가족의 건강에 관하여 국가의 보호를 받을 권리를 가진다."라고 규정하고 있으며, 제2항은 "모든 국민은 성별·연령·종교·사회적 신분 또는 경제적 사정 등을 이유로 자신과 가족의 건강에 관한 권리를 침해 받지 아니한다."라고 명시하였다. 그 외에도 「의료법」, 「국민건강증진법」, 「소비자기본법」, 환자권리장전, 「국민기초생활보장법」 등에서 우리나라 국민의 건강권을 명시하여 법률로써 건강권을 보호하고 있다.

지역사회간호와 문화적 다양성

02절

1. 지역사회의 문화적 다양성

1) 다문화사회의 이해

다문화사회란 일반적으로 다양한 소수민족이 거주하고 국제결혼의 증가로 다문화가족 자녀의 출생이 늘어나며 많은 유학생 등이 거주하는 상태를 말한다. 뿐만 아니라 다문화가족으로 인해 늘어나는 사회문제를 예방하기 위한 법과 제도를 만들고 그들을 위한 다양한 서비스 제공 시설이 증가하는 사회를 말한다. 즉 다문화는 하나의 제도권 안에서 여러 유형의 이질적 문화의 상호교류를 통하여 형성되는 것으로 인종, 민족, 언어, 종교, 성, 장애 등을 포괄한다.

다문화주의(multicultualism)는 사회적 소수집단의 정체성과 문화적 이해를 공공영역에서 적극적으로 인정하려는 일련의 흐름으로, 문화적 다양성을 인정하고 존중하는 사상이나 정책을 의미한다. 다문화주의의 이념은 1970년대에 서구 민주주의사회를 중심으로 널리 사용되기 시작했으며, 우리나라에서는 1980년대 말 이후에 다문화주의에 대한 논의가 시작되었다. 다문화주의는 세계화가 진행됨에 따라 단일한 민족 국가들이 가지고 있던 다양한 문화를 서로 인정하고 교류하기 위해 여러 문화를 존중하고자 하는 이론으로 발전하기 시작하였으며, 최근에는 여성문화, 소수파문화, 비서양문화 등 여러 가지 유형의 이질적인 문화를 제도권 안으로 수용하는 의미로 해석되고 있다. 현재 우리는 여러 국가의 문화를 자유롭게 접하고 있으며 세계화로 인한 다문화가족의 증가로 인해 문화의 다양성을 이해하고 수용할 필요성 또한 커지고 있는 실정이다. 따라서 서로 다른 문화에 대한 존중과 문화적 차이에 대한 관용을 중시하는 다문화주의에 관심을 가질 필요가 있다.

다문화가족이 증가하고 있는 우리나라의 상황을 고려해보았을 때, 지역사회간호사는 다문화가족을 대상으로 한 다문화간호에도 관심이 필요하다. 다문화간호에서는 문화적 자료, 전통적 가치에 대한 자료, 그리고 그것이 시간이 지남에 따라 어떻게 유지되는지에 대한 자료 등을 수집하는 것을 우선적으로 시행해야 한다. 문화 동화(assimilation)와 문화 적응(acculturation)의 과정은 개인과 문화적 집단이 시간이 지남에 따라 적응하고 변화하는 방식이라고 할 수 있다. 하지만 모든 개인과 집단이 기존의 제도권 문화 안으로 동화되거나 적응하는 것은 아니기 때문에, 간호사는 개인과 집단의 전통적인 건강가치를 일정 부분에서는 이해하고 지키는 것이 중요하며, 간호활동 또한 그러한 가치를 반영하여 이루어지는 것이 바람직하다고 할 수 있다.

Spector(2003)는 질병을 앓고 있는 동안 개인의 건강관리행위는 그 사람의 전통적 신념체계에 기인한다고 주장하였다. 따라서 간호사가 대상자 및 지역사회의 전통적 건강신념과 행위를 이해하지 못하면 부적절한 시기에 또는 부적절한 방법으로 대상자를 중재하는 오류를 범할 수 있다. Spector는 전통적 신념과 행위에 영향을 주는 문화적 요인을 다음과 같이 정리하였다.

- 새로 정착하는 나라에 거주한 기간
- 개인이 일체감을 갖고 상호작용하는 인종 또는 문화적 집단의 크기
- 개인의 나이: 일반적으로 아이는 어른이나 노인보다 문화적응이 빠름
- 언어적 능력: 언어를 말하고 주류를 이루는 문화 구성원과 대화하는 능력
- 경제적 지위: 가족의 경제적 상황 때문에 이주한 가족구성원들이 집 밖에서 경제활동을 해야 하는 경우, 집 안에서 자신의 모국어만 사용하며 지낼 때보다 훨씬 더 빨리 언어를 습득하게 되며, 이와 같은 언어의 습득으로 개인의 건강 신념과 행위에 변화를 가져오게 됨
- 교육적 지위: 일반적으로, 교육 수준이 높을수록 더 빠르게 문화적응을 함
- 가족구성원의 건강상태: 개인과 가족이 이민을 와서 정착한 나라에서 의료서비스를 받으면서 보건의료체계를 접하게 되는데, 새로운 시스템이 점차 익숙해질수록 불안과 혼란이 감소되어 결국에는 건강 신념과 행위에 영향을 미치게 됨
- 피부색과 같은 구별되는 인종적 특징을 가진 개인과 단체: 이러한 개인은 차별 때문에 더욱 고립될 가능성이 있으며, 건강 신념과 행동과 연관된 전통적 가치를 그대로 유지하려는 경향을 보이기도 함
- 다른 인종 간의 결혼: 국제결혼은 전통적인 민족 정체성의 가치관을 점차 희석시켜 다문화사회의 또 다른 문화를 형성하는 계기가 되기도 함
- 새로운 이민사회(host society)의 강직성 혹은 융통성: 새로운 이민사회가 다른 인종집단 구성원들의 전통, 신념과 행위를 이민사회의 구조, 문화 및 정체성으로 어느 정도 수용하느냐와 관련이 있으며, 이에 따라 개인의 건강 신념과 행위가 변화되기도 함

2) 다문화사회의 현황

2000년대 중반 본격적으로 추진된 한국의 다문화가족정책은 우리 사회에서 다문화가족의 존재와 정책적 지원 명분을 분명히 하고, 인도적 차원의 지원을 강화하는 등 사회적 이슈로 급속히 발전하여 우리나라 가족정책 및 외국인정책의 한 영역으로 자리매김되었다. 그 동안 다문화가족 관련 정책 환경은 빠른 속도로 변하였고, 변화하는 정책만큼이나 우리 사회에서 다문화가

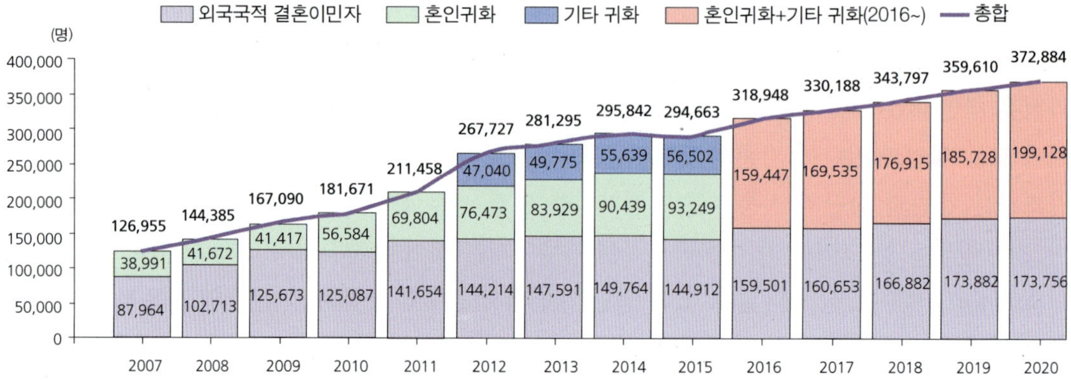

그림 2-3 결혼이민자 · 귀화자 규모 추이

[자료원] 여성가족부(2022). 2021년 전국다문화가족실태조사연구.

족의 규모 또한 지속적으로 증가하였다. 「다문화가족지원법」이 처음 시행된 2008년 당시만 해도 외국인주민현황조사에 나타난 다문화가구 수는 14만 4천 명이었으나, 2021년에는 34만 명으로 집계되어 지난 십여 년 간 두 배 이상 증가하였다(그림 2-3).

다문화 혼인의 비중 또한 약간의 반등 추이를 보이고 있다. 2005년 13.5%(4만 2천 건)을 기록한 이래 전체 혼인에서 국제결혼이 비중은 지난 십여 년 간 지속적으로 감소하여 2015년에는 거의 절반 수준에 해당하는 7.4%(2만 2천 건)를 기록하였다(그림 2-4). 그러나 2016년을 기점으로 건수 자체는 증가하지 않았지만, 전체 혼인 대비 비중은 반등을 보이기 시작하여 2017년에는 8.3%로 다시 상승 추이를 보인다. 2020년에 다문화 혼인 비중은 7.6%로 급격히 낮아졌고, 혼인 건수 또한 2019년 대비 30% 이상 감소하였는데 이는 2020년 초에 발생한 코로나바이러스감염증-19의 확산과 이로 인한 국가 간 교류 단절의 영향으로 추측된다. 다문화가족은 일단 국내에 입국, 정착한 가족의 경우에는 다시 외국으로의 이주(emigrant)는 희소하기 때문에 혼인 건수와 그 비중이 감소한다고 하더라도 결혼 이민자 · 귀화자와 그들의 가족의 수는 누적 증가할 수밖에 없다는 특징이 있다.

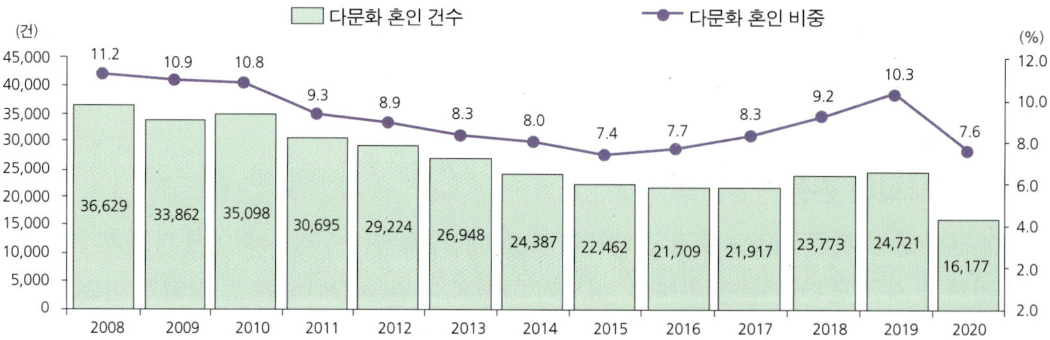

그림 2-4 다문화 혼인 건수 및 다문화 비중 추이

[자료원] 여성가족부(2022). 2021년 전국다문화가족실태조사연구.

결혼이민자 · 귀화자의 증가는 그들의 존속세대인 다문화자녀의 증가와도 맞물려 있다. 외국인주민현황조사에 따른 만 18세 미만 국내출생 외국인 및 귀화자의 자녀 규모는 지속적으로 증가하여 지난 2017년을 기준으로 21만 2천 명이었다. 이는 11년 전인 2007년에 비해 4.8배 증가한 것으로 결혼이민자 · 귀화자의 증가 속도보다 두 배 이상 빠르다는 것을 알 수 있다. 2020년 우리나라 전체 가구 중 다문화가구의 비율이 1.71%에 불과하다는 것을 본다면 전체 출생에서 다문화 출생이 차지하는 비율이 상당히 높다는 것을 알 수 있다. 다문화자녀 출생 건수의 감소에도 그 비중이 증가하는 이유는 우리나라의 출생 건수 자체가 급감하는 데 기인하는 것으로 보인다(그림 2-5). 이와 같이 다문화가정에서 성장하는 2세들이 인구학적 배경 특성을 가진 집단으로 성장하였을 때 우리 사회에 미칠 다양한 영향들은 고려하여 성장단계부터 적절하게 지원하는 것이 중요한 정책 과제이다.

다문화자녀 세대의 경우 다문화 출생 건수의 감소로 전체 자녀 세대의 영유아 비중이 감소하고 학령기 이후 청소년층 인구 비율이 지속적으로 높아지는 추세이다. 만 18세 미만 국내 출생 외국인과 귀화자의 자녀 규모는 2007년에는 4만 4천 명에 불과하였으나 2020년 현재 27만 6천 명으로 약 6배 급증하였다. 이에 따른 다문화 아동과 다문화 청소년을 둘러싼 다양한 환경 변화를 면밀히 파악하여 관련 정책을 모색하여야 할 시점이다(그림 2-6).

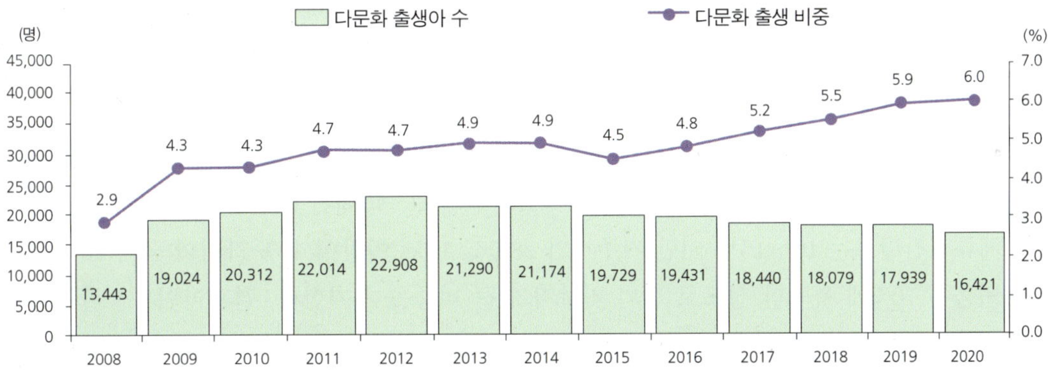

그림 2-5 다문화 출생 건수 및 출생 비중 추이

[자료원] 여성가족부(2022). 2021년 전국다문화가족실태조사연구.

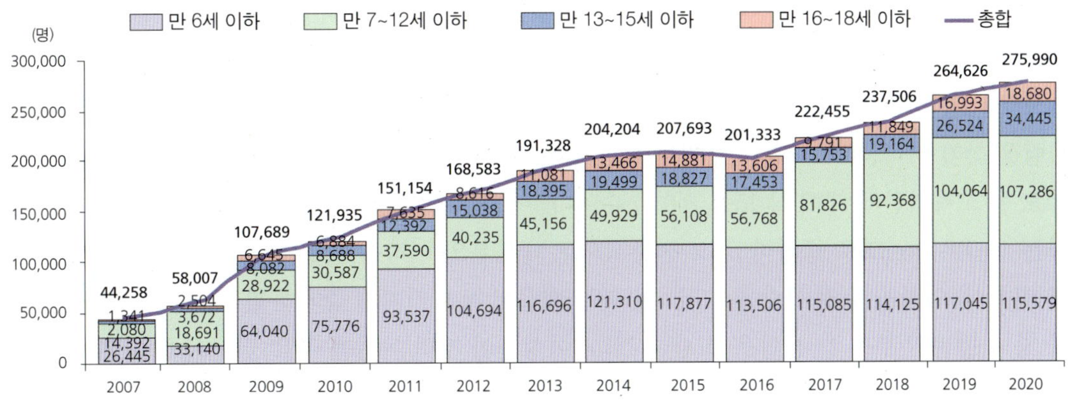

그림 2-6 국내 출생 외국인주민의 자녀규모 추이

[자료원] 여성가족부(2022). 2021년 전국다문화가족실태조사연구.

3) 다문화사회의 특성

2021년 전국다문화가족실태조사에 따르면, 우리나라 다문화가구 중 결혼이민자 가구는 82.8%이며, 기타 귀화자 가구는 17.2%였다. 연령대별로는 29세 이하 14.3%, 30대 36.4%, 40대 24.0%, 50대 16.0%, 50대 16.0%, 60대 이상 9.2%로 2018년에 비해 29세 이상 연령층은 지속적으로 증가하였다.

다문화가구의 평균 자녀 수는 0.88명, 평균 연령은 9.93세였으며, 만 5세 이하 미취학 자녀 중 71.9%는 어린이집 · 유치원에 다니고, 23.3%는 돌봄시설에 자녀를 보내지 않은 채 양육수당을 수령하였으며, 돌봄시설에 보내지 않으면서 양육수당도 받지 않는 가구도 2.6%를 차지하였다. 전체 저학년 자녀의 42.4%가 평일에 혼자 방치되는 시간이 있었다. 다문화가구 자녀들의 취학률을 집계한 결과, 초등학교 취학률 95.3%, 중학교 95.7%, 고등학교 96.1%, 고등교육기관 40.5%였다. 초중고 모두 국민일반(초 98.4%, 중 97.9%, 고 96.1%)에 비해 미달이나, 상당히 근사한 수준이 되었다.

다문화가구의 월평균 가구소득은 200~300만 원 미만이 24.8%로 가장 많고, 300~400만 원 미만이 22.7%, 400~500만 원 미만이 15.3%, 100~200만 원 미만이 14.3% 순이다. 전체 다문화가구의 절반에 가까운 47.5%가 200~400만 원 구간에 포진하고 있음을 알 수 있다. 지난 조사들과 비교할 때, 300만 원 미만 구간의 비율은 줄어들고, 300만 원 이상 구간의 비율은 증가하는 우상향의 경향을 보이고 있어 다문화가구의 월평균 가구소득은 지속적으로 증가하는 추이를 유지하고 있다.

결혼이민자 · 귀화자의 일반적 특성을 살펴보면, 여성이 82.5%, 남성이 17.5%였으며, 결혼이민자 · 귀화자가 82.8%, 기타 귀화자는 17.2%였다. 연령대별로는 29세 이하 14.3%, 30대 36.4%, 40대 24.0%, 50대 16.0%, 60세 이상 9.2%이며 30~40대가 60%가량을 차지한다. 우리나라 체류기간별로는 10~15년 미만 거주자가 28.9%, 15년 이상이 40% 가까이 되며 10년 이상 거주 비율이 70%에 육박할 정도로 장기 거주자가 큰 비중을 차지한다. 결혼이민자 · 귀화자 등의 혼인상태는 배우자 있음이 84.8%로 가장 많고, 이혼 · 별거 8.6%, 미혼 3.4%, 배우자 사망은 3.2%로 나타났다.

자녀 양육과 부모 역할의 측면에서 살펴보면, 결혼이민자 · 귀화자들이 느끼는 자녀와의 관계 만족도는 5점 척도 기준으로 4.54점이며, 2018년(4.44), 2015년(4.42)과 비슷한 수준이었다. 양육효능감을 살펴보면, 전반적으로 5점 만점에 3.87점으로 그다지 높다고 하기 어려운 수준이며, 여성이 남성보다 효능감이 좀 더 높으나 큰 차이는 없다. 만 5세 이하 자녀 양육에서 어려운 점으로는 자녀에게 한글을 직접 가르치기 어려움(26.8%), 내가 바쁘거나 아플 때 자녀를 돌봐줄 사람을 찾기 어려움(20.5%), 배우자나 다른 가족과의 의견 차이(15.8%), 한국 어린이집, 유치원, 학교 등 교육기관에 대해 잘 모름(8.0%) 순이다. 이를 2018년 조사결과와 비교하면 어려움이 없다는 응답은 26.3%로 증가하였고, 전반적으로 대부분의 어려움 비율이 줄어들었다. 자녀 양육에 대한 내 의견을 주위 사람들이 무시한다는 비율이 두드러지게 증가하였다(그림 2-7). 5세 이하 자녀 돌봄의 부부 간 분담을 조사한 결과, 여성들이 자녀 돌봄을 주로 맡아서 하고 있으며 영

표 2-1 다문화가구의 가구 구성

(단위: %, 가구)

		본인+자녀	배우자+자녀	본인	부부+자녀+배우자 부모형제	부부+자녀+본인 부모형제	부부+배우자 부모형제	부부+본인 부모형제	부부+자녀	부부	기타	합계
전체(2015)		4.0	0.8	6.6	9.6	3.0	2.3	0.4	46.0	21.8	5.5	100.0
전체(2018)		6.8	5.4	14.4	7.7	2.9	1.4	0.3	34.0	17.0	10.3	100.0
전체(2021)		3.1 (10,584)	7.8 (26,921)	8.3 (28,552)	5.1 (17,665)	1.5 (5,280)	1.9 (6,431)	0.3 (915)	35.5 (122,875)	30.0 (103,661)	6.7 (23,133)	100.0 (346,017)
다문화가구 유형	결혼 이민자	2.8	7.5	5.3	5.7	1.5	2.1	0.2	37.9	31.6	5.4	100.0
	기타 귀화자	4.1	9.3	22.2	2.5	1.5	0.6	0.4	24.3	22.3	12.8	100.0
거주 지역	동부	3.3	8.2	9.5	3.0	1.4	1.4	0.3	35.0	31.7	6.2	100.0
	읍면부	2.2	6.5	4.0	12.2	1.8	3.4	0.2	37.1	24.3	8.5	100.0
가구 소득	100만 원 미만	6.8	21.0	25.9	1.1	0.2	0.4	0.3	9.0	21.7	13.7	100.0
	100~200만 원 미만	8.8	10.8	19.6	2.7	0.5	1.3	0.1	22.0	29.5	4.7	100.0
	200~300만 원 미만	3.0	8.3	8.5	5.3	1.4	2.0	0.2	36.0	29.6	5.7	100.0
	300~400만 원 미만	1.1	3.7	2.1	6.0	1.8	2.0	0.4	42.3	29.0	11.6	100.0
	400~500만 원 미만	0.4	7.3	0.7	7.4	2.4	2.0	0.3	44.3	32.4	2.9	100.0
	500~600만 원 미만	0.6	0.0	0.8	5.9	3.0	2.7	0.6	47.6	37.5	1.3	100.0
	600만 원 이상	0.2	1.7	1.0	6.5	1.9	3.7	0.0	48.7	35.2	1.1	100.0

[자료원] 여성가족부(2022). 2021년 전국다문화가족실태조사연구.

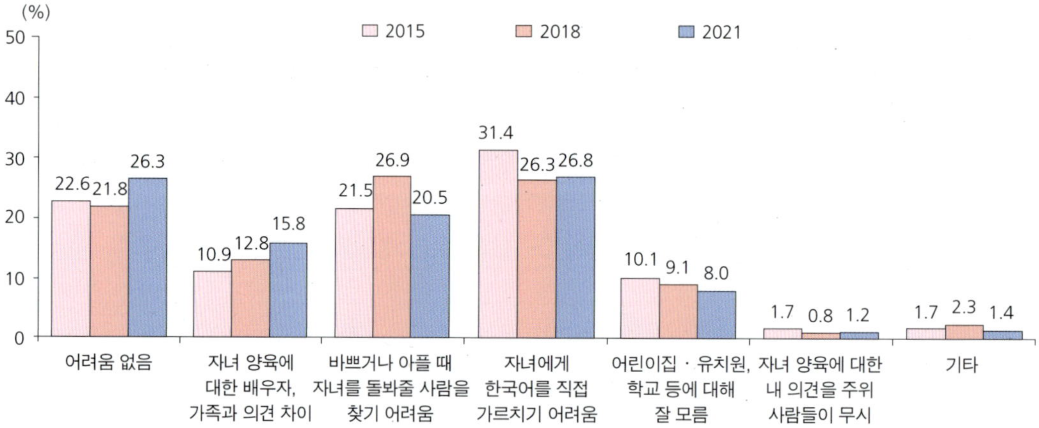

그림 2-7 결혼이민자 · 귀화자의 만 5세 이하 자녀의 부모로서 가장 어려운 점

[자료원] 여성가족부(2022). 2021년 전국다문화가족실태조사연구.

유아를 씻기고 먹이는 등의 의식주활동에서 특히 여성 집중도가 높게 나타났다. 그리고 6~24세 자녀를 양육하는 부모들이 느끼는 어려움은 자녀의 학업 지도와 학업관리가 어렵다는 응답이 50.4%로 가장 많았으며 그 다음은 진학, 진로 등에 대한 정보 부족(37.6%)이 가장 많고, 그 다음은 교육비 · 용돈 등 비용 부담(32.0%), 게임 · 스마트폰 · 인터넷 사용 등에 대해 자녀와의 갈등(19.7%), 자녀와의 대화 부족(11.2%)의 순으로 나타났으며, 자녀 양육에 어려움이 없다는 응답은 11.9%였다.

한국생활의 어려움으로는 지난 1년간 한국생활에 어려움이 없다는 응답이 37.9%로 2018년과 비교해 8.0%p 증가하였고, 2018년과 비교하면 언어문제(0.6%p 증가)와 친구/이웃 사귀기의 어려움(0.5%p 증가)은 소폭 상승한 반면, 경제적 어려움은 5.2%p 감소했으며 외로움도 4.5%p 줄어들었다. 이밖에 생활방식 및 문화 차이(3.5%p 감소), 편견과 차별(2.9%p 감소), 자녀 양육 및 교육(2.5%p 감소), 가족 간 갈등(1.5%p 감소)으로 인한 어려움도 줄어들었다. 이러한 점을 종합하면 2018년에 비해 전반적으로 한국생활상의 어려움은 감소한 것으로 보인다. 사회적 관계 측면에서 가족을 제외하고 한국에 자신이나 집안 어려움을 의논하는 사람, 일자리 관련 의논하는 사람, 자녀교육 관련 의논하는 사람, 여가나 취미생활을 같이 할 사람, 몸이 아플 때 도움을 요청할 사람 등이 있는지 여부를 살펴보면, 항목별로 25~40%가량이 가족을 제외하면 의논하거나 도움을 요청할 상대가 한국에 '없다'고 응답하였고, 특히 저학력층, 저소득층일수록 배우자와 이혼 · 별거, 사별 상태에 있는 이들이 사회적 관계가 더 취약한 것으로 나타났다(그림 2-8).

경제활동 측면을 살펴보면, 결혼이민자 · 귀화자의 경제활동참가율은 64.5%, 비경제활동인구비율은 35.5%였다. 결혼이민자 · 귀화자의 고용률은 60.8%로, 국민 일반과 비교하면 결혼이민자 · 귀화자의 고용률이 1.6%p 낮은 수준이다. 2018년 조사에서는 결혼이민자 · 귀화자의 고용률이 66.4%로 18세 이상 국민(63.1%)보다 3.3%p 높았던 것과는 대조적인 결과로, 지난 3년간 결혼이민자 · 귀화자와 18세 이상 국민 모두 고용률이 하락한 가운데 결혼이민자 · 귀화자의 고용률 하락 폭이 더 컸던 것으로 나타난다.

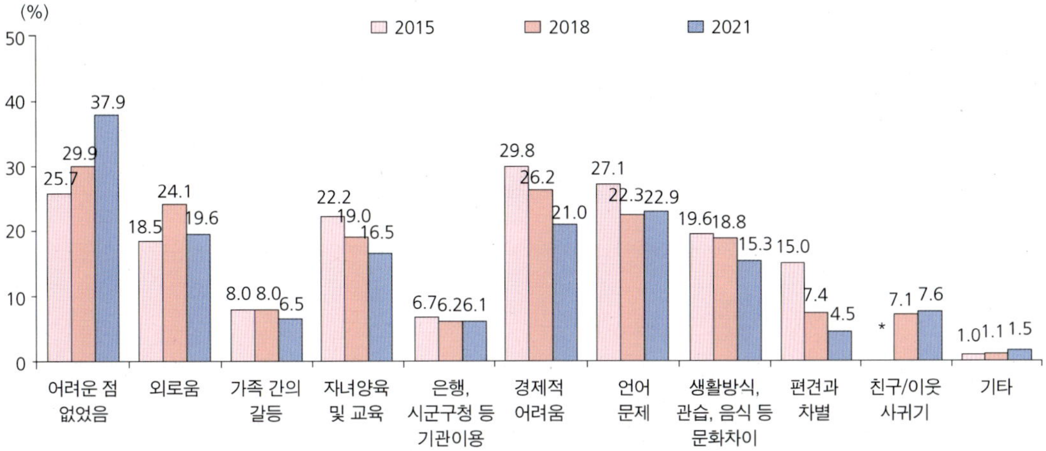

주: *는 2015년 조사의 응답 항목에 포함되지 않음.

그림 2-8 결혼이민자 · 귀화자의 지난 1년간 한국생활의 어려움(복수응답)

[자료원] 여성가족부(2022). 2021년 전국다문화가족실태조사연구.

50대 이상, 특히 60대 이상 연령층에서는 결혼이민자 · 귀화자 등의 취업자 비율이 국민 일반보다 높고, 50대 이하에서는 결혼이민자 · 귀화자 등의 고용률이 국민 일반보다 낮았고, 특히 30대 연령대에서 그 격차가 가장 큰 것으로 나타난다.

취업자의 근로 현황에서 직종은 단순노무가 32.4%로 가장 많고 그다음으로 서비스 종사자 17.9%, 장치, 기계조작 및 조립종사자 12.7%, 전문가 및 관련 종사자 11.6%, 기능원 및 관련 기능 종사자 9.3%, 판매 종사자 7.1%, 사무 종사자 4.7%, 농림어업 숙련 종사자 3.4%의 순이다. 주요 직종을 중심으로 국민 일반과 비교하면 결혼이민자 · 귀화자의 경우 단순노무직, 서비스직 종사자는 월등히 많은 반면, 사무직, 전문직 종사자는 현저히 적다(그림 2-9).

월평균 임금은 150~200만 원 미만 28.7%, 200~250만 원 미만 19.1%로 절반가량의 임금 수준이 150~250만 원 미만대이다. 그보다 높은 250~300만 원 미만은 8.9%, 300~350만 원 미만 4.5%, 350~400만 원 미만 2.2% 등이다. 월평균 임금 100~150만 원 미만은 13.8%, 50~100만 원 미만 10.0%, 50만 원 미만 2.7%이며 5.3%는 임금이 없는 것으로 나타난다.

2018년과 비교하면 150만 원 미만 임금층은 감소한 반면 150만 원 이상층은 증가한 가운데, 특히 100~150만 원 미만층은 8.5%p나 감소한 데 비해 150~200만 원 미만층은 3.4%p, 200~250만 원 미만층은 5.7%p, 250~300만 원 미만층은 2.3%p, 300~350만 원 미만층은 1.0%p증가했으며 350만 원 이상층에서는 증가 폭이 미미한 수준이다.

일하면서 느끼는 어려움에 대해서는 54.3%가 어려움 없다고 응답한 반면에, 어려움 가운데에는 낮은 임금을 꼽은 이들이 가장 많았으며, 그다음이 한국어 의사소통문제, 힘들고 위험한 일, 긴 노동시간의 순서였다. 임금이나 안전문제, 노동시간 등 노동조건뿐만 아니라 외국사람에 대한 차별문제, 직장상사 · 동료와의 문제로 어려움을 겪는 경우도 있다.

지원 서비스 이용 경험 및 요구 측면에서, 초기 적응, 자녀 양육 · 교육, 취업, 사회활동 등과

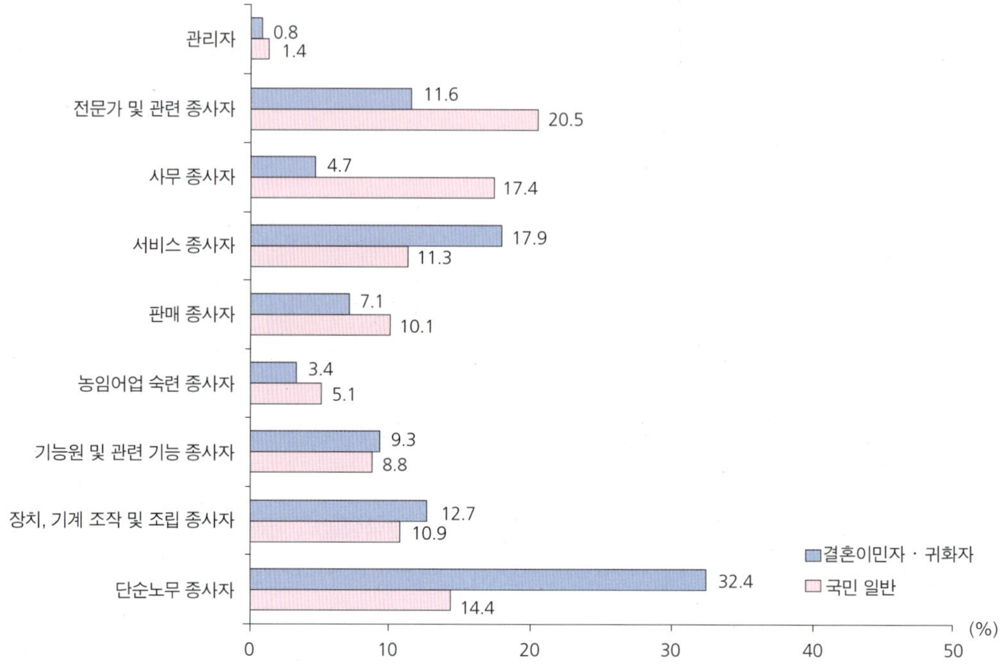

그림 2-9 결혼이민자 · 귀화자와 국민 일반의 직종 분포

[자료원] 여성가족부(2022). 2021년 전국다문화가족실태조사연구.

관련된 각종 지원 서비스를 이용해본 적이 있는 이들은 61.9%로 2018년에 비해 1.0%p 증가하였지만 2015~2018년에는 6.0%p 증가했던 것과 비교하면 상승 폭은 눈에 띄게 둔화되었다. 경험자 비율을 살펴보면 입국 전 한국생활 준비교육, 한국어 · 한국사회 적응 교육에 참여한 이들이 각각 36.2%, 30.4%이고 가정방문을 통한 각종 교육(22.8%), 임신 · 출산 지원(21.6%), 일자리 소개 · 알선(20.5%)도 20% 이상의 결혼이민자 · 귀화자가 이용한 적이 있다. 이밖에 통번역서비스(13.4%), 자녀생활 · 학습지원(13.1%), 부모교육(12.4%), 직업훈련(10.4%), 자조모임 등 사회활동지원(10.4%), 자녀언어발달지원/이중언어교육(10.0%) 서비스 이용 경험자도 10% 이상이며 한국학교 진학 지원, 창업 지원 서비스 이용 경험자도 각각 4.5%, 4.4%이다.

그리고 서비스 기관, 단체에 대한 인지율은 주민센터 · 행정복지센터를 알고 있는 이들이 가장 많았으며, 그 다음으로는 다문화가족지원센터(건강가정 · 다문화가족지원센터 포함)를 알고 있는 이들이 많았다. 이밖에 고용센터 · 고용복지플러스센터, 사회복지관을 알고 있는 이들도 70%가량이었으며 전반적으로 2018년 대비 기관 인지율이 향상되었다.

주관적 건강상태와 보건서비스 요구 측면에서 살펴보면, 결혼이민자 · 귀화자 등의 주관적 건강상태는 5점 기준으로 3.89점이며, 30대를 기준으로 연령대가 높아질수록 결혼이민자 · 귀화자와 해당 연령대 국민 일반의 건강 수준 격차가 줄어든다. 지난 조사결과와 비교하면 결혼이민자 · 귀화자의 건강상태는 꾸준히 개선되고 있으며 특히 50대 이상 연령층은 2015~2018년에는 약간 감소했으나 이번 조사에서는 다른 연령대보다 상승폭이 큰 편이다(그림 2-10). 결혼이민자 · 귀화자 등 가운데 지난 1년간 우울감을 느낀 적이 있는 이들은 27.5%로 2015~2018년 보다

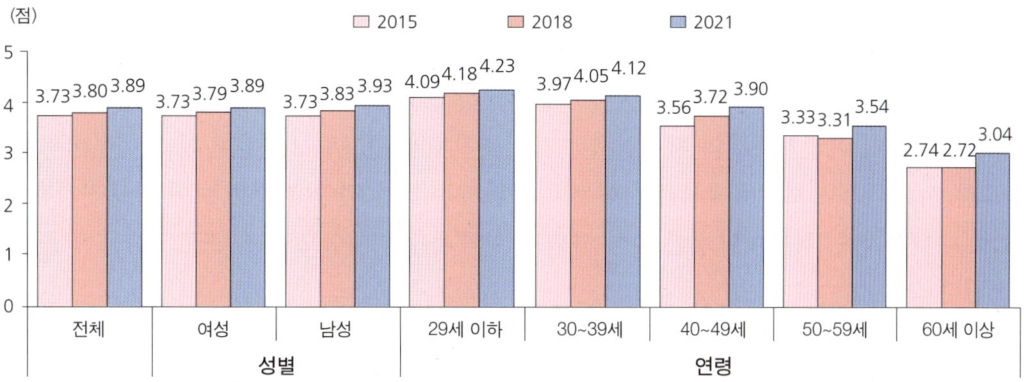

주: 매우 나쁘다 1점, 나쁜 편이다 2점, 보통이다 3점, 좋은 편이다 4점, 매우 좋다 5점

그림 2-10 결혼이민자 · 귀화자와 18세 이상 국민의 주관적 건강상태 비교

[자료원] 여성가족부(2022). 2021년 전국다문화가족실태조사연구.

4.8%p 감소한 데 이어 2018년 대비 3.7%p 감소해 눈에 띄게 개선되고 있는 상황이다. 결혼이민자 · 귀화자 등의 생활만족도는 5점 기준으로 3.82점으로 18세 이상 국민보다 0.68점 높은 수준이었다. 결혼이민자 · 귀화자 등과 18세 이상 국민의 연령대별 주관적 계층의식을 3점 척도(상, 중, 하)로 살펴보면 1.68점으로 18세 이상 국민보다 0.04점 높은 수준이다. 결혼이민자 · 귀화자 등의 노후준비 정도를 살펴보면 52.1%가 노후준비를 하고 있지만, 47.9%는 노후준비를 하고 있지 않은 것으로 나타났다.

2. 다문화사회와 건강

1) 다문화사회의 건강정책

다문화가족에 대한 정책적 지원은 2006년 12개 관련부처가 중심이 되어 7개 과제를 수행하였다. 다문화가족에 관한 업무는 2007년 12월에 여성가족부 가족통합팀을 운영하였고, 2008년 3월에 보건복지부 다문화가족과로 이관되었다가 2010년 다시 여성가족부로 이관되었다.

다문화정책의 수립과 추진은 중앙정부와 지방정부 및 민간기관의 거버넌스체계의 구축을 통해 이루어지는 것이 바람직하다. 우리나라에서 결혼이주여성이나 이주노동자에 대한 지원은 정부차원보다는 민간단체에서 우선적으로 시행되었으며 다양한 주체가 복합적으로 참여하고 있다.

우리나라 지방정부의 다문화정책 대상은 2017년부터 결혼이민자(혼인 귀화자 포함), 일반 귀화자, 배우자, 시부모, 자녀(중도입국자녀 포함), 친인척, 외국인근로자, 외국인유학생, 북한이탈주민 등 폭넓게 확대하였고 이들의 안정적 정착과 한국문화 적응, 가족생활 적응 등 소수인종을 위한 다문화정책 프로그램은 지방자치단체, 다문화가족지원센터에서 담당하고 있다.

「다문화가족지원법」 제9조 의료 및 건강관리를 위한 지원 규정에 의해 국가와 지방자치단체는 결혼이민자 등이 건강하게 생활할 수 있도록 영양 · 건강에 대한 교육, 산전 · 산후 도우미 파견, 건강검진 등의 의료서비스를 지원할 수 있도록 하고 있다.

2017년도부터 여성가족부의 지원정책은 사업추진체계도(그림 2-11)에 따라 이루어지고 있다. 또한 시 · 군 · 구 보건소에서 실시하는 다문화가족 건강 관련 정책을 보면 방문건강관리사업으로 다문화가족, 북한이탈주민 등의 사회적 취약계층을 대상으로 한 프로그램을 연중 실시하고 있다.

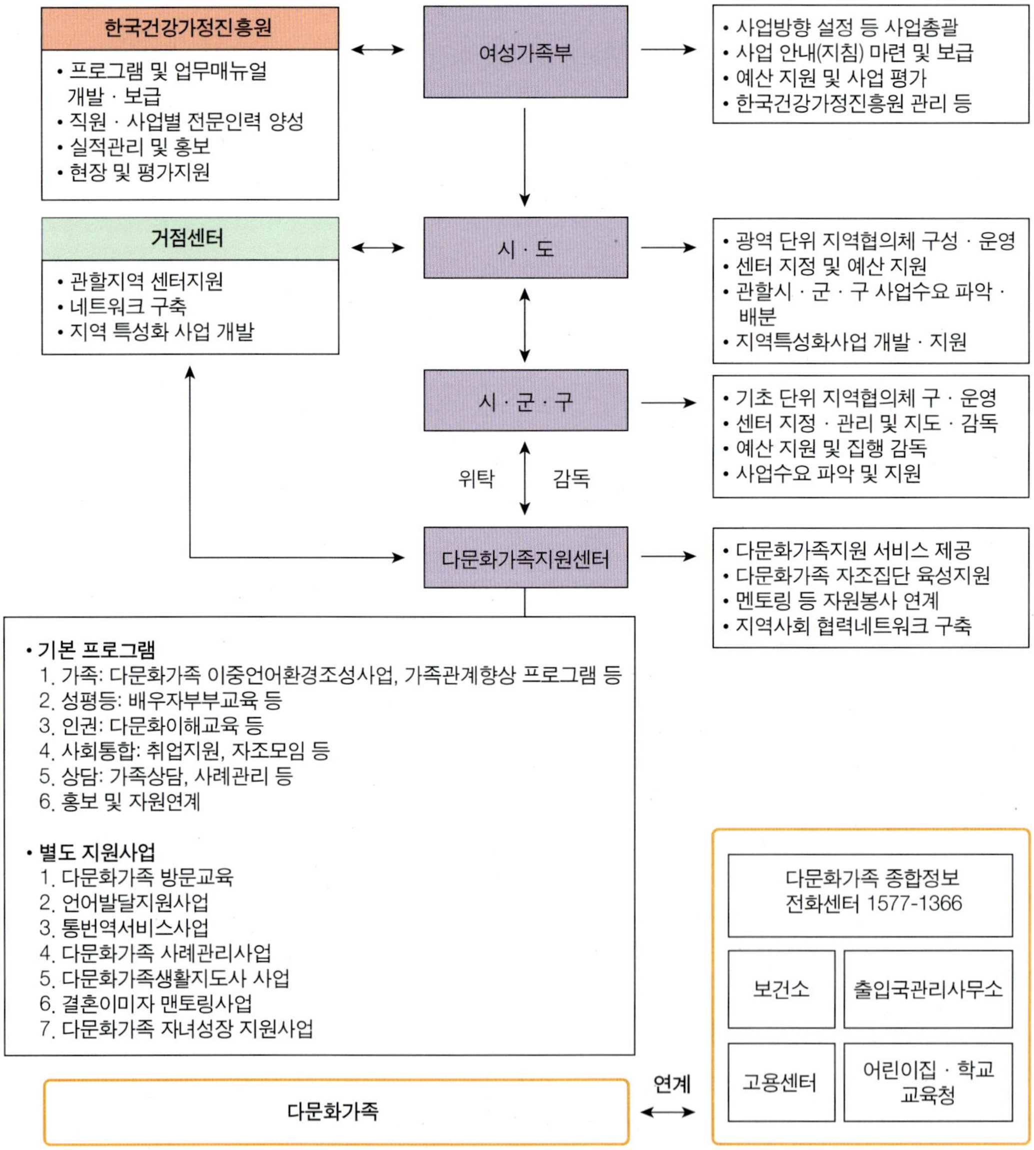

그림 2-11 다문화가족지원센터 사업추진체계도

[자료원] 다문화가족지원포털 다누리. https://www.liveinkorea.kr

2) 다문화사회의 건강 프로그램

다문화가족은 한국건강가정진흥원에서 실시하는 가족역량강화 지원사업, 다문화가족자녀 성장지원사업, 다문화가족 방문교육사업, 결혼이민자 통번역서비스사업 등을 통하여 건강 관련 기관에서 서비스 받을 수 있다. 또한 결혼이민자 멘토링사업을 통해 가족이 사회적 지지, 가족건강, 임신, 출산, 심리정서지원을 받을 수 있도록 하고 있다(표 2-2). 구체적인 방문교육사업으로는 의료기관에서의 어려움을 해소할 수 있도록 통번역서비스를 실시하였으며, 12세 이하의 자녀도 정서적 안정을 받을 수 있도록 지원하고 있다.

표 2-2 다문화가족 건강 관련 사업

서비스	대상	내용
가족역량강화 지원사업	• 한부모가족, 조손가족, 미혼모부자가족, 다문화가족, 북한이탈가족 등 • 가족기능 및 역량강화를 위해 지원이 필요한 가족 중 기준 중위소득 72% 이하 (손)자녀를 둔 취약 · 위기가족 ※ 자립의지가 있는 비수급 · 저소득 가구 우선 지원	• 경제적, 심리 · 정서적, 자녀양육 등의 문제로 어려움을 겪고 있는 취약 · 위기가족이 가족의 건강성을 되찾고 안정적인 가정을 유지할 수 있도록 직접 또는 간접 서비스를 제공
다문화가족자녀 성장지원사업	• 다문화가족 학령기 자녀 및 부모, 중도입국 청소년 등	• 정체성 회복, 사회성 향상, 리더십 개발 프로그램 제공 • 부모 · 자녀 관계 향상 프로그램 운영
다문화가족 방문교육사업	• 입국 5년 이하 결혼이민자 또는 중도입국 자녀 ※ 중도입국자녀는 외국에서 성장 후 국내로 입국한 다문화가족 자녀로 한정함	• 방문교육지도사가 가정으로 방문하여 한국어교육, 부모교육, 자녀생활서비스 등 제공
결혼이민자 통번역서비스 사업	• 다문화가족 및 다문화가족을 직 · 간접적으로 지원하는 개인 또는 기관	• 결혼이민자의 주요 출신국 언어인 베트남어, 중국어, 필리핀어(영어, 타갈로그어), 몽골어, 태국어, 러시아어, 인도네시아어, 캄보디아어, 일본어, 네팔어 등 센터별 1~4개 언어로 병원, 보건소 등 공공기관 이용 시 통번역 등 ※ 해당지역 다문화가족지원센터에서 지원되지 않는 언어에 대한 통번역은 인근 다문화가족지원센터로 연계 지원
결혼이민자 멘토링사업	• 멘토: 국내 거주 1년 이상인 결혼이민자(귀화자)로 한국어 구사가 가능하며, 모범적인 가정생활을 유지하고 있는 사람 • 멘티: 초기입국 결혼이민자로 한국사회 정착을 위해 다양한 정보 및 도움을 필요로 하는 사람	• 사회적 지지, 가족건강, 임신, 출산, 심리정서지원

[자료원] 한국건강가정진흥원. http://www.kihf.or.kr

다문화가족지원센터에서는 무료 통역 · 번역지원으로 베트남어, 중국어, 영어, 타갈로그어, 몽골어, 태국어, 러시아어, 인도네시아어, 캄보디아어, 일본어, 네팔어 등이 가능하고, 다문화가족을 직 · 간접적으로 지원하는 개인 또는 기관에서 무료 상담 및 사례관리를 하여 건강문제에 대한 상담 등을 자국의 언어로 서비스 받을 수 있도록 하였다. 지원내용으로는 심리검사, 법률상담, 위기가족 긴급지원, 외부상담기관 연계 등 다문화가족구성원 간 관계증진을 위한 상담 및 사례관리서비스를 제공한다. 결혼이민자 대상 사회적응교육, 취업교육 지원을 하고 주로 취업기초소양교육, 취업훈련전문기관(새일센터, 워크넷 등)을 연계하며, 소비자 · 경제교육, 다문화이해교육, 자조모임 등을 통해 건강한 일상생활을 할 수 있도록 지원하며, 가족교육지원 내용으로는 부부교육, 가족관계향상 프로그램, 부모역할교육, 부부갈등해결 프로그램 등의 교육 프로그램을 운영하여 건강한 가족생활을 하도록 지원하며 모든 내용은 무료로 이용할 수 있도록 하고 있다(표 2-3).

표 2-3 다문화가족지원센터 프로그램

사업명	사업내용
다문화가족지원센터 운영	• 결혼이민자와 다문화가족을 위한 사회적응 교육, 상담, 직업교육 등 서비스 제공으로 한국사회 조기 적응 및 안정적인 생활 지원
다문화가족 방문교육사업	• 다문화가족 대상가정을 직접 방문하여 한국어교육 및 부모교육서비스, 자녀생활서비스 제공
결혼이민자 통번역서비스	• 의사소통의 어려움 해소를 위한 통번역서비스 제공(중국어, 베트남어 등)
다문화가족 아동 언어발달지원	• 다문화가족 자녀의 성장단계별 언어발달 정도를 진단 · 평가하고 언어향상을 위한 교육 프로그램 제공
결혼이민자 한국어교실 운영	• 결혼이민자 대상 언어소통의 어려움을 해소하여 한국사회 조기적응을 돕기 위한 수준별 단계별 교실 운영
맞춤형 취업지원	• 결혼이민자 대상 맞춤형 취업교육을 실시하여 일자리를 연계한 경제적 안정 지원
다문화가족 자녀 방문학습지 지원	• 취학 전 · 후 다문화가족 자녀를 대상으로 언어발달을 위한 한글깨치기, 국어 기초과정 방문학습지 지원
결혼이민자 요리교실 운영	• 국제결혼으로 입국한 결혼이민자를 대상으로 밑반찬, 계절음식, 전통음식 등 체험
다문화가족 한국문화체험 캠프	• 다문화가족을 대상으로 한국문화 유적지 및 전통문화체험을 통하여 가족친화적 분위기 제공

[자료원] 다문화가족지원포털 다누리. https://www.liveinkorea.kr/portal

3. 다문화가족의 건강관리

결혼이주여성은 정신건강, 저체중과 비만, 식생활과 식습관 등의 건강문제를 많이 갖고 있다. 대부분 스트레스를 많이 느끼고 있는데, 연령이 높고, 체류기간이 짧고, 가구소득이 낮을수록 스트레스 인지율이 높아 한국체류 초기 여성과 소득 수준이 낮은 여성에 대한 정신건강 지원이 필요하다. 반면, 우울감은 체류기간이 길고 가구소득 수준이 낮은 여성에게서 높게 나타난다. 김혜련(2013)은 정신건강조사를 통해 결혼이주여성이 내국인 일반여성에 비하여 불안과 우울 수준이 높고, 정신건강 수준은 낮은 것으로 보고하였다.

또한 결혼이주여성은 저체중 비율이 높았다. 특히, 베트남 출신 여성, 29세 이하 젊은 여성은 한국 체류기간이 증가함에 따라 저체중이 줄고, 과체중이나 비만으로 이행되는 경향을 보였다. 결혼이주여성은 끼니를 거르거나 식사를 불규칙하게 했으며 편식, 결식, 간식, 인스턴트식품의 과다섭취 등의 식습관문제가 있었다. 이는 식문화 적응의 어려움에 따른 영향으로 볼 수 있어 이주여성의 초기 정착 식생활지도가 충실히 이루어져야 함을 시사하고 있다. 그 외에도 구강건강 상태가 나쁘고, 구강관리능력이 부족하며, 생식건강, 성건강에 대한 지식과 인지도가 낮은 것으로 나타났다.

외국인 근로자는 일반적으로 20대에 한국으로 와서 30대에 가정을 꾸리고 모국으로부터 배우자가 오게 되므로 이민국의 문화에 적응하기보다 자신의 나라의 문화를 그대로 영위하기를 원한다. 이로 인하여 사회문화적, 심리적 부적응을 겪게 되고 무엇보다 산업재해나 임금체불로 인한 경제적 부적응으로 건강상의 문제가 겹치게 되는 악순환이 반복되고 있다.

그리고 최근 우리나라의 다문화사회 구성원으로 주목해야 할 대상자는 북한이탈주민이다. 북한이탈주민은 '남한사회 적응의 어려움'에서 '언어적 이질감'을 많이 호소한다. 한국어를 같이 사용하고 있지만 단어의 의미하는 바가 다름으로 인하여 상호 이질감을 느끼며 공감하기 어려운 부분이 있다. 북한이탈주민은 새로운 인간관계를 시작하는 시점에 외로움과 어려움을 겪고 있다. 그 중 가장 큰 심리적 고통 중의 하나는 북한에 두고 온 가족에 대한 죄책감이다. 북한이탈주민 역시 남한사회에서 살아남기 위해서는 돈을 벌어야 한다는 강박관념을 가지고 있다. 이러한 문제는 다양한 건강문제를 발생시키고 있다(안옥희 외, 2014).

4. 지역사회간호사의 문화적 역량

우리나라에서 다문화가족이 증가하면서 지역사회간호사는 타 문화권 출신의 사람이 건강 관련 서비스를 이용 시 경험하는 편견과 차별, 장애요소들을 개선하고 불공평한 차이를 감소시키기 위해 그들과 원만하게 상호작용하고 타문화를 수용하며 이해하는 문화적 역량을 갖추어야 한다.

문화는 해당 문화권에 속한 사람의 질병 원인에 대한 인식, 질병경험의 해석, 신체적 · 정신적 · 건강행위, 출산과정, 의료체계 내에서의 의사소통 및 보건의료서비스 이용행태 등에 영향을 미친다. 지역사회간호사는 대상자의 건강에 대한 가치 및 신념을 포함하여 문화적 맥락을 이해하고 올바른 건강관리를 할 수 있도록 해야 한다. 이처럼 다문화 대상자에게 적절한 간호를 제공하기 위해서 지역사회간호사는 기본적인 역량 외에 특별한 문화적 역량이 필요하다. 문화적 역량이란 주류문화와는 차별되는 소수집단의 문화와 그들의 욕구를 이해하고 반응하는 능력을 말한다. 문화적 역량은 다음의 것들을 포함한다.

- 자신과 다른 문화적 배경을 가진 사람들과 관계를 맺고 유지할 수 있는 능력
- 타문화 사람들과 오해와 손실을 최소화하면서 유연하게 의사소통할 수 있는 능력
- 타문화 사람들과 협력할 수 있는 능력

문화적 역량을 갖춘 지역사회간호사는 문화, 인종, 민족, 성, 그리고 성 정체성에 대한 문제에 민감하며, 효과적인 의사소통 기술과 문화 사정, 다른 문화의 건강관행에 대한 많은 지식을 가지고 있어야 한다. 지역사회간호사의 문화적 역량이 높으면 대상자의 만족도가 높아지고, 또한 이는 건강성과에 영향을 미친다. 지역사회간호사의 문화적 역량이 높으면 문화적 특성에 따른 건강이나 질병에 대한 반응의 차이를 쉽게 이해할 수 있으며, 이는 결과적으로 사회통합과 다문화 사회의 건강형평성을 달성하는 데도 기여할 수 있을 것이다.

참고문헌

관계부처 합동(2016). 제3차 지속가능발전 기본계획(2016~2035).

김금순, 안정원, 김진아, 김희정(2014). 혼합설계방법을 사용한 한국거주 외국인의 의료서비스 이용만족도 비교 연구. Journal of Korean Academy of Nursing, 44(1), 86-96.

김남순, 박은자, 전진아, 김동진, 서제희(2018). 국내 질병 관리 및 건강불평등 현황과 정책과제. 보건복지포럼, 1, 8-22.

김동진(2015). 우리나라 의료이용 및 건강수준 불평등. Issue & Focus, 280, 1-8.

김동진, 기명, 김명희, 김유미, 윤태호, 장숙랑, 정최경희, 강아람, 채희란, 최지희(2014). 한국의 건강불평등 지표와 정책과제-한국의 건강불평등 보고서: 통계집 I, II. 한국보건사회연구원.

김동진, 김명희, 김유미, 기명, 윤태호, 정혜주, 채수미, 최지희(2014). 한국의 건강불평등 지표와 정책과제 – 건강불평등 완화를 위한 전략. 한국보건사회연구원.

김동진, 김지은, 박은자, 신호성(2011). 인구집단별 의료이용의 형평성 현황 및 형평성에 영향을 미치는 요인분해. 한국보건사회연구원.

김동진, 윤휜뫼, 이정아, 채희란(2014). 의료패널자료를 활용한 우리나라의 의료이용 불평등 측정. 보건사회연구, 34(3), 33-58.

김동진, 채수미, 최지희, 이정아, 김창엽, 박유경, 최영은, 김명희, 김유미, 류한소(2017). 국민의 건강수준 제고를 위한 건강형평성 모니터링 및 사업 개발 – 통계로 본 건강불평등. 한국보건사회연구원.

김명희(2016). No Action Talk only 건강불평등 정책은 있는가? 제68차 추계학술대회 건강불평등 심포지엄6 발표자료. 대한예방의학회.

김명희, 이주희(2013). 한국의 건강형평성 정책의 현황과 과제. 대한의사협회지, 56(3), 206-212.

김상돈(2011). 불평등 인식, 정치성향, 정당지지가 정치항의에 미치는 영향. 오토피아, 26(1), 145.

김새롬(2016). 미충족의료: 한국의 연구 현황과 제한점. 제68차 추계학술대회 발표자료. 대한예방의학회.

김연순, 김진영(2014). 액션러닝 기반의 다문화 간호교육이 문화적 역량 증진에 미치는 효과, 한국산학기술학회논문지, 15(11), 6527-6535.

김창엽(2016). 의료불평등 연구와 정책의 재조명. 2016년 대한예방의학회 제68차 추계학술대회 연제집. 대한예방의학회.

김태완, 이주미(2016). UN의 지속가능발전목표(SDGs) 추진 전략과 주요 내용: 빈곤 및 불평등을 중심으로. 보건복지포럼. 한국보건사회연구원.

김향숙, 정난희(2017). 다문화가정 청소년의 건강행태에 따른 알레르기질환 유병률 연구, 질병관리본부 제10차(2014년) 청소년건강행태온라인조사. 한국가정과교육학회지, 29(2), 41-52.

김혜련(2013). 다문화가족의 건강문제와 정책과제. 한국보건사회연구원.

김혜련, 여지영, 정진주, 백소혜(2012). 다문화가족 여성과 아동의 건강실태 및 건강서비스 지원방안 연구. 한국보건사회연구원.

김혜미(2016). 다문화가족 여성 배우자의 건강에 대한 탐색연구: 출신국가에 따른 차이를 중심으로. 한국산학기술학회논문지, 17(3), 252-261.

서민숙, 박경숙, 박형무, 박현옥(2013). 다문화가정 결혼이주여성의 건강행위와 삶의 질. 대한폐경학회지, 19(2), 112-121.

양숙자, 심문숙 등(2022). 지역사회간호학. 서울: 현문사.

안옥희, 최혜정, 송미승, 전미순, 황윤영, 이경숙(2014). 다문화와 간호. 서울: 정담미디어.

양순옥, 권명순, 이승희(2013). 방문간호사와 보건진료원의 문화적 역량에 영향을 미치는 요인. 지역사회간호학회지, 23(3), 286-295.

여성가족부(2016). 2017년도 가족지원사업.

여성가족부(2022). 2021년 전국다문화가족실태조사연구.

우경숙, 신영전(2015). 재난적 의료비 지출이 가구 경제에 미치는 영향. 보건사회연구, 35(3), 166-198.

유정옥, 김묘성(2015). 다문화가정 청소년의 가족유형에 따른 건강행태, 지역사회간호학회지, 26(3), 190-198.

이경, 김희순, 조은희, 김상희, 김정희(2015). 간호교육자가 인지한 국내 간호학생들을 위한 국제보건 핵심역량. 한국간호교육학회지, 21(4), 561-573.

이병숙, 오익근, 이은미(2011). 한국 거주 외국인의 의료서비스 경험. Journal of Korean Academy of Nursing Administration, 17(2), 226-237.

이은경, 황현숙(2016). 다문화정책연구보고서 – 새로운 모색과 현장의 목소리 중심으로. 희망제작소.
이정아(2013). 한국의 건강불평등 지표와 정책과제. 한국보건사회연구원.
이혜경, 남기범(2015). 다문화사회전문가의 역할 제고 방안: 환경과의 관계관리를 통한 성장전략을 중심으로. 다문화와 평화, 9(2), 208-232.
정최경희, 김유미(2013). 건강 수준에서의 불평등: 우리나라의 현황. 대한의사협회지, 56(3), 167-174.
조성일(2015). 건강형평성. 대한의사협회지, 58(12), 1104-1107.
지역사회보건간호학 편찬위원회(2019). 최신 지역사회보건간호학. 파주: 수문사.
채명정, 김진일, 이진희(2015). 다문화 교과 프로그램이 간호대학생의 다문화 수용성 및 역량에 미치는 효과. 한국간호교육학회지, 21(3), 373-381.
최배영, 한은주(2012). 이민자의 법무부 사회통합프로그램 참여경험에 관한 연구. 한국가족경영학회, 30(3), 83-103.
통계청(2022). 2021년 다문화 인구동태 통계. 통계청 보도자료.
픽은희, 박재순(2013). 다문화 교육프로그램이 간호대학생의 문화적 역량, 공감 능력, 자기효능감에 미치는 효과. 대한간호학회지, 43(5), 690-696.
하은호, 조진영(2015). 다문화 과목을 이수한 새내기 간호대학생의 다문화에 대한 주관적 견해 및 태도. 지역사회간호학회지, 26(3), 248-259.
한석영, 정향인(2015). 간호대학생의 문화적 역량 측정도구 개발. 대한간호학회지, 45(5), 684-693.
황선영, 김진선, 안현미, 강선주(2015). 간호학생을 위한 국제보건역량강화 프로그램의 개발 및 효과, 지역사회간호학회지, 26(3), 209-220.
Acheson, D. (1998). Independent inquiry into inequalities in health: report. London: Stationery Office.
Freshman(1979). Community Health Nursing.
Mackenbach, J. P., Bakker, M., Sihto, M., & Diderichsen, F. (2002). Strategies to reduce socioeconomic inequalities in health. In: Macken-bach JP, Bakker M, editors. Reducing inequalities in health: a European perspective. London: Routledge.
Marmot, M. G. (2010). Fair society, healthy lives: the Marmot review. London: The Marmot Review.
Sen, A. (2002). Why health equity? Health Economy, 11, 659-666.
WHO (2008). Commission on Social Determinants of Health. Closing the gap in a generation: health equity through action on the social determinants of health. Geneva.
WHO (2010). Monitoring the building blocks of health systems: a handbook of indicators and their measurement strategies. Geneva.

참고 사이트

다문화가족지원포털 다누리 https://www.liveinkorea.kr
여성가족부 http://www.mogef.go.kr/
한국건강가정진흥원 http://www.kihf.or.kr
한국보건사회연구원 http://hia.kihasa.re.kr/web/introduction/cause.do

Mind Map

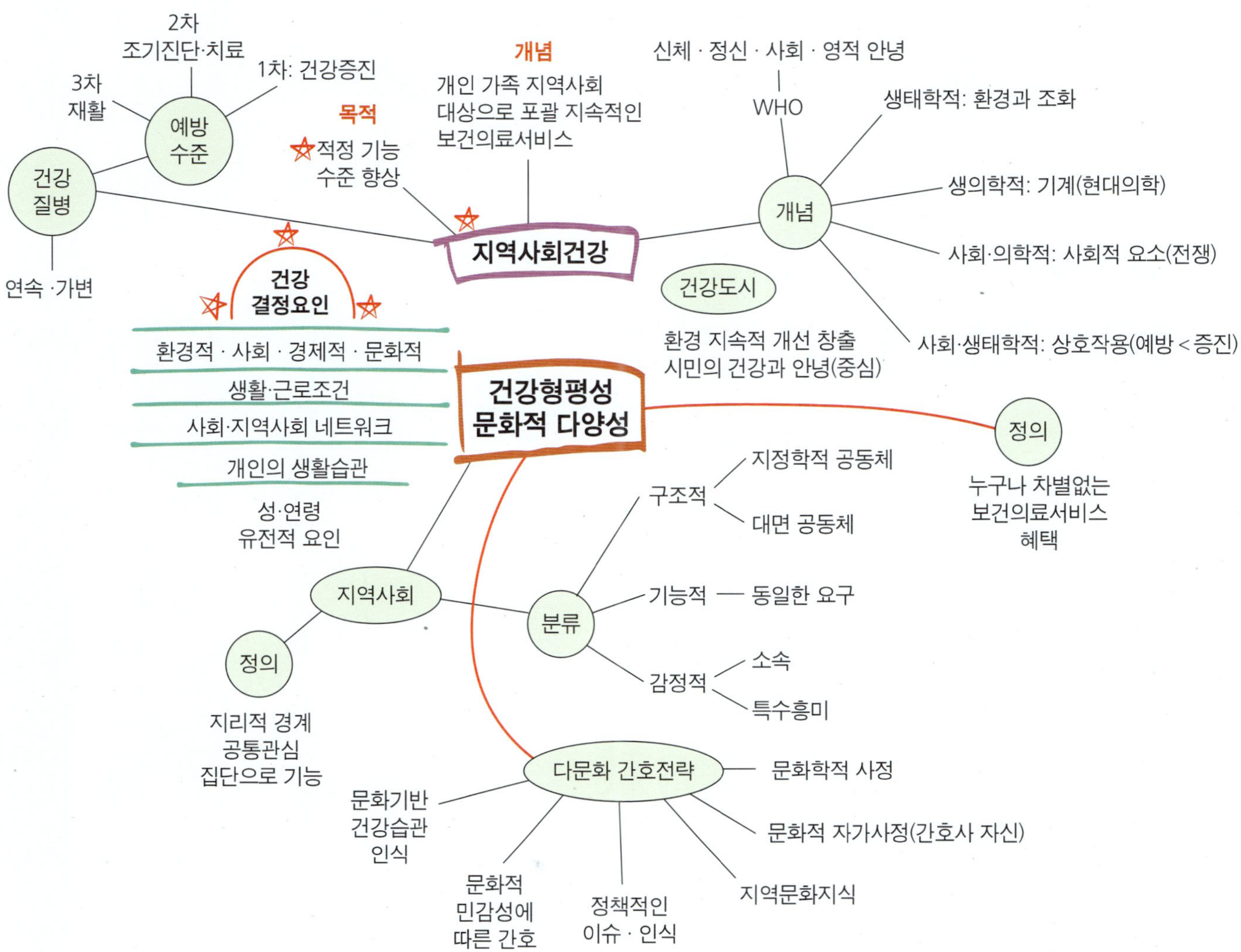

지역사회건강
개념
개인 가족 지역사회
대상으로 포괄 지속적인
보건의료서비스
목적
적정 기능
수준 향상
건강
질병
연속·가변
예방
수준
1차: 건강증진
2차
조기진단·치료
3차
재활
개념
WHO
신체 · 정신 · 사회 · 영적 안녕
생태학적: 환경과 조화
생의학적: 기계(현대의학)
사회·의학적: 사회적 요소(전쟁)
사회·생태학적: 상호작용(예방 < 증진)
건강도시
환경 지속적 개선 창출
시민의 건강과 안녕(중심)
건강
결정요인
환경적 · 사회 · 경제적 · 문화적
생활·근로조건
사회·지역사회 네트워크
개인의 생활습관
성·연령
유전적 요인
건강형평성
문화적 다양성
정의
누구나 차별없는
보건의료서비스
혜택
지역사회
정의
지리적 경계
공통관심
집단으로 기능
분류
구조적
지정학적 공동체
대면 공동체
기능적
동일한 요구
감정적
소속
특수흥미
다문화 간호전략
문화학적 사정
문화적 자가사정(간호사 자신)
지역문화지식
정책적인
이슈 · 인식
문화적
민감성에
따른 간호
문화기반
건강습관
인식

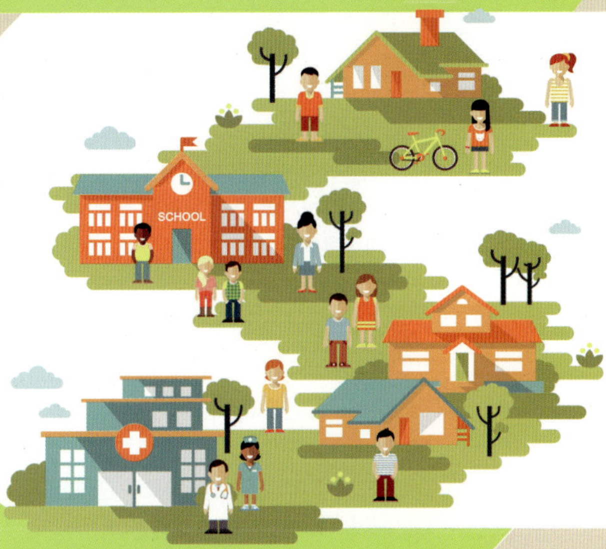

CHAPTER 3

지역사회 간호과정

개요

지역사회 간호과정은 크게 5단계의 과정을 거치는 동안 대상자에게 전반적인 간호과정이 적용된다. 지역사회주민과 이들에게 영향을 미치는 건강문제를 규명하여 지역사회가 건강을 회복하고 성취할 수 있도록 지역사회 간호과정이 이루어진다. 간호계획을 설정하여 실천하는 활동으로 지역사회주민의 건강을 유지·증진을 위해 필요한 일련의 과정을 배우는 장이다.

학습목표

01. 지역사회 간호과정을 적용한다.
02. 지역사회 자료를 수집한다.
03. 수집된 지역사회 사정 자료를 분석한다.
04. 지역사회 간호진단을 도출한다.
05. 지역사회 간호사업의 법적 기준 및 지침을 확인한다.
06. 간호진단의 우선순위를 설정한다.
07. 지역사회 간호사업의 목표를 수립한다.
08. 지역사회 간호중재에 관한 과정 및 결과 평가를 계획한다.
09. 지역사회 간호수행을 위한 계획된 활동을 수행한다.
10. 지역사회 간호사업을 평가한다.
11. 지역사회 간호사업 평가 결과를 향후 간호사업의 유지 및 개선에 적용한다.

주요용어

- 간호방법과 간호수단
- 간호수행과 관리 활동
- 목표 설정 및 기술
- 오마하체계
- 지역사회 간호과정
- 지역사회 간호진단
- 지역사회 간호진단의 우선순위 설정
- 지역사회 자료수집

01절

지역사회 간호사정

지역사회 간호과정은 지역사회에 초점을 둔 간호과정으로서 일반적으로 간호사가 개별 환자를 중심으로 간호를 제공할 때 사용하는 간호과정과 유사하면서도 그 대상을 지역사회로까지 확장한 것이다. 지역사회 간호과정은 체계적이고 순환적인 과정으로, 지역사회주민에게 영향을 미치는 여러 하부체계와 이들 하부체계의 상호관련성, 이로 인하여 나타나는 건강문제 등을 규명하여 지역사회가 건강을 회복하고 성취하도록 간호계획을 세워 실천하는 활동이며, 궁극적으로 지역사회가 최적의 건강을 유지 및 증진하도록 하는 하나의 과정이다(그림 3-1). 즉, 지역사회 간호과정은 간호사가 지역사회를 대상으로 지역사회의 문제해결과정에 기초한 조직적이고 체계적인 방법으로 일반적인 간호과정과 같이 사정, 진단, 계획, 수행, 평가의 단계를 포함한다.

지역사회 간호사정은 지역사회 간호과정의 첫 단계로 지역사회 진단을 위해 필요한 자료를 수집하고 분석하여 건강문제를 도출하는 단계이다. 이때 지역사회를 대상으로 중요한 관련 자료를 체계적으로 수집하고 분석하기 위해서는 다양한 자료수집방법을 활용해야 한다. 지역사회 간호사는 우선 지역사회주민의 건강 수준을 파악하고, 지역의 보건문제와 관련 요인 등에 관심을 가지고 포괄적인 정보를 수집하고 분석하는 것이 필수적이다.

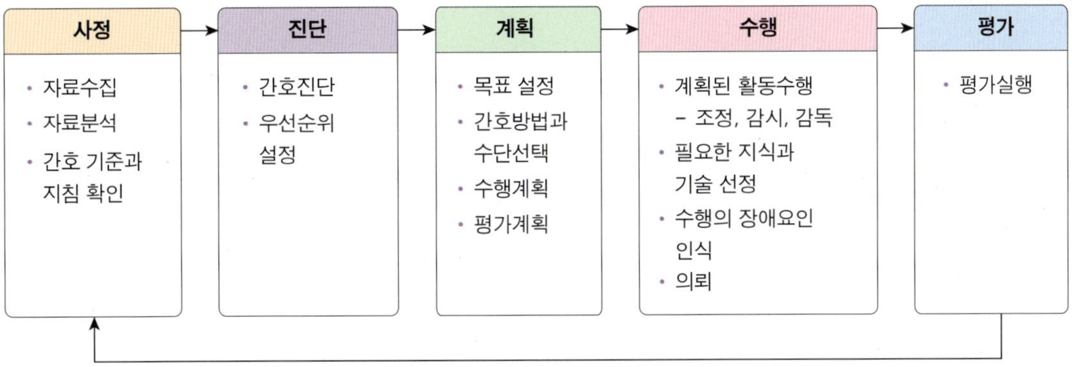

그림 3-1 지역사회 간호과정

1. 지역사회 사정영역

지역사회간호사가 지역사회에 대해 포괄적인 자료를 수집하기 위해서는 지역사회의 특수성을 이해하는 것이 중요하며, 지역사회를 하나의 체계로 이해하여 접근하는 과정이 필요하다. 따라서 지역사회간호사는 지역사회주민 개개인의 문제보다는 주민 전체에 초점을 두고, 지역사회와 협력하여 사정계획을 수립하는 것이 좋다. 따라서 보건의료 전문인의 판단도 중요하지만, 주민의 요구에 근거한 건강문제가 무엇인가에 대한 인식으로 접근하는 것이 더욱 적절하며, 이때 필요한 것이 지역사회 대상자의 참여이다. 이를 통해 지역사회의 강점을 파악할 수 있으며, 다양한 정보원을 통한 자료수집이 가능해지기 때문이다.

Nies와 McEwen(2015)은 지역사회간호사가 수행할 지역사회 사정영역(그림 3-2)과 체계적인 사정을 위해 필요한 인자를 아래와 같이 제시하였다(표 3-1).

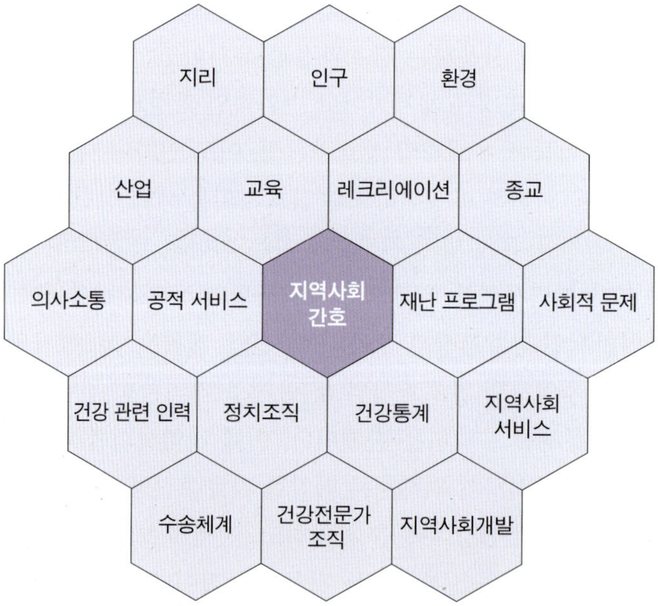

그림 3-2 지역사회 사정영역

표 3-1 지역사회 사정인자

인자	지역사회간호 의의	자료원
지리		
• 지형 • 기후(예: 극한 혹은 열대)	• 건강문제의 특성과 건강 간호에 대한 접근성에 영향	• 연감 • 상공회의소
인구		
• 크기 • 인구학적 특성(예: 노령 혹은 청년) • 경향 • 이주 • 밀도	• 제시된 인구 묘사: 건강 위험 및 요구 제시 • 성장 혹은 감퇴 여부 시사 • 스트레스 증가: 감염성 질환에 대한 노출이 증가할 수 있음	• 인구조사 문서 • 상공회의소
환경		
• 물(상수원, 불소 함유) • 하수와 폐기물 • 대기 질(오존, 오염물질) • 식품 질과 이용 • 주거(단독 혹은 다가족 거주) • 동물 관리(광견병 혹은 기타 동물 매개질환에 노출)	• 삶의 질과 환경적 건강문제의 본질에 영향을 미침 • 지역사회자원을 반영 • 사회경제적 이슈를 시사	• 지방자치단체 및 국가 보건복지부 • 신문 • 지방의 환경운동집단
산업		
• 고용 수준 • 제조업 • 사무직 대 노동자 • 수입 수준	• 사회계급, 건강관리 및 자원의 접근에 영향 • 건강문제의 특성에 영향	• 상공회의소 • 학교지역과 간호사들
교육		
• 학교(시설관리실, 운동장 안전) • 교육 유형 • 문맹률 • 특별 교육 • 건강서비스 • 성교육 • 학교 급식 프로그램(영양식이) • 방과 후 프로그램 • 주간 돌봄 • 고등교육 접근방법	• 사회경제적 상태, 건강관리의 접근, 건강정보를 읽고 이해하는 능력에 영향	• 인구조사 문서 • 학군 및 간호사
레크리에이션		
• 공원 및 운동장 • 도서관 • 공공과 사적인 오락 • 특별시설	• 삶의 질, 지역사회의 이용 가능한 자원 그리고 젊은이와 가난한 사람에 대한 고려를 반영	• 공원 및 레크리에이션 관련 부서 • 신문

(계속)

표 3-1 지역사회 사정인자(계속)

인자	지역사회간호 의의	자료원
종교		
• 교회 및 회당 • 종파 • 지역사회 프로그램 • 건강과 관련된 프로그램 및 교구 건강 프로그램 • 지역사회조직	• 공동의 관심과 고려사항을 조직화함으로써 지역사회 가치에 영향 • 지역사회 요구에 대한 구성원, 지역사회 기술, 자원의 참여를 반영	• 상공회의소 • 신문 • 지역센터 소식지
의사소통		
• 신문 • 주민 근황 • 라디오 및 텔레비전 • 전화 • 인터넷 • 긴급직통전화 • 의학 매체 • 공공서비스 안내	• 지역사회 고려와 요구를 반영 • 건강과 관련하여 이용 가능한 네트워크와 자원을 포함	• 지역 도서관 • 신문 • 지역 보건 관련 부서 • 의학 및 간호협회
수송체계		
• 시외 및 시내 간 수송 • 장애인 • 응급수송	• 서비스, 음식, 기타 자원의 접근에 영향 미침 • 활용 가능한 자원 반영	• 시내버스 및 기차 서비스 • 지역병원의 응급의료서비스
공적 서비스		
• 화재 예방 • 경찰 보호 • 응급의료서비스 • 성폭력치료센터 • 지원 프로그램	• 지역사회 안전에 영향 • 사용 가능한 자원을 반영	• 지역 경찰부서
정치조직		
• 구조 • 충원방법 • 직위에 따른 책임 • 수입원 • 선거인 등록	• 시민의 행동, 참여, 가치, 관심사의 수준 반영 • 간호사 행동 및 로비를 위한 기전	• 신문 • 지역 경찰조직 • 지역 선거관리위원회 • 지역 국회의원
지역사회 개발 혹은 계획		
• 활동 • 주요 이슈	• 지역사회 요구 및 관심사 반영 • 이슈에 대한 전문가 참여 수준의 영향	• 신문 • 지방 및 주 경제기획원 • 지역사회조직

(계속)

표 3-1 지역사회 사정인자 (계속)

인자	지역사회간호 의의	자료원
재난 프로그램		
• 적십자사 • 재난계획 • 재난의 잠재적 요소	• 준비, 조정, 가능한 자원 지원 • 자원과 계획에 영향	• 지역 적십자사 • 지역 응급조정위원회 • 지역 소방서
건강통계		
• 사망률 • 이환율 • 출생률 • 주요 사망원인	• 건강문제, 지역사회건강상태 반영 • 제공되는 지역사회간호서비스 및 필요한 자원에 영향	• 지방 및 주 건강부서 • 건강시설 및 프로그램 • 국가 생정통계보고서 • 보건통계보고서를 위한 국가센터 • 질병 및 사망 주보
사회적 문제		
• 정신건강문제 • 알코올중독 및 약물남용 • 자살 • 범죄 • 학교 중퇴 • 실업률 • 비행집단	• 건강문제 및 요구된 서비스의 양에 영향 • 지역사회간호 프로그램의 우선순위에 영향	• 국가 및 지역 사회서비스 부서 • 지역 정신건강센터 • 지역 긴급직통전화 • 도서관
건강 관련 인력		
• 인구당 의사, 치과의사, 간호사 수	• 가능한 건강자원 및 지역사회간호 실무에 영향	• 지역 및 국가 건강부서 • 건강전문조직 • 전화번호부 • 지역사회서비스 관리자
건강전문가조직		
	• 지역사회간호실무에 대한 지지를 제공	• 지역건강협회
지역사회서비스		
(비용과 적격성, 접근성 그리고 수용성) • 시설간호(병원 및 너싱 홈) • 정신건강간호 • 보행간호 • 예방적 건강서비스 • 간호서비스 • 복지서비스	• 이용 가능한 자원을 반영	• 지역 자선단체협회 • 지역 자원봉사서비스 목록 • 주 병원 • 지역 건강부서 • 전화번호부

[자료원] Nies, M. A., McEwen, M. (2015). Community/Public Health Nursing. Promoting the Health of Populations. St. Louis: Saunders.

1) 사정 영역 및 내용

(1) 지역사회 특성

지역사회 특성에는 지정학적 특성으로 해당 지역사회의 행정구역, 위치와 면적, 유형(도시, 농촌, 주택가, 상업지역 등), 역사적 배경과 발전과정 등이 있으며, 자연환경 특성으로 주요 산과 강, 수자원, 토양의 특성, 기후와 지형의 특성, 동물(식물)의 특성 등이 포함된다.

(2) 인구학적 특성

지역사회의 인구학적 특성에는 인구 특성으로 인구 규모(인구 수, 가구 수, 세대 수), 인구구조(성 · 연령별 분포, 성비, 영유아비, 노인인구비, 생산 연령비, 결혼상태, 교육 수준, 종교, 가족구조 및 기능, 평균 가족구성원 수, 가족발달단계), 인구밀도 등이 있으며, 교육 수준, 생활 수준, 경제상태(수입 및 지출), 직업 분포, 취업 특성(취업률, 실업률), 주요 생업, 부업, 부양비(총부양비, 유년부양비, 노년부양비, 노령화지수 등), 문화 및 관습, 가치관 및 신념, 사회적 문제(정신건강, 자살, 범죄, 학교 중퇴, 비행집단, 알코올 중독 및 약물 남용) 등이 포함된다.

(3) 건강상태

지역사회 건강상태에는 출생률, 사망양상(사망률, 연령별 사망률, 모성사망률, 영아사망률, 주산기사망률, 비례사망률, 비례사망지수, 평균수명, 연령별 사망 수 및 원인 등), 상병 및 질병이환 수준(급 · 만성질환), 감염병, 정신질환 등의 발생률 및 유병률, 상병 자료(특정 질병, 국민건강조사, 특수집단의 상병 자료, 병원 자료 등)와 건강행태로 질병 치료 및 예방행위, 생활습관(식습관, 음주, 흡연, 운동, 관습 등), 보건의료이용률(건강검진율, 예방접종률, 보건의료기관 이용률, 건강보험상태, 마약중독상태 등) 등이 포함된다.

(4) 환경적 특성

환경적 특성에는 상 · 하수도 보급률 및 시설, 식수원(불소 함유), 분뇨, 하수 및 쓰레기처리시설, 공해, 환경오염원, 대기(오존, 오염), 동물 관리(해충 · 동물 매개질환에 노출) 등이 포함된다.

(5) 지역사회자원

지역사회자원에는 보건의료자원으로 보건의료시설(병 · 의원, 약국, 보건소, 보건진료소, 조산소, 한방 병 · 의원, 치과, 요양원 등)의 종류와 수, 시설 규모, 서비스 내용 등이 있으며, 인적자원으로 보건의료 전문인(의사, 한의사, 치과의사, 간호사, 조산사, 약사 등)의 종류와 수, 특정 전문가, 보건사업에 영향을 줄 수 있는 사회지도자, 자원봉사자, 지역주민 조직 및 활동(조직의 종류, 구성원 기능) 등이 있다. 또한, 사회적 자원으로 각종 사회복지기관, 경로당, 양로원, 탁아소, 보육원의 서비스 내용, 지역사회 내 조직 및 단체(지역사회 개발위원회, 노인회, 부녀회, 주민단체, 자원봉사단체 등), 공적 서비스(경찰, 화재 예방, 응급의료서비스, 공익사업), 재난 프로그램(적십자사 등), 지역사회 개발활동, 지역사회서비스(시설간호, 정신건강간호, 예방적 건강서비스, 복지서비스) 등이 포함된다.

2) 자료수집방법

자료수집의 목적은 지역사회에서 필요한 간호를 제공하는 데 이용될 수 있는 정보를 조직화하고 체계화하기 위함이다. 이때 자료수집은 다양한 방법으로 이루어진다. 수집해야 할 자료는 양적인 자료 외에도 지역사회의 규범, 가치관, 의식 등과 같은 질적인 자료도 포함되어 있기 때문이다. 자료의 형태, 출처, 적절한 자료의 선택, 자료의 확인 및 기록 등이 정확해야 하며 관련성이 있는 자료수집과정이 필요하다. 다양한 자료수집방법은 나름대로 강점과 약점이 있으므로 여러 가지 방법을 이용하여 상호 보완하는 것이 중요하다.

(1) 기존자료 조사

기존자료를 활용하는 것은 간접적인 자료수집방법으로서 정부나 공공기관에서 발행된 보고서, 통계자료, 회의록, 건강기록, 연구논문 등의 자료를 이용하는 것이다. 기존자료 조사는 2차 자료 조사라고도 하며, 지역사회의 문제를 규명하기 위한 경제적이고 효율적인 자료수집방법이다. 이때 중요한 것은 기존의 자료가 표준화된 통계자료인지를 검토하는 것이다.

지역사회간호사가 활용할 수 있는 질병관리청 국가승인통계 목록은 표 3-2와 같다. 국가승인통계란 통계작성기관에서 「통계법」 제17조에 따라 통계청에 신청 · 지정된 정부의 각종 정책의 수립 · 평가 또는 다른 통계의 작성 등에 널리 활용되는 통계이다.

표 3-2 질병관리청 국가승인통계 목록

통계명	소관부서	작성 유형
국민건강영양조사	건강영양조사분석과	조사통계
아동구강건강실태조사	건강영양조사분석과	조사통계
법정감염병발생보고	감염병정책총괄과	보고통계
청소년건강행태조사	건강영양조사분석과	조사통계
퇴원손상심층조사	손상예방관리과	조사통계
지역사회건강조사	만성질환관리과	조사통계
HIV/AIDS신고현황	에이즈관리과	보고통계
급성심장정지조사	손상예방관리과	조사통계
전국예방접종률현황	예방접종관리과	보고통계
중증외상및다수사상조사	손상예방관리과	조사통계
희귀질환등록통계	희귀질환관리과	가공통계
결핵환자신고현황	결핵정책과	보고통계
청소년건강패널조사	건강위해대응과	조사통계

(2) 직접 자료수집

① 설문지 조사

설문지 조사(survey)는 지역사회주민을 대상으로 직접 면담하거나 질문지를 활용하여 자료를 수집하는 것으로, 매우 구체적이고 직접적인 자료수집방법이다. 하지만 시간과 비용이 많이 든다. 따라서 설문지를 근거로 한 지역사회 조사를 보다 정확하고 효율적으로 실시하기 위해서는 설문지 내용과 구성을 치밀하게 계획해야 한다.

② 차창 밖 조사

차창 밖 조사(windshield survey)는 자동차 창문을 통해 신속하게 지역사회를 둘러보면서 지역사회의 특성, 주택 · 쓰레기 처리 상태 · 위생상태 등의 환경, 지역사회주민의 특징, 지리적 경계, 교통상태, 주요 기관의 위치 등을 파악하는 방법이다. 이 방법의 장점은 지역사회의 전반적인 사항에 대하여 신속하게 관찰할 수 있다는 것이다. 물론 자동차 이외에 자전거나 도보를 통해서도 시행할 수 있다.

③ 정보원 면담

정보원 면담(informant interview)은 지역사회지도자 면담(community leaders interview)이라고도 하며, 지역사회 보건의료사업에 영향을 줄 수 있는 지역사회 내 공식 · 비공식적인 지역지도자나 지역의 유지들을 통하여 지역사회의 건강문제, 문제해결과정 등의 자료를 수집하는 방법이다. 행정기관의 장(면장, 동장, 구청장, 시장, 군수 등)이나 지역사회단체장(부녀회장, 청년회장, 노인회장), 종교계 지도자 또는 지역사회를 잘 아는 사회사업가 등을 통하여 자료를 수집할 수 있다. 이때 구조화된 설문지를 이용하면 자료수집이 더욱 효율적일 수 있다.

④ 참여 관찰

참여 관찰(participant observation)은 지역사회주민들에게 영향을 미치는 의식, 행사 등에 직접 참여하여 관찰하는 방법으로, 특히 지역사회의 가치, 규범, 신념, 권력 구조, 문제해결과정 등에 대한 정보를 수집하는 데 적절하다.

⑤ 초점집단 심층면담

초점집단 심층면담(focus group interview)은 집단의 공통문제나 관심사에 대해 6~8명의 사람에게 질적 면담하여 단시간 내 광범위하게 자료를 수집한다.

⑥ 지역 공청회

지역사회의 건강과 관련된 주요 사안이나 갈등의 소지가 있는 문제를 지역주민들에게 널리 알리고 의견을 수렴하는 방법이다.

2. 지역사회 간호사정의 자료분석

지역사회간호사는 수집된 자료를 기초로 지역사회의 건강요구를 찾아내고, 지역사회의 건강관리의 양상, 지역사회의 강점 등을 분석하여야 한다. 자료분석은 분류단계(categorize), 요약단계(summarize), 확인 · 비교단계(compare), 결론단계(draw inference)로 이루어진다.

1) 분류단계

지역사회 사정에서 수집된 모든 정보를 특성별로 범주화하여 서로 연관성 있는 것끼리 분류하는 단계이다. 분류방법은 지역사회간호사가 사용하는 자료수집의 개념 틀과 경험 등에 따라 달라질 수 있는데, 일반적으로 지역사회의 특징, 인구 특성, 건강상태, 환경 특성, 지역사회자원 등으로 범주화할 수 있다.

2) 요약단계

분류된 자료를 근거로 지역사회의 전반적인 분위기, 역사적 배경 및 지리적 특성을 요약 서술하고, 지도에 표시(위치, 가구 및 공공시설 분포, 지역사회 · 자원의 분포)하거나 자료의 특성에 따라 비율을 구하고 표, 그림, 그래프 등을 작성하여 자료를 요약하는 단계이다.

3) 확인 · 비교단계

규명된 자료 간의 불일치, 누락된 자료, 자료 간의 차이(gap) 등을 고려하면서 수집된 자료에 대해 부족하거나 더 필요한 자료가 무엇인지 재확인한다. 다른 지역의 자료나 전국 규모의 자료, 과거의 통계치와 비교하여 포괄적이고 총체적인 지역사회의 문제를 평가하기 위한 단계이다. 이때 지역주민의 견해나 동료의 의견을 들어보는 것이 도움이 된다.

4) 결론단계

자료가 분석되고 합성되는 과정을 통하여 수집된 자료의 의미를 찾는 단계이며, 지역사회간호사의 전문적 견해를 포함하여 지역사회의 건강요구 및 구체적 문제를 찾아 결론을 내리는 단계이다. 지역사회의 현재 상황을 과거 자료와 비교하여 문제에 대한 경향을 알아본다. 국가 전체의 자료나 다른 지역 자료와 비교하여 대상 지역만의 문제인지 국가적 문제인지 알아본다. 분석결과를 우리나라 통계청의 인구동태연보나 보건복지부의 보건복지통계연보, 국민건강보험공단의 자료, 보건사회연구원의 자료 등과 비교하여 결론을 내린다.

지역사회 간호진단

02절

지역사회 간호진단은 지역사회간호사의 과학적 지식과 경험을 바탕으로 치밀한 분석과 비판적인 의사결정이 필요한 복합적인 과정이다. 또한, 한 가지 이상 공통된 특성을 가진 인구집단인 지역사회에 대한 진단이다.

지역사회 간호진단은 지역사회 간호사정의 분석과정에서 도출된 결론 중 그 지역이 안고 있는 중요한 건강문제와 관련 요인이 무엇인가를 정의하는 것이다. 이러한 과정은 그 대상이 지역사회라는 점에서, 접근방법이 치료가 아니고 간호라는 점에서 지역사회 간호진단이라고 한다.

지역사회 간호진단은 자료분석의 복잡한 과정을 기초로 파악된 건강문제들에 대한 최종적인 판단이라고 할 수 있다. 즉, 종합적으로 수집된 자료에서 지역사회 건강 규범 또는 평균에서 벗어난 지표들을 선정하여 관련 정보로 묶고 정리하여 지역사회 건강문제를 도출한 후 간호문제를 확정하여 최종적으로 간호진단을 수립하게 된다. 그래서 지역사회 간호진단은 지역사회 건강문제 중 간호사업을 통해 변화될 수 있는 확정된 간호문제들이라고 할 수 있다.

지역사회 간호진단의 적용은 간호의 초점을 설명하고 강조하기 위한 지식체를 제공하는 데 기초자료가 되고, 간호사정 결과를 명확하게 요약 및 서술하며, 간호사와 다른 의료팀과의 의사소통을 증진시킬 수 있다.

그리고 지역사회는 동시에 다양한 문제들을 가지고 있을 수 있으나 이를 해결하기 위한 자원은 한계를 지닐 수밖에 없으므로, 지역사회간호사는 지역사회 간호진단들에 우선순위를 타당하게 정하여 우선순위가 높은 문제부터 해결해야 한다. 이를 위해 다양한 우선순위 설정방법에 대한 지식을 갖추고 있어야 한다.

1. 지역사회 간호진단 분류체계

지역사회 간호진단 시 활용할 수 있는 간호진단 분류체계로는 북미간호진단협회(NANDA)의 간호진단 분류체계, 오마하(Omaha) 분류체계, 가정간호 분류체계(HHCCS), 국제간호실무 분류체계(ICNP) 등이 있다. 이러한 간호진단 분류체계는 간호문제를 명확히 하고 고유의 전문영역을 구체화하며, 이를 통해 간호지식을 확장하고 연구를 촉진한다. 또한, 간호정보시스템의 개발과 간호행위 수가보상을 위한 객관적 정보 제공과 함께 지역사회보건사업을 함께하는 다른 전문직들과의 의사소통을 원활하게 한다(표 3-3).

표 3-3 지역사회 간호진단에 유용한 간호진단 분류체계

	북미간호진단협회의 간호진단 분류(NANDA)	오마하 분류체계 (Omaha System)	가정간호 분류체계 (HHCCS)	국제간호실무 분류체계 (ICNP)
연구주체	NANDA 분류위원회	Omaha 방문간호사협회	Georgetown 대학교 간호대학	국제간호협회
연구시기	1973	1975~1993	1988	2005
목적	급성관리상황에 초점을 둔 간호진단	지역사회 보건간호실무 영역에 적용 가능하며 간호과정에 기초를 둔 간호진단	가정간호 제공 시 요구되는 자원을 결정하기 위하여 대상자를 사정, 분류하는 방법 개발	간호실무를 기술하는 데 국제적으로 통용될 수 있는 공동의 언어와 분류체계 개발
간호진단 정의	간호진단(Nursing Diagnosis): 실제적 건강문제, 잠재적 건강문제 또는 삶의 과정에 대한 개인, 가족, 지역사회의 반응을 임상적으로 판단하는 것	환자문제(Client Problem): 환자의 안녕에 실제적, 잠재적으로 불리한 영향을 미치는 문제를 나타내는 간호진단	간호진단(Nursing Diagnosis): NANDA와 동일	간호현상(Nursing Phenomena): 간호현상은 환자 및 환자 주변의 상태에 대해서 간호사가 하는 간호진단을 의미
구조	*5단계로 분류 제1단계 인간반응양상(9개) 제2단계 진단명 제3단계 진단명 제4단계 진단명 제5단계 진단명 예) 제1단계 관계 제2단계 역할장애 제3단계 역할수행장애 제4단계 부모역할장애	*4단계로 분류 제1단계 영역(4영역) 제2단계 문제(42개) 제3단계 수정인자(2 set) 제4단계 증상/징후 (378개) 예) 제1단계 환경영역 제2단계 주거 제3단계 가족/실제적 제4단계 경사진 계단	*4단계로 분류 제1단계 요소(20개) 제2단계 대분류(50개) 제3단계 하부분류(95개) 제4단계 수정인자(3개) 예) 제1단계 역할관계 제2단계 역할수행장애 제3단계 부모역할갈등 제4단계 향상될 수 있는 부모역할갈등	7개의 축(axis) - 초점 - 판단 - 시간 - 위치 - 수단 - 행동 - 대상자

[자료원] 1) 윤순녕 등(1999). ICNP의 후향적 개발방법에 의한 한국가족 현상. 지역사회간호학회지. 10(2):275-290.
2) Martin, KS. The Omaha System: A Key to Practice, Documentation and Information Management. 2nd ed. St. Louts: Elsevier; 2005.
3) *http://www.icn.ch/inp-Vibook.ch4.htm #3.

1) 북미간호진단협회 간호진단 분류체계

북미간호진단협회(North American Nursing Diagnosis Association, NANDA)에서 개발한 간호진단은 임상에서 환자 관리에 초점을 둔 간호진단 분류체계로서, 임상에 적용하기는 적합하지만, 건강증진 등의 지역사회 간호진단에 활용되는 데는 한계가 있다.

지역사회간호사들은 개인, 가족, 집단 및 지역사회 전체의 건강상태를 서술하기 위한 진단명들이 필요하다. 지역주민의 건강에 관련된 NANDA 진단에는 비효과적 지역사회 대응, 지역사회 대응 향상 가능성, 비효과적 가족치료법 관리 등이 있다.

2) 오마하 분류체계

오마하 분류체계(Omaha system)는 오마하 방문간호사협회와 미국 보건성 공중보건국 간호과와의 연구에 많은 방문간호사가 참여하여 개발된 분류체계이다. 오마하 분류체계는 지역사회 간호실무 영역에서 간호과정에 기초를 둔 지역사회 대상자중심의 틀이다.

오마하 분류체계는 문제분류체계, 중재분류체계와 결과에 대한 문제등급척도의 3가지 종류가 있으며, 지역사회 간호진단에 가장 유용하게 사용되고 있다(표 3-4).

- 문제분류체계(problem classification scheme): 영역(domain), 문제(problem), 수정인자(modifier), 징후/증상(signs/symptoms)의 4개 수준을 포함하고 있으며, 특히 문제는 2개(심각성과 대상) 수정인자로 구성되어 있다.
- 중재분류체계(intervention classification scheme): 지역사회간호사가 간호행위를 기술하는 구조를 제공하는 영역으로, 교육 · 안내 · 상담, 치료와 절차, 사례관리, 감독의 4가지 영역으로 이루어져 있다.
- 결과에 대한 문제등급척도(problem-rating scheme for outcome): 특정 문제나 간호진단과 관련된 대상자의 결과를 측정하는 평가도구로, 행위와 상태의 영역에서 5점 리커트 척도로 구성되어 있다(그림 3-3).

표 3-4 오마하 분류체계의 구성

구성	영역	문제(진단)	수정인자		증상/징후
문제분류체계	I. 환경 II. 심리사회 III. 생리 IV. 건강 관련 행위	• 4종 • 12종 • 18종 • 8종 총 42종	I. 대상자 • 개인 • 가족 • 지역사회	II. 심각도 • 건강증진 • 잠재적 결핍/손상 • 실재적 결핍/손상	문제의 증상 및 징후
중재체계	1. 범주(category): 1) 교육 안내 상담 2) 치료 및 절차 3) 사례관리 4) 감시 2. 대상(targets): 간호중재와 활동 내용(75개 목록) 3. 대상자에 대한 구체적 정보				
결과에 대한 문제등급척도	서비스 전 과정을 통하여 대상자의 발전과정을 측정 5점 Likert 척도로 점수가 높을수록 양호한 상태				

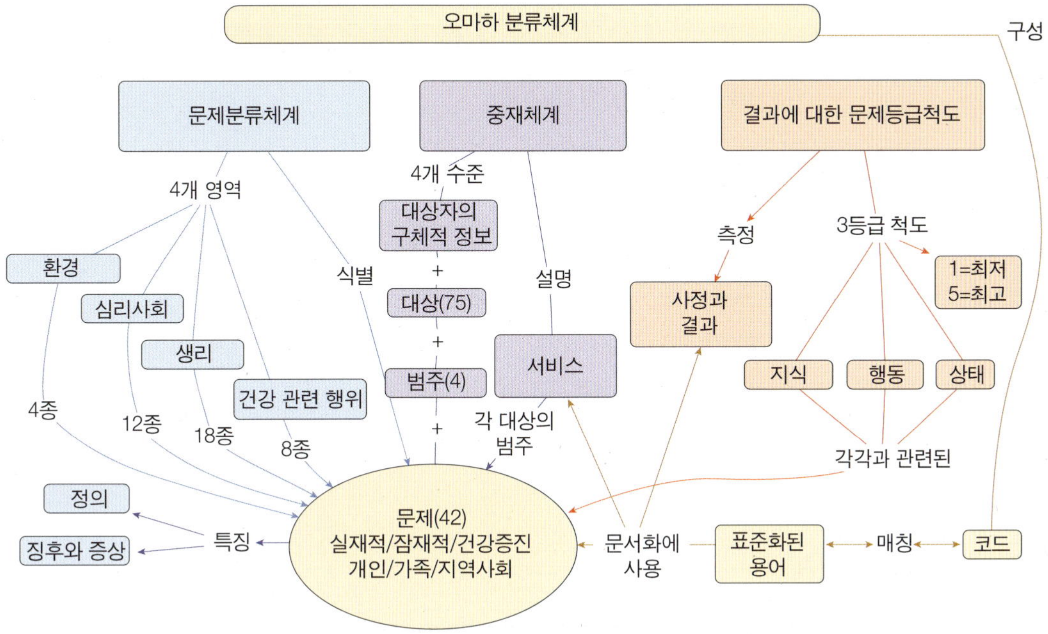

그림 3-3 오마하 분류체계 개념도

3) 국제간호실무 분류체계

국제간호실무 분류체계(international classification for nursing practice, ICNP)는 간호실무를 기술하는 데 국제적으로 통용될 수 있는 공통의 언어와 분류체계를 개발하여 간호정보를 비교하고 간호실무와 연구를 촉진시키기 위해 개발되었다. 국제간호실무 분류체계는 환자상태를 서술하는 간호진단(간호현상)과 간호실무의 다양성을 서술하는 간호중재(간호활동), 그리고 간호에 의한 환자의 변화를 나타내는 결과(간호결과) 등의 세 가지 체계로 구성되었다.

국제간호협회는 2001년 ICNP 베타버전 2를 발표하였다. 베타버전 2는 간호진단과 결과를 표현하는 간호현상과 간호중재를 표현하는 간호활동을 포함하는 두 개의 분류체계 구조로 다축구조를 가진 조합형 용어체계이다. 베타버전 2에는 간호현상 분류체계 구조에 8개 축이 있고, 간호활동 분류체계 구조에 8개 축이 있다. 간호진단은 간호중재의 초점이 되는 어떤 현상에 대한 결정에 간호사가 부여한 명칭으로 ICNP 베타버전 2를 사용하여 간호사는 간호현상 분류체계 구조에 포함된 개념을 조합하여 간호진단을 만들 수 있다. 간호결과는 간호중재 후 특정 시점에 간호진단의 측정 혹은 상태로 간호현상 분류체계 구조가 간호결과를 조합하는 데도 사용된다. 간호중재는 간호결과를 달성하기 위해 간호진단에 대해 간호사가 취한 행동으로 간호활동 분류체계 구조에 포함된 개념을 조합하여 만들 수 있다.

ICNP 버전 1은 베타버전 2가 가지고 있던 중복성과 모호성을 해결하여 7개 축을 가진 하나의 분류체계 구조로 간호진단 및 간호결과, 간호중재 진술문을 만들어 낼 수 있다(표 3-5).

표 3-5 ICNP 축과 예제

축	예제
초점(Focus)	간호실무의 초점(focus of nursing)
판단(Judgement)	판단(judgement), 가능성(likelihood)
시간(Time)	기간(duration), 빈도(frequency), 시간(time), 대상자에게 일어난 사건(event from target)
장소(Location)	장소(location), 신체부위(body site), 분류(taxology), 신체부분(body parts from target)
방법(Means)	수단(means), 경로(routes), 물품(equipment)
활동(Action)	활동 유형(action type)
대상자(Client)	보유자(bearer), 수혜자(beneficiary), 인간(human beings)

[자료원] 박현애 등(2008). 국제간호실무분류체계 version 1.0. 현문사.

4) 가정간호 분류체계

가정간호 분류체계(home health care classification system, HHCCS)는 가정간호가 필요한 메디케어(Medicare) 대상자의 간호 및 보건의료서비스에 대한 요구도를 예측하고 결과를 측정하기 위해 대상자를 사정 및 분류할 목적으로 개발되었다. 이 분류체계는 주로 지역사회와 가정간호에 적용된다.

가정간호 분류체계의 수준은 4가지로 구성되어 있다. 수준 1은 영역(domain)으로 건강행위, 정신양상, 신체적 양상, 기능적 양상 등 네 가지로 구성된다. 수준 2는 구성요소(care component)로 20개의 간호구성요소로 이루어져 있다. 수준 3은 상위간호진단(major nursing diagnostic categories)으로 50개의 간호진단으로 구성된다. 그리고 수준 4는 하위간호진단(subcategories nursing diagnostic categories)으로 95개의 간호진단으로 구성된다(표 3-6).

표 3-6 가정간호 분류체계(HHCC)

가정간호 영역(4)	구성요소 (20)	간호진단	
		상위(50)	하위(95)
행위(3)	투약	• 투약 위험성	• 여러 약 복용
	안전	• 신체손상 위험성	• 기도흡인 위험성, 비사용증후, 중독 위험성, 질식 위험성, 외상 위험성
		• 폭력 위험성	
	건강행위	• 성장발달장애 • 건강유지능력 변화 • 건강추구행위장애 • 가정유지능력 변화	
		• 불이행	• 진단적 검사 불이행, 식이처방 불이행, 체액량 불이행, 투약처방 불이행, 안전 불이행, 치료처방 불이행

(계속)

표 3-6 가정간호 분류체계(HHCC)(계속)

가정간호 영역(4)	구성요소 (20)	간호진단	
		상위(50)	하위(95)
정신(4)	인지	• 대뇌장애	
		• 지식부족	• 진단적 검사, 식이, 질병과정, 체액량, 투약처방, 안전, 치료처방에 대한 지식 부족
		• 사고과정장애	
	대응	• 임종과정	• 가족대응 손상, 가족대응의 무능력
		• 가족의 비효율적 대응	• 대응장애, 의사결정 갈등, 방어적 대응, 부정
		• 비효율적 대응	• 강간상해증후군
		• 외상 후 반응	
		• 영적 상태 변화	• 영적 고뇌
	자아개념	• 불안	
		• 두려움	
		• 의미부여장애	• 절망감, 무력감
		• 자아개념장애	• 신체상 장애, 자아정체성 장애, 만성적 자긍심 저하, 상황적 자긍심 저하
	역할관계	• 역할수행장애	• 부모역할 갈등, 부모역할장애, 성기능 장애
		• 의사소통장애	• 언어소통장애
		• 가족기능장애	
		• 슬픔	• 슬픔의 기대반응, 슬픔반응장애
		• 성문제 호소	
		• 사회화장애	• 사회적응장애, 사회적 고립
신체(8)	심장	• 심박출량 변화	
		• 심혈관계장애	• 혈압장애
	호흡	• 호흡장애	• 기도유지장애, 호흡양상장애, 가스교환장애
		• 내분비장애	
	대사	• 면역장애	• 방어능력 저하
	배변	• 배변장애	• 변실금, 변비, 설사, 매복변, 상상변비, 기타 변비
		• 소화기장애	
	배뇨	• 배뇨장애	• 기능성, 신경인성, 복압성, 긴박성, 전요실금, 요정체
		• 신장장애	
	신체조절	• 신체조절장애	• 반사장애, 고체온, 저체온, 비정상적 체온 변화, 감염위험성, 기타감염
	피부통합	• 피부손상	• 구강점막손상, 피부손상, 피부손상 위험성, 피부열창
		• 말초순환장애	
	조직관류	• 조직관류변화	
기능(5)	활동	• 활동장애	• 활동지속성 장애, 활동지속성 장애 위험성, 여가활동 부족, 피로, 운동장애, 수면장애
		• 근골격계장애	

(계속)

표 3-6 가정간호 분류체계(HHCC)(계속)

가정간호 영역(4)	구성요소 (20)	간호진단	
		상위(50)	하위(95)
	체액	• 체액량 변화	• 체액부족, 체액부족 위험성, 체액과다, 체액과다 위험성
	자가간호	• 목욕/위생 결핍	
		• 옷입기/몸치장 결핍	
		• 식사 결핍	• 모유수유 결핍, 연하장애
		• 자가간호 결핍	• 일상생활장애, 수단적 일상생활장애
		• 용변 결핍	
	영양	• 영양장애	• 영양부족, 영양부족 위험성, 영양과다, 영양과다 위험성
	감각	• 감각지각 변화	• 청각, 미각, 운동감각, 후각, 촉각, 시각장애, 편측경시급성통증, 만성통증, 기타 통증
		• 안위 변화	

[자료원] 소애영(2001). 가정간호분야 간호진단분류체계 및 사정도구 분석. 지역사회간호학회지. 12(1):1–21.
Saba, V. K.(1991). A Nursing intervention taxonomy for home health care. Nurs Health Care. 12(6):296–299.

2. 간호진단의 우선순위 결정

간호진단의 우선순위 결정은 제한적인 보건의료자원을 어떤 기준으로 분배할 것인가에 대한 해답을 찾는 과정이다. 따라서 간호진단의 우선순위 결정은 객관적인 기준과 공정한 방법 및 절차에 따라야 하며, 보건의료자원을 형평성 있게 배분하여 최소의 지출에서 최대의 편익을 얻으려는 데 그 목적이 있다.

지역사회간호사는 자원이 제한된 조건 속에서 여러 가지 간호진단을 동시에 해결하지 못한다. 따라서 문제가 규명되면 체계적이고 효율적인 문제해결을 위해 우선적으로 해결이 요구되는 문제를 선택하기 위해 우선순위를 결정해야 하여, 결정된 우선순위에 따라 우선순위가 높은 문제부터 해결해야 한다.

자원의 합리적인 분배를 위해서는 간호진단이나 보건의료정책이 해당 인구집단의 건강 수준 향상에 이바지할 수 있는지에 대한 합리적인 평가가 선행되어야 한다. 이는 기본적으로 개별적인 어떠한 사업이 효과적인지 아닌지에 대한 이론적 고찰과 경험적 증명들을 전제로 하며, 사업이 사회적으로나 법률적 · 제도적으로 대상자에게 수용 가능한지에 대한 고려가 필요하다. 우선순위를 결정할 때는 문제의 근거와 명확성이 전제되어야 한다. 객관적으로 측정이 가능해야 하거나 판단이 가능한 선택기준들이 요구되며, 그 절차와 방법에도 유의해야 한다.

우선순위 결정을 위한 기준들을 기초로 지역사회주민, 전문가, 행정가, 자원을 제공할 수 있는 사람들의 의견을 수렴한 후 다음의 단계를 거쳐 결정한다.

- 문제의 우선순위 확인을 위해 지역사회 대표자를 선정한다.
- 간호사와 지역사회 대표들이 다음의 문제에 답을 한다.
  - 각각의 문제가 해결되기 위해서 지역사회의 인식이 얼마나 중요한가?
- 간호사와 지역사회 대표들이 각 문제들에 대해 1점(낮음)에서 10점(높음)까지 점수를 준다.
- 동일한 과정을 우선순위 결정기준에 따라 반복한다.
- 각 문제에 대해 지역사회 상황(문제)을 변화시킬 수 있는가를 질문한다.
- 간호사와 지역주민 대표들이 각 문제의 비중(weight)과 점수에 대해 동의한다.
- 각 기준들에 대해 비중과 점수를 곱하여 합계를 낸다.
- 각 점수들을 비교하여 우선순위를 결정한다.

일반적으로 우선순위 결정기준에 사용되는 것들을 살펴보면 다음과 같다.

- 간호학자인 김간호는 간호문제의 영향을 받는 인구집단의 범위, 대상자의 취약성, 문제의 심각성, 자원동원 가능성, 주민의 관심도, 간호사의 준비도, 국가정책과의 연관성의 7가지를 우선순위 결정기준으로 제시하였다. 항목별로 '매우 크다' 5점부터 '매우 작다'의 1점까지 할당하여 가장 높은 점수의 문제가 우선순위 1위가 되도록 하였다(표 3-7).

표 3-7 간호진단의 우선순위 결정기준

간호문제	영향을 받는 지역사회 인구집단 범위	대상자의 취약성	문제의 심각성	자원동원 가능성	주민의 관심도	간호사의 준비도	국가정책과의 연관성	총점
부적절한 쓰레기 관리	5	4	3	2	1	3	2	20
부적절한 보건의료행위	4	3	2	1	2	4	1	17
높은 성인병 유병률	5	5	4	3	3	3	4	27

* 참고: 매우 크다(5), 크다(4), 보통(3), 매우 작다(1)

[자료원] 김모임 등(2004). 대상자 중심의 지역사회간호학. 서울: 현문사.

- 문제의 종류, 해결 가능성, 예방 가능성, 문제인식의 차등성을 고려한 기준이다. 이 방법은 문제의 종류, 해결 가능성, 예방 가능성, 문제에 대한 인식도와 심각성에 따라 점수를 주고 항목에 따라 비중을 가하여 결정하는 방법이다(표 3-8).

표 3-8 간호진단의 우선순위 결정기준

기준항목	척도	비중
현존 문제의 특성	건강결핍(health deficit): 3 건강위협(health threat): 2 미래위기(foreseeable crisis): 1	1
문제의 해결 가능성	쉽게 완화시킬 수 있는 문제: 2 부분적으로 완화시킬 수 있는 문제: 1 완화시킬 수 없는 문제: 0	2
예방 가능성	높은 것: 3 보통인 것: 2 낮은 것: 1	1
문제 인식의 차등성	긴급을 요하는 심각한 문제: 2 급하지 않으나 관심을 가져야 할 문제: 1 문제로 생각하지 않는 문제: 0	1

〈평점 방법〉
1. 기준에 따라 각 문제를 평점한다.
2. 평점을 예상 최고 득점으로 나누고 비중으로 곱한다.
3. 문제의 각 평점을 합산한다. 예상 최고점수는 5이고 이것은 비중의 합계와 같다.

지역사회 간호계획

03절

지역사회 간호계획은 지역사회 간호진단에서 확인된 간호문제에 따라 해결전략을 개발하는 단계이다. 지역사회 간호계획 수립 시 관련 있는 보건의료인력 및 지역사회 구성원들과 함께 계획을 수립하는 것이 바람직하다. 지역사회 간호계획에는 목표설정, 방법과 수단의 선택, 수행계획 및 평가계획이 포함된다. 목표설정에서는 구체성, 측정 가능성, 성취 가능성, 관련성 등을 고려하여 누가, 언제, 어디서, 무엇을, 어느 범위까지 달성할 것인지 등을 기술한다. 방법과 수단의 선택은 기술적 · 경제적 · 사회적 · 법률적 타당성을 고려하여 가장 효과적이며 효율적인 것을 선택한다. 수행계획은 간호사업을 언제, 어디서, 누가, 무엇, 어떤 범위로 수행할 것인가를 결정하는 것이다. 평가계획은 간호사업 수행 후에 처음에 설정한 목표에 어느 정도 도달했는가를 파악하기 위하여 누가, 언제, 어디서, 무엇을 가지고 어떤 범위로 평가할 것인지 결정하는 것이다.

1. 지역사회 간호사업의 목표설정

1) 목적과 목표

목적(goal)은 실현하려는 의도가 강조된 추상적인 표현이며, 목표(objective)는 목적을 달성하기 위해서 의도했던 일이나 사업의 성취결과를 명확하고 구체적으로 표현하는 진술이다. 목적은 궁극적으로 달성하고자 하는 것에 대한 일반적인 기술이며, 정신적이고 철학적이며 장기적이다. 그리고 목적은 평가의 대상이 되지 않는다. 반면에 목표는 건강과 관련 현상의 변화 정도를 측정 가능한 수치로 표시한 것으로, 관리의 대상이며 평가에도 직접 활용된다.

목표를 설정할 때에는 보건의료팀과 지역사회주민대표 등 모든 사업의 관련자가 공동으로 참여하는 것이 바람직하다. 단순히 보건의료팀을 중심으로 하는 것보다 대상자의 참여가 중요한 이유는 간호사업이 해결하려고 하는 문제가 대상자 자신들의 문제이므로 더욱 사업에 관심을 갖게 되어 적극적으로 참여할 수 있기 때문이다.

2) 목표설정의 기준

Vollman 등(2002)은 스마트 방식(SMART formula)으로 목표설정기준을 제시하였다.

① Specific(구체성): 목표는 구체적으로 기술되어야 한다.

② Measurable(측정 가능성): 목표는 측정 가능해야 한다.

③ Aggressive & Achievable(적극성과 성취 가능성): 목표는 성취 가능한 수준이어야 하되, 별 노력 없이 성취 가능한 소극적인 목표가 아니어야 한다.

④ Relevant(연관성): 목적 및 문제해결과 직접 관련성이 있어야 한다. 즉, 해당 건강문제나 목적과 인과관계가 있어야 한다.

⑤ Time limited(기한): 목표달성을 위한 기한이 명시되어야 한다.

또한 김화중 등(2010)은 관련성, 실현 가능성, 관찰 가능성, 측정 가능성의 4가지 요소를 제시하였다.

① 관련성: 해결할 문제가 국가 및 지역사회 보건정책과 관련성이 있어야 한다. 지역사회 건강진단 결과 드러난 보건문제를 해결하기 위해 설정된 목적과 지역사회 간호사업의 기준 및 지침을 확인하면 정책과 일관성 있는 목적을 설정할 수 있다.

② 실현 가능성: 문제의 성격이 해결 가능한 것인가와 지역사회자원의 동원 가능성과 제공자의 문제해결능력을 확인하는 것으로, 목적은 성취할 수 있을 만큼 실현 가능해야 한다. 목표는 현실적이고 구체적일수록 실현 가능하며, 모든 목표는 성취되었을 때 대상자를 동기화시킬 수 있고 다음 사업을 진행시킬 수 있는 의욕을 갖게 한다.

③ 관찰 가능성: 사업이나 일의 성취 결과를 명확히 눈으로 확인할 수 있는 것으로, 새 건물이 세워지거나 새로운 기술을 연마하는 것 등은 관찰 가능한 가시적 결과이다. 목표 수준이 객관적으로 관찰 가능할 때 누구나 정확한 판단을 할 수 있는 것이다. 애매한 추상적 표현보다는 행동용어로 표현하면 효과적이다.

④ 측정 가능성: 성취된 결과를 양적으로 수량화하여 숫자로 표시하면 정확하게 판단할 수 있는 객관적인 목표가 된다.

3) 목표의 기술

목표를 기술할 때는 아래의 사항들을 포함한 진술문으로 기술하도록 하는 것이 바람직하다. 이 중 특히 무엇(what)과 범위(extent)는 생략할 수 없는 중요 항목이다.

- 무엇(what): 변화 또는 달성해야 하는 상태나 조건을 의미한다.
- 어디서(where): 사업이 시행되는 장소를 나타낸다.
- 누가(who): 바람직하게 변화되어야 할 인간이나 환경의 부분으로 사업의 대상(target

population)이다.

- 언제까지(when): 상태나 조건이 수행되어야 할 기간이나 시기이다.
- 얼마나(how much) 혹은 범위(extent): 달성하려는 상태나 조건의 양을 의미한다.

예:	20XX년 O월 O일부터 O월 O일까지	OO지역	성인의
	언제	어디	누구
	중등도 이상 신체활동실천율이	전년 대비 5% 증가한다.	
	무엇	범위	

4) 목표의 종류

목표의 종류로는 보통 일반적-구체적, 장기-단기, 투입-산출모형, 인과관계모형 등이 있다.

일반적으로 목표는 궁극적 목표, 일반적 목표, 구체적 목표의 3가지로 구분할 수 있으며, 이 3가지 목표들은 서로 위계를 이룬다. 즉 궁극적 목표는 일반적 목표의 상위 목표이고, 구체적 목표는 일반적 목표의 하위 목표이다. 따라서 궁극적 목표를 달성하기 위해서는 일반적 목표가 달성되어야 하며, 일반적 목표를 달성하기 위해서는 구체적 목표가 달성되어야만 한다. 특히 이때 일반적 목표와 구체적 목표를 기술하는 것이 중요한데 이를 정리하면 다음과 같다(표 3-9).

- 일반적 목표: 사업에 투입된 노력의 결과로 이루어지는 의도된 특정 상태나 조건을 기술한 것
- 구체적 목표: 일반적 목표를 달성하기 위한 종속적이고 세부적인 목표

표 3-9 목표설정의 예

- 지역사회 간호진단: 높은 성인병 유병률
- 일반적 목표: 심뇌혈관질환 치료율을 20XX년 22.6%에서 20XX년까지 19.7%로 떨어뜨린다.
- 구체적 목표
  - 고혈압 대상자를 90% 이상 등록시킨다.
  - 관절염 자조교실 참여율을 50%로 높인다.
  - 걷기실천율이 연 4.3%씩 증가될 것이다.
  - 성인 남성 현재흡연율이 연 0.2%씩 감소할 것이다.

사업기간에 따른 목표는 장기 목표와 단기 목표로 구분할 수 있는데, 장기 목표는 문제가 광범위하고 복합적이어서 문제해결에 소요되는 시간이 오래 걸리는 목표이고, 단기 목표는 문제가 단순하고 세부적인 경우로 단기간에 해결할 수 있는 목표이다.

2. 간호 방법과 수단 선택

지역사회간호사는 설정된 목표를 달성을 위해 가장 효과적이고 효율적인 간호 방법과 수단을 선택하게 된다. 사업에서 활용할 수 있는 자원에는 인력, 조직, 예산, 시설과 장비 등이 있으며, 지역사회가 수용할 수 있고 법적으로 허용된 방법을 선택한다.

지역사회 간호방법은 직접간호, 보건교육 및 관리가 있다. 지역사회 간호수단은 방문활동, 건강관리실 운영, 의뢰활동, 상담, 지역사회주민 참여활동 등이 있다.

간호 방법과 수단의 선택 절차는 다음의 네 단계로 구분할 수 있다.

① 목표 달성을 위한 여러 가지 방법과 수단을 찾는다.
② 문제해결을 위해 필요한 자원과 이용 가능한 자원을 파악한다.
③ 가장 최선의 방법과 수단을 선택한다.
④ 구체적인 활동을 기술한다.

간호 방법과 수단을 선택할 때에는 지역사회 간호사업의 실현성을 위한 다음의 타당성을 고려해야 한다.

- 기술적 타당성: 방법이 기술적으로 가능하고 효과가 있다.
- 경제적 타당성: 경제적으로 시행 가능하고 경제적으로 분명한 효과가 있어야 한다.
- 사회적 타당성: 사업 대상자들의 수용도, 즉 얼마만큼 받아들여 줄 것인가를 의미한다.
- 법적 타당성: 간호방법과 수단이 법과 제도적으로 보장되어 있어야 한다.

3. 수행계획

지역사회 간호과정에서 수행계획은 간호활동을 누가, 언제, 어디서, 무엇을 가지고 할 것인가를 결정하는 것으로, 이를 구체적으로 살펴보면 다음과 같다.

- 누가: 간호사업 수행 주체의 업무분담을 말하는 것으로, 지식과 기술을 갖춘 요원이 사업에 참여할 것인지를 결정한다.
- 언제: 각 업무가 언제 시작해서 언제 끝나는지 각 업무활동단계마다 시작시간과 끝나는 시간을 기록하여 시간표를 작성하는 것이다. 이때 연간계획, 월간계획, 주간계획 등으로 구분하여 작성하는 것이 좋다.
- 어디서: 업무를 수행할 지역, 즉 장소, 마을 등을 명확히 기술한다.
- 무엇: 업무에 필요한 도구와 예산을 계획하는 것으로, 이용 가능한 도구목록과 더 청구할 도구를 작성한다.

수행계획을 세우기 전에 대상자의 의견을 존중하면서 고려할 사항은 다음과 같다.
첫째, 장애요인을 해결할 수 있고 목적달성이 용이한 가장 적절한 방법인가?
둘째, 대상자의 요구와 동원 가능한 자원의 균형이 맞는가?
셋째, 많은 간호 방법과 수단 중에서 문제해결에 가장 적절한 것을 선택했는가?
넷째, 선택한 간호방법의 세부적인 활동을 규명한 것인가?

4. 평가계획

구체적인 수행계획을 수립한 후에는 수행한 내용을 어떻게 평가할 것인지에 대한 평가계획을 수립해야 한다. 평가계획은 누가, 언제, 무엇을, 어떤 범위로 평가할 것인가를 정하는 것이다. 따라서 사업을 계획할 때는 평가를 위한 구체적인 계획도 함께 마련되어야 한다. 또한 평가를 어떻게 하느냐에 따라 사업의 방향이 결정되기도 한다. 평가계획에는 평가 대상, 평가자, 평가 시기, 평가 도구, 평가 범위 등이 포함된다(표 3-10).

표 3-10 지역사회 간호사업 평가계획의 예

사업명	사업량	실적(%)	평가기준	내용(배점)
고혈압 대상자 관리	40점			
• 가정방문	10점	25회	1~5회 6~10회 11~15회 16~20회 21~25회	2점 4점 6점 8점 10점
• 집단교육	10점	2회		1) 교육실시 여부 • 2회 모두 계획대로 실시(3점) • 1회는 계획대로, 1회는 계획보다 늦게 실시(2점) • 1회만 실시(1점) • 미실시(0점) 2) 교육 대상자 이해도 • 만족한다(2점) • 보통이다(1점) • 불만이다(0점) 3) 교육 대상자 참여도 • 1~5명(1점) • 6~10명(2점)

(계속)

표 3-10 지역사회 간호사업 평가계획의 예 (계속)

사업명	사업량	실적(%)	평가기준	내용(배점)
				• 11~15명(3점) • 16~20명(4점) • 21~25명(5점)
• 운동 프로그램 참여	20점	2회		1) 프로그램 참여도 • 100% 참여(5점×2회) • 80% 이상 참여(4점×2회) • 60% 이상 참여(3점×2회) • 40% 이상 참여(2점×2회) • 20% 이하 참여(1점×2회) 2) 교육 대상자 만족도 • 매우 만족한다(5점×2회) • 만족한다(4점×2회) • 보통이다(3점×2회) • 불만이다(2점×2회) • 매우 불만이다(1점×2회)

1) 평가계획의 구성요소

(1) 평가 대상

사업의 대상자가 누구이며, 평가해야 할 대상자와 일치하는지의 여부, 대상자의 요구가 반영되었는지, 대상자가 평가계획에 참여할 수 있는지에 대한 것들을 점검한다.

(2) 평가자

평가를 누가 할 것인가를 정하는 것이다. 예를 들어, 평가를 지역사회간호사 혼자서 할 것인지, 사업의 참여한 구성원이 모두 할 것인지, 평가위원회를 구성해서 할 것인지를 정한다.

(3) 평가 시기

평가 시기는 사업이 진행되는 도중에 수시로 하거나 사업이 최종적으로 끝났을 때 할 수 있다. 따라서 평가표를 미리 작성하면 도움이 된다.

(4) 평가 도구

무엇을 가지고 평가할 것인지 결정하는 것으로, 평가 도구는 사업을 수행하기 전에 마련해야 한다. 평가 도구는 타당성과 신뢰성이 있어야 하는데, 타당성은 조사하려는 내용을 정확하게 평가하고 있는지를 나타내는 것이며, 신뢰성은 같은 대상에게 반복 검사 시 같은 결과가 나타날 수 있는지를 나타내는 것이다.

(5) 평가 범위

평가 범위에는 사업의 성취도, 투입된 노력, 사업의 진행 정도, 사업의 적합성과 효율성이 있다.

- 사업의 성취도: 설정된 목표(하위목표)가 제한된 기간 동안에 어느 정도 도달되었는지 목표 달성 정도를 파악하는 것으로 측정 가능한 용어나 숫자로 제시하면 편리하다.
- 투입된 노력: 투입된 인적 · 물적 자원의 소비량을 보는 것으로, 간호팀(지역사회간호사, 자원봉사자 등)이 사업을 위해 어느 정도 노력했는가를 측정하는 것이다. 간호사업을 위해 제공한 시간이나 가정방문 횟수, 자원동원 횟수 등을 말한다.
- 사업의 진행 정도: 수행계획에 기준하여 내용 및 일정에 맞도록 수행되었는지 혹은 되고 있는지를 파악하는 것으로, 잘 수행되지 않았으면 원인을 분석하여 계획을 변경하거나 원인을 제거하도록 한다.
- 사업의 적합성: 투입된 인적 · 물적 자원의 충족 여부를 파악할 수 있는 것으로, 투입된 모든 사업의 실적을 산출하고 지역사회 요구량과의 비율을 계산한다.
- 사업의 효율성: 투입량에 대한 산출량을 보는 것으로, 인적 · 물적 자원을 비용으로 환산하여 그 사업의 단위목표량에 대한 투입 비용이 어느 정도인가를 산출한다. 즉, 투입된 노력에 대해 목표달성 정도를 대비하여 평가하는 것이다.

지역사회 간호수행

04절

지역사회 간호수행은 수립된 목적과 목표를 달성하고자 실행하는 활동이다. 지역사회간호사는 간호계획에 따라 간호수행을 실시하므로, 일차적으로는 간호계획이 철저하게 수립되어 있으면 간호수행이 그만큼 원활하게 이루어질 수 있다. 간호수행단계에서 간호계획에서는 예상하지 못했던 일들이 발생할 수도 있으므로, 지역사회 간호사는 상황의 변화에 적절하게 대응할 수 있어야 한다.

1. 간호수행활동

간호수행단계에서 지역사회간호사에게 요구되는 활동으로 대표적인 것은 직접간호, 보건교육, 그리고 보건관리활동이 있다. 이에 대해 알아보면 다음과 같다.

1) 직접간호

지역사회간호에서 직접간호란 일차의료 수준의 간호활동을 말한다. 예를 들어, 건강사정, 통상적 증상 및 징후 관리, 응급처치, 상병 악화방지를 위한 활동, 예방접종, 급 · 만성질병관리 등의 활동을 대상자에게 직접적으로 수행하는 활동들을 포함한다. 지역사회간호사는 보건소, 학교, 산업장, 가정 등에서 대상자를 사정하고 간호진단을 통해 간호계획 수립 및 이에 따른 직접간호를 적절히 제공해야 한다.

2) 보건교육

지역사회간호사가 수행하는 가장 효율적인 활동이 보건교육이다. 최근 우리나라의 만성질환 유병률의 증가는 질환에 대한 예방과 관리, 재활 및 건강증진 측면에서 건강생활을 얼마나 실생활 속에서 실천하는지가 중요해졌다. 따라서 대상자는 지역사회간호사의 보건교육을 통해 스스로 자기관리(self-management)방법을 익히고 이를 실천하는 것이 무엇보다도 필수적이다. 보건교육은 지역사회간호사가 수행하는 중요하고 필수적인 활동으로 상담, 개별교육, 집단교육, 건강증진 프로그램의 개발과 운영 등 다양한 교육활동을 대상자와 요구에 맞게 수행해야 한다.

3) 보건관리

지역사회간호사는 간호사업을 수행할 때 독자적으로 활동하기도 하지만, 대부분은 다양한 분야의 전문인력들과 함께 사업을 수행한다. 따라서 사업에 참여한 인력을 조직하고 업무를 분담하며 업무수행과정에서 나타나는 쟁점들을 해결하는 상황에 직면하기도 하는 등, 참여한 인력에 대한 업무의 조정, 감시, 감독활동을 수행하게 된다.

(1) 조정활동

지역사회간호사는 지역사회 간호사업의 목적에 도달하기 위해 서로 다른 요원들 간의 업무를 관련성에 따라 조정(coordinating)해야 한다. 즉, 요원들이 분담된 업무를 수행함에 있어 업무가 중복되거나 누락되지 않도록 요원들 간의 관계를 명확하게 하고, 업무를 적절히 분담하며, 결정에 대한 의사소통을 위해 주기적으로 회합을 실시하는 등의 조정활동을 시행한다.

지역사회간호사의 조정활동 내용으로는 다음과 같은 것들이 있다.

- 계획한 목표를 재검토한다.
- 각 목표에 필요한 활동을 재검토한다.
- 일정표를 통해 업무의 시작, 진행과정 및 종결 등을 확인한다.
- 책임자의 기술 수준이나 능력에 맞게 업무가 분배되었는지를 확인한다.
- 관련 요원들과 논의하며 대상자를 포함한 지역사회의 참여방법을 모색한다.

(2) 감시활동

지역사회 간호사업 수행단계에서 감시(monitoring)란 사업의 목적을 달성하기 위하여 계획대로 진행되고 있는지를 확인하는 것이다. 즉, 업무의 수행 수준, 수행 절차, 수행 결과를 측정하고, 만일 수행과정에서 부족한 부분이 있다면 이에 대한 원인 등을 찾는 과정이 이에 속한다. 감시활동방법에는 지속적인 관찰, 기록의 검사, 물품 또는 자원의 점검, 요원과 지역사회와의 토의 등이 있다. 체계적인 감시를 위해서는 체크리스트(check list)를 이용하는 것도 좋은 방법 중 하나이다.

(3) 감독활동

감독(supervising)은 직원들에게 관심을 갖고 그들의 활동을 지지하고 용기를 북돋아 주며 학습기회를 제공하는 것을 말하며, 정기적으로 지역사회를 방문하여 실시한다. 감독활동에는 목표 진행 정도의 평가, 업무수행 수준의 관찰, 사업 진행 동안 발생한 문제와 개선점에 대한 토의 및 필요할 경우의 조언 등이 포함된다. 또한 사업목적의 적절성, 수행에 영향을 미치는 요인, 업무를 수행하는 직원의 능력과 동기부여 수준, 자원의 상태 등을 확인하는 과정도 포함되며, 주로 업무 수행자들을 지원하고 격려해주기 위한 수단으로 활용된다. 그리고 감독활동의 주기는 지역사회의 상황, 지역사회 간호사업의 수준, 교통망과 자원의 동원 가능성 등에 의하여 결정된다.

2. 간호수행에 활용 가능한 자원

간호수행을 할 때 여러 가지 다양한 기법이나 도움 등을 이용하는 것이 효과적이다. 즉, 공식적이거나 비공식적인 다양한 주민집단이나 모임, 기구 또는 조직과 연계하며 협력체계를 구성하는 것 등을 활용할 수 있다. 그 외 지역사회의 지도자나 대중매체, 공공기관 등도 활용된다. 그러므로 지역사회간호사는 이용 가능한 자원을 파악해야 하며 필요시 단독 또는 복합적으로 자원을 적절히 활용할 줄 알아야 한다.

1) 주민집단

지역사회 내에 조직되어 소규모로 상호교류하는 집단을 활용하는 것은 간호수행기법 중 유용한 수단이다. 지역사회모임인 반상회, 이웃, 사회활동 그룹, 전문가단체 등이 이 집단에 포함된다. 이러한 집단들은 지역사회와 개인 사이의 중간에 위치하기 때문에 지역사회의 각종 사업에 중재적 역할을 할 수 있는 힘을 가지고 있다. 따라서 각 집단들의 견해를 확인할 필요가 있고, 필요한 경우에는 새로운 집단을 형성하는 것이 필요하기도 하다.

2) 지역사회 지도자

지역사회 지도자와 지역사회의 의견을 이끄는 사람 등은 건강 관련 사업이 승인되거나 새로운 사업에 대해서 조언과 정보를 구하려는 사람들에게 영향력을 가진다. 반장, 동장, 부녀회장, 지역사회 내 단체장이나 기관대표 등의 지역사회 지도자들에게 사업의 필요성을 인식시키고 협력과 참여를 유도하는 것이 중요한 과정이다.

3) 대중매체

신문, TV, 라디오, SNS 등과 같은 대중매체는 대규모 인원을 대상으로 빠르게 정보를 전달하는 데 유용하다. 특히, 대상 인구가 정해져 있을 때 대중매체의 이용은 효과적이다.

4) 공공기관

사업의 내용에 따라 주민센터 및 구청 등과 같은 행정기관, 의료기관, 보건의료기관, 학교, 산업체 등을 활용하는 것도 효율적인 방법이다.

3. 간호수행에 영향을 미치는 요인

지역사회간호사는 간호수행에 영향을 미치는 요인을 미리 파악하여 사업을 진행해야 한다. 간호수행 시에는 관련된 지식과 기술 중에 가장 필수적인 것을 선정하여야 하며, 수행에 대한 책임 또한 규정하여야 한다. 그리고 수행하는 데 있어서 장애요인을 확인하고, 실제로 수행하는 데 필요한 환경이 제공되어야 한다.

1) 필요한 지식 및 기술 선정

지역사회 간호수행을 시행할 때 영향요인으로 계획에 따른 내용을 진행하는 데 필요한 지식과 기술을 선정하는 것은 중요하다. 이러한 정보는 계획단계에서 작성된 내용 중에서 전문적인 부분을 수행하기 위하여 가장 적절한 인력이나 담당을 선정하는 데 큰 도움을 줄 수 있다. 모든 지역사회간호사의 역량이 동일할 수는 없기 때문에 지역사회의 특성에 맞추어 전문적인 지식과 기술을 갖추고 간호중재가 가능한 인력을 선정하는 것도 하나의 방법이 될 수 있다.

2) 책임규정

간호사업의 수행에는 다양한 인력이 활동하므로 활동 영역과 책임 한계를 명확히 해야 하며, 필요한 책임을 규정하는 것도 필요하다. 전문적인 역할을 수행하는 데 책임이 있는 사람은 필요한 행위를 수행하는 데 권위도 갖는다. 간호수행에 대한 책임은 지역사회간호사에게 있다. 또한 대상자를 도와줄 수 있는 다른 기관으로 의뢰하거나 다른 사람에게 임무를 위임할 때도 책임이 수반된다.

3) 장애요인 확인 및 수정

간호수행에 방해가 될 수 있는 장애요인을 확인하고, 이러한 장애요인을 수정하거나 제거해야 한다. 수행에 적합하다고 선택한 중재방안이라도 간호문제를 해결하는 과정에서 장애요인이 확인될 수가 있다. 그러므로 계획단계에서 예상치 못했거나 수행과정에서 발생된 장애가 있다면 다시 조사해야 한다.

4) 계획된 활동수행

가능하면 간호계획에 따라 간호수행을 실시한다. 계획된 활동이 수행되어야만 이 활동을 수행하는 사람은 책임감을 가지고 수행할 수 있으며, 지역사회간호사는 지역사회가 업무와 관련된 목표를 선택하고 달성하도록 돕는 적합한 전문가로 활동할 수 있다.

4. 간호수행 촉진 전략

1) 자원활용 전략

지역사회 간호사업 수행 시 지역사회 내의 이용 가능한 자원을 파악하여 효과적으로 활용하는 것이 중요하다. 이를 위해서는 사전에 지역사회자원을 영역별로 구분하여 파악하고 있어야 한다. 병 · 의원 등 의료기관, 학교 등 교육기관, 경찰서나 소방서 등 공공기관, 사회복지기관 및 민간기관, 종교기관 등을 자원으로 발굴하여 협약을 맺고 서로 협력할 내용을 협의하여 필요시 자원으로 활용할 수 있도록 한다.

2) 주민참여 전략

간호사업의 수행에는 지역사회주민들의 참여가 결정적인 영향을 준다. 따라서 지역사회간호사는 사업별로 지역사회주민의 참여 정도를 구분하고 참여를 유도하도록 노력해야 한다. 최근의 건강증진사업에서는 주민의 참여를 모색하기 위한 지역사회기반 참여형 연구(community-based participatory research, CBPR)가 활발히 진행되고 있는 실정이다.

지역사회 간호평가

05절

평가란 일의 양 또는 가치를 측정하여 미리 설정한 기준에 따라 성취한 정도를 비교하는 것으로, 사업에 관한 의사결정을 지원하기 위해 체계적으로 정보를 수집, 분석 및 보고하는 과정이다. 여기서 의사결정을 지원한다는 것은 평가가 반드시 사업의 개선이라는 목적의식을 가지고 행해지며, 따라서 평가의 결과는 사업관계자들이 보다 효과적으로 행동할 수 있거나 의사결정을 할 수 있도록 활용되어야 한다는 것을 의미한다. 이는 평가가 단지 판단만을 위한 과정이 아니라, 이후의 계획 수립을 위한 근거가 되어야 한다는 의미이다. 즉, 평가를 위한 평가가 아닌, 비전-목표-전략-평가-보상이라는 원칙에 근거하여야 평가의 활용성이 높아지고, 평가에 대한 관심 또한 증가된다. 또한 체계적이라는 것은 평가가 일회적이거나 단편적인 행위가 아니라는 것을 의미한다. 평가는 사업이 건강 수준의 변화라는 목표를 달성할 수 있도록 사업의 과정 중에 주기적으로 성과를 분석하는 일이다. 따라서 사업 전체의 목표 달성에 각 부분의 활동이 어떻게 기여하고 있는지를 체계적으로 분석하는 과정이 이루어지면 평가의 효용가치는 올라가게 된다.

평가의 목적은 사업 수행의 결과를 파악하고, 측정하며 계획단계에서 설정된 사업의 목표를 달성할 수 있도록 추진하고, 기획과정에서 수정할 사항이 있는지를 알아내는 데 있다. 이를 정리하면 다음과 같다.

- 사업이 목적을 달성하였는지를 알기 위해서이다.
- 사업이 효과적이었거나 효율적이었는지 판단하기 위해서이다.
- 사업의 개선방안을 찾기 위해서이다.
- 사업 책임을 명확히 하기 위해서이다.
- 건강, 건강결정요인, 보건사업에 대한 새로운 지식을 획득하기 위해서이다.

지역사회간호사가 평가를 시행하고자 할 때 다음의 5단계로 평가를 진행하는 것이 바람직하다.

- 1단계에서는 평가대상(내용) 및 기준의 설정이다. 즉 무엇을 평가할 것인지 평가대상(내용)과 평가기준을 결정하는 것이다.
- 2단계에서는 평가를 위한 자료를 수집한다. 평가자료는 평가계획(평가자, 평가시기, 평가도구, 평가범위 등)에 따라 사용할 수 있는 정보를 확인하고 자료수집을 실시한다.
- 3단계에서는 설정된 목표와 현재의 결과를 비교한다. 비교를 위해서는 지표를 활용하는데, 활용할 수 있는 지표는 국민건강증진종합계획의 대표지표인 성인 남성(여성) 현재흡연률, 성인 남성(여성) 고위험음주율, 성인 남성(여성) 고혈압 유병률, 성인 남성(여성) 당뇨병 유병률 등을 활용할 수 있다.
- 4단계에서는 목표 달성 정도에 대한 가치판단이다. 실질적으로 도달한 목표 달성 정도를 파악하고, 그에 대한 원인을 분석한다.
- 5단계에서는 재계획을 수립한다. 평가 결과에 따라 사업의 지속적인 진행 여부와 개선사항을 반영하여 차기 연도 계획을 수립한다.

대표적으로 체계모형을 적용한 평가는 다음과 같다.

① 투입된 노력(자원)에 대한 평가: 사업에 투입되는 노력(자원)을 평가하는 것이다. 즉, 인력, 시설과 장비, 예산 등의 구조적인 요소가 적절하게 계획되고 관리되는지 파악하는 것이다.

② 사업 진행 정도에 대한 평가: 이는 사업이 실행되는 중간에 시행되는 평가이다. 투입된 자원이 계획대로 실행되고, 진행되고 있는지 파악하는 것이다.

③ 목표 달성 정도에 대한 평가: 이는 사업이 종료된 상태에서 계획한 목표가 얼마나 달성되었는지 평가하는 것이다. 단기적인 효과로서 사업 대상자의 지식, 태도, 행위 등의 변화를 측정할 수 있고, 장기적인 효과고서 발생률, 유병률, 사망률 등을 평가할 수 있다.

④ 사업의 효율성에 대한 평가: 이는 사업을 수행하는 데 투입된 노력인 인적, 물적 자원을 비용으로 환산하여 사업의 단위 목표량에 대한 투입 비용이 어느 정도인가를 평가하는 것이다. 즉 비용 대비 효과를 평가한다.

⑤ 사업의 적합성에 대한 평가: 사업의 목표가 지역사회의 요구에 적합한지, 사업의 실적은 투입된 노력에 비해 합당한지 등 전반적인 평가를 하는 것이다. 투입된 노력에 관한 결과로 사업의 실적을 산출하고, 그 산출된 자료와 대상자의 요구량과의 비율을 평가하는 것으로 투입된 인적, 물적자원의 충족 여부를 판단할 수 있다.

지역사회 간호사업을 평가할 때 평가 초기단계에서부터 주요 이해 당사자를 평가에 포함시켜 진행하는 것이 바람직하다. 또한 사업의 통해 성취된 내용과 달성된 결과물은 여러 경로와 다양한 방식으로 알려서 사업 성과가 확산되도록 해야 한다. 또한 평가 결과는 다음 사업을 개선하거나 새로운 사업을 시행하고자 할 때 활용할 수 있도록 한다.

참고문헌

강말순 등(2002). 실무중심 지역사회간호학. 서울: 정담.

김모임 등(2004). 대상자 중심의 지역사회간호학. 서울: 현문사.

김선아(2005). Neuman System Model. 간호학탐구, 14(2), 106-121.

김의숙(2000). 주민참여와 지역사회자원의 활용. 건강증진거점보건소 워크숍 자료집, 보건복지부 건강증진거점보건소 기술지원평가단.

김춘미 등(2022). 지역사회보건간호학. 파주: 수문사.

박현애 등(2000). 간호진단 · 중재 · 결과분류 체계. 서울: 서울대학교 출판부.

박현애, 김혜숙, 조인숙, 최영희, 박현경, 김정은, 이향련(1999). Nursing Intervention Classification의 한글 명명화에 대한 타당성의 연구. 성인간호학회지, 11(1), 1-16.

배상수(2015). 보건사업기획(제3판). 서울: 계축문화사.

소애영(2001). 가정간호분야 간호진단분류체계 및 사정도구 분석. 지역사회간호학회지, 12(1), 1-21.

양숙자, 심문숙 등(2022). 지역사회간호학. 서울: 현문사.

윤순녕, 김현숙, 권영숙, 박경민, 김화중, 이지현, 고영애, 소애영, 양순옥, 전경자, 이인숙, 김영임, 김은희, 김희걸, 오진주, 왕명자, 김순례, 강경숙(1999). ICNP의 후향적 개발방법에 의한 한국가족 현상. 지역사회간호학회지, 10(2), 275-290.

지역사회보건간호학 편찬위원회(2019). 최신 지역사회보건간호학 1. 파주: 수문사.

Anderson, E. T., & McFarlane, H. (2000). Community as Partner: Theory and Practice in Nursing. 3rd ed. Philadelphia: Lippincott Williams & Wilkins.

Clark, M. J. (1999). Nursing in the community. Stamford: Appleton & Lange.

ICN (1996). The International Classification for Nursing Practice: A Unifying Framework-Alpha version.

Martin, K. S. (2005). The Omaha System: A Key to Practice, Documentation and Information Management. 2nd ed. St. Louts: Elsevier.

Neuman, B. (1995). The Neuman System Model: Application to Nursing Education and Practice. 3rd ed. Norwalk: Appleton & Lange.

Nieger, B. L., Thackeray, R., & Fagen, M. C. (2011). Basic priority rating model 2.0: current applications for priority setting in health promotion practice. Health Promotion Practice, 12(2), 166-171.

Nies, M. A., & McEwen, M. (2015). Community/Public Health Nursing. Promoting the Health of Populations. St. Louis: Saunders.

Ovretveit, J. (1993). Coordinating Community Care: Multidisciplinary Teams and Care Management in Health and Social Services. Milton Keynes: Open University Press.

Saba, V. K. (1991). A Nursing intervention taxonomy for home health care. Nurs Health Care, 12(6), 296-299.

Stanhope, M., & Lancaster, J. (2008). Public Health Nursing: Population-Centered Health care in the community. 7th ed. St. Louis: Mosby.

Stanhope, M., & Lancaster, J. (2014). Foundations of Nursing in the Community: Community-Oriented Practice. 4th ed. St. Louis: Elsvier.

Tomey, A. M., & Alligood, M. R. (2006). Nursing Theorists and Their Work. 6th ed. St. Louis: Mosby.

Vollman, A. R., Anderson, E. T., & McFarlane, J. M. (2002). Canadian Community as Partner: Theory & Multidisciplinary Practice. Philadelphia: Lippincott Williams & Wilkins.

Mind Map

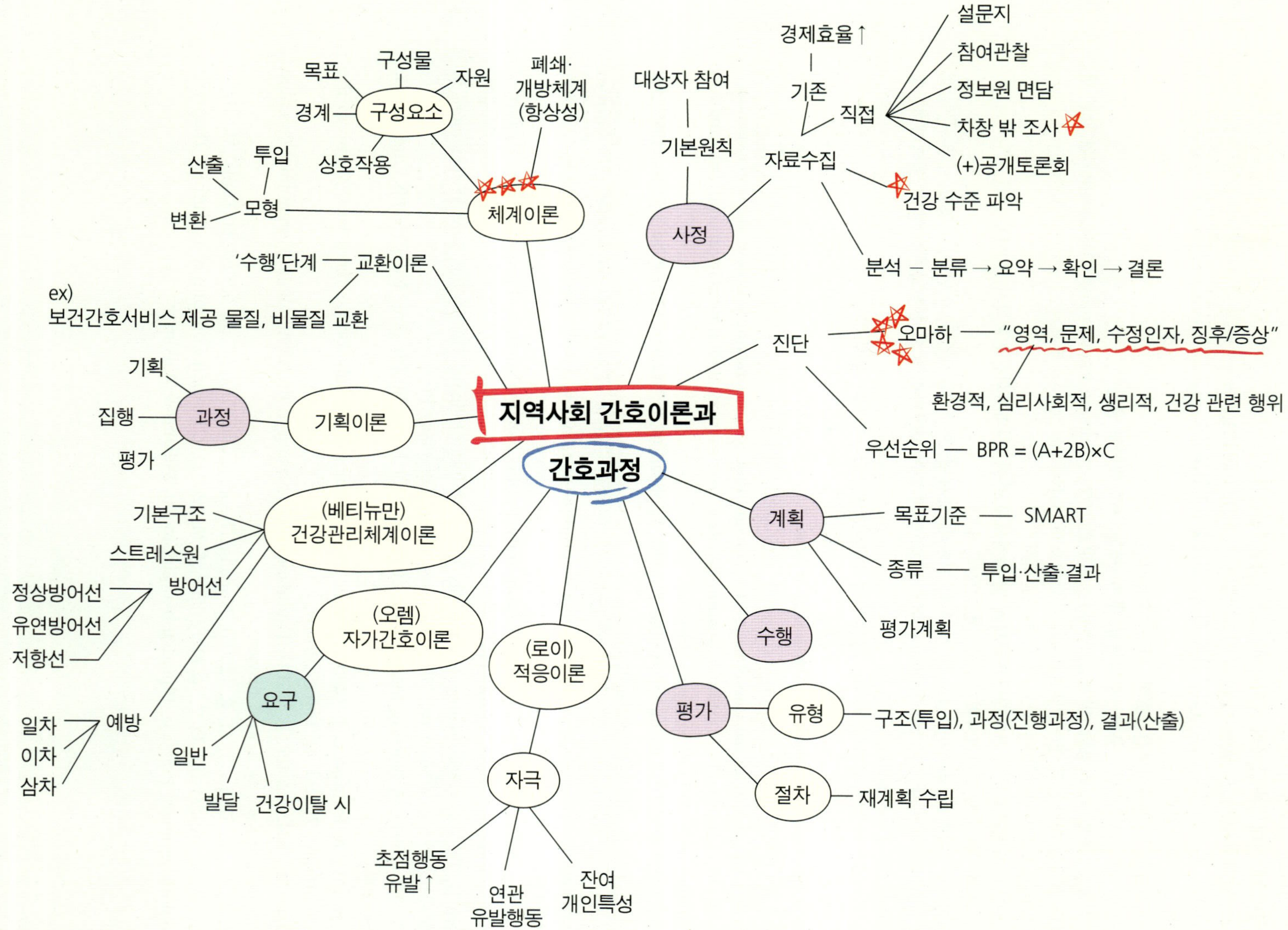
지역사회 간호이론과 간호과정
체계이론
구성요소
목표
구성물
자원
경계
상호작용
폐쇄·개방체계(항상성)
모형
투입
산출
변환
교환이론
'수행'단계
ex) 보건간호서비스 제공 물질, 비물질 교환
기획이론
과정
기획
집행
평가
(베티뉴만) 건강관리체계이론
기본구조
스트레스원
방어선
정상방어선
유연방어선
저항선
예방
일차
이차
삼차
(오렘) 자가간호이론
요구
일반
발달
건강이탈 시
(로이) 적응이론
자극
초점행동 유발↑
연관 유발행동
잔여 개인특성
사정
기본원칙
대상자 참여
자료수집
기존
경제효율↑
직접
설문지
참여관찰
정보원 면담
차창 밖 조사
(+)공개토론회
건강 수준 파악
분석 – 분류 → 요약 → 확인 → 결론
진단
오마하 — "영역, 문제, 수정인자, 징후/증상"
환경적, 심리사회적, 생리적, 건강 관련 행위
우선순위 — BPR = (A+2B)×C
계획
목표기준 — SMART
종류 — 투입·산출·결과
평가계획
수행
평가
유형
구조(투입), 과정(진행과정), 결과(산출)
절차
재계획 수립

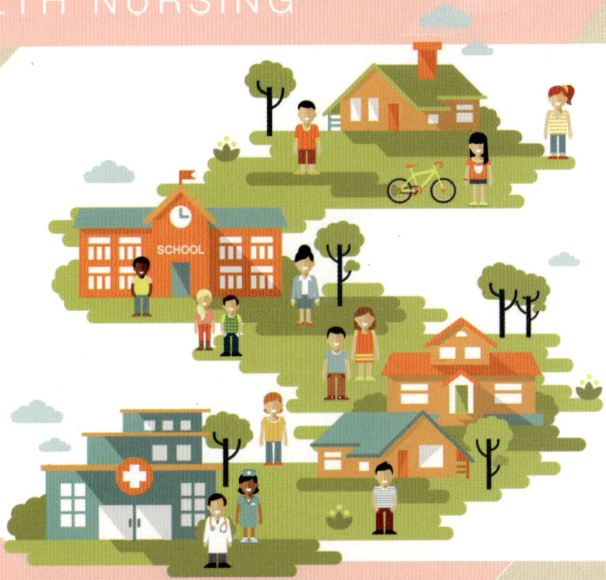

CHAPTER 4

역학지식 및 통계기술 실무적용

개요

역학에 대한 제반이론을 습득하여 건강문제의 분포를 기술하고, 원인과 과정을 규명하며, 건강문제 해결을 위해 적절한 연구방법을 수행할 수 있는 능력을 함양한다.

학습목표

01. 역학의 정의와 목적을 설명한다.
02. 역학의 역사적 배경을 설명한다.
03. 질병 발생의 원인 모형을 설명한다.
04. 질병의 자연사를 이해하고 예방 수준과의 연관성을 설명한다.
05. 진단검사의 타당도와 신뢰도를 설명한다.
06. 역학 연구의 종류와 특성을 설명한다.
07. 우리나라 인구구조의 변화와 인구정책을 설명한다.

주요용어

- 거미줄모형
- 교차비
- 상대위험도
- 생태학적 모형
- 수레바퀴모형
- 신뢰도
- 인구구조
- 인구정책
- 질병의 자연사
- 코호트연구
- 타당도
- 환자대조군연구

역학의 이해

01절

1. 역학의 정의와 특성

역학(疫學, epidemiology)은 그리스어 epi(upon), demos(people), logia(study)에서 유래된 단어로, 어원적으로는 '인구집단에 관한 학문' 또는 '인구집단 내에 발생하는 질병을 다루는 학문'이라고 할 수 있다. 한자말로 역(疫)은 역병(疫病)이나 역질(疫疾) 등 주로 감염병과 관련이 있어, 질병이나 역병에 관한 학문이라는 뜻이다.

1950년까지 전 세계 인구집단의 가장 큰 사망원인이 감염병이었을 때, 역학은 '유행병의 과학(science of epidemics) 즉, "감염병의 분포와 발생원인을 연구하는 학문"이라고 정의되었다. 오늘날 역학의 정의는 과거의 개념보다 확대되고 차츰 복잡해지면서 다양한 개념으로 변화하기 시작하여, 최근에는 감염성 질환 또는 만성질환의 발병에 영향을 미치는 변인의 연구뿐만 아니라 건강에 영향을 미치는 변인에 대한 연구까지를 포함하고 있다. 이에 역학은 특정 인구집단에서 건강 관련 문제의 분포와 그 결정요인을 연구하고, 그 결과를 건강 관련 문제를 해결하는 데 적용하는 학문이다. 역학의 특성을 정리하면 다음과 같다.

첫째, 역학의 대상은 개인이 아닌 인구집단이다.

둘째, 역학은 질병뿐만 아니라 건강의 모든 면을 포함한다.

셋째, 역학은 질병의 빈도와 분포를 시간과 공간, 인적 특성에 따라 기술한다.

넷째, 역학은 역학적 연구방법으로 원인요인 또는 위험요인을 찾아낸다. 위험요인에는 물리적 · 생물학적 요인뿐만 아니라 건강에 영향을 미칠 수 있는 행동요인, 사회문화적 요인이 모두 포함된다.

다섯째, 역학적 연구방법의 결과로 나타난 인과적 연관성 또는 위험요인을 건강증진과 질병의 예방과 관리에 이용한다.

2. 역학의 목적

역학의 궁극적인 목적은 질병의 예방과 관리방법을 강구하여 건강증진을 도모하는 것이다. 이 같은 역학의 구체적인 목적을 살펴보면 다음과 같다.

첫째, 질병을 발생시키는 원인이나 위험요인을 파악한다.

둘째, 지역사회에서 발생하는 질병의 규모를 파악한다.

셋째, 질병의 자연사와 예후를 연구한다.

넷째, 질병의 예방과 치료를 위한 방법을 평가하고, 나아가 보건의료전달체계를 파악한다.

다섯째, 건강과 관련된 정책을 수립하는 데 기초자료를 제공한다.

3. 역학의 역사적 배경

원래 역학과 공중보건의 주요 관점과 범위는 천연두, 페스트, 디프테리아, 백일해, 콜레라, 성홍열과 같은 감염성 질병에 의해 야기되는 감염병의 관리였다. 최초의 역학자로서 질병의 발생이 기후 등 환경이나 생활양식에 의한다고 설명한 히포크라테스(Hippocrates, BC 460~377)는 인체의 모든 생물학적 현상을 건 · 습 · 열 · 냉의 네 가지 요소로 분류하여 질병의 발생이 인간생활에 미치는 기후의 영향이라는 역학적인 해석을 그의 저서인『Epidemic』에서 주장하였다.

이탈리아의 의사인 Girolamo Fracastoro(1478~1553)는 미생물이 발견되기 이전에 이미 질병이 특정한 전염체에 의해서 일어난다는 것을 처음으로 주장하였다. 19세기에 들어서서 감염병 확산을 억제하는 데 영국인 의사인 Joseph Lister(1827~1912)가 방부제를 이용한 무균수술(antiseptic surgery)을 수행하여 이 분야의 선구자가 되었으며, 프랑스의 생화학자 Louis Pasteur(1822~1895)는 질병의 원인을 만드는 세균에 대한 연구결과로 파스퇴르 살균법(Pasteurization)을 창시했다. 영국의 마취의사인 John Snow는 콜레라의 원인균인 Vibrio cholerae가 Robert Koch(1883)에 의해 분리 · 동정되기 약 30년 전인 1850년대 초에 콜레라는 어떤 눈에 보이지 않는 미생물을 가진 환자의 장 배설물에 오염된 상수나 음식물로 인해 건강인에게 전파됨을 규명하였다. 미국에서는 영국에서 건너온 이민의 초기 시절 질병에 걸린 사람을 격리하거나 여행자를 검역소에서 검사함으로써 감염병이 퍼지는 것을 억제하는 데 큰 공헌을 하였다. 이러한 2가지 통제수단의 격리와 검역소 설치는 18세기에 널리 유행하였다. 19세기의 위생에 대한 대각성운동은 20세기까지 영향을 미쳤다. 20세기에 들어 설파제(sulfa drug), 페니실린(penicillin), 백신(vaccine) 등이 발견되고 개발됨으로써 질병의 예방과 통제 및 치료가 크게 개선되었다.

비감염성 질환에 대한 연구를 한 대표적인 역학자는 미국의 의사인 Joseph Goldberger

(1874~1929)로, 펠라그라(pellagra)의 원인이 신선한 우유나 육류의 섭취 부족임을 밝혔다. 당시 펠라그라는 감염성 질환으로 여겨졌으며, 원인을 찾고자 노력하던 중 고아원, 정신병원 등 시설수용 환자를 돌보는 직원들 중에서는 환자가 없다는 사실에서 펠라그라는 감염성 질환이 아닐 것이라는 생각을 갖게 되었고, 동물성 단백질을 섭취할 기회가 적은 가난한 사람들에게서 많이 발생한다는 사실에서 어떤 영양 결핍에 의한 질병일 가능성이 있다고 믿게 되었다. 그는 가설을 증명하고자 12명의 죄수에게 동물성 단백질이 없는 식사만을 제공하여 인위적으로 환자를 만드는 데 성공하였고, 환자의 분비물을 자신과 여러 명의 건강인의 인후점막을 통해 주입하여 감염병이 아니라는 사실을 증명하였다.

간호사로서 감염성 질병의 원인연구에 기여한 사람은 Clara Louise Maass(1876~1901)로, 20세기 초에 황열의 원인균을 분리 · 동정하는 연구에서 모기가 질병의 병원소가 된다는 사실을 증명하는 데 결정적인 역할을 하였다.

1928년 뉴욕시는 가장 끔찍한 질병 중 하나인 디프테리아를 퇴치하기 위해 보건기동대(health mobiles)를 창설해 활동을 시작하였다. 오늘날 보건기동대는 미국의 많은 도시지역에서 활동하고 있지만, 감염병보다는 고혈압, 녹내장, 암, 당뇨병 등과 같은 만성적 질병의 원인이나 예방법을 찾아내기 위해 노력하고 있다.

20세기 중반에 이르러 대규모 역학연구들이 수행되었다. 1948년 미국 메사추세츠 주 프레이밍햄에서는 주민들을 대상으로 심장 질환의 원인과 관련 만성질환에 대한 코호트연구를 시작하여 지금까지 중요한 연구결과들을 보고하고 있다. 1950년 Doll과 Hill은 흡연과 폐암의 연관성에 대한 환자-대조군연구를 발표하였다. 1980년대 WHO가 21개국 32개의 협력연구센터를 기반으로 관상동맥질환과 뇌졸중에 대해 인구집단을 대상으로 한 MONICA(monitoring trends and determinants in cardiovascular disease) 프로젝트를 시작하여 심뇌혈관 질환의 사망률, 관상동맥 질환, 뇌혈관 질환의 이환율의 추세 변화와 위험습관, 생활습관 등의 관련성을 살피는 연구를 10년간 진행하였다. 우리나라의 경우, 2004년 1월에 국립보건원을 질병관리본부로 확대 개편하였고, 2020년에는 감염병 및 공중보건위기 대응의 전문성을 강화하기 위하여 질병관리청으로 승격하였다.

4. 질병발생모형과 원인적 연관성

1) 질병 발생의 다요인설

질병의 발생이나 건강의 결과는 대부분은 여러 가지 요인이 상호작용하여 발생한다. 질병이 여러 원인과 요인들의 작용으로 발생하는 것을 질병 발생의 다요인설이라고 한다. 질병 발생의 요인으로는 병원체, 숙주, 환경 요인이 있다.

(1) 병원체요인

Clark(1992)는 병원체요인을 크게 5가지로 구분하고 있는데, 이는 물리적 요인(전리방사선, 화학물질, 냉 · 과열 등), 화학적 요인(오염원, 약물 등), 영양요인(영양소의 과잉이나 결핍), 심리적 요인(스트레스, 사회적 격리, 사회적 지지 등), 생물학적 요인(세균, 바이러스, 곰팡이, 기생충 등)이다. 병원체요인은 외계에서의 생존 및 생식 능력, 숙주로의 침입 및 감염 능력, 질병을 일으키는 능력, 전파의 난이도에 따라 질병 발생에 영향을 미친다.

(2) 숙주요인

숙주요인은 출생 시에 이미 결정된 유전적 요인과 출생 후 외부환경과의 상호작용에 의해 결정된다. 병원체요인과 환경요인이 같은 경우라도 숙주의 상태에 따라 질병 발생의 양상은 다르게 나타난다. 숙주의 감수성은 연령, 성, 면역, 종족, 생활습관, 직업, 개인위생, 선천적 · 후천적 저항력, 건강상태, 영양상태에 따라 다르다.

(3) 환경요인

환경요인이란 숙주를 둘러싸고 있는 모든 것을 의미하며 질병 발생에 영향을 미치는 외부요인으로서 크게 생물학적 환경, 물리적 환경, 사회적 환경으로 나눌 수 있다. 생물학적 환경에는 동식물, 미생물, 감염성 질환의 매개체, 감염원 등이 포함된다. 물리적 환경에는 고열과 한랭, 공기, 기압, 주택, 음료수, 소음, 지리적 조건 등이 포함된다. 그리고 사회적 환경에는 문화적 · 교육적 · 기술적 · 정치적 · 인구학적 · 사회학적 · 경제학적 · 법적 특성이 포함된다.

2) 질병 발생의 역학모형

(1) 생태학적 모형

생태학적 모형은 앞서 설명한 질병 발생의 3가지 요인을 구성요소로 하여 질병 발생을 설명하고 있다. J. Gordon의 지렛대 이론(Lever Theory)은 질병 또는 유행의 발생기전을 환경이라는 지레 받침대의 양쪽 끝에 병원체와 숙주라는 추가 놓인 지렛대에 비유하여 설명하고 있다(그림 4-1). 이들 세 가지 요인이 균형상태를 이루고 있을 때(①의 경우), 또는 숙주인 인간이 강해지거나, 병원체가 약해지거나, 환경요인이 숙주에 이롭게 또는 병원체에 해롭게 작용하는 상황이 되면 개인에 있어서는 질병이, 집단의 경우에는 유행이 발생하지 않는다. 그러나 숙주요인이 약해지거나(③의 경우), 병원체가 강해지거나(②의 경우), 환경요인이 인간에게 해롭게 되거나(④의 경우), 또는 병원체에게 이롭게 되는(⑤의 경우) 상황에서는 질병 또는 유행이 발생하게 된다.

(2) 수레바퀴모형

이 모형은 숙주인 인간과 환경의 상호작용에 의해 만성질환이 발생하는 것을 설명하는 모형이다(Mausner et al., 1985). 인간은 유전적 소인을 갖고 있으며, 서로 다른 유전적 소인으로 인

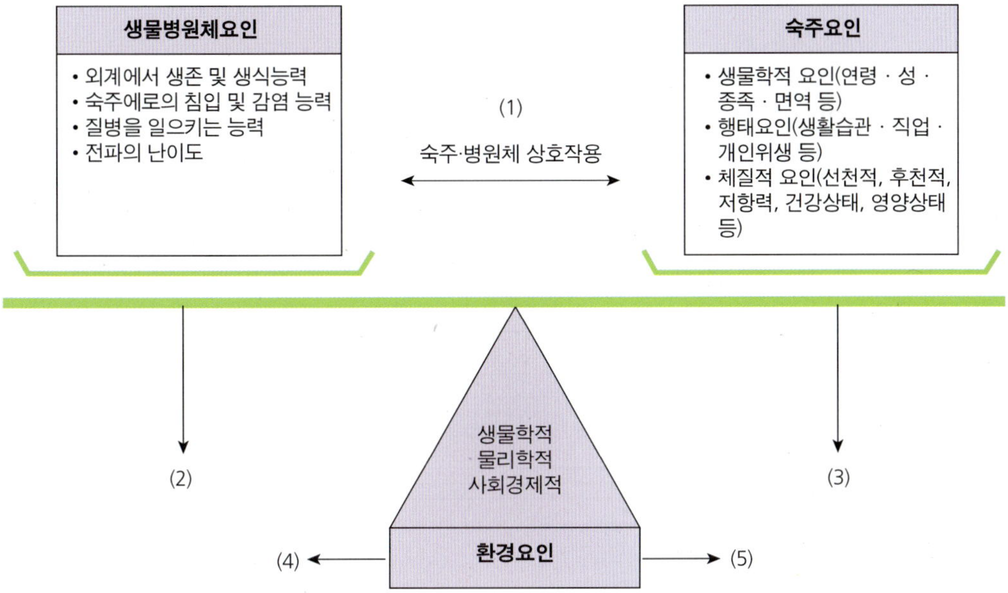

그림 4-1 생태학적 모형에 의한 질병발생기전

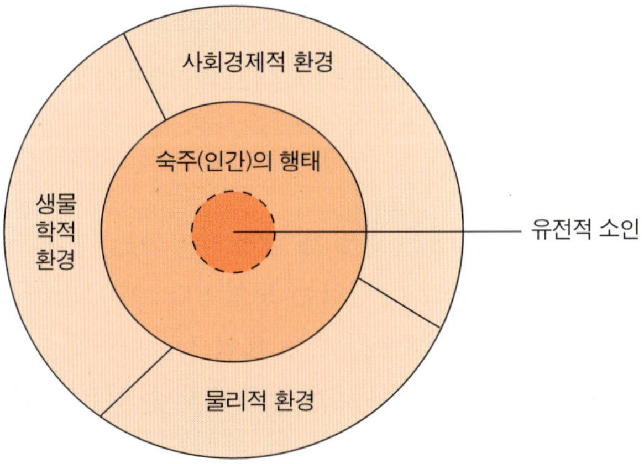

그림 4-2 사람과 환경의 상호작용에 의한 수레바퀴모형

해 질병이 발생할 수 있다. 인간을 둘러싼 환경은 생물학적 · 물리적 · 사회경제적 환경으로 이들 환경은 인간에게 만성질환 발생의 원인을 제공하며 질병에 따라 한 가지 환경이 질병을 일으키는 원인이 되기도 하고, 2가지 이상의 환경이 복합적으로 작용하여 질병을 일으키기도 한다. 이 모형에 따르면, 인간의 유전적 소인과 생물학적 · 물리적 · 사회경제적 환경과의 상호작용에 의하여 질병이 발생한다(그림 4-2). 예를 들어, 유전병인 경우에는 질병의 원인으로 환경보다는 유전적 소인이 더 큰 비중을 차지하며, 심장병인 경우에는 질병의 원인으로 유전적 소인보다는 숙주의 행태와 생물학적 · 사회경제적 환경의 복합적인 영향이 더 크게 작용한다.

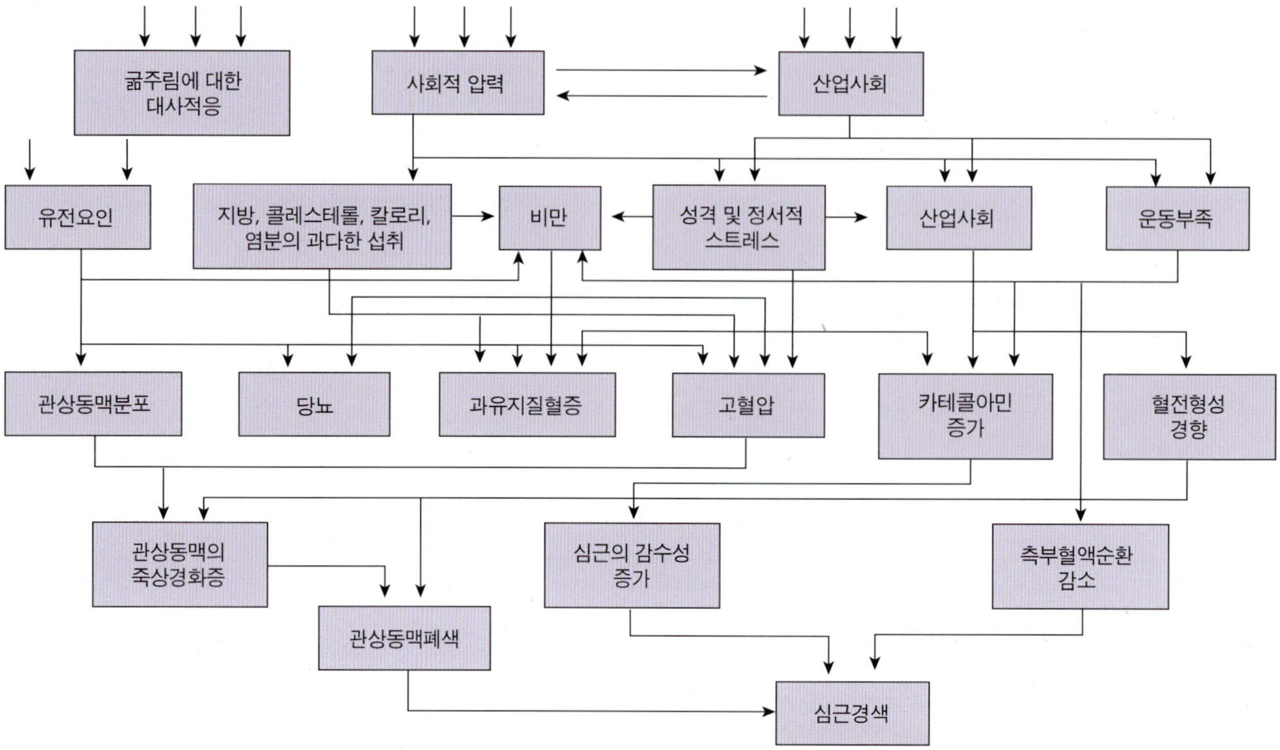

그림 4-3 심근경색에 대한 거미줄모형

(3) 거미줄모형

B. MacMahon이 제시한 거미줄모형은 질병 발생에 관여하는 여러 가지 직·간접적인 요인들이 거미줄처럼 서로 얽혀 복잡한 경로가 있다는 모형이다. 이 모형에서는 병원체와 숙주, 환경을 구분하지 않고 모두 질병 발생에 영향을 주는 요인으로 파악한다. 또한 많은 원인요인 중 질병 발생경로상의 몇 가지 요인을 제거하면 질병을 예방할 수 있음을 보여주는 데 의의가 있다(그림 4-3).

3) 원인적 연관성

역학의 목적이 질병 발생의 원인이나 전파기전을 밝히는 것이므로 인과성을 밝히는 것은 역학에서 필수적이다. 원인이란 독립된 단일 개념이라기보다는 결과라는 개념과 짝지어 정의될 수 있으며, 두 사건은 시간적인 전후관계를 갖는다. 즉, 시간적으로 앞선 사건은 뒤이어 발생한 사건의 원인이 된다. 그러나 이 두 사건은 우연히 시간적으로 연결되어 발생할 수도 있기 때문에, 우연의 발생과 실재하는 인과관계를 구별하려면 확률에 근거하여 여러 번 반복된 관찰에서 동일한 관계가 성립되어야 하며, 이들 중 일부만이 원인적 연관성을 가질 수 있다. 따라서 어떤 두 개의 사건 사이의 관계는 그림 4-4와 같이 정리될 수 있다.

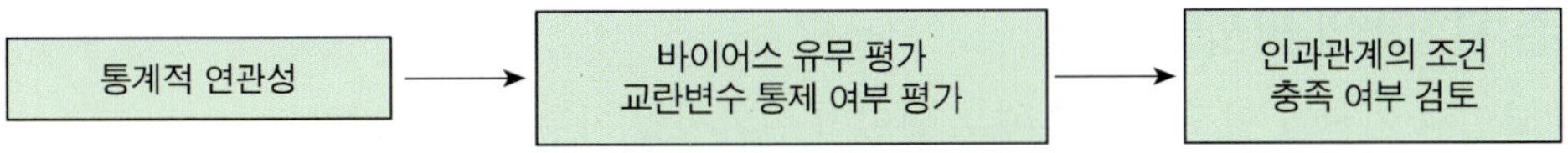

그림 4-4 역학적 인과관계 추론과정

[자료원] 대한예방의학회(2013). 예방의학과 공중보건학. 계축문화사.

원인적 연관성(casual association)이란 한 사건의 양과 질이 변하면 뒤따르는 다른 사건의 양과 질에도 변화가 있는 관계를 말한다. 원인적 연관성에는 직접원인적 연관성과 간접원인적 연관성이 있다. 직접원인적 연관성은 어떤 요인이 다른 변수의 관여 없이 그 질병의 원인이 되는 것을 말하며, 간접원인적 연관성은 매개변수라는 제3의 변수가 중간과정에서 원인과 결과를 맺어 주는 관계를 말한다. 비원인적 연관성(non-casual association)은 두 개의 사건 사이에 제3의 변수가 끼어들어 마치 두 개의 변수 간에 원인과 결과의 관계가 있는 것처럼 보이는 것을 말한다. 원인적 연관성과 비원인적 연관성을 판별하기 위해 사용하는 주요 조건으로는 다음과 같은 것들이 있다.

(1) 요인에 대한 노출과 시간적 선후관계

원인으로 간주되는 요인에 대한 노출은 항상 질병 발생보다 시간적으로 선행해야 하며 노출과 발생과의 기간도 적절해야 한다. 급성질병의 경우에는 원인이라고 생각되는 요인과 질병 발생이라는 결과 사이의 시간적 간격이 짧아서 다른 요인이 끼어들 기회가 적어 쉽게 원인을 찾을 수 있다. 하지만 만성질병의 경우에는 원인이라고 생각되는 요인과 질병 발생 사이의 시간적인 간격이 길어 제3의 요인이 끼어들 기회가 많아져 그 질병을 일으킨 요인을 찾는 것이 어렵다.

(2) 연관성의 강도

통계적 연관성의 강도가 클수록 인과관계의 가능성이 높다. 역학연구에서는 비교위험비 또는 오즈비(또는 교차비)로 인과성의 가능성을 측정할 수 있다. 일반적으로 비교위험비가 클수록, 즉 연관성이 강할수록 그 관계는 인과적일 가능성이 크다.

(3) 용량-반응관계

요인에 대한 노출 정도에 따라 질병 발생의 위험도가 달라진다. 예를 들어, 하루 흡연량이 증가할수록 사망률이 증가하거나 분진과 같은 유해인자에 노출된 시간이 늘어날수록 질병 발생률이 높아지는 것으로 설명할 수 있다.

(4) 결과의 반복성

관계가 인과적이라면 다른 연구와 다른 집단에서도 일정한 결과를 관찰할 수 있을 것이다.

(5) 기존 지식과의 일치도

이미 확인된 지식과 일치할 경우에는 원인적 연관성일 가능성이 커진다.

(6) 생물학적 개연성

어떤 병인이 어떻게 특수 질병을 유발하는가를 설명할 수 있는 합리적인 생물학적 기전이 있어야 한다.

(7) 노출 중단

어떤 요인이 한 질병의 원인이라면, 그 요인에 대한 노출 감소나 소멸은 질병 위험을 감소시킬 것이다.

(8) 연관성의 특이성

요인에 폭로되었을 경우 질병 발생을 추정할 수 있을 만큼의 특이성(specificity)이 있어야 한다. 예를 들어, 한 요인이 특정 질병에만 연관성을 보이고 다른 질병과는 그렇지 않다면 특이성이 높아 인과성의 가능성이 높다. 반대로 한 요인이 여러 다른 질병과 동시에 연관성을 보인다면 인과성의 가능성은 낮아진다.

질병의 자연사와 예방 수준

02절

1. 질병의 자연사

질병의 자연사란 "질병의 시작부터 소멸에 이르기까지의 일련의 과정"이라고 정의된다. 질병의 자연사를 연구하면 역학의 궁극적 목표를 성취할 수 있다. 다시 말해, 사람들에게 나타나는 질병이나 질병상태를 예방하거나 통제하는 효과적인 방법의 개발이 역학의 최종 목표라고 할 수 있다. 질병의 자연사에 영향을 미치는 유의한 병원체-숙주-환경 간의 관계를 규명함으로써 역학자는 발병 가능 집단을 규명할 수 있고, 그들에게서 질병 발생을 예방하는 방법을 개발할 수 있다. Leavell과 Clark(1979)는 질병의 자연사에서 구별되는 2가지 뚜렷한 기간을 명시하고 있는데, 이는 질병 발생 이전기(prepathogenesis)와 질병 발병기(period of pathogenesis)이다. 각 단계별 구체적인 설명은 다음과 같다.

1) 질병 발생 이전단계

이 단계는 질병의 진전은 없지만, 숙주와 병원체, 질병유발 촉진제(stimulus)를 생성하는 환경들 사이에 끊임없이 상호작용이 일어나 숙주가 질병에 걸릴 가능성이 커진다. 질병 발생 이전단계는 비병원성기와 초기병원성기로 다시 구분된다. 비병원성기는 질병에 걸리지 않은 시기로, 환경 및 위생 개선, 건강증진 등의 적극적 예방을 실시하는 시기이다. 초기병원성기는 숙주와 병원체, 환경과의 상호작용이 일어날 가능성이 있는 시기로, 예방접종 등의 소극적 예방을 실시한다. 이 단계의 예방 수준이 1차 예방 수준이다.

2) 질병 발병기

이 단계는 질병의 자연사에서 질병을 유발하는 자극물이 생체의 세포조직에 변화를 일으키면서 시작된다. 질병발병기는 불현성 감염기, 발현성 감염기, 회복기로 구분할 수 있다. 불현성 감염기는 감염은 되었으나 증상이 나타나지 않는 시기로 조기 진단 및 치료, 집단검진을 실시한다. 발현성 감염기는 본격적으로 증상이 나타나는 시기로, 이때에는 악화방지를 위한 치료를 적극적으로 실시해야 한다. 이 단계의 예방 수준이 2차 예방 수준이다. 마지막으로 회복기는 질병에 이환된 후 회복되거나 사망한 경우로, 재활이 필요하거나 정상적으로 일상생활에 복귀하는 시기이며, 이 단계는 3차 예방 수준이다.

2. 예방 수준

Leavell(1965)은 질병의 자연사에 따른 예방단계를 1차, 2차, 3차 예방 수준으로 분류하여 적용하고 있으며, 자세한 내용은 아래와 같다(그림 4-5).

1) 1차 예방

1차 예방은 질병 발생을 억제하는 것으로, 건강한 상태에 있는 개인 또는 인구집단의 건강을 보호 또는 증진하는 것과 질병 발생을 예방하는 것을 포함한다. 보건교육을 통하여 건강증진을 실현할 수 있고, 건강한 생활습관과 올바른 건강행태를 형성하고 유지함으로써 질병 발생을 예방할 수 있다. 1차 예방활동의 대표적인 예는 금연, 금주 또는 절주, 체중조절 등이 있다.

2) 2차 예방

2차 예방은 조기발견과 조기치료로 이루어지며, 무증상기의 개인 또는 인구집단의 질병을 조기에 발견 및 치료하여 질병이 진전하는 것을 막거나, 전염병의 확산을 막거나, 합병증 또는 후유증을 막거나, 장애기간을 줄이는 것을 포함한다. 감염성 질환인 경우에는 감염 기회를 최소화함으로써 질병의 전파를 막고 치료기간은 물론 경제력과 노동력의 손실을 감소시킬 수 있다. 또한 비감염성 질환을 조기에 발견함으로써 치료기관을 단축시키고 생존율을 증가시킬 수 있다. 2차 예방활동의 대표적인 예는 선별검사, 환자발견, 건강검진 등이 있다.

3) 3차 예방

3차 예방은 질병으로 인한 신체적 · 정신적 손상에 대한 후유증을 최소화하고, 장애가 남은 사람들의 신체기능을 회복시키거나 기능장애를 최소한으로 경감시키고 남아 있는 기능을 최대한으로 활용하여 정상적인 사회생활을 할 수 있도록 돕는 것이다. 즉 증상기와 회복기에 환자의 기능장애 또는 사망을 방지하고, 지속적인 질병의 고통을 완화하며 환자를 적응시키는 것이다. 지속적인 치료와 관리가 유지되도록 대상자를 등록 · 관리하고, 재활을 돕는 사업이 중심이 된다.

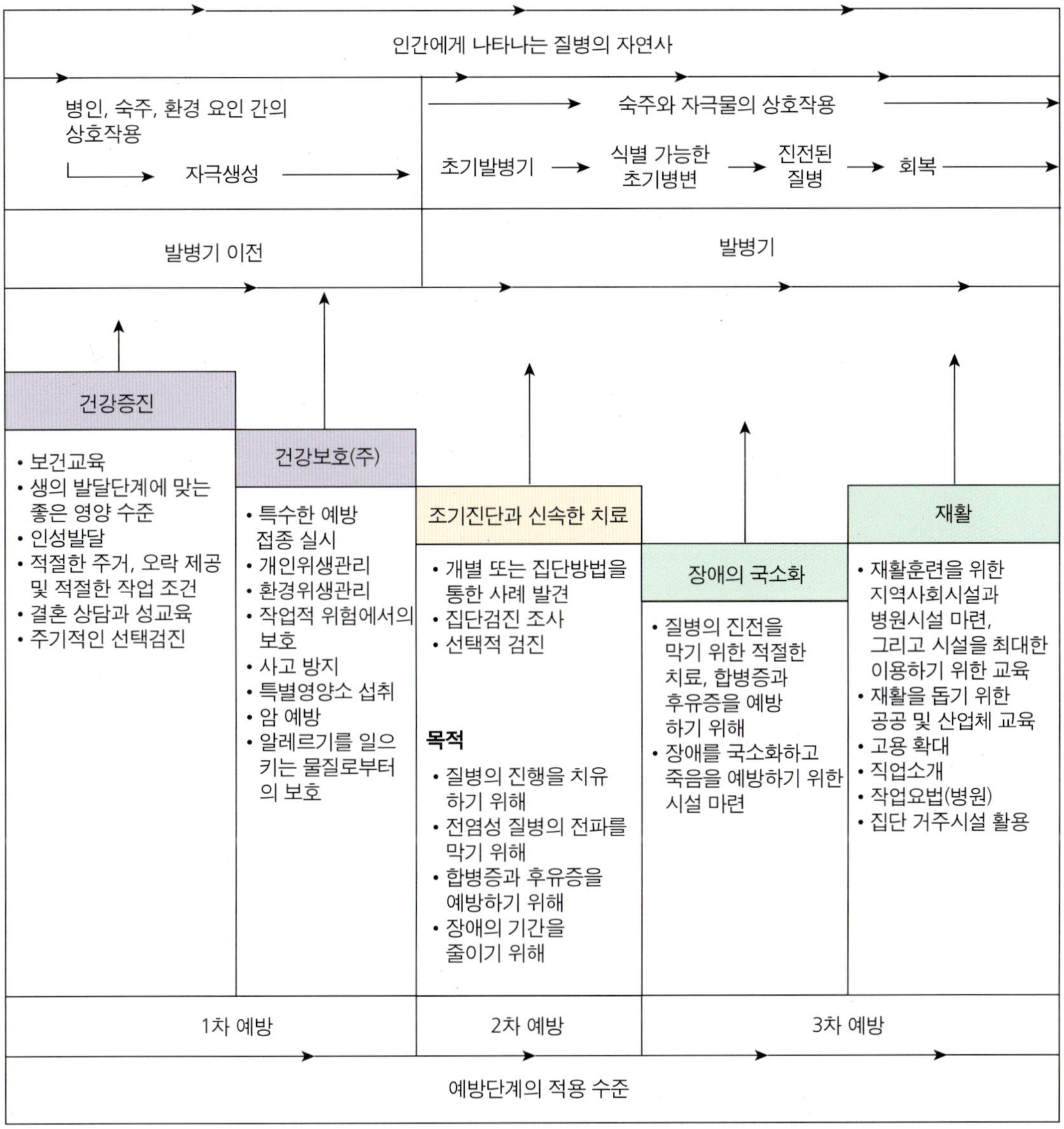

그림 4-5 질병의 자연사와 예방단계

[자료원] Leavell H. R., & Clark E. G.(1979). Preventive medicine for the doctor in his community: an epidemiologic approach. 3rd ed. McGraw-Hill.

3. 질병의 전파 및 관리

감염병의 전파는 전파수단에 따라서 크게 직접전파와 간접전파로 나뉜다(표 4-1). 직접전파는 병원체가 매개체 없이 숙주에서 다른 숙주로 직접 옮겨지는 것이며, 간접전파는 중간매개체를 통해 숙주에게 옮겨지는 것이다. 직접전파는 다시 직접접촉(피부접촉, 점막접촉, 수직감염,

표 4-1 감염병 전파수단에 따른 분류

분류	중분류	세분류	감염병 예
직접전파	• 직접접촉	• 피부 • 점막 • 수직감염 • 교상	• 피부탄저, 단순포진 • 임질, 매독 • 선천성 매독, 선천성 HIV 감염 • 공수병
	• 간접접촉	• 비말	• 인플루엔자, 홍역
간접전파	• 무생물매개 전파	• 식품 • 수인성 • 공기 • 개달물	• 콜레라, 장티푸스 • 콜레라, 장티푸스 • 수두, 결핵 • 세균성 이질
	• 생물매개 전파	• 기계적 • 생물학적	• 세균성 이질, 살모넬라증 • 말라리아, 황열

교상 등)에 의해 전파되는 것과 간접접촉(환자나 보균자의 호흡기 비말 전파 등)에 의한 것으로 재분류할 수 있다. 그리고 간접전파는 매개하는 물질에 따라 무생물매개전파와 생물매개전파로 구분한다.

1) 감염성 질환의 개념

감염(infection)이란 병원체가 숙주에 침입한 뒤 증식하여 세포와 조직에 병리적 변화를 일으켜 증상과 징후를 나타내거나, 면역반응을 야기하는 상태이다. 감염과정은 감염성 병원체, 감수성이 있는 숙주와 환경 간의 상호작용에 의해 이루어진다(그림 4-6). 감염 여부는 임상 증상과 징후, 혈청학적 검사, 병원체 분리 등으로 알 수 있다.

감염성 질환(infectious disease)이란 감염된 사람 또는 동물들의 병원소로부터 새로운 숙주로 병원체 또는 병원체의 산물이 전파되어 발생하는 병을 말한다. 즉 감염병이란 감염이라는 과정을 통해 새로운 숙주에 질병을 발현시키는 것으로 전염성 질환(communicable disease)이라는 용어와 함께 사용되고 있다.

2) 풍토병, 유행병과 세계 대유행

풍토병(endemic)이란 병원체가 지역사회 또는 집단에 지속적으로 존재하여 일정 수준의 감염을 유지하는 감염병을 말한다. 예를 들어 한 지역에서 장티푸스가 과거와 큰 차이 없이 지속적으로 발생하면 이 지역사회에서 장티푸스는 풍토병이라고 할 수 있다. 유행병(epidemic disease)이란 한 지역사회나 집단에 평소 나타나던 수준 이상으로 많이 발생하는 상태의 질병을 말한다. 이와 같은 유행 여부를 판단하기 위해서는 반드시 과거 발생 수준과 비교하여야 한다. 감염병이 전 세계에 퍼져서 발생하는 것을 세계 대유행(pandemic)이라고 한다. 세계 대유행의 예로는 콜레라, 페스트, 인플루엔자 등이 있으며, 최근의 코로나바이러스감염

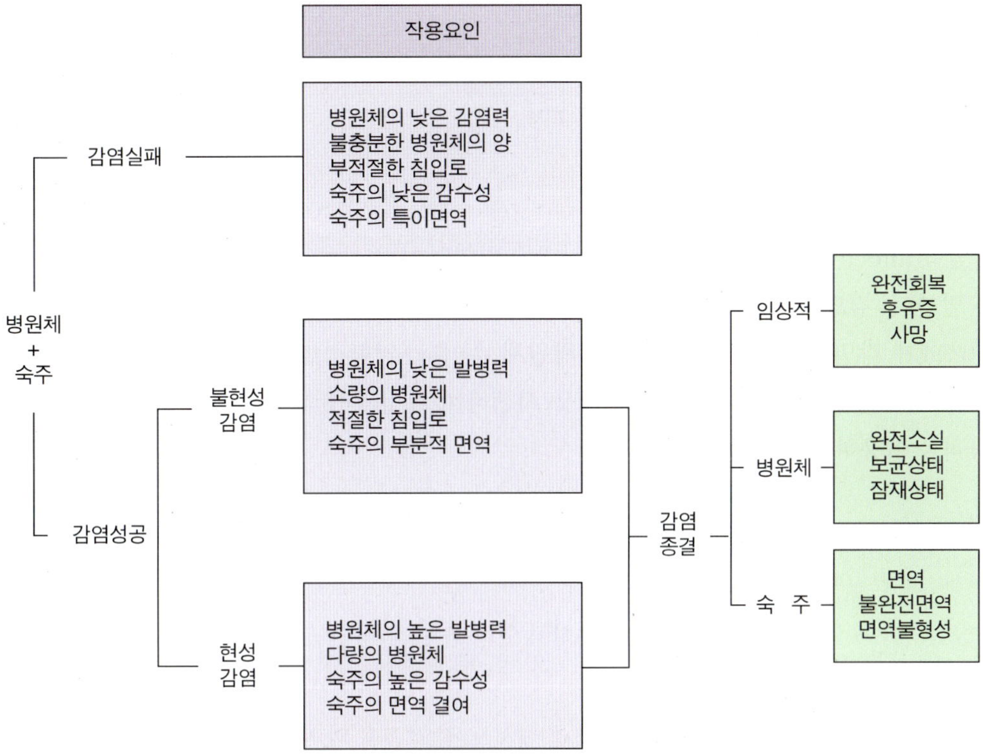

그림 4-6 병원체와 숙주의 상호반응

증-19(COVID-19)도 세계 대유행의 한 예라고 할 수 있다.

3) 감염성 질환의 발현

(1) 감염과정

감염은 증상이 나타나지 않는 불현성 감염(inapparent infection)과 증상이 나타나는 현성 감염(apparent infection)으로 구분한다(그림 4-6 참조). 현성 감염은 증상의 중등도에 따라 구분하고, 불현성 감염은 감염의 전체 규모를 파악하고 향후 발생 규모를 예측하는 데 중요하다. 감염병마다 현성과 불현성 감염이 차지하는 비율은 다른데, 예를 들어, 홍역은 감염자 중 대부분이 현성 감염이며, 폴리오는 거의 대부분이 불현성 감염으로 감염자 중 1/100~1/1,000이 임상증상을 나타낸다.

잠재감염(latent infection)은 병원체가 숙주에 증상을 일으키지 않으면서 숙주 내에 지속적으로 존재하는 상태로, 병원체와 숙주가 평형을 이루는 상태라고 할 수 있다. 이때 병원체는 혈액이나 조직, 분비물에서 발견될 수도 있으나, 발견되지 않는 경우도 존재한다. 예를 들어, 결핵, B형간염, 단순포진 등은 면역억제제 투여나 면역결핍증, 영양불량, 만성질환 등으로 인해 저항력이 약해지면 증상과 징후가 나타난다.

(2) 병원체와 숙주 간의 상호작용 지표

감염은 병원체와 숙주 간의 상호작용으로 일어나는데, 역학뿐만 아니라 미생물학, 면역학 분야에서도 중요한 관심 분야이다.

① 감염력

감염력(infectivity)이란 병원체가 숙주 내에 침입하여 증식하고 면역반응을 일으키게 하는 능력을 말한다. 감염력 지표로 ID50(infective dose 50)은 병원체를 숙주에 투여하였을 때, 숙주의 50%에게 감염을 일으키는 최소한의 병원체 수이다. 역학적인 방법으로 감염력을 평가할 때는 한 지역사회 또는 집단에서 역학조사를 시행하여 그림 4-7의 각 구성요소들을 파악하여 아래 공식을 이용하여 산출할 수 있다.

$$\text{감염력(\%)} = \frac{(A+B+C+D+E)}{N} \times 100$$

N: 감수성이 있는 총 대상자 수

이차발병률(secondary attack rate)을 통해서도 감염력을 파악할 수 있는데, 이차발병률은 일차환자(primary case)에 노출된 감수성자 중 해당 질병의 잠복기 동안에 발병한 사람의 비율이다. 이 경우 감수성자를 정확히 파악하기 어려우므로 대부분의 경우 일차환자에 노출된 가족 중 감염 과거력이 없거나, 예방접종을 받지 않은 사람을 분모로 하여 산출한다.

$$\text{이차발병률(\%)} = \frac{\text{잠복기간 중 발병자 수}}{\text{일차환자에 노출된 감수성자 수}} \times 100$$

총 감수성자(N)

<table>
<tr><td colspan="5">감염(A+B+C+D+E)</td></tr>
<tr><td rowspan="2">불현성 감염
(A)</td><td colspan="4">현성 감염(A+B+C+D+E)</td></tr>
<tr><td>경미한 증상
(B)</td><td>중등도 증상
(C)</td><td>심각한 증상
(D)</td><td>사망
(E)</td></tr>
</table>

그림 4-7 감염병의 중증도에 따른 분류

[자료원] 대한예방의학회(2013). 예방의학과 공중보건학. 계축문화사.

② 병원력

병원력(pathogenicity)은 병원체가 현성 감염을 일으키는 능력으로, 감염된 사람들 중에서 현성 감염자의 비율로 계산한다.

$$\text{병원력} = \frac{\text{발병자 수(현성감염자 수)}}{\text{감염자 수}} \times 100$$

③ 독력

독력(virulence)은 현성 감염자 중에서 매우 심각한 증상이나 장애를 초래한 정도를 말한다. 사망은 가장 심각한 질병의 결과로 치명률(case fatality rate)이라는 지표로 나타낸다.

$$\text{치명률} = \frac{\text{사망자수}}{\text{발병자수}} \times 100$$

4) 감염성 질환의 생성과 전파

일반적으로 감염성 질환의 생성은 병원체로부터 숙주의 저항성에 이르기까지 그림 4-8과 같이 6단계를 거쳐 이루어진다. 이 같은 과정에서 한 단계라도 거치지 않으면 감염사슬은 성공적으로 생성되지 못한다.

(1) 병원체

병원체(pathogen)는 감염성 질환의 1차 원인이다. 여기에는 세균, 바이러스, 리케차, 곰팡이, 원충(protozoa), 기생충 등이 포함된다. 이들 병원체가 장기 존속하는 데는 숙주 체내가 아닌 외부환경에서의 생존능력, 병원체 증식에 필요한 조건, 그리고 얼마나 넓은 범위의 숙주를 보유하고 있느냐에 달려 있다. 특히, 외부 생존능력은 온도, 습도, 방사능 등의 불리한 환경 속에서 얼마나 견뎌낼 수 있는지를 말한다.

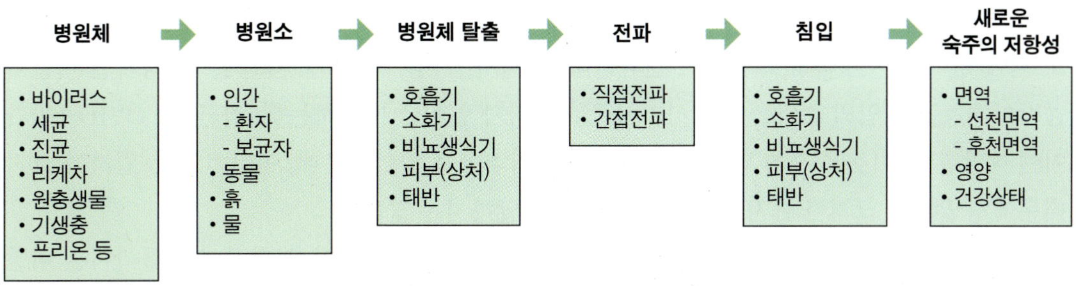

그림 4-8 감염성 질병의 발생과정

[자료원] 대한예방의학회(2013). 예방의학과 공중보건학. 계축문화사.

(2) 병원소

병원소(reservoir)는 병원체가 생존과 함께 증식하면서 감수성 있는 숙주에게 전파될 수 있는 기회를 제공하는 환자, 동물, 곤충, 식물 및 흙 등의 장소를 말한다. 병원소는 병원체가 생존과 증식을 해야 하므로 병원체에게 필요한 영양소가 필수적인 요소이다. 병원소에는 인간 병원소, 동물 병원소, 무생물 병원소가 있다. 인간 병원소는 환자와 보균자(carrier)를 포함한다. 환자는 임상증상이 있어서 비교적 용이하게 치료와 격리 등 필요한 조치를 취할 수 있는 반면, 보균자는 임상증상 없이 병원체를 다른 숙주에게 전파할 수 있기 때문에 유행을 막는 관리가 매우 중요하다. 동물 병원소가 문제가 되는 경우는 병원체의 숙주 범위가 넓어서 동물과 인간 모두에게 감염과 질병을 일으키는 경우이다. 인수공통감염병(zoonosis)은 척추동물과 인간 사이에 상호 전파되는 병원체에 의해서 발생하는 질병을 말한다. 무생물 병원소에는 흙, 먼지 등이 있으며 무생물이지만 병원소 역할을 한다. 대표적인 예가 파상풍이다.

(3) 병원소에서 병원체 탈출

병원체가 병원소로부터 새로운 숙주로 이동해 확산되는 과정은 탈출, 전파, 새로운 숙주로 침입하는 과정으로 나눌 수 있다. 병원소에서 병원체가 탈출하는 경로는 다음과 같이 5가지로 분류할 수 있다.

- 호흡기계 탈출: 대화, 기침, 재채기 등을 통해 탈출한다(결핵, 감기, 홍역, 디프테리아 등).
- 소화기계 탈출: 구토물이나 분변을 통해 탈출한다(장티푸스, 콜레라, 폴리오 등).
- 비뇨생식기계 탈출: 혈액성 질병의 균이 소변, 성기, 점막을 통해 탈출한다(성병, 임질 등).
- 개방병소로 직접 탈출: 병소를 통해 직접 배출된다(나병, 종기, 트라코마 등).
- 기계적 탈출: 주사기나 동물매개체를 통해 직·간접적으로 탈출한다(뇌염, 간염 등).

(4) 전파

배출된 병원체가 새로운 숙주에 옮겨지는 과정을 전파라고 하며, 직접전파, 공기매개전파, 간접전파 등 3가지로 구분하기도 한다(표 4-2). 직접전파는 감염성 병원체가 병원소로부터 나와 다른 감수성 숙주에 침입(portal of entry)하여 들어올 때 접촉, 키스, 성교 또는 비말 등에 의해 일어나는 것이다. 예를 들어, 유치원의 농가진(impetigo) 유행은 흔히 가벼운 접촉을 통해 개인에서 개인으로 포도상구균이 직접 전파되어 일어난다. 또한 인간면역결핍바이러스(HIV)는 성교 시에 일어나는 체액의 교환으로 전파된다. 재채기, 기침, 침 뱉기, 대화할 때 생겨난 비말이 공막이나 눈, 코, 입의 점막을 오염시켜서 접촉전파가 일어나기도 하는데, 최근의 COVID-19가 이에 해당한다. 이것은 흔히 약 1m 이내 가까운 거리에서 일어나는데, 이런 비말은 입자가 크기 때문에 증발되어 크기가 줄지 않으면 폐에까지 도달하지는 않는다.

공기매개전파는 공기 내에 떠다니는 입자가 분산되면서 미생물을 포함하여 만들어지는 비말핵(droplet nuclei)을 통한 전파이다. 비말핵은 감염된 숙주에서 분산되어 나온 비말에서 수분이 증발되어 만들어진 입자이다. 재채기 또는 약 5분간의 대화 시 공기 중으로 3,000개 이상의

표 4-2 주요 전파기전

	직접전파	공기매개전파	간접전파	
			비활성 매개(vehicle)	활성 매개(vector)
감염원	Salmonella	Varicella zoster virus	Hepatitis B virus	Western equine encephalitis virus
병원소	사람이나 동물의 위장관	인간만: 호흡기(인간), 피부, 점막	인간	새, 모기
출구	위장관, 대변	호흡기 분비물, 피부 수포	비경구적, 소변, 담즙, 정액, 대변, 비인두 분비물	모기에 물려서 비경구적 전파
입구	위장관, 입	호흡기	비경구적; 수혈, 바늘자상	모기에 물림
감수성 숙주	양이 충분한 경우 대부분의 사람	수두 예방접종이 안 된 모든 사람	기감염자 또는 예방접종 안 된 모든 사람	새, 뱀, 개구리, 설치류, 말, 인간

비말핵이 방출된다. 비말핵은 오랫동안 건조한 공기 중에서도 부유된 상태로 있을 수 있다. 이 입자는 매우 작고 쉽게 폐로 흡입될 수 있다. 일단 기도에까지 도달하면 증식이 일어나고 감염이 시작된다. 폐결핵은 이런 비말핵에 의해 전파되는 가장 흔한 질환이다.

간접접촉에 의한 전파는 매개체에 의해 일어나며 비활성과 활성 매개체 전파로 나누어진다. 비활성 매개체는 감염성 유기체에 오염된 물질이나 물체를 포함한다. 접촉성 매개물(fomites)은 오염된 물체로 장난감, 행주, 그릇, 오염된 옷, 침구류, 수술기구 등이 포함된다. 병원체는 다른 사람에게 전파되기 전에 매개체 내에서 증식이 될 수도 있고 그렇지 않을 수도 있다. 물체에 묻어 있는 유기체는 감수성이 있는 사람의 손, 입 등의 접촉을 통해 전파될 수 있다. 활성 매개체(vector)는 감염성 병원체의 보균자로 흔히 동물이나 모기와 같은 해충이다. 파리와 같은 곤충은 미생물이 묻은 발이나 주둥이로 음식이나 물 위에 앉아서 미생물을 전파하게 된다. 이러한 것을 기계적 매개체 전파라 한다. 모기는 사람을 물어서 체액 속으로 말라리아, 기생충과 같은 유기체를 운반하는데 이것을 생물학적 매개체 전파(biologic vector-borne transmission)라고 한다. 이 경우 인간에게 전파가 일어나기 전에 해충 내에서 미생물의 증식 또는 성장이 일어난다.

(5) 새로운 숙주로 침입

병원소로부터 탈출, 전파 과정을 거친 뒤 새로운 숙주로 침입하는 과정은 일반적으로 병원소로부터 병원체의 탈출 경로와 침입 경로가 같은 경우가 많다. 이러한 침입 경로가 파악되면 감염성 질환 관리의 주요 방법으로 이용할 수 있다.

(6) 새로운 숙주의 감수성과 면역

병원체가 숙주에 침입하는 것에 성공하였더라도 각 개인이 가지는 감수성과 면역 수준에 따

표 4-3 면역의 종류와 내용

<table>
<tr><th>구분</th><th colspan="4">내용</th></tr>
<tr><td>선천면역</td><td colspan="4">종 간 면역, 종족 간 면역 및 개인 간 면역의 차이</td></tr>
<tr><td rowspan="5">후천면역</td><td rowspan="3">능동면역</td><td>자연능동면역</td><td colspan="2">두창, 홍역, 수두 등</td></tr>
<tr><td rowspan="2">인공능동면역</td><td>백신</td><td>두창, BCG, 홍역, 디프테리아, 인플루엔자 등</td></tr>
<tr><td>독소</td><td>파상풍, 보툴리눔 등</td></tr>
<tr><td rowspan="2">수동면역</td><td>자연수동면역</td><td colspan="2">경태반면역(홍역, 소아마비, 디프테리아 등)</td></tr>
<tr><td>인공수동면역</td><td colspan="2">B형간염 면역글로불린, 파상풍 항독소 등</td></tr>
</table>

라 감염의 결과가 달라진다. 즉 높은 저항성 또는 면역성을 갖고 있다면 감염으로 인한 질병은 발생하지 않는다.

① 개인의 면역성

숙주는 오랜 세월 동안 병원체로부터 자신을 방어하기 위한 각종 방어체계를 발달시켜왔기 때문에 병원체가 침입하였다고 해서 모두 감염되는 것은 아니다. 숙주에는 피부나 점막의 물리적 방어체계, 위산과 같은 화학적 방어체계가 있으며, 침입한 병원체를 차단하기 위한 면역체계를 갖추고 있다. 면역은 크게 선천면역과 후천면역으로 나눌 수 있다(표 4-3).

병원체의 종(species) 특이성이 있는 경우에는 이종 간에 감염이 전파되지 않으며(종 간 면역), 같은 종이라도 병원체와의 생태학적 균형 위치에 따라서 감수성이 달라진다. 예를 들어, 결핵균에 일찍부터 노출되었던 유럽인들에 비해서 비교적 최근에 노출된 아프리카인들은 동일한 생활환경에서도 결핵에 대한 감수성과 치명률이 높다(종족 간 면역). 이러한 것들은 선천적으로 결정되기 때문에 선천면역이라고 부른다.

후천면역은 항체나 항독소를 숙주 스스로 생성하는지에 따라 능동면역과 수동면역으로 나눈다. 능동면역은 항원과 자연적인 접촉으로 감염되는 자연능동면역과 인공적으로 항원을 접종하여 얻어지는 인공능동면역으로 다시 나눌 수 있다. 인플루엔자, 두창 등 일반 예방접종은 인공능동면역에 해당된다. 백신은 약독화된 생균 백신, 사균 백신, 톡소이드로 구분된다. 수동면역은 감염자 자신이 아닌 다른 숙주나 생물이 만든 항체나 항독소를 이용하여 면역하는 경우이다. 특히 태어날 때 모체로부터 받은 면역은 생후 수개월까지 많은 감염에 걸리지 않게 하는 중요한 역할을 한다(자연수동면역). B형간염 바이러스 항체가 없는 사람이 오염된 주삿바늘에 찔려서 B형간염 바이러스에 노출되었을 때 사용하는 B형간염 면역글로불린이나, 홍역 유행 시 예방접종을 받지 못한 사람들에게 투여하는 홍역 면역글로불린 등은 인공수동면역에 해당한다.

② 집단면역

집단면역(herd immunity)은 집단의 감수성자 비율(즉, 면역이 없는 사람)에 의한 현상이다. 집단 내 감수성자 비율, 특정 감염병 전파에 대한 집단의 저항 수준을 살펴보면, 홍역, 수두 등과 같이 사람 간에 전파되는 감염병의 유행은 뚜렷한 주기성을 갖고 있다. 만약 면역을 가진 인구의 비율이 높을 경우, 감염자가 감수성자와 접촉할 수 있는 기회가 적어져 감염재생산 수(reproductive number)가 적어지게 된다. 설사 일부 감수성 있는 인구집단이 있다고 하더라도 감염기간 동안 평균 1명의 감염자를 만들지 못하게 되면(즉, 감염재생산 수가 1보다 적어지면), 그 지역사회에서 유행은 지속되지 않는다. 이처럼 유행이 발생하지 않는 상태를 집단면역이라고 한다. 집단면역의 수준은 지역사회 총 인구 중 면역이 있는 사람의 비율로 표시하는데, 이 수준이 한계밀도보다 크면 유행을 차단하게 된다. 이 지표들은 질병 예방에 필요한 최소 예방접종 수준을 결정하고, 질병유행 시 감염재생산 수를 결정하여 유행이 확산될지, 감소될지 등을 예측하는 데 사용되는 등 지역사회 감염병 정책 수립에 중요한 정보들이다.

$$\text{집단면역 수준(\%)} = \frac{\text{저항성(혹은 면역)이 있는 사람 수}}{\text{총 인구 수}} \times 100$$

한계밀도(threshole density): 유행이 일어나는 집단면역의 한계치

5) 감염성 질환의 관리

감염성 질환 유행의 예방과 중지를 위한 관리방법에는 크게 3가지 접근법이 있다. 이는 병원체나 병원소에 대한 관리, 전파 방지를 위한 관리, 그리고 숙주의 면역력 또는 방어력 증강을 위한 관리이다.

(1) 병원체와 병원소 관리

동물 병원소를 관리하기 위해서는 일반적으로 살처분을 실시하고, 사람의 경우에도 장티푸스를 예방하기 위해 담낭제거술을 시행하기도 한다.

(2) 전파관리

전파과정의 차단은 병원소로부터 병원체의 탈출을 저지하거나 일단 병원체가 탈출하였다 하더라도 새로운 숙주에게 전파되지 못하도록 그 통로를 차단시키는 것이다. 장티푸스와 콜레라와 같은 위장관 감염성 질환은 상수 정화, 우유 소독, 안전한 음식 및 식수 공급 등과 같은 환경위생과 개인위생을 관리한다. 홍역, 풍진, 볼거리, 백일해 등의 호흡기 감염성 질환은 주로 공기에 대한 조치들로써 공기의 화학소독, 자외선 살균 또는 한 방향으로의 환기 등을 실시한다. 또한 말라리아, 일본 뇌염과 같은 곤충매개 감염성 질환은 곤충에 대한 관리 조치가 필요하며, 이는 곤충매개 질환의 생활사(life cycle)와 곤충의 특성에 따라 달라진다.

격리(isolation)는 다른 사람에게 감염시킬 우려가 있는 감염자를 그 상태가 해소될 때까지 건강한 사람들로부터 분리시켜 놓는 것으로, 격리기간은 질병마다 다르다. 검역(quarantine)은 유행지에서 들어오는 사람들을 유행지를 떠난 날로부터 계산하여 병원체의 잠복기 동안 그들이

유숙하는 곳을 신고하도록 하거나 일정한 장소에 머물게 하여 감염 여부를 확인할 때까지 감시하는 것이다. 우리나라의 대표적인 검역 감염병으로는 콜레라, 페스트, 황열 등이 있다.

(3) 숙주관리

숙주관리는 숙주의 방어력 또는 면역력의 증강을 의미하며, 면역력은 주로 백신접종에 의해 이루어진다. 천연두는 백신접종을 통하여 전 세계적으로 박멸된 가장 대표적인 질병이다. 하지만 모든 감염성 질환에 대해 백신이 존재하는 것은 아니며, 또한 백신이 개발되었다 하더라도 감염성 질환의 발생이나 유행을 예측하지 못하여 인구집단에 면역화가 되어 있지 않다면 매우 위험한 상황에 빠질 수도 있다. 이러한 경우에는 국소적으로 단기간에 걸쳐 항생제 등 치료약을 감수성자에게 투여함으로써 임상증상의 악화를 최소화시키는 것이 필요하다.

역학적 측정지표

03절

1. 측정지표의 개념

역학의 목적인 인구집단에서 발생하는 질병의 분포와 영향요인을 밝히기 위해서는 우선 질병의 빈도를 측정해야 한다. 질병의 빈도 또는 건강에 관련된 사건들을 표현하는 일반적인 지수들은 분자와 분모로 결정된다. 빈도 측정에 흔히 사용하는 개념에는 분율, 율, 비가 있다.

1) 분율

분율(proportion)은 전체 중에서 어떤 특성이 있는 소집단의 상대적 비중을 나타낸다. 분자는 항상 분모에 포함되며, 주로 백분율(%) 형태로 표현된다. 수식으로 표현하면 A/(A+B)의 형태이며, 그 값은 0과 1 사이에 위치한다. 분율의 예로는 시점유병률, 치명률, 이환율 등이 있다.

2) 율

율(rate)은 분모에 시간의 개념이 포함된 특수한 형태이다. 따라서 율은 {A/(A+B)}×시간으로 표현되며, 0부터 무한대까지의 값을 가질 수 있다. 이때 분자와 분모는 동일 기간이어야 하고, 분모는 어떤 사건을 경험하는 위험집단이어야 한다. 율의 예로는 발생률, 발병률, 기간유병률, 조사망률, 연령별 사망률 등이 있다. 율을 계산할 때는 분모(전체 모집단), 분자(모집단에서의 사건 수), 기본인구, 기간, 지역 등에 대한 정보가 필요하다.

3) 비

비(ratio)는 한 측정값을 다른 측정값으로 나눈 A:B 또는 A/B의 형태를 나타내는 지수이다. 이때 A와 B는 독립적이어야 하므로, 비에서 분자는 분모에 포함되지 않는다. 역학에서 많이 사용하는 비에는 성비, 상대위험비, 교차비 등이 있다.

2. 이환지표

이환지표(morbidity rate)란 인구집단에서 질병의 존재 여부, 또는 사건의 위험 수준을 나타내는 값이다. 흔히 사용하는 이환지표로는 발생률, 유병률, 발병률 등이 있다.

1) 발생률

발생률(incidence rate)은 특정한 기간에 질병이 없던 인구에서 질병이 발생한 사례 수를 율이나 위험도로 나타낸 것이다. 즉 질병이 없는 상태에서 있는 상태로 변화하는 일련의 사건(event)을 측정하는 것이며, 이때 특정한 기간은 임의로 정할 수 있다. 또한 질병이 없던 인구란 어떤 사건이 일어날 확률을 가진 인구집단을 의미하므로, 질병의 특성에 따라 분모를 구성하는 사람의 수는 달라진다. 발생률은 평균발생률과 누적발생률로 구분한다.

$$\text{발생률} = \frac{\text{특정 기간 동안 새로 발생한 환자 수}}{\text{특정 기간 동안 위험에 노출된 인구 수}} \times 100^{x}$$

(1) 평균발생률

발생률의 분모는 질병이 발생할 위험이 있는 전체 대상자 수이다. 그러나 각 대상자의 관찰기간이 같지 않을 경우도 있으므로 평균발생률(incidence density)을 사용한다. 이때 분자는 해당 집단에서 발생한 새로운 환자 수가 되며, 분모는 관찰이 이루어진 대상자 수가 아니라 각 개인의 서로 다른 관찰기간(인년, person-time)의 총합이 된다. 즉 각 개인이 질병에 걸리지 않은 상태로 남아 있던 기간의 합이다.

$$\text{평균발생률} = \frac{\text{일정한 지역에서 특정한 기간 내 새롭게 질병이 발생한 환자 수}}{\text{관찰 대상자의 총 관찰기간}} \times 100$$

(2) 누적발생률

누적발생률(cumulative incidence)은 일정 기간 동안 질병에 걸린 사람들의 분율을 나타낸다. 누적발생률은 특정한 기간에 한 개인이 질병에 걸릴 확률 또는 위험도를 추정한다.

$$\text{누적발생률} = \frac{\text{일정 지역 특정 기간 내 새롭게 발생한 환자 수}}{\text{동일한 기간 내 질병이 발생할 가능성이 있는 인구 수}} \times 100^{x} \times \text{시간}$$

2) 유병률

유병률(prevalence rate)은 일정 시점에 인구집단에서 특정 상태를 가진 사람 수를 측정하는 것으로, 한 시점 또는 특정 기간 중 한 개인이 질병에 걸려 있을 확률의 추정치를 제공한다. 발생률의 분모는 발병할 가능성이 있는 인구 중 이미 면역되었거나 앓고 있는 사람을 제외하지만, 유병률의 분모는 이들을 모두 포함하는 인구이다. 유병률은 시점유병률(point prevalence)과 기간유병률(period prevalence)로 구분한다.

(1) 시점유병률

시점유병률은 한 시점에서의 유병상태를 나타내며, 시간경과에 따라 질병양상이 어떻게 변화하는지를 파악할 수 있다. 보편적으로 사용되는 유병의 계측치로서 통상 '유병률'이라고 부른다.

$$\text{시점유병률} = \frac{\text{그 시점에서의 유병자 수}}{\text{특정 시점에서의 전체 대상자 수}} \times 100$$

(2) 기간유병률

기간유병률은 일정한 기간 동안 질병을 가지고 있는 유병자를 뜻한다. 따라서 대상집단에 대하여 일정 기간 동안 관찰이 이루어져야 하며, 관찰 시작 시점에서의 유병자와 관찰기간 동안에 새로이 발생한 발생자가 포함된다.

$$\text{기간유병률} = \frac{\text{관찰 시작시점에서의 유병자 수} + \text{관찰기간에 새로이 발견된 환자 수}}{\text{전체 대상자 수}} \times 100$$

3) 발병률

발병률(morbidity rate)은 어떤 집단이 한정된 기간에 한해서만 어떤 질병에 걸릴 위험에 놓여 있을 때, 전체 인구 중 주어진 집단 내에서 새로 발병한 총 수의 비율을 의미한다. 또한 한정된 기간 내 질병요인에 접촉 또는 폭로된 사람들만의 감수성 인구 중에서 새로 발병한 환자의 수를 의미하기도 한다. 특히 일차발병률은 특정 유행이 시작한 시기부터 종료된 시기까지를 포함하기 때문에 율이 아니라 분율이며, 주로 %로 표시한다.

$$\text{일차발병률} = \frac{\text{질병 발병자 수}}{\text{유행기간 중 원인요인에 접촉 또는 노출된 인구}} \times 100$$

예를 들어, 500명의 감수성이 있는 초등학교에서 홍역이 발생하여 유행 전 기간, 즉 5주에 걸쳐서 100명의 환자가 발생하였다. 이를 주별로 분석하였더니, 첫째 주 10명, 둘째 주 20명, 셋째 주 45명, 넷째 주 20명, 다섯째 주 5명의 환자가 발생하였다. 매주의 발병률과 유행 전 기간의 발병률의 차이를 비교해보면 표 4-4와 같다.

표 4-4 5주간 홍역 발병률의 예

발병률	유행 전 기간(5주)의 발병률
1주: 10명 ⇒ (10 ÷ 500) × 100 2주: 20명 ⇒ {20 ÷ (500 − 10)} × 100 3주: 45명 ⇒ {45 ÷ (500 − 10 − 20)} × 100 4주: 20명 ⇒ {20 ÷ (500 − 10 − 20 − 45)} × 100 5주: 5명 ⇒ {5 ÷ (500 − 10 − 20 − 45 − 20) × 100	$\frac{100}{500} \times 100 = 20$

이차발병률은 어떤 질병의 최초 발생 환자(index case)와 접촉하여 감수성이 있는 사람 중에서 잠복기가 경과한 후 그 질병이 발생하는 율이다. 이차발병률은 감염성 질환에서 그 병원체의 감염력 및 전염력을 간접적으로 측정하는 데 유용하다. 또한 예방약물의 효과나 원인을 모르는 질환의 전염력을 결정하는 데 사용되기도 한다.

$$\text{이차발병률} = \frac{\text{질병 발병자 수}}{\text{환자와 접촉한 감수성이 있는 사람의 수}} \times 100$$

4) 발생률과 유병률의 관계

유병률은 발생률과 이환기간의 두 가지 요인에 의하여 영향을 받는다. 즉 유병률은 발생률이 높거나 이환기간이 길면 높아진다. 반대로 발생률이 낮거나 이환기간이 회복 또는 사망으로 짧아지면 유병률은 낮아진다. 이러한 요인들의 상관관계는 다음과 같은 공식으로 나타낼 수 있다.

$$\text{P(유병률)} = \text{I(발생률)} \times \text{D(이환기간)}$$

어떤 지역사회의 뇌혈관 질환을 조사한 결과 1년 동안의 유병률은 인구 10만 명당 272명이었고, 같은 기간의 발생률은 210명이었다고 하면, 뇌혈관 질환의 평균 이환기간은 D=272/210=1.3년, 즉 16개월이 된다. 급성 질병의 경우처럼 수 주나 수개월 내에 완전히 회복되거나 아니면 사망하는 질병에 대해 1년 동안의 발생률과 유병률을 비교한다면, 사망이 거의 없을 때에는 발생률과 유병률은 거의 같을 것이나 치명률이 높을 때 오히려 유병률보다 발생률이 높을 것이다. 왜냐하면 유병률은 새로 발생한 환자와 기존 환자의 수의 합계가 분자인 반면, 장기간일 때에는 유병률의 분자가 그 기간에 살아남은 환자로만 구성되고, 새로 발생하여 사망한 환자는 빠지기 때문이다. 그러나 1년간의 비교가 아니고 시점이나 짧은 기간 내 비교일 때는 유병률이 발생률보다 클 것이다. 만성 질병의 유병률과 발생률을 비교해 보면, 이환기간이 길고 치명률이 낮고 매년 발생한 환자가 누적되므로 유병률이 발생률보다 높은 것을 쉽게 알 수 있다.

3. 사망지표

사망지표(mortality rate)란 인구집단에서 발생하는 사망의 빈도 등을 나타내는 값이다. 일반적으로 사망률의 계산 시 사용하는 분모는 일정 기간의 중앙에 해당하는 인구이다.

1) 조사망률

인구집단에서 모든 사망원인에 의한 사망률로 주어진 기간에 중앙인구에서 발생한 사망자 수로 표시하는 율이다.

$$\text{조사망률} = \frac{\text{동일 기간의 전체 사망자 수}}{\text{주어진 기간의 평균 또는 중앙 인구}} \times 100^x$$

2) 특수사망률

인구집단에서 성, 연령, 직업 등의 인구 특성별로 구한 사망률이며, 연령별 사망률, 사인별 사망률 등이 있다.

$$\text{특수사망률} = \frac{\text{동일 기간 해당 질병의 사망자 수}}{\text{주어진 기간의 특정 집단의 연평균 또는 중앙 인구}} \times 100^x$$

3) 비례사망률

전체 사망자 중 특정 원인에 의해 사망한 사람들의 분율이다. 총 사망자 중 특정 원인이 차지하는 비중을 나타낸다. 인구기반을 바탕으로 산출한 것이 아니어서 인구집단의 조사망률에 따라 영향을 크게 받으므로 특정 원인의 사망 위험을 비교하는 목적으로 사용해서는 안 된다. 같은 집단에서 사망원인 분포의 경시적 차이를 보이거나 동일 집단의 층간 사망원인의 차이를 보는 등의 목적으로 사용한다.

$$비례사망률 = \frac{그\ 연도의\ 특정질환에\ 의한\ 사망자\ 수}{특정\ 연도의\ 사망자\ 수} \times 100$$

4) 비례사망지수

특정 연도의 사망자 수 중 50세 이상의 사망자 수의 구성 비율이다. 비례사망지수는 연령별 사망자 수만 파악할 수 있으면 산출할 수 있으므로 조사망률, 평균수명과 함께 국가 간 건강 수준을 비교할 때 흔히 사용하는 대표적인 보건지표이다.

$$비례사망지수 = \frac{그\ 연도의\ 50세\ 이상\ 사망자\ 수}{특정\ 연도의\ 사망자\ 수} \times 100$$

5) 치명률

일정 기간에 특정 질병에 걸린 사람 중 그 질병에 의해 사망한 사람이 얼마나 되는지를 백분율로 표시한 것이다. 어떤 질병이 생명에 영향을 주는 위험도와 그 질병에 대한 치료법의 발달 정도를 나타내 주는 지표이다.

$$치명률 = \frac{그\ 기간동안\ 동일\ 질병에\ 의한\ 사망자\ 수}{어떤\ 기간\ 동안\ 특정\ 질병이\ 발생한\ 환자\ 수} \times 100$$

6) 조율과 표준화율

(1) 조율

조율(crude rate)은 전체 모집단 중 사건의 비율을 의미하며, 소집단의 특성을 고려한 표준화율이나 소집단별 비율과 달리 집단 간의 인구학적 특성의 차이를 고려하지 않는다.

예를 들어, 표 4–5를 보면, '가' 지역과 '나' 지역의 사망률을 비교할 때 조사망률만 보면 '가' 지역의 조사망률은 12.5으로 '나' 지역의 6.3보다 2배가량 높아 건강 수준이 낮은 것으로 해석할 수 있다. 그러나 조사망률을 연령별로 비교해 보면 연령별 사망률은 똑같은데, 이는 '가' 지역에는 50세 이상의 인구 수가 '나' 지역에 비하여 상대적으로 많기 때문에 노령으로 인한 사망자 수가 많아 조사망률이 높아진 것이다.

이러한 현상은 어떤 사건 발생에 영향을 미치는 변수의 인구 내 구성비가 다를 때, 이 구성비

표 4-5 두 지역의 사망률 비교

	가 지역			나 지역		
연령구분	사망률	사망 수	인구 수	사망률	사망 수	인구 수
계(조사망률)	12.5	125	10,000	6.3	63	10,000
0~49세	2.6	17	6,500	2.6	23	8,700
50세 이상	30.8	108	3,500	30.8	40	1,300

[자료원] 김정순(1991). 역학원론. 신광출판사.

의 차이 때문에 유발되므로 조율의 차이만으로 비교하면 잘못된 결론을 내릴 수 있다. 따라서 정확한 비교방법은 소집단별 비율을 활용하여 각 계급별로 변수를 비교하고, 연령과 성 등의 인구집단의 특성을 보정한 표준화율을 사용하여 비교하는 것이 좋다.

(2) 소집단별 비율

소집단별 비율(group specific rate)은 모집단을 특성이 같은 소집단으로 분류하여 각 소집단 내 사건의 비율을 계산하여 비교하는 방법이다.

(3) 표준화율

역학적 특성이 서로 다른 인구집단의 건강 관련 지표를 비교할 때 각 집단에서 실제로 산출한 조율을 그대로 비교할 수 없다. 이때 비교하고자 하는 집단 간의 인구학적 특성의 차이를 보정하고 같은 조건으로 만들어 비교 가능하게 하는 방법을 표준화율(standardized rate) 또는 보정률(adjusted rate)이라고 한다. 일반적으로 연령구조를 같게 하는 것이 표준화의 핵심이 되며, 연령표준화방법으로는 직접법과 간접법이 있다.

① 직접법

두 개 이상의 지역사회를 비교할 때 표준이 되는 인구집단을 선정한 후, 각 지역의 연령별 사망률 혹은 발생률을 표준인구에 적용하여 비교하고자 하는 각 지역의 사망 수 혹은 발생 수를 계산함으로써 두 지역을 비교하는 방법이다. 직접표준화과정은 첫째, 두 지역의 인구를 합하여 표준인구를 만든다. 둘째, 연령별 표준인구에 각 지역의 연령별 사망률을 곱하면 표준인구에서의 기대사망 수가 계산된다. 셋째, 지역별로 연령별 기대 사망 수를 합하여 표준인구로 나누면 직접표준화율이 계산된다.

② 간접법

두 개 이상 집단의 연령별 특수사망률을 알 수 없거나 대상 인구 수가 너무 적어서 안정된 연령별 특수사망률을 구할 수 없는 경우에는 간접표준화방법을 사용한다. 표준인구의 연령별 사망률을 비교하고자 하는 집단들의 연령계급별 인구에 곱해서 얻은 기대사건 수의 총계를 계산하여 표준화하고자 하는 집단의 총 사망 수를 기대총사망 수로 나눈 표준화사망비를 얻어 표준인구의 사망비율을 곱해 표준화시키는 방법이다.

간접표준화는 비교하고자 하는 두 집단의 연령구성별 사망률이 없거나 알 수 없을 때, 신뢰성이 떨어질 경우 표준인구의 연령별 사망률을 이용하여 계산한다. 집단의 총 사건 수를 기대총사건 수로 나눈 표준화사건비(standard event ratio)를 얻어, 표준인구의 사건비율을 곱하여 표준화시킨 방법으로 표준화사망비(Standardized mortality ratio, SMR)가 1보다 크면 대상집단의 사망 수준이 표준인구집단보다 높다는 것이다. 간접표준화율을 구하는 방법은 첫째, 표준인구의 연령별 사망률을 각 지역의 연령별 인구 수에 곱하여 기대사망 수를 구한다. 둘째, 표준화사망비를 구한다. 셋째, 표준화사망비에 표준인구의 사망률을 곱하면 간접법에 의한 표준화율이 산출된다.

건강검진의 진단검사

04절

1. 집단검진

질병의 증상이 없는 지역사회주민들을 대상으로 질병을 가지고 있을 만한 사람들을 신속하고 분명하게 가려내기 위해 적절한 검사를 시행하여 조기에 질병을 알아내는 것을 집단검진(screening)이라고 한다. 질병의 조기진단을 가능하게 하려면, 질병의 초기에 나타나는 증상에 관심을 기울이고, 증상이 나타나지 않은 개인에게서 질병을 발견해내는 것이 중요하다.

1) 집단검진의 목적

집단검진을 하는 구체적인 목적은 다음과 같다.

- 지역사회의 유병률과 질병상태를 정확히 파악하고, 질병 발생에 관계되는 요소를 규명할 수 있으며, 질병 전체의 규모나 발생양상을 알 수 있는 많은 정보를 얻을 수 있다.
- 집단검진으로 질병을 조기에 파악하면 그 질병의 자연사나 발생기전을 이해하는 데 도움이 된다.
- 집단검진의 가장 중요한 목적은 조기진단이라고 할 수 있는데, 많은 질병에서 조기진단을 하여 조기에 치료함으로써 생명의 연장과 질병의 치유에 도움이 된다. 그러나 많은 비감염성 질환에서는 아직까지 조기진단이 어려운 실정이다.
- 집단검진을 실시하는 과정에서 주민들에게 질병 발생에 대한 지식과 예방의 중요성을 인식시키고 정기적인 건강진단을 받도록 유도할 수 있다.

2) 집단검진의 조건

집단검진은 지역사회 인구집단을 대상으로 하기 때문에 집단검진을 실시함에 있어 구비해야 할 몇 가지 조건이 있다.

- 선별해 내려는 상태는 중요한 건강문제여야 한다.
- 질병이 발견되면 이를 치료할 수 있어야 한다.
- 정확하게 진단을 내리고 치료를 할 수 있는 시설이 있어야 한다.
- 어느 정도의 잠복기 또는 초기 증상을 나타내는 시기가 있는 질병이어야 한다.
- 타당하고 신뢰성 있는 검사방법이 있어야 한다.
- 주민들이 검사방법을 받아들일 수 있어야 한다.
- 질병의 발생 및 진행과정(자연사)이 알려진 질병이어야 한다.
- 치료를 해야 할 환자로 규정하는 기준이 마련되어 있어야 한다.
- 환자를 발견해서 진단과 치료를 하는 데 쓰이는 경비가 부담이 되지 않아야 한다.
- 환자 스크리닝은 지속적으로 이루어져야 한다.

2. 검사방법의 타당도와 신뢰도

여러 가지 생물학적인 현상을 간접적인 방법으로 측정하여 결론을 유도하는 역학에서 측정이 얼마나 정확하고 믿을 수 있는가의 문제는 무엇보다도 중요하다. 왜냐하면 측정 자체가 정확하지 못할 때에는 아무리 훌륭한 연구설계로 좋은 연구결과를 얻었다 하더라도 우리가 찾고자 하는 것을 찾을 수 없으며, 오류를 범하기 때문이다. 따라서 집단검진을 위한 검사방법에 있어 검사도구가 갖추어야 할 필수조건은 타당도와 신뢰도이다.

1) 타당도

타당도(validity)는 '측정 결과가 진정한 참값을 반영하는 정도'를 의미한다. 검사방법의 타당도는 민감도(sensitivity), 특이도(specificity), 예측도(predictability)로 평가한다. 민감도는 특정 검사방법이 질병이 있는 사람을 양성으로 바르게 확인해내는 능력이며, 특이도는 건강한 사람을 음성으로 바르게 찾아내는 능력이다. 민감도와 특이도 외에 타당도를 보여주는 지표로 위음성률과 위양성률이 있다. 위음성률은 질병이 있는 사람이 검사결과 음성일 확률이며, 위양성률은 질병이 없는 사람이 검사결과 양성일 확률을 의미한다. 예측도는 검사결과가 양성인 사람들 중에서 질환이 있는 사람의 비율(양성예측도)과 검사결과가 음성인 사람들 중에서 건강한 사람의 비율(음성예측도)로 구분되며, 그 검사방법의 예측능력을 의미한다. 타당도의 계산방법은 표 4-6과 같다.

예를 들어, 자궁경부암 진단을 위한 세포진검사의 타당도를 구하기 위하여 세포진검사와 생검을 실시하였다. 그 결과는 표 4-7과 같다.

표 4-6 진단검사의 예측도

검사결과	확진에 의한 질병		계
	있다(+)	없다(−)	
양성	A(진양성, true positive)	B(가양성, false positive)	A+B(총 검사 양성 수)
음성	C(가음성, false negative)	D(진음성, true negative)	C+D(총 검사 음성 수)
계	A+C(총 환자 수)	B+D(총 비환자 수)	A+B+C+D(총 수)

- 민감도 $= \dfrac{A}{A+C} \times 100(\%)$
- 특이도 $= \dfrac{D}{B+D} \times 100(\%)$
- 위음성률 $= \dfrac{C}{A+C} \times 100(\%)$
- 위양성률 $= \dfrac{B}{B+D} \times 100(\%)$
- 양성예측도 $= \dfrac{A}{A+B} \times 100(\%)$
- 음성예측도 $= \dfrac{D}{C+D} \times 100(\%)$

표 4-7 세포진검사의 타당도

Pap smear	생검에 의한 확진		계
	자궁경부암	건강한 사람	
양성	189	72	261
음성	12	496	508
계	201	568	769

세포진검사의 결과는 분류 5단계 중 2단계까지를 세포진검사 결과 음성이라고 하였으며, 세포진 분류 3~5단계까지는 양성으로 판정을 하였다. 그리고 자궁암의 집단검진방법인 세포진검사의 타당도(민감도, 특이도, 양성 그리고 음성 예측도)를 구하면 다음과 같다.

- 민감도 = (189/201) × 100 = 94.03(%)
- 특이도 = (496/568) × 100 = 87.32(%)
- 예측도
  - 양성예측도 = (189/261) × 100 = 72.41(%)
  - 음성예측도 = (496/508) × 100 = 97.64(%)

그러므로 위의 자궁경부암 집단검진 도구인 세포진검사는 가양성의 수가 많아 확진하는 데 비용이 많이 들더라도 정확한 자료가 필요한 경우에는 민감도를 높여야 한다. 하지만, 새로운 치료제의 효과를 연구하기 위해서 질병이 있는 사람만을 골라내야 할 때에는 특이도를 높여야 한다.

2) 신뢰도

신뢰도(reliability)는 '같은 대상을 반복 측정했을 때 같은 결과가 나오는 정도'이다. 즉, 그 측정이 객관적이든 주관적 판단에 의한 것이든 간에 동일 측정 도구를 반복적으로 사용하여 측정치가 동일한 것을 얻을 확률을 재는 것으로, 오차가 클수록 신뢰도가 낮아진다. 신뢰도에는 정확도가 필수조건이다. 신뢰도에 영향을 미치는 요인은 다음과 같다.

- 측정대상자 요인: 대상자의 감정상태, 동기부여, 피로도 등으로 인하여 먼저 측정 시의 결과와 나중에 측정한 결과가 다르게 나타날 수 있다.
- 측정자 요인: 측정자의 측정 기술이나 숙련도 또는 해석이 달라짐으로써 신뢰도가 낮아질 수 있다.
- 측정 환경 또는 상황 요인: 측정–재측정 환경이 달라서 측정 결과에 차이가 나타나는 경우이다.
- 측정 도구 자체 요인: 측정 도구의 정밀도 자체가 낮아서 측정값 간의 오차가 유발되는 문제이다.

역학적 연구

05절

1. 역학적 연구방법의 분류

역학적 연구방법은 인구집단을 대상으로 질병의 분포 및 자연사를 파악하고 병인, 숙주, 환경의 상호관계를 토대로 하여 질병 발생요인을 규명하고 집단의 역학적 진단과 대책을 수립하는 것으로 크게 관찰연구와 실험연구로 분류된다.

관찰연구에는 기술역학연구와 분석역학연구가 있다. 기술역학연구는 건강과 건강 관련 상황이 발생했을 때 있는 그대로의 상황을 기술하는 것이다. 인구집단 내에 질병 발생양상을 인적, 지역적, 시간적 특성별로 기술하며, 생태학적 연구, 사례연구와 사례군연구가 있다. 분석역학연구는 관찰을 통해 얻어진 질병 발생과 그 요인 또는 속성과의 인과관계를 규명해 내는 연구방법으로 단면연구, 환자-대조군연구, 코호트연구가 있다(그림 4-9).

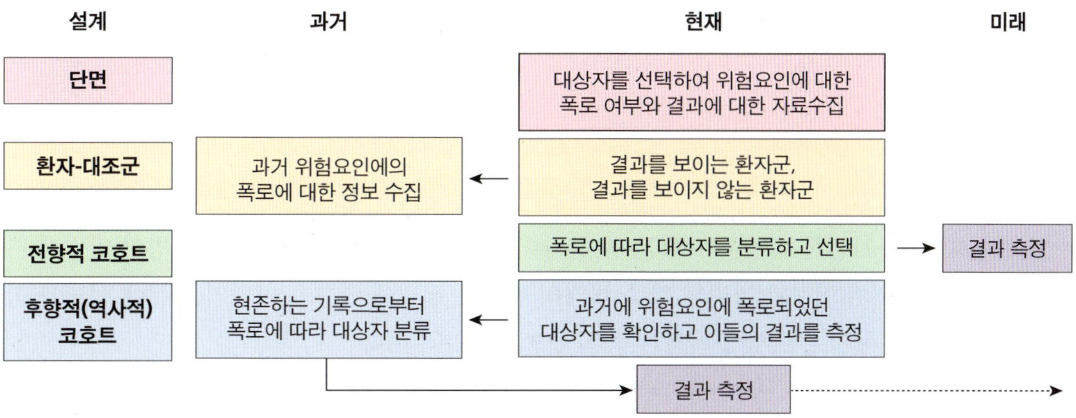

그림 4-9 연구방법과 시간적 관계

실험연구는 연구자가 연구대상자의 참여, 주 요인 및 교란요인에의 노출, 무작위 배정 등 여러 연구조건들을 배정하거나 통제하여 연구 수행과정에서 발생할 수 있는 여러 가지 편향(bias)이 연구결과에 영향을 끼치지 못하도록 고안된 연구형태이다. 신약이나 새로운 치료방법의 효과를 확인하기 위한 환자 대상의 무작위 임상실험과 무작위 배정을 할 수 있는 일부 지역사회시험이 이에 해당한다.

2. 역학 연구방법

1) 기술역학

기술역학(descriptive epidemiology)은 건강과 건강 관련 상황이 발생했을 때 있는 그대로의 상황을 기술하기 위해 관찰을 기록하는 것이다. 기술역학의 주요한 세 변수는 사람, 시간, 장소이다(표 4-8). 이를 통해 질병분포에 차이를 유발하는 요인이 인적 특성 차이 때문인지, 시간적 변화 또는 지역적 특성 차이인지를 관찰하여 건강, 질병 빈도 차이를 일으키는 요인이 무엇인지에 대한 가설을 제기하게 된다. 기술역학연구를 통해 제기된 가설은 분석역학연구를 통해 추후 밝혀진다.

표 4-8 기술역학의 주요 변수

인적 변수(person variables)	• 연령, 성, 종족, 결혼상태, 경제상태, 교육 수준, 직업, 종교, 출산순위, 부모의 연령, 가족 수 등
지역적 변수(place variables)	• 지대적(한대 · 열대 · 온대), 국제적(비교), 지구적, 국내적, 국소적, 도시-농촌
시간적 변수(time variables)	• 토착성 · 유행성, 장기변동, 주기변동, 계절변동

(1) 인적 변수

인적 특성에는 성별, 연령과 같이 변화가 불가능한 요인이 있지만, 대부분은 개인적 속성으로 분류되는 형태와 사회적 속성으로 분류될 수 있는 사회경제적 수준 등으로 분류할 수 있다(표 4-9).

① 연령

연령은 변경이 가능하지 않은 요인들 중 하나이다. 그러나 대부분의 건강과 질병이 연령에 따라 큰 변화를 보이며 연령과 관련된 각종 행태적 변화가 질병에 영향을 미치기 때문에 성별과 함께 모든 역학연구에서 반드시 고려해야 하는 기본적인 변수이다.

표 4-9 기술역학연구에서 사용되는 인적 변수

범주	종류
타고난 특성	연령, 성별, 인종, 유전 특성 및 감수성 등
획득한 특성	면역기능, 결혼상태, 생리적 계측치 등
생활습관	흡연, 음주, 식이, 운동 등
사회경제적 환경	사회경제적 수준, 교육 수준, 직업, 종교 등

[자료원] 김정순(2000). 역학원론. 신광출판사.

② 성별

성별의 차이는 또한 거의 모든 건강과 질병에 관련되어 있다. 또한 성별에 따라 각종 행태적 차이가 관찰되기 때문에 역학연구에서 반드시 고려해야 하는 기본적인 변수이다. 예를 들어, 대부분의 질환에서 남자가 여자에 비해 사망률이 높다. 하지만 고혈압, 당뇨병, 우울증, 관절염 등의 질병은 여성의 유병률이 더 높다. 자살은 남자에서 많으나 자살 시도는 여자에서 훨씬 많다. 이는 질병 자체가 성별에 따른 생물학적 기전을 가지고 있거나, 흡연 · 음주 · 사고와 같은 위험 요인에의 노출 기회의 차이, 해당 질병을 인지하고 보고하는 과정 등 사회적 특성에서의 성별 차이 때문으로 볼 수 있다.

③ 결혼상태

결혼상태는 연령, 성별과 더불어 역학연구에서 수집되는 기본 정보이다. 기혼자는 미혼, 사별, 이혼 등 다른 결혼상태에 비해 사망률이 낮다. 이는 건강이 나쁘거나 병에 걸린 사람은 결혼하지 않거나, 출산과 양육과정에 따른 생물학적 영향과 기혼자의 생활습관 등의 행태가 미혼자와 다를 수 있기 때문이다. 특히 미혼자는 자살률이 높은데, 이는 결혼 자체가 정신적 안정감을 주거나 가족에 대한 유대감, 책임감으로 인해 자살률을 낮추는 역할을 하였을 수도 있다.

④ 가족력과 유전적 감수성

많은 질병이 가족력과 관련되어 있어서 특정 질병의 가족력을 조사함으로써 해당 질병의 유전적 특성 또는 환경적 특성을 파악할 수 있다. 질병이 유전적인 요인으로 인해 발생할 경우에는 일정 나이에 도달한 다음에 발생하며 일반적인 산발적 질병에 비해 발병이 이르다.

개인의 유전적 감수성은 질병 발생에 있어서 개인적 감수성 차이를 유발하거나 콜레스테롤 등 여러 가지 생물학적 지표에도 다른 영향이 관찰된다. 유전적 감수성 요인을 가진 사람은 그렇지 않은 사람에 비해 환경적 요인의 노출에 대해 감수성이 높아서 더욱 많은 질병이 발생할 수 있을 것으로 보고 있다.

⑤ 인종과 종교

미국의 경우 주요 질병 사망률이 백인에 비해 흑인에서 높게 관찰되고 있다. 이는 인종에 따른 유전적 차이보다는 식습관, 교육 수준, 주거환경 등의 사회경제적 요인 차이로 인해 기인되었을 가능성이 더 크다. 아시아인은 위암, 간암 등의 발생률이 높은 반면, 서양인은 유방암, 전립선암 등의 발생률이 높다. 종교에 따라서도 다른 식이, 생활습관 및 문화를 가지고 있기 때문에 질병의 발병양상은 다르게 관찰된다.

⑥ 직업과 사회경제적 수준

직업은 한 사람의 사회경제적 수준과 하루 중 대부분의 시간을 보내는 환경을 결정하기 때문에 질병 발생에 큰 영향을 미칠 수 있는 요인으로 평가된다. 직업에 따른 특수한 작업환경 등에 대한 객관적인 측정지표는 특정 질병 발병과 연관성을 규명하는 데 유용한 정보를 제공해 준다. 또한 사회경제적 수준은 직업을 포함해 교육과 소득 수준 등을 포괄하는 사회적 지표로 오랫동안 질병 발병에 큰 영향을 미치는 변수로 알려져 있다.

(2) 지역적 변수

지역적 특성에 따른 질병 빈도의 차이는 인종이나 민족 구성, 종교, 유전적 소인과 같은 주민의 특성에 따른 차이와 지역 간 생물학적 환경의 차이, 화학적 · 물리학적 환경, 사회경제적 환경의 차이에 의해 관찰되었을 가능성이 있기 때문에 그 결과를 해석할 때는 이를 고려해야 한다. 특히 지역응집성은 질병의 특성 관찰에 매우 중요하며, 지역응집성 정도에 따라 다른 보건의료 대책을 고민해야 한다. 지역응집성의 수준에 따라 아래와 같이 산발성, 토착성, 유행성, 대유행성 질환으로 분류한다.

- 산발성(sporadic): 지역이나 시간에 따라 질병 발생의 응집성이 관찰되지 않는 질환을 말한다. 즉 질병 유행이 아니고 시간이나 지역에 따라 어떠한 경향성을 보이지 않을 때 이 질병의 발생을 산발적 발생이라고 한다.
- 토착성(endemic): 특정 지역에 어떤 형태이건 항상 존재하면서 시간적으로 비교적 오랜 기간 동안 발생 수준이 일정한 질병을 말한다.
- 유행성(epidemic): 어떤 지역에서 일시적으로 평상시 기대되는 발생 수준, 즉 토착적 발생 이상으로 발생하는 질환을 유행성 질환이라고 한다. 그 지역에 없던 질환이 외부로부터 유입될 때 이를 외인성 유행(exotic epidemic)이라고 하며, 그 지역에 존재하는 질환이 토착성 이상의 수준으로 유행되는 것을 토착성 유행(endemic epidemic)이라고 한다.
- 대유행성(pandemic): 질병 유행이 한 지역에 국한되지 않고 최소한 두 국가 이상의 광범위한 지역에 동시에 유행하는 질환을 대유행성 질환이라고 한다.

(3) 시간적 변수

시간 경과에 따른 질병 발생양상의 변화에 대한 관찰을 통해 해당 질병 발생과 관련된 요인, 조기발견, 그리고 치료 효과의 영향이 어떠한지 종합적으로 평가할 수 있다. 이를 통해 변화양상이 규칙적이고 예측 가능하다면 이에 대비한 정책을 미리 마련할 수 있고, 예측되지 않은 돌발적 질병이 증가하면 원인을 규명하고 신속하고 적절한 대책을 마련할 근거자료를 제공해 줄 수 있다.

① 추세변동(secular trend)

어떤 질병을 수년 또는 수십 년간 관찰하였을 때, 증가 또는 감소의 경향을 보여주는 것을 말한다. 즉 장기간의 관찰을 통해 볼 수 있는 이환율 및 사망률의 변동을 말한다. 예를 들어, 장티푸스는 30~40년 주기, 디프테리아는 10~24년의 추세변동을 보인다.

② 주기변동(cyclic variation)

순환변화라고도 하며, 주로 감염성 질환에서 몇 년을 주기로 집단 발병이 재현되는 양상을 말한다. 예를 들어, 홍역은 2~3년, 백일해는 2~4년마다 주기적으로 유행한다.

③ 계절변동(seasonal variation)

질병분포가 1년을 주기로 많이 발생하는 달이나 계절이 있을 때를 지칭하는 개념이다. 예를 들어, 매개동물인 모기로 전파되는 말라리아는 6~10월 사이에 가장 많이 발생한다.

④ 불시유행(irregular variation)

어떤 시간적 특징을 보이지 않고 돌발적으로 질병이 발생하여 집중적으로 많은 환자가 발생하는 경우이다. 특히 외래 감염병의 국내 침입 시 돌발적으로 유행하는 경우이다.

2) 분석역학

분석역학(analytic epidemiology)은 관찰을 통해 얻어진 질병 발생과 그 요인 또는 속성과의 인과관계를 규명하는 연구이다. 대표적으로 단면연구, 환자-대조군연구, 코호트연구가 있다.

(1) 단면연구

단면연구(cross-sectional study)는 일정한 인구집단을 대상으로 질병과 특정 노출요인에 대한 정보를 같은 시점, 또는 짧은 기간 내에 얻는 역학적 연구방법이다. 즉 한 시점에서 원인이라고 의심되는 요인과 결과라고 고려되는 질병을 동시에 가지고 있는 집단과 원인이라고 의심되는 요인이나 질병을 별개로 가진 집단 또는 이 두 개의 조건을 모두 가지고 있지 않은 집단들의 모집단 내의 빈도를 비교하는 방법이다(그림 4-10).

단면연구는 크게 두 가지의 목적을 위해 수행한다. 첫째, 유병률 또는 어떤 요인에의 노출률을 파악하기 위함이다. 유병률 조사(prevalence survey)는 유병률 추정을 주된 목적으로 한 단면연구이다. 둘째, 질병의 위험요인을 밝히는 것이다. 단면연구를 통해 질병과 관련 요인에 대한 노출 정보를 얻을 수 있다.

단면연구의 장점은 비교적 쉽게 수행할 수 있고 다른 역학적 연구방법에 비해 비용이 상대적으로 적게 소요되어 비용, 노력, 시간적으로 경제적이라는 것이다. 단면연구는 질병관리의 우선

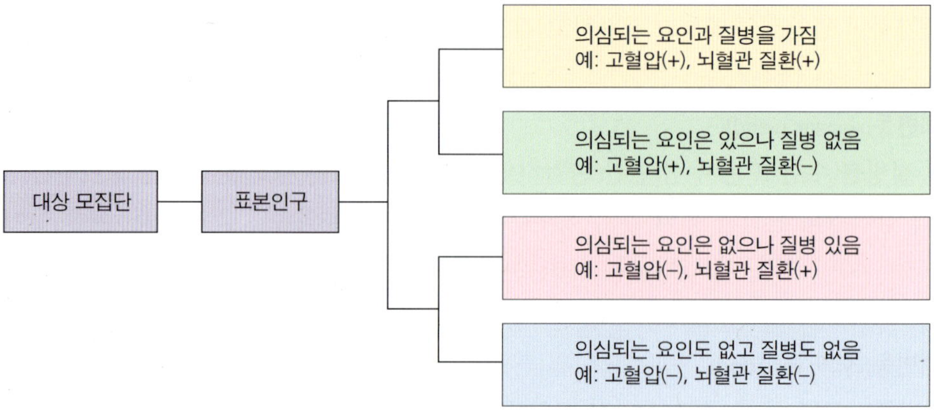

그림 4-10 단면연구설계

순위를 결정하기 위해 건강상태를 측정하거나 지역사회의 일반 인구를 대상으로 환자를 확인할 때 유용한 연구이다. 지역사회보건사업을 기획할 때 유용하게 사용된다.

질병의 위험요인을 밝힌다는 측면에서 단면연구는 다음과 같은 단점을 가지고 있다. 첫째, 시간적 선후관계가 모호하다는 것이다. 단면연구에서 환자는 새로 발견되는 환자가 아닌 유병환자이다. 상당 기간 이미 질병을 지닌 유병환자로부터 질병 이전의 노출 정보를 정확히 얻을 수 없으므로 질병 발생과 위험요인 노출 간의 시간적 선후관계가 모호할 수밖에 없다. 둘째, 단면연구에서 확인되는 환자는 해당 질병을 앓고 있는 전체 환자가 아니라 연구 시점에 포함된 환자로 제한된다. 즉, 이미 사망한 환자나 병원 입원 중인 환자, 다른 지역에 거주하는 환자는 제외된다. 또한, 유병기간이 긴 환자가 유병기간이 짧은 환자에 비해 상대적으로 보다 더 많이 포함될 가능성이 있다. 셋째, 질병 수준이나 위험요인의 노출 수준이 매우 드물다면 단면연구가 적절하지 않다. 위험요인과 질병 간의 관련성을 확인하기 위해서는 두 군 간 비교성을 가지면서 충분한 환자 수가 확인되어야 통계적 검정력이 확보될 수 있기 때문에 드문 질환이거나 드문 노출 수준을 가지는 위험요인인 경우에는 단면연구가 적절하지 않다.

(2) 환자-대조군연구

환자-대조군연구(case-control study)는 건강문제의 원인 또는 위험요인을 규명함에 있어서 결과를 먼저 관찰한 다음에 이러한 결과를 초래한 가능한 원인 또는 요인을 탐구해 가는 역학적 연구방법이다. 연구의 전개방식이 질병 발생 여부에 따른 2개의 대상자집단을 선정한 후, 각 집단에서 질병 발생 원인의 경험 여부를 조사하게 되므로 후향적 연구(retrospective study)라고도 한다. 특정 건강문제를 가진 환자군과 건강문제를 가지지 않은 대조군을 선정한 후, 과거 또는 현재의 특정 요인 노출 정도를 두 군 사이에서 비교하는 방법이다. 만일 환자군과 대조군 사이에 노출의 정도가 다르다면 그 위험요인이 건강문제와 인과적 관련성을 가지고 있다고 추론할 수 있다(그림 4-11).

환자-대조군연구에서는 요인과 질병 간의 연관성 지표로서 교차비(odds ratio)를 산출한다.

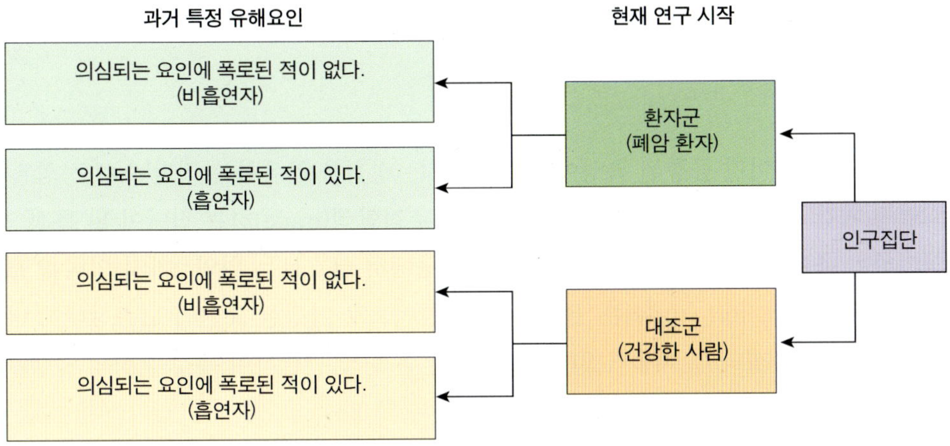

그림 4-11 환자-대조군연구설계

표 4-10 환자-대조군연구의 교차비 계산

질병/요인	환자군	대조군	계
노출됨	A	B	A+B
노출되지 않음	C	D	C+D
계	A+C	B+D	

이는 '환자군에서 위험요인 노출/비노출 비에 비해, 대조군에서의 노출/비노출 비=(A/C)/(B/D)' 또는 '위험요인 노출군에서의 질병 있음/없음 비에 비해, 위험요인 비노출군에서의 질병 있음/없음 비=(A/B)/(C/D)'로 정의된다. 위험요인이든 질병이든 상관없이 두 대응비에 대한 비, 즉 교차비(비의 비)는 모두 AD/BC로 계산된다(표 4-10).

환자-대조군연구의 성패는 얼마나 비교성 있는 대조군을 선정하는가에 달려 있다. 명확한 환자 혹은 대조군의 정의하에 환자군과 대조군을 얼마나 잘 분류하고 선별하는지가 가장 중요하다. 환자-대조군연구에서 과거 위험요인 노출에 대한 부정확한 정보수집은 정보편차를 초래하게 되고 이것이 연구결과를 좌우하게 된다.

환자-대조군연구의 장점은 첫째, 대상자 수의 규모가 작고 이미 질병이 발생한 환자와 그 대조군을 비교하는 연구이므로 비용과 시간적 측면에서 효율성을 가지고 있다는 것이다. 둘째, 이미 발생된 환자를 대상으로 하기 때문에 윤리적인 문제가 적다. 셋째, 한 질환에 대해 여러 가지 위험요인을 밝힐 수 있고, 넷째, 과거의 정보가 잘 보관된 경우에는 후향적인 자료를 모아 연구에 이용할 수 있어 용이하다. 다섯째, 연구의 특성상 병원 기록 등을 이용하여 환자군을 선정할 수 있어 희귀질환연구에 적절하며, 긴 잠복기를 가진 질병에도 적합하다.

환자-대조군연구의 단점은 첫째, 비교하려는 요소 이외의 모든 조건이 비슷한 대조군의 선정이 어렵고, 둘째, 연구에 필요한 정보가 과거 행위에 관한 것이므로 요인-질병 간의 시간적 선후관계가 명확하지 않다는 것과 각종 편견이 발생할 수 있다는 것, 셋째, 교차비에 의한 간접 비교만을 할 수 있다는 점이다.

(3) 코호트연구

코호트(cohort)는 '어떤 공통된 특성이나 속성, 또는 경험을 공유하는 집단'으로 정의된다. 코호트는 '일정 기간 동안 추적조사(follow-up) 또는 추적탐색(trace)하는 집단이 된 특정 인구집단'을 의미하는 용어로 사용되기도 한다. 역학적 연구에서 코호트는 위의 2가지 의미를 모두 포함한다. 코호트연구(cohort study)는 질병 발생의 원인으로 가정한 요인의 노출상태에 따라 연구대상 인구집단을 구성하고, 이들을 일정 기간 동안 추적 및 관찰하여 특정 질병의 발생 여부를 확인하는 형태의 연구이다(그림 4-12).

코호트연구는 '요인 노출'과 '건강문제 발생'에 대한 연구자료를 어떠한 방법으로 수집하느냐와 어느 시점에서 연구를 시작하느냐에 따라 전향적 코호트연구(prospective cohort study)와 후향적 코호트연구(retrospective cohort study)로 구분된다(그림 4-13). 전향적 코호트연구에서는 연구를 시작할 때 연구대상인 코호트 구성원으로부터 요인노출에 대한 자료를 수집하고 그 시점 이후부터는 전향적으로 추적조사하며 해당 건강문제의 발생 여부를 조사하는 형태이다. 후향성 코호트연구는 연구 시작 시점을 기준으로 할 때, 환자-대조군연구와 다른 점이 없다. 그러나 환자-대조군연구는 질병이 있는 사람과 질병이 없는 사람을 선정한 후 연구를 시작하나, 코호트연구는 노출군과 비노출군을 선정한 후 연구를 시작한다는 데 큰 차이가 있다.

코호트연구에서 특정 노출과 특정 질병 발생 사이의 연관성 크기는 요인에 노출된 집단과 비노출집단의 질병발생률의 비로 산출할 수 있는데, 이것이 비교위험비(relative risk ratio, RRR)

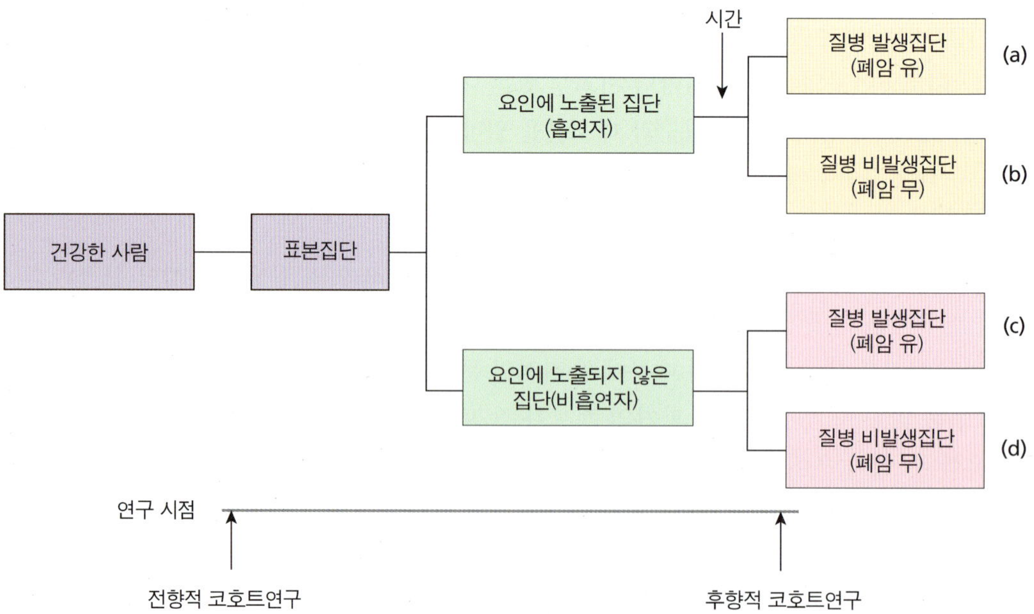

그림 4-12 코호트연구설계

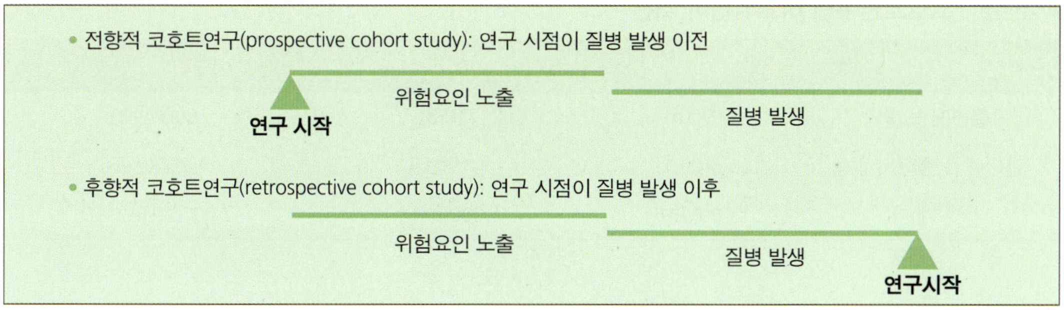

그림 4-13 연구 시점에 따른 코호트연구 분류

표 4-11 코호트연구의 비교위험비 계산

질병/요인	환자군	대조군	계
노출됨	A	B	A+B
노출되지 않음	C	D	C+D
계	A+C	B+D	

이다(표 4-11). 비교위험비가 1보다 큰 경우는 해당 요인에 노출되면 질병의 위험도가 증가한다는 의미이다. 즉, 위험요인 노출과 질병 발생 사이에 연관성이 있으며 이 요인은 질병을 일으키는 원인일 수도 있다. 반대로 비교위험비가 1보다 작은 경우는 해당 요인에 노출된 경우, 오히려 질병의 위험도가 감소한다는 것으로, 이 요인은 질병을 예방하는 효과가 있다고 해석할 수 있다.

$$\text{비교위험비} = \frac{\text{노출군에서 발생률}}{\text{비노출군에서 발생률}} = \frac{\left(\frac{A}{A+C}\right)}{\left(\frac{D}{C+D}\right)}$$

코호트연구의 한 예를 표 4-12에 제시하였다. 이 연구에서 비교위험비를 구하면 (90/800)/(10/1,200)=13.3이다. 즉, 흡연군에서의 폐암 발생률은 비흡연군의 발생률보다 13.5배만큼 크다는 의미이다.

코호트연구의 장점은 위험요인 노출에서부터 질병진행의 전 과정을 관찰할 수 있고, 위험요인과 질병 간의 시간적 선후관계가 비교적 분명하다는 것이다. 따라서 노출상태에 따라 여러 질병 간의 연관성을 파악할 수 있다. 하지만 단점은 장기간의 계속 관찰이 필요하므로 경비, 노력, 시간 등의 많은 비용이 든다는 점이다. 또한 추적이 어려운 대상자가 많아지면 연구 결과에 영향을 주기도 하며, 질병의 발생률이 낮은 경우에는 연구에 어려움이 있다.

표 4-12 코호트연구의 비교위험비 계산

노출 여부/원인	폐암 발생	폐암 비발생	계
흡연에 노출됨	90(A)	710(B)	800(A+B)
흡연에 노출되지 않음	10(C)	1,190(D)	1,200(C+D)
계	100(A+C)	1,900(B+D)	2,000(A+B+C+D)

3) 실험연구

임상시험(clinical trial)은 사람을 대상으로 하는 실험적 연구(experimental research)로서 주로 새로운 치료법에 대한 효과와 안전성을 평가하는 것을 목적으로 수행된다.

임상시험에 참여하는 사람들은 새로운 치료법으로 인하여 기존 치료법 이상의 탁월한 치료효과로 혜택을 얻을 수도 있지만, 반대로 예기치 않았던 부작용으로 치명적인 위험을 입을 수도 있다. 따라서 연구를 계획할 때 신치료법의 위험 - 혜택 비(risk-benefit ratio)의 가능성을 충분히 고려해 보아야 한다.

임상시험은 질병의 원인을 규명하거나 분석역학에서 얻은 위험요인의 중재방법 효과 검증, 치료 효과를 위한 임상적 평가 등을 목적으로 이용하는 연구방법이다. 인위적으로 실험군에는 의심되는 요인을 노출시키고 대조군은 의심되는 요인에 노출시키지 않으며, 실험군과 대조군을 무작위로 선정하여 연구 대상자와 실험자 모두 실험 내용을 모르게 하는 이중맹검법(double blind method)을 사용하여 연구를 수행한다.

실험연구 중 지역사회 실험연구는 질병의 관리 및 예방을 위하여 질병상태의 변화를 관찰함으로써 질병의 예방적 치료방법에 대한 가치를 검증하거나 사업의 효과를 측정하고자 할 때 실시할 수 있다. 임상실험연구는 새로운 중재방법의 효과를 검증하기 위해 사람이나 동물을 대상으로 병원 등에서 이루어진다.

실험연구는 인과관계를 정확하게 확인할 수 있는 장점이 있으나 윤리적인 문제로 연구의 제한점이 있는 것이 단점이다. 즉 임상시험은 사람을 대상으로 하는 실험적 연구이므로 윤리적인 측면에서 문제가 없어야 한다. 따라서 연구대상이 되는 환자의 인권과 복지를 보장하여야 하며 나아가 과학적인 연구로 수행되어 그 결과가 환자의 진료에 직접적으로 적용할 수 있는 객관적인 근거를 생성할 수 있어야 한다.

인구현상의 이해

06절

1. 인구의 개요

1) 인구의 정의

인구(population)란 일정한 기간에 일정한 지역에 생존하는 인간집단을 말하며, 정치적 · 경제적으로 생활권을 같이하며 집단생활을 하는 주민의 총체를 말한다. 인구와 관련된 용어로는 인구, 인종, 국민 및 민족이 있는데, 인구는 시 · 공간 공동체의 개념으로 본 것이고, 인종은 인간의 집단을 생물학적 · 혈연적 중심의 유전공동체 개념으로 본 것이다. 국민은 법적 중심의 국적공동체로 본 개념이며, 민족은 문화적 정서의 공유에 따른 문화공동체 개념에서 본 것이다. 인구는 시점 간에 크기가 바뀌고 구조가 변화하며 공간적으로 분포양상을 달리한다.

2) 인구의 분류

(1) 이론적 인구

인구현상을 연구하기 위하여 여러 가지 가정 위에서 설정된 인구로서 보통 통계적 방법에 의해 계량적으로 표현한다.

① 폐쇄인구

폐쇄인구(closed population)는 가장 기본적인 이론적 인구로, 인구의 이동이 전혀 없고 출생과 사망에 의해서만 변동이 일어나는 인구이다. 반대로 인구이동에 의한 인구 증가가 가능한 경우는 개방인구라고 한다.

② 안정인구

안정인구(stable population)는 폐쇄인구의 특수한 경우로 연령별 출생률과 연령별 사망률이 일정한 인구를 말한다. 즉 연령별 구조와 인구의 자연증가율이 일정하다.

③ 적정인구

적정인구(optimum population)는 인구와 자원의 관련성에 근거한 개념으로 인구의 과잉을 식량에만 국한하지 않고 생활 수준에 근거하여 주어진 여건 속에서 최대의 생산성을 유지하여 최고의 생활 수준을 유지할 수 있는 인구를 말한다.

④ 정지인구

정지인구(stationary population)는 출생률과 사망률이 같아서 인구의 자연 증가가 전혀 일어나지 않는 경우이다.

(2) 실제적 인구

인구집단을 시간이나 지역 등의 속성에 결부시켜 분류한 인구로서, 실제적 인구는 교통문제, 도시계획 등 정책의 기초자료로 활용된다.

① 현재인구

어떤 특정한 시점에서 현존하고 있는 인구집단을 모두 그 지역의 인구로 간주하였을 때의 인구를 말한다.

② 상주인구

인구조사를 하는 시점에 해당 지역 내에 통상적으로 주소지를 둔 인구를 말한다. 즉, 주민등록상에 등록된 인구이다.

③ 법적 인구

특정한 관찰 시점에서 어떤 법적 관계에 입각하여 특정한 인간집단을 특정 지역에 귀속시킨 인구를 말한다. 여기에는 본적지 인구, 유권자 인구, 납세 인구 등이 있다.

④ 종업지 인구

어떤 일에 종사하고 있는 장소에 따라 분류한 인구이다. 이를 통해 산업별 구조와 지역사회의 사회경제적 특성을 파악할 수 있다.

2. 인구이론

인구이론이 나오게 된 시기는 중상주의시대로 이 시기의 국가정책은 인구 증가를 장려하였다. Jean-Baptiste Colbert(1619~1683)는 중상주의적 인구 증가를 장려하고 인구의 국외유출을 방지하는 정책을 주장하였고, 유럽은 많은 인구를 통해 강한 근대국가의 건설이라는 시대적 신념을 실현하고자 하였다. 그러나 부랑인과 범죄가 증가하는 등의 사회문제가 발생하기도 하였다.

영국의 사회통계학자인 John Graunt(1620~1674)는 1622년에 발표한 논문 「사망표에 따른 자연적 및 정치적 발견」을 통해 최초로 성비, 연령별 사망률, 사망자의 연령별 사망원인 등의 인구현상에 대한 수적인 분석을 시도하였다. 이후 인구문제를 사회적 시각에서 바라보는 인구이론이 등장하게 되었다. 인구 증가의 사회적 의미에 대한 최초의 논쟁은 Malthus의 『인구론 Essays on the Principle of Population(1798)』이 출판되면서 시작되었다.

1) 맬서스주의

Thomas Malthus의 인구이론인 맬서스주의(Malthusianism)는 인구과다의 원인과 해결방안에 대한 이론이다. Malthus는 영국의 고전경제학의 창설자로서, 체계적이고 학문적인 인구이론을 독립적으로 전개시켰다. 그는 인구현상을 사회경제적 측면에서 이해하였고, 의학의 발달, 모자보건의 향상, 높은 출생률과 낮은 사망률이 인구를 증가시킬 것이라는 18세기의 인구동태와 중상주의 이론의 쇠퇴를 지켜보며 최초의 인구이론을 발표하였다. 그는 저서 『인구론』에서 "인구는 기하급수적으로 증가하지만, 식량은 산술급수적으로 증가한다. 인구 증가가 빈곤 · 악덕 등 사회악의 원인이 되므로 식량에 맞도록 인구를 억제해야 한다"고 주장하였다.

Malthus는 인구 증가의 제한요소로 초기 이론에서는 궁핍과 죄악을 제안하였고, 후기 이론에서는 식욕, 정욕, 인간의 이성이라는 인구 증가의 제한적 요소를 제시하였다. 결론적으로 Malthus는 도덕적 억제인 만혼과 금욕으로 인구를 억제해야 한다고 주장하였다. 그러나 그의 주장에는 다음과 같은 비판이 존재하였다.

- 인구이론을 인구와 식량에만 국한하여 고찰하였다.
- 만혼만으로 인구 증가가 식량생산 수준 이하로 떨어진다는 보장이 없으며, 모든 사람에게 만혼을 기대하기는 어렵다.
- 인구억제의 가장 효과적인 수단인 피임에 대하여 반대하였다.
- 인구문제를 인간과 식량의 관계에 국한한다고 하더라도 반드시 인구가 기하급수적으로 증가하는 것은 아니며, 식량도 산술급수적으로만 증가하는 것은 아니다.

2) 신맬서스주의

신맬서스주의(Neo-Malthusianism)는 Malthus의 인구론에 입각하여 인구 증가 억제를 위해 산아제한이나 수태조절의 필요성을 주장하는 입장이다. 대표적인 학자로는 영국의 Francis Place가 있다. 신맬서스주의가 맬서스주의와 다른 점은 인구 억제의 방법으로 피임법을 중요시하고 피임을 적극적으로 보급하였다는 것이다. 이 견해는 John S. Mill(1806~1873)이 주장하였고 신맬서스주의에 의한 산아제한운동은 미국으로 전파되었다. 이러한 경향은 제2차 세계대전 이후 우리나라를 포함한 아시아와 아프리카, 중남미의 후진국 및 개발도상국에 큰 영향을 미쳤다.

3) 인구변천이론

인구변천이론(demographic transitional theory)은 인구의 변화를 근대화과정과 관련시켜 설명하는 이론으로, 한 지역의 인구는 그 지역의 출생, 사망과 이동에 의해 결정되고, 인구증감의 요인으로 생물학적 요인과 사회학적 요인을 전제한다. 인구변천이론에서는 맬서스주의에서 다루지 않은 산업화에 따른 사회적 · 경제적 · 기술적 변동과 그 외에 인구에 미치는 영향을 중점적으로 다룬다. 또한 사망률보다는 출생률의 변동이 인구변동의 핵심요인임을 강조한다. 이 이론은 산업화를 달성한 사회의 인구변동을 설명하는 데 적합하다. 하지만 짧은 기간에 심한 인구변동을 겪고 있는 경제성장국을 설명하기에는 부적절하다.

인구변천이론은 산업화와 더불어 발생하는 사망률과 출생률의 변화에 따라 인구성장과정을 단계로 나누어 설명하고 있다. 각 단계에서의 출생과 사망의 변화가 상대적으로 다르게 나타남으로써 인구변화를 이해할 수 있다. 대표적인 인구변천이론은 다음과 같은 것들이 있다.

(1) 3단계 인구변천이론

Notestein과 Thompson은 인구의 사망률과 출생률에 의한 인구의 변동과정을 산업화 또는 근대화 과정과 결부시켜서 아래의 3단계로 분류하였다.

① 제1단계: 고잠재적 성장단계(stage of high potential growth)

출생률과 사망률이 모두 높은 다산다사형(*多産多死形*)으로 정치적 불안, 빈곤상태로 인한 높은 사망률 등으로 실질적 인구가 증가하지 않는 단계이다. 주로 전통적인 농업사회에 해당하는 지역으로 공업화가 이루어지지 않은 사회에서 나타나는 단계이다. 만일 산업화가 시작되어 과학기술과 의료기술이나 보건행정망이 발달하는 경우에는 (급격한) 사망률의 감소로 급격한 인구 증가가 예상된다. 또한 일반적으로 생활 수준이 높아짐으로써 평균수명도 길어져 잠재적인 인구 증가의 상황에 놓일 수도 있다.

② 제2단계: 과도기적 성장단계(stage of high transitional growth)

높은 출생률과 낮은 사망률을 보이는 다산소사형(*多産少死形*)으로 높은 자연증가율을 보인다. 급속한 인구 증가가 발생하며, 인구변천의 단계라고 할 수 있다. 사망률의 저하의 주된 원인으로는 살충제 사용으로 인한 식량 생산의 증가, 설파제 및 항생제의 보급, 보건의료의 발달 등이 있다. 이 단계는 다시 초기 인구 증가기와 급격한 인구 증가기의 두 단계로 나누기도 한다.

③ **제3단계: 인구감소 시작단계**(stage of high incipient decline)

출생률과 사망률이 낮아지는 소산소사형(少產少死形)의 단계로, 점진적인 인구의 감소가 예상된다. 이 단계는 다시 인구 증가저하기와 인구감퇴기의 두 단계로 나누기도 한다.

(2) 인구성장 5단계설

C. P. Blacker는 농경사회에서부터 기계문명이 발달된 현대사회로 변천하는 인구의 변천단계를 5단계로 나누었다(그림 4-14).

① **제1단계**

Notestein과 Thompson의 3단계 인구변천이론 중 제1단계에 해당하는 단계이다.

② **제2단계**

Notestein과 Thompson의 3단계 인구변천이론 중 제2단계에 해당하는 단계이다.

③ **제3단계**

Notestein과 Thompson의 3단계 인구변천이론 중 제3단계에 해당하는 단계이다.

④ **제4단계**

인구의 출생률과 사망률이 최저에 달하여 인구 증가가 정지되는 단계로 이탈리아, 중동아시아, 구소련 등의 인구형태이다.

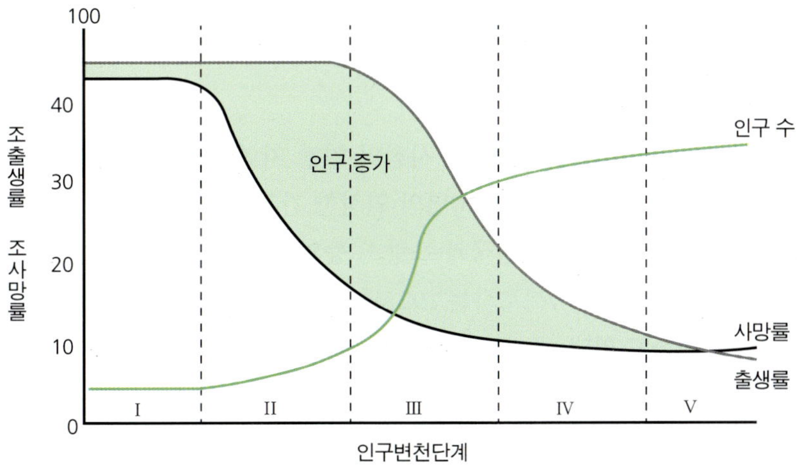

그림 4-14 인구변천단계

[자료원] 이선자, 정문희, 이명숙(1997). 개정증보 지역사회보건간호학. 신광출판사.

⑤ 제5단계

인구의 출생률이 사망률보다 낮아지는 인구감소형이다. 북유럽, 북아메리카, 일본 및 뉴질랜드 등의 선진국들이 여기에 속한다.

3. 인구통계자료

인구통계(demographic statistics)는 인구에 관한 여러 가지 통계로서 출생, 사망, 유입, 유출의 4가지 요인에 의해 영향을 받는다. 인구통계는 인구변동상태를 의미하는 인구동태(dynamic of population)통계와 변동하는 인구집단을 한 시점에서 절단하여 정지된 상태에서 관찰하는 인구정태(static of population)통계로 나뉜다.

1) 인구동태

인구동태는 출생, 사망, 사산, 혼인, 이혼, 입양, 이동 등의 동태상황이 발생할 때마다 신고함으로써 얻어지는 통계로, 피조사자의 법적 신고의무에 의해 파악된다. 동태신고의 의무화는 선진국의 경우에는 정확하지만 개발도상국의 경우에는 제대로 신고가 이루어지지 않아 정확성에 한계가 있다.

2) 인구정태

인구정태는 특정한 순간의 인구상태, 인구의 크기, 구성 및 성격을 나타내는 통계로서, 연령별, 성별, 인구밀도, 산업별, 직업별, 직종별, 농촌 및 도시별, 결혼상태별, 인종별, 실업상황, 국세조사, 사후표본조사, 연말인구조사 등에 의해서 파악된다. 우리나라의 경우에는 5년마다 실시하는 인구주택총조사와 주민등록자료를 통해 이루어지고 있다.

(1) 전수조사

전수조사(census)는 정기적으로 어떤 한 시점의 일정 지역에 있는 인구에 대한 개인단위의 정보를 수집하는 것이다. 보통 5년 또는 10년의 일정한 간격으로 실시한다. 최초의 전수조사는 1749년에 스웨덴에서 실시되었으며 영국과 프랑스 등의 유럽 국가들이 이를 이용하였다. 우리나라에서 근대적 의미의 최초의 국세조사는 1925년 10월 1일에 시행되었으며, 현재는 인구주택총조사를 5년마다 실시하고 있다.

(2) 표본조사

표본조사는 특수한 목적을 위해 한정된 내용의 통계자료를 수집할 때 사용한다. 표본을 추출할 때는 표본의 대표성이 확보되어야 한다. 전수조사를 실시하면서 1~5% 범위 내에서 표본을 선정하여 실시하기도 한다.

3) 생정통계

(1) 출생지표

세계보건기구(WHO)는 출생을 "임신기간에 관계없이 태아가 그 모체로부터 완전히 만출 또는 적출되는 것으로 태아가 이러한 분리 후에 탯줄의 절단이나 태반의 부착 여부에 관계없이 호흡을 하거나 심장의 고동, 탯줄의 박동 또는 수의근의 명확한 운동과 같은 생명의 증거를 나타내는 출산의 각 생성물"이라고 정의하였다. 출생은 생물학적 요인과 사회문화적 요인에 영향을 받는다.

출생이 생물학적인 현상이라는 점에서 출산력(fertility)이라는 용어를 사용하는데, 출산력이란 한 인구 속에서 태어나는 출생아 수에 기초를 둔 현실적인 출생 수준을 의미한다. 이는 결혼, 피임, 건강, 경제사정 등을 고려하여 실제로 아이를 낳을 수 있는 능력을 말한다. 특히 출산력은 결혼연령, 혼인규범과 결혼의 안정성, 가족의 자녀 수에 대한 가치관, 피임과 인공유산 등과 같은 사회문화적 요인에 더욱 영향을 많이 받는다. 가임력(fecundity)은 인구가 가지는 잠재적 출생수준, 즉 출산의 생리적 능력을 의미하며, 이는 생물학적인 요인에 의해 영향을 받는다. 다음은 일반적으로 자주 사용되는 출생지표들이다.

조출생률(crude birth rate) $= \dfrac{\text{연간 총 출생아 수}}{\text{연 중앙인구(그 해 7월 1일 현재 총 인구 수)}} \times 100$

일반출산율(general fertility rate) $= \dfrac{\text{연간 총 출생아 수}}{\text{가임연령(15~44 또는 49세) 여자 인구 수}} \times 100$

연령별 특수 출산율 (age specific fertility rate) $= \dfrac{\text{그 해의 특수 연령층 여자에 의한 출생아 수}}{\text{어떤 해 7월 1일 특수 연령층 여자 수}} \times 100$

합계출산율(total fertility rate): 한 명의 여자가 특정 연도의 연령별 출산율에 따라 출산을 할 때 일생 동안 모두 몇 명의 아이를 낳는지를 나타내는 지수이다. 연령별로 출산율을 구하여 이를 모두 더하여 산출한다. 국가별 출산력 수준을 비교하는 주요 지표로 사용되고 있다.

총 재생산율(gross reproduction rate) $= \dfrac{\text{합계출산율} \times \text{여아 출생 수}}{\text{총 출생 수}} \times 100$

(2) 사망지표

사망은 출생 이후 어느 시기에서나 생명이 제 기능을 수행할 가능성이 영구적으로 상실된 상태이다. 사망 자체는 생물학적 현상이어서 성과 연령과 같은 생물학적 요인에 영향을 받지만, 직업, 거주 지역, 종교, 보건의료 수준, 경제 수준 등과 같은 사회경제적 조건에서도 영향을 받는다. 특히 사망은 출생에 비해 집단의 가치나 문화보다 생활 수준 및 보건의료서비스의 이용 수준에 더 크게 영향을 받는다. 다음은 일반적으로 자주 사용되는 사망지표들이다.

$$\text{조사망률(crude death rate)} = \frac{\text{연간 총 사망자 수}}{\text{연 중앙인구(그 해 7월 1일 총 인구 수)}} \times 100$$

$$\text{연령별 특수 사망률 (age specific death rate)} = \frac{\text{특정 연령군의 1년간 사망자 수}}{\text{특정 연령군의 연 중앙인구 수}} \times 100$$

$$\text{영아사망률(infant mortality rate)} = \frac{\text{같은 해의 신생아사망아 수}}{\text{특정 연도의 출생아 수}} \times 100$$

$$\text{신생아사망률(neonatal mortality rate)} = \frac{\text{같은 해의 신생아사망아 수}}{\text{특정 연도의 출생아 수}} \times 100$$

$$\text{모성사망률 (maternal mortality rate)} = \frac{\text{같은 해의 임신, 분만, 산욕으로 인한 모성사망자 수}}{\text{15~49세 여자 수}} \times 100$$

$$\text{비례사망지수 (proportional mortality index, PMI)} = \frac{\text{같은 해의 50세 이상의 사망자 수}}{\text{특정 연도의 총 사망 수}} \times 100$$

4. 인구구조

인구구조는 어느 인구집단의 성별, 연령별, 산업별, 지역별 구성상태를 말하며, 그 지역의 사회경제학적 특성을 잘 나타내고 있어서 이를 통해 사회적 문제와 경제적 잠재력을 예측할 수 있다. 인구구조의 양적 기준에는 연령이 있고, 질적 기준에는 성, 직업, 교육 정도, 인종과 사회계층 등이 포함된다. 일반적으로 성 및 연령별 구조를 인구분석학적 기본구조라고 하며, 출산력, 사망력, 인구이동, 인구 규모와 구성의 변화를 연구하는 데 기본 자료가 된다.

1) 성구조

성비(sex ratio)는 남녀 인구의 균형상태를 나타내는 지수로 여자 100명에 대한 남자의 수로 표시된다.

$$\text{성비} = \frac{\text{남자 수}}{\text{여자 수}} \times 100$$

각 시기별 성비로서 1차 성비(primary sex ratio)는 태아의 성비, 2차 성비(secondary sex ratio)는 출생 시의 성비, 그리고 3차 성비(tertiary sex ratio)는 현재인구의 성비를 말한다. 1차와 2차 성비는 항상 남자가 여자보다 많다. 3차 성비는 0~4세 연령층에서는 남자가 많고, 연령층이 증가하면서 차이가 줄어들며 결혼연령까지는 점차 비슷해지다가 50~54세에서 균형을 이루며 고령이 되면 여자인구가 남자인구를 넘어선다.

2) 연령구조

인구의 연령구조는 성구조와 함께 인구학연구에서 가장 기본적인 분석도구로 성구조보다 복잡하다. 연령구조는 직접적으로 출생과 사망, 인구이동에 의해 결정된다.

(1) 중위연령

전체 인구가 연령별로 분포되었을 때 양분되는 점의 연령을 중위연령(median age)이라 하는데, 이는 연령의 대푯값으로 중위연령이 25세 이하일 때 '어린 인구'라고 하고 30세 이상일 때는 '나이 든 인구'라고 한다. 하지만 출생률과 사망률이 낮아지면 중위연령은 높아지고, 반면에 출생률과 사망률이 높아지면 중위연령은 낮아지므로, 연령구조를 통해 인구구조의 특성을 명확히 나타내지는 못한다.

(2) 부양비

경제활동연령인구(생산인구, 15~64세)에 대한 비경제활동연령인구(비생산인구, 0~14세와 65세 이상)의 비를 부양비(dependency ratio)라고 하며, 부양비는 인구의 사회경제적 구성을 나타내는 지표이다. 즉 경제활동연령인구가 비경제활동연령인구를 개인당 몇 명이나 부양해야 하는가를 나타내는 지수이다.

노령화지수는 노인인구의 증가에 따른 노령화의 정도를 나타내는 지표로서 0~14세 인구에 비하여 65세 이상의 인구가 어느 정도인지를 나타내준다. 이는 그 사회가 어느 정도 노령화되어 있는지를 보여주는 것이다.

실업률은 경제활동인구 중 경제활동에 참여하기를 원하고 있으며, 생산활동능력은 있지만 생산활동에 참가하지 못하고 있는 인구의 비율을 말한다. 일반적으로 선진국의 실업률은 개발도상국의 실업률보다 훨씬 낮다. 따라서 개발도상국의 부양비는 선진국보다 더 높다. 결국 개발도상국은 소득 수준이 훨씬 낮은데도 더 많은 인구를 부양해야 한다는 것이다.

부양비와 관련하여 다양한 지표들의 계산식은 다음과 같다.

$$\text{총 부양비} = \frac{\text{0~14세 인구+65세 이상 인구}}{\text{15~64세 인구}} \times 100$$

$$\text{유년부양비} = \frac{\text{0~14세 인구}}{\text{15~64세 인구}} \times 100$$

$$\text{노년부양비} = \frac{\text{65세 이상 인구}}{\text{15~64세 인구}} \times 100$$

$$\text{노령화지수} = \frac{\text{65세 이상 인구}}{\text{0~14세 인구}} \times 100$$

$$\text{경제활동인구비} = \frac{\text{경제활동인구}}{\text{15~64세 인구}} \times 100$$

$$\text{실업률} = \frac{\text{실업자 수}}{\text{경제활동인구}} \times 100$$

우리나라의 경우 2000년 부양연령층 100명이 부양해야 하는 노년부양비는 10.1%였으나, 2010년에는 14.8%로 증가하였으며, 2017년에는 18.8%였다. 그리고 2020년에는 21.7%, 2030년에는 38.2%, 2067년에는 102.4%로 높아질 전망이다. 또한 노인인구의 증가에 따른 노령화 정도를 나타내는 지표인 노령화지수도 2000년 34.3%, 2010년 67.2% 2017년에는 105.1%였으며, 2020년에는 129.0%, 2030년에는 259.6%, 2067년에는 574.5%로 높아질 것으로 전망된다(표 4-13, 그림 4-15).

표 4-13 부양비 및 노령화지수, 1960~2070년 (단위: 생산연령인구 1백 명당, 유소년인구 1백 명당)

시나리오	구분	1960	1970	1980	1990	2000	2010	2020	2030	2040	2050	2060	2070
중위	총부양비	82.6	83.8	60.7	44.3	39.5	36.9	38.7	51.4	76.0	95.8	106.3	116.8
	유소년부양비	77.3	78.2	54.6	36.9	29.4	22.0	16.9	12.8	15.5	17.2	15.8	16.2
	노년부양비	5.3	5.7	6.1	7.4	10.1	14.8	21.8	38.6	60.5	78.6	90.4	100.6
	노령화지수	6.9	7.2	11.2	20.0	34.3	67.2	129.3	301.6	389.5	456.2	570.6	620.6

[자료원] 통계청(2021). 장래인구추계: 2020~2070년.

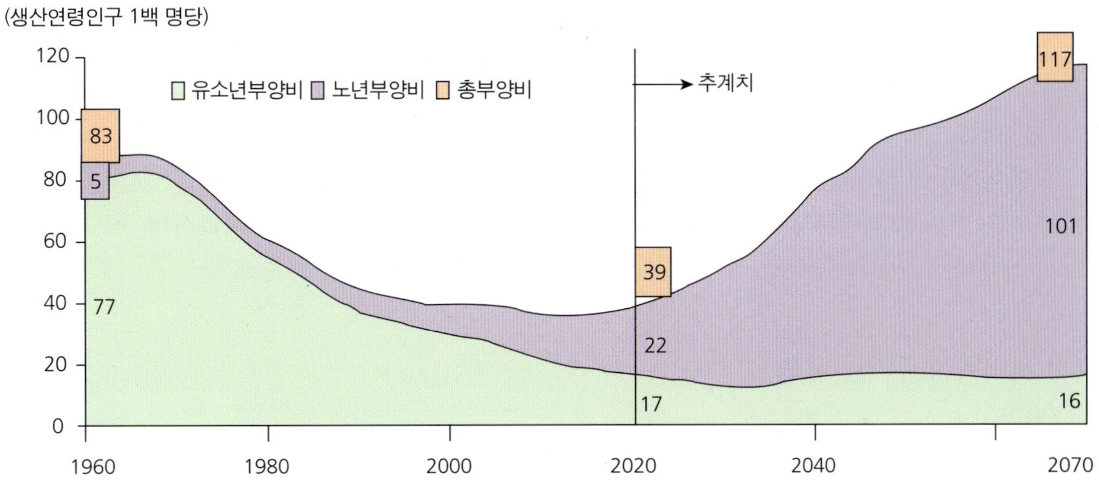

그림 4-15 총부양비, 유소년부양비 및 노년부양비, 1960~2070년(중위)

[자료원] 통계청(2021). 장래인구추계: 2020~2070년.

3) 인구구조의 유형

인구구조의 유형은 인구의 연령과 성별 구성을 동시에 볼 수 있는 그림이다. 흔히 인구 피라미드라고도 한다. 인구구조에서 성별은 중앙의 축을 기준으로 하여 왼쪽에는 남자, 오른쪽에는 여자를 표시한다. 연령이 어릴수록 아래쪽에, 연령이 증가할수록 위쪽에 표시한다. 인구구조는 정형화된 유형과 지역특성에 따른 유형으로 구분할 수 있다(그림 4-16).

(1) 정형화된 유형

① 피라미드형

피라미드형(pyramid form)은 출생률과 사망률이 모두 높아 인구가 증가하는 인구구조이다. 주로 저개발국에서 나타나는 유형으로, 보통 0~14세 인구가 50세 이상 인구의 2배가 넘는다.

② 종형

종형(bell form)은 출생률과 사망률이 모두 낮은 정지형의 인구구조로 주로 선진국에서 나타나는 유형이다. 보통 0~14세 인구가 50세 이상 인구의 2배와 비슷하다. 종형의 인구구조에서는

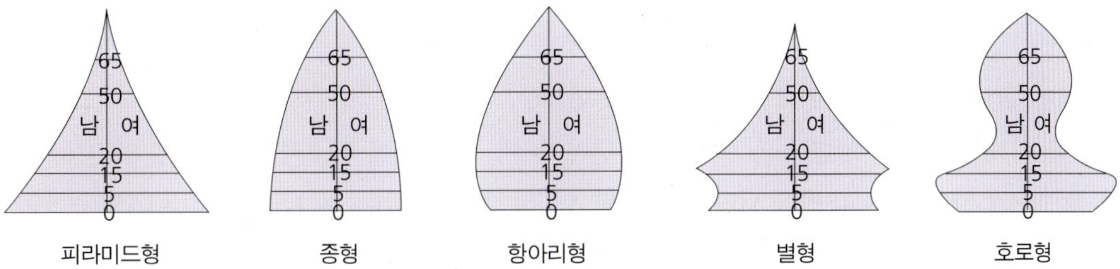

그림 4-16 인구구조의 유형

인구의 노령화 현상과 노인인구의 문제가 나타난다.

③ 항아리형

항아리형(pot form)은 출생률과 사망률이 모두 낮으면서 출생률이 사망률보다 낮아 인구가 감소하는 감퇴형의 인구구조이다. 0~14세 인구가 50세 이상 인구의 2배 이하이며, 이로 인해 국가 경쟁력의 약화 및 노인문제가 심각하게 나타날 수 있다.

(2) 지역특성에 따른 유형

① 별형

별형(star form)은 생산연령인구의 유입이 큰 도시형 인구구조로서 15~49세 인구가 전체 인구의 50% 이상이다. 출산연령에 해당하는 청 · 장년층 비율이 높기 때문에 유년층 비율 또한 높다.

② 호리병형

호리병형(guitar form)은 생산연령인구의 유출이 큰 농촌형 인구구조로서 15~49세 인구가 전체 인구의 50% 미만이다. 청 · 장년층의 유출에 의한 출산력 저하로 유년층의 비율이 낮다.

5. 우리나라 인구구조의 변화

통계청의 장래인구추계(2021) 자료에 따르면, 2020년 우리나라 총 인구(외국인 포함)는 5,184만 명으로 향후 10년간은 연평균 6만 명 내외로 감소해 2030년 5,120만 명 수준으로 감소하고, 2070년에 3,766만 명(1979년 수준)에 이를 전망이다. 인구성장률은 2000년 0.84%, 2020년 0.14%, 2040년에는 −0.35% 수준으로 감소할 전망이다. 중위연령은 2000년 31.8세, 2010년 37.9세, 2020년 43.7세로 꾸준히 증가하고 있다.

인구 1,000명당 출생아 수인 조출생률은 1970년 31.2명에서 2020년 5.3명으로, 조사망률은 1970년 8명에서 2020년 5.9명으로 감소하였다. 합계출산율은 1970년 4.5명, 1990년 1.6명, 2020년 0.83명으로 감소하였다. 출생아 수는 1970년대 초반까지 100만 명 이상이 출생하였으나, 그 후 계속 감소하여 2000년에 63만 명, 2010년에 47만 명, 2020년에 27만 명으로 나타났다. 출생 성비는 1970년 109.5명, 1990년 116.5명으로 남아 수가 여아 수에 비해 높았으나, 2010년 106.9명, 2020년 104.8명으로 점점 감소하고 있다.

평균 기대수명은 1970년에 61.9세, 2000년에 76세, 2010년에 80.8세, 2018년에 82.7세로 점점 증가하고 있으며, 2018년에 남자는 79.7세, 여자는 85.7세이다. 유소년인구(0~14세)는 1970년 42.5%에서 2000년 21.1%, 2020년 12.2%로 크게 감소하고 있으며, 반면에 65세 이상 인구는 1970년에 3.1%에서 2000년에는 7.2%로 증가하여 고령화사회로 접어들었고, 2020년에는

15.7%로 노인인구의 비율이 크게 증가하고 있다.

우리나라 인구구조의 변화를 보면 1960년대 이전에는 유소년층 비율이 높아 전형적인 후진국형인 피라미드형이었다. 그러나 정부에서 적극적으로 인구억제정책을 추진해 1980년과 1990년대에 급격한 인구구조의 변화를 보여 종형으로 변화되었으며, 2000년대에는 출생 수가 다소 증가하였지만 점차적으로 저출산 · 고령화 현상이 나타났다. 2010년대에는 20대 이하가 전체 인구의 37.3%, 30~50대는 47.2%, 60대 이상이 15.5%로 중간 연령층이 많이 차지하는 종형 구조를 이루고 있다. 그리고 2020년에는 30~50대가 두터운 항아리형 구조이고, 점차 60세 이상이 두터워지는 역삼각형 구조로 변화될 전망이다(그림 4-17).

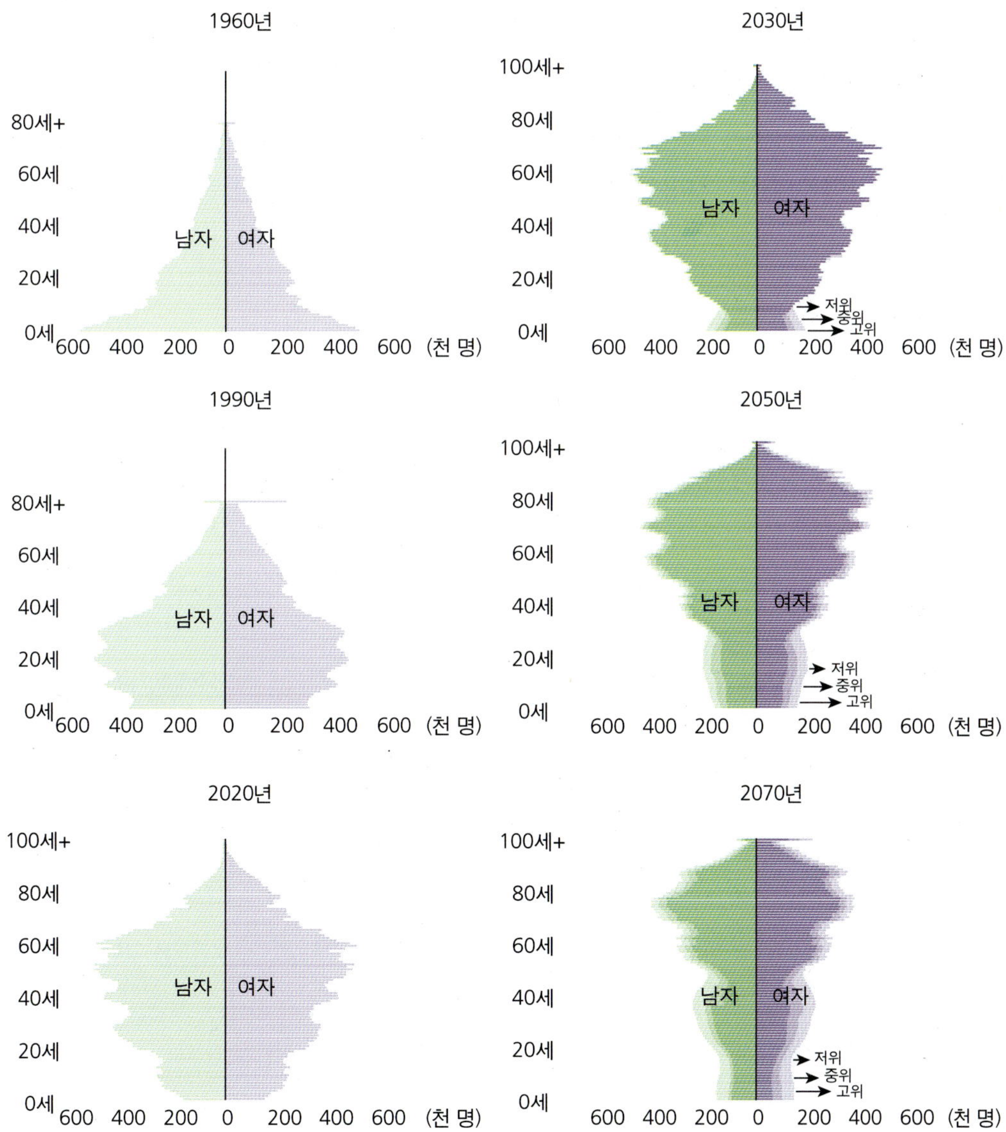

그림 4-17 인구 피라미드, 1960~2070년

[자료원] 통계청(2021). 장래인구추계: 2020~2070년.

6. 우리나라 인구정책

1) 인구정책의 개념

세계의 국가들 중 선진국에서는 인구 감소, 후진국에서는 인구 증가의 문제점을 해결하기 위해 다양한 인구정책을 추진하여 적정 수준의 인구를 유지하고자 노력하고 있다. 인구정책은 인구의 규모나 질을 그 국가나 사회가 요구하는 방향으로 변화시키는 정책이다. 인구정책은 그 목적과 이를 수행하기 위해서 채택하는 수단의 차이에 따라 인구조정정책과 인구대응정책으로 구분된다(그림 4-18).

(1) 인구조정정책

인구조정정책은 출생, 사망, 이동을 중심으로 발생하는 인구문제에 국가가 직접 관여하여 바람직한 방향으로 해결하고자 하는 적극적인 개입방식이다. 구체적으로는 가족계획과 같이 인구를 통제하고 제한하는 출산조절정책, 인구의 질적인 향상을 위해 보건의료와 교육 수준 등을 향상시키는 인구자질향상정책, 그리고 지역 간 인구분포를 균형적으로 하기 위해 국내 또는 국외로 인구를 이동시키는 인구분산정책 등이 포함된다.

(2) 인구대응정책

인구대응정책은 인구변화로 야기되는 제반 사회경제적 문제를 해결하기 위해 국가가 추구하는 정책이다. 이에는 식량정책, 자원개발정책, 주택정책, 고용정책, 경제개발정책, 교육정책, 사회복지정책 등 인구의 질적 향상을 도모하고 인구와 관련된 사회문제에 대처하기 위한 정책들이 포함된다.

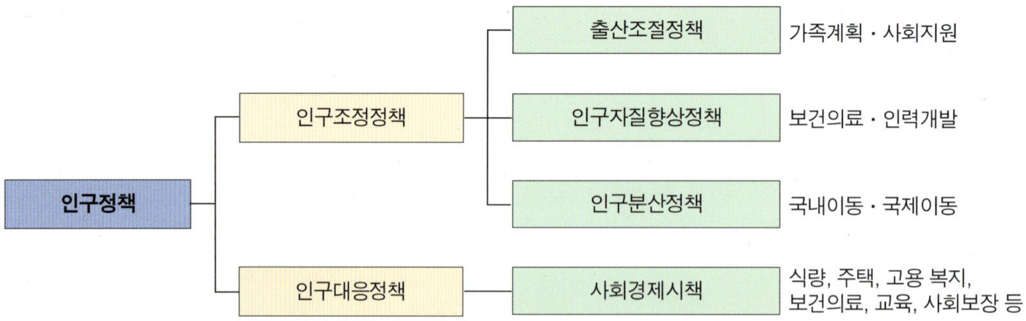

그림 4-18 인구정책의 기본 구도

[자료원] 조남훈 등(2006). 저출산 · 고령사회 기본 계획의 이해. 한국보건사회연구원.

2) 우리나라 인구정책의 변화

(1) 출산억제정책기(1961~1995년)

출산억제정책기는 1962년 제1차 경제개발 5개년 계획의 한 부분으로, 인구 증가를 억제하기 위해 정부와 민간단체가 협력하여 가족계획사업을 중심으로 범국민운동을 전개한 시기이다. 이때의 가족정책 슬로건은 "적게 낳아 잘 기르자(1960년대)", "딸, 아들 구별 말고 둘만 낳아 잘 기르자(1970년대)", "잘 기른 딸 하나 열 아들 안 부럽다(1970년대 후반~1980년대)" 등으로 당시의 인구정책을 함축적으로 보여주고 있다. 이러한 정책의 성공적인 결과로 인해 가임여성의 합계출산율은 1960년 6.0명, 1970년 4.5명으로 감소되다가 1983년 2.1명으로 저출산사회가 되었다. 따라서 1987년 이후에는 소산소사(少産少死) 형태의 인구변천기를 맞게 되었다.

(2) 인구자질향상정책기(1996~2003년)

1990년대 출산율이 인구대체 수준 미만으로 떨어지게 됨에 따라 정부에서는 1994년 인구정책심의위원회를 구성하고 과거의 출산억제정책을 1996년부터 '인구자질 및 복지정책'으로 전환하였다. 또한 취약계층을 위한 보건복지서비스를 확대하고, 여성의 사회진출 기회를 유도하였다. 그러나 합계출산율은 2004년 1.15명, 2005년 1.08명, 2010년 1.23명, 2015년 1.24명으로 세계에서 가장 낮은 수준으로 하락하였으며, 2021년에는 0.81명으로 출생통계 작성(1970년) 이래 최저치를 기록하였다(통계청, 2022). 이로 인해 출산장려정책이 검토되었다.

(3) 저출산 · 고령화 대응정책기(2004년 이후)

저출산 · 고령화로 인한 사회적 문제를 해결하기 위해 2003년 대통령 직속의 인구 · 고령사회대책팀이 발족되었다. 2005년 「저출산 · 고령사회기본법」 제정과 함께 2006년 저출산현상을 극복하고 인구고령화로 인한 사회적 문제를 해결하기 위해 제1차 저출산 · 고령사회정책(2006~2010)을 수립하였으며, 2011년에는 제2차 기본계획(2011~2015, 새로마지플랜 2015)을 수립하였다. 또한 2015년에는 합계출산율을 1.21명(2014년)에서 1.5명(2020년)으로 올리기 위해 제3차 저출산 · 고령사회 기본계획(2016~2020, 브릿지플랜 2020)이 수립되어 인구위기 극복을 위한 전 사회적 노력을 하고 있다.

3) 저출산 · 고령화 대책

(1) 저출산 · 고령화 대응정책

2006년에 우리나라 정부는 저출산현상을 극복하고 인구의 고령화로 인한 사회적 문제를 해결하고자 제1차 저출산 · 고령사회정책을 수립하였으며, 2011년에 제2차 기본계획을, 2015년에 제3차 기본계획을, 2021년에 제4차 기본계획을 수립하였다.

저출산 · 고령사회정책의 장기 정책목표는 2020년까지 저출산 · 고령사회에 대응한 전반적 사회경제구조개혁을 추진하여 '지속발전가능사회'를 실현하는 데 있으며, 2020년 정책성과 가시화를 위해 5년마다 단계적 · 전략적 목표를 설정하였다. 제1차(2006~2010) 목표는 출산과 양육에 유리한 환경 조성 및 고령사회 대응기반 구축에 있고, 제2차(2011~2015) 목표는 점진적 출산율 회복 및 고령사회 대응체계 확립에 있으며, 제3차(2016~2020) 목표는 OECD 국가 평균 수준 출산율 회복 및 고령사회 성공적 적응에 있다.

(2) 제4차 저출산 · 고령사회 기본계획

제4차 기본계획은 출산장려 위주의 정책에서 벗어나, 모든 세대의 삶의 질을 높이는 정책으로 전환하며, 계층 · 세대 간 통합과 연대 등을 강조함으로써 '모든 세대가 함께 행복한 지속 가능 사회'를 구현한다는 비전을 제시하였고, '개인의 삶의 질 향상', '성평등하고 공정한 사회', '인구변화 대응 사회 혁신'이라는 목표를 설정하였다. 이러한 목표를 달성하기 위하여 함께 일하고 함께 돌보는 사회 조성, 건강하고 능동적인 고령사회 구축, 모두의 역량이 고루 발휘되는 사회, 인구구조 변화에 대한 적응이라는 4대 추진전략을 발표하였다(그림 4-19).

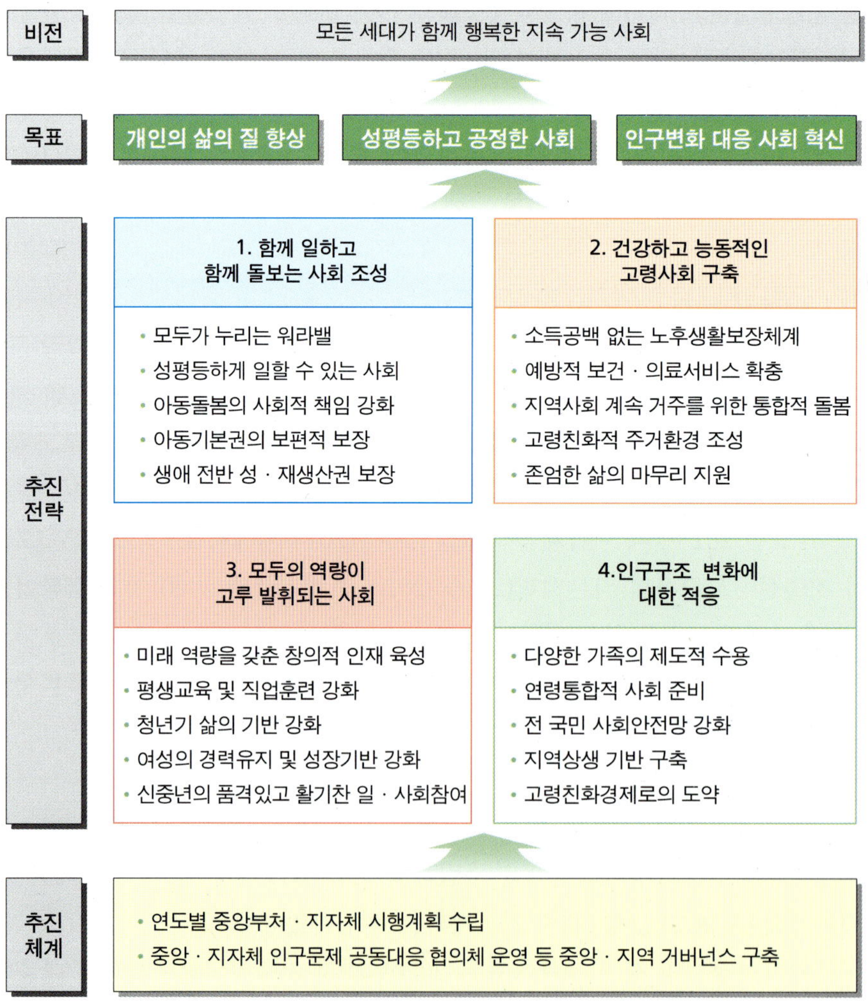

그림 4-19 제4차 저출산 · 고령사회 기본계획의 정책체계도

[자료원] 보건복지부(2020). 제4차 저출산 · 고령사회 기본계획.

구체적 내용으로는 '개인'의 삶의 질 제고에 초점을 주어 사회구성원 개개인이 유아기부터 노년기까지 삶의 경로를 순조롭게 이행할 수 있는 사회적 환경 조성에 중점을 두었다. 특히 핵심 정책에 대한 과감한 투자를 통해 미래를 준비하는 청년층과 아이를 키우는 부모를 위한 가족지원에 대한 투자의 지속적 확대를 강조하였다. 또한 함께 일하고 함께 돌보는 사회로의 전환과 아동의 기본권 보장을 위해 남녀 모두 함께 일하고 함께 돌보는 여건 조성에 집중하여 아동의 행복한 돌봄을 받을 권리를 보장하는 한편 건강한 노후의 기본생활을 보장하고 고령자의 능동적 역할의 지원을 강조하였다.

참고문헌

김동석 등(2011). 공중보건학. 파주: 수문사.
김정순(1991). 역학원론. 서울: 신광출판사.
대한예방의학회(2017). 예방의학과 공중보건학. 서울: 계축문화사.
보건복지부(2015). 메르스. 보건복지부 보도자료.
보건복지부(2019). 2018 보건복지백서.
보건복지부(2019). 2019 보건복지통계연보.
보건복지부(2020). 제4차 저출산 · 고령사회 기본계획.
안윤옥 등(2015). 역학의 원리와 응용. 서울: 서울대학교 출판부.
양숙자, 심문숙 등(2022). 지역사회간호학. 서울: 현문사.
이선자, 정문희, 이명숙(1997). 개정증보 지역사회보건간호학. 신광출판사.
이은옥 등(2009). 간호연구의 통계분석. 파주: 수문사.
조남훈 등(2006). 저출산 · 고령사회 기본계획의 이해. 한국보건사회연구원.
지역사회보건간호학 편찬위원회(2019). 최신 지역사회보건간호학 1. 파주: 수문사.
질병관리청(2022). 2021 감염병 감시연보.
통계청(2015). 세계와 한국의 인구현황 및 전망.
통계청(2021). 장래인구추계: 2020~2070년.
통계청(2022). 2021년 출생 통계 보도자료.
한국간호연구학회 편(2018). 간호연구. 서울: 퍼시픽북스.
한상숙 등(2011). 보건 · 의료 통계분석. 서울: 포널스출판사.
Atkinson, W., Wolfe, S., & Hamborsky, S. (2011). Epidemiology and prevention of vaccinepreventable disease(CDC). Washington, D. C.
Elmore, J. G. (1996). Epidemiology biostatistics and preventive medicine. Saunders.
Gordis, L. (2008). Epidemiology. Elsevier.
Grimes, D. E. (1991). Infectious diseases. Mosby.
Jekel, J. F., & Katz, J. D. (2001). Epidemiology, biostatistics, and preventive medicine 2nd Edition. Saunders.
Leavell H. R., & Clark E. G.(1979). Preventive medicine for the doctor in his community: an epidemiologic approach. 3rd ed. McGraw-Hill.
Mausner, J. K. & Kramer, S. (1985). Mausner & Bahn epidemiology: An introductory text(2nd eds).
UN(2015). World population prospects: The 2015 Revision.

참고 사이트

보건복지부 http://www.mohw.go.kr
통계청 https://www.kostat.go.kr
한국보건사회연구원 http://kihasa.re.kr

Mind Map

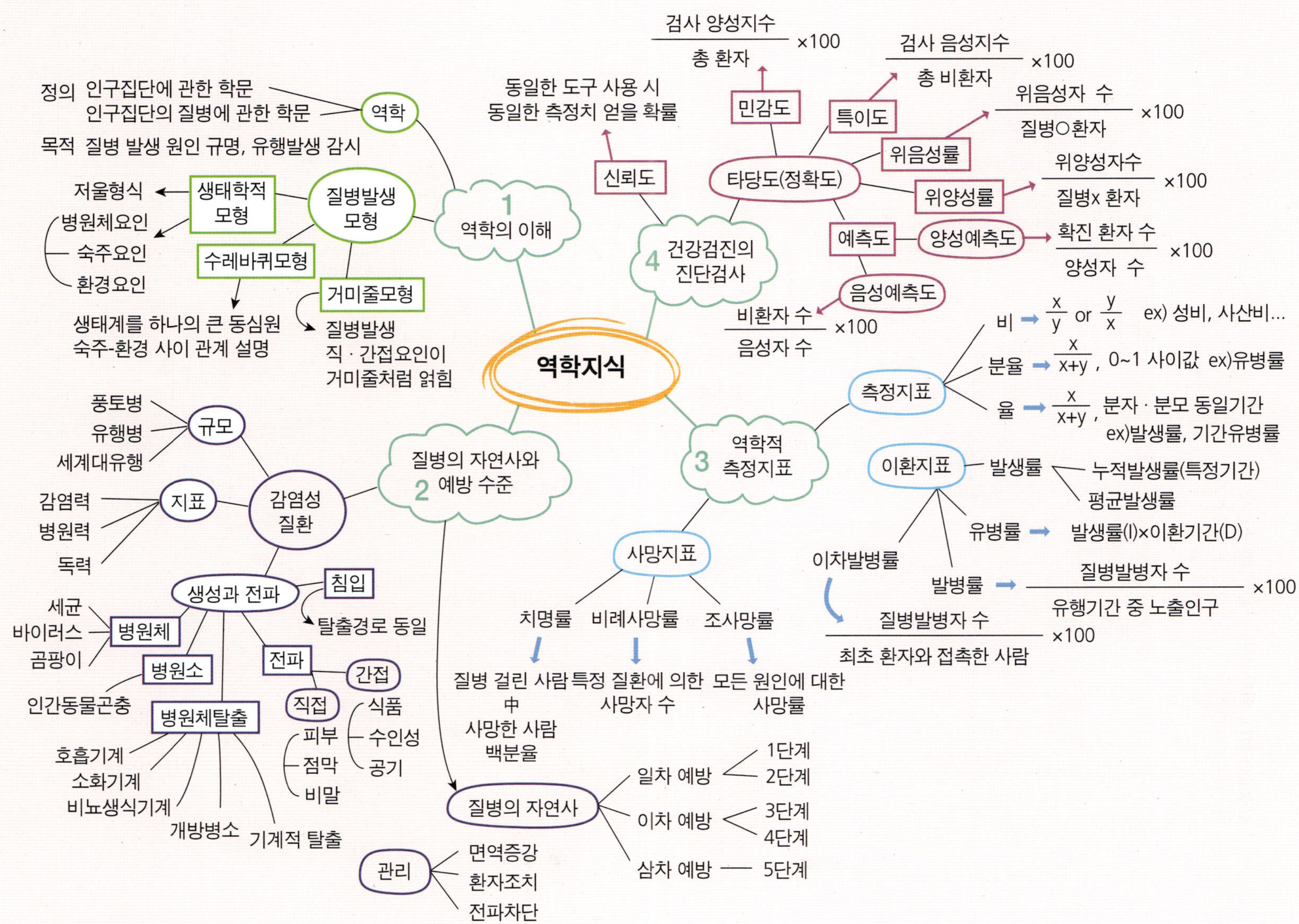
역학지식
1 역학의 이해
역학
정의 인구집단에 관한 학문
인구집단의 질병에 관한 학문
목적 질병 발생 원인 규명, 유행발생 감시
질병발생 모형
생태학적 모형
저울형식
병원체요인
숙주요인
환경요인
수레바퀴모형
생태계를 하나의 큰 동심원
숙주-환경 사이 관계 설명
거미줄모형
질병발생
직 · 간접요인이
거미줄처럼 얽힘
2 질병의 자연사와 예방 수준
감염성 질환
규모
풍토병
유행병
세계대유행
지표
감염력
병원력
독력
생성과 전파
병원체
세균
바이러스
곰팡이
병원소
인간동물곤충
병원체탈출
호흡기계
소화기계
비뇨생식기계
개방병소
기계적 탈출
전파
직접
피부
점막
비말
간접
식품
수인성
공기
침입
탈출경로 동일
질병의 자연사
일차 예방
1단계
2단계
이차 예방
3단계
4단계
삼차 예방
5단계
관리
면역증강
환자조치
전파차단
3 역학적 측정지표
사망지표
치명률
질병 걸린 사람 中 사망한 사람 백분율
비례사망률
특정 질환에 의한 사망자 수
조사망률
모든 원인에 대한 사망률
측정지표
비 → x/y or y/x ex) 성비, 사산비...
분율 → x/(x+y), 0~1 사이값 ex)유병률
율 → x/(x+y), 분자 · 분모 동일기간 ex)발생률, 기간유병률
이환지표
발생률
누적발생률(특정기간)
평균발생률
유병률 → 발생률(I)×이환기간(D)
발병률 → 질병발병자 수 / 유행기간 중 노출인구 ×100
이차발병률
질병발병자 수 / 최초 환자와 접촉한 사람 ×100
4 건강검진의 진단검사
신뢰도
동일한 도구 사용 시
동일한 측정치 얻을 확률
타당도(정확도)
민감도
검사 양성지수 / 총 환자 ×100
특이도
검사 음성지수 / 총 비환자 ×100
위음성률
위음성자 수 / 질병○환자 ×100
위양성률
위양성자수 / 질병x 환자 ×100
예측도
양성예측도
확진 환자 수 / 양성자 수 ×100
음성예측도
비환자 수 / 음성자 수 ×100

Mind Map

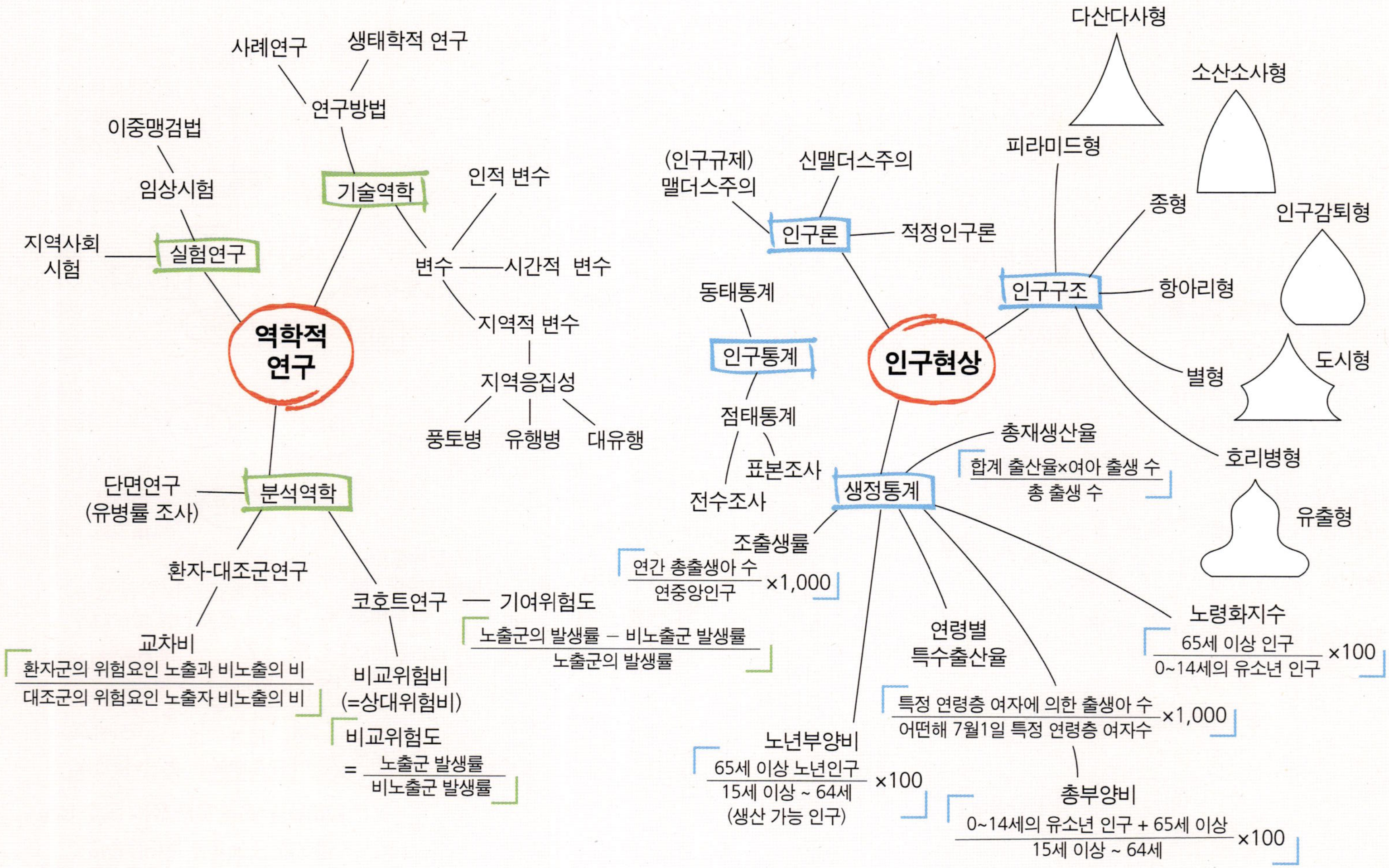

역학적 연구
실험연구
임상시험
이중맹검법
지역사회 시험
기술역학
연구방법
사례연구
생태학적 연구
변수
인적 변수
시간적 변수
지역적 변수
지역응집성
풍토병
유행병
대유행
분석역학
단면연구 (유병률 조사)
환자-대조군연구
교차비
환자군의 위험요인 노출과 비노출의 비 / 대조군의 위험요인 노출자 비노출의 비
코호트연구
기여위험도
노출군의 발생률 − 비노출군 발생률 / 노출군의 발생률
비교위험비 (=상대위험비)
비교위험도
= 노출군 발생률 / 비노출군 발생률
인구현상
인구론
(인구규제) 맬더스주의
신맬더스주의
적정인구론
인구통계
동태통계
정태통계
표본조사
전수조사
인구구조
피라미드형
다산다사형
종형
소산소사형
항아리형
인구감퇴형
별형
도시형
호리병형
유출형
생정통계
총재생산율
합계 출산율×여아 출생 수 / 총 출생 수
조출생률
연간 총출생아 수 / 연중앙인구 ×1,000
연령별 특수출산율
특정 연령층 여자에 의한 출생아 수 / 어떤해 7월1일 특정 연령층 여자수 ×1,000
노령화지수
65세 이상 인구 / 0~14세의 유소년 인구 ×100
노년부양비
65세 이상 노년인구 / 15세 이상 ~ 64세 (생산 가능 인구) ×100
총부양비
0~14세의 유소년 인구 + 65세 이상 / 15세 이상 ~ 64세 ×100

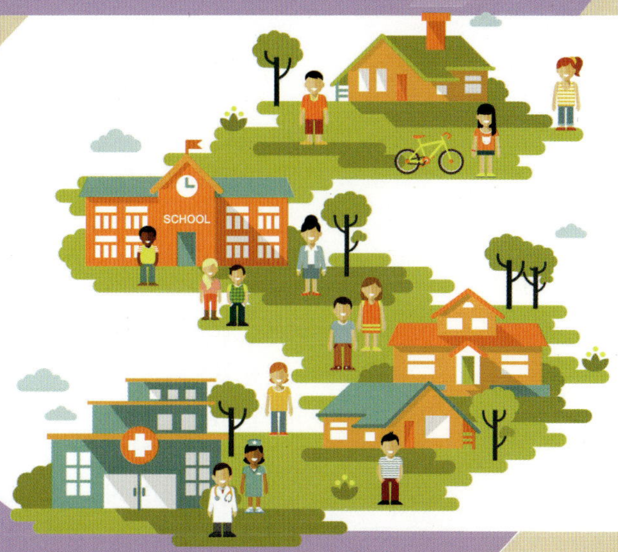

CHAPTER 5

보건사업기획

개요

지역사회 간호이론의 개념에 대해 이해하고, 간호과정에 적용한다. 보건사업기획의 개념과 특징, 보건정보 및 기술활용, 보건간호사업의 질 관리체계에 대해 학습한다.

학습목표

01. 체계이론의 주요개념을 설명한다.
02. 교환이론의 주요개념을 설명한다.
03. 기획이론의 주요개념을 설명한다.
04. 뉴만이론의 주요개념을 설명하고 지역사회간호에 적용한다.
05. 오렘이론의 주요개념을 설명하고 지역사회간호에 적용한다.
06. 로이이론의 주요개념을 설명하고 지역사회간호에 적용한다.
07. 보건사업기획의 개념과 특징을 설명한다.
08. 보건사업기획의 모형의 주요개념을 설명한다.
09. 지역사회보건사업의 기획과정을 설명한다.
10. 지역사회 보건정보 및 기술 활용에 대해 설명한다.
11. 지역사회보건사업 질 관리의 개념에 대해 설명한다.
12. 지역사회보건사업 질 관리 전략에 대해 설명한다.
13. 지역사회보건사업 질 관리 절차에 대해 설명한다.

주요용어

- 건강관리체계이론
- 교환이론
- 기획이론
- 논리모형
- 자가간호이론
- 적응이론
- 지역보건의료정보시스템
- 체계이론
- BPRS
- CQI
- FOCUS-PDCA
- MAPP
- MATCH
- PATCH
- TQM
- U-health

지역사회 간호이론

01절

이론(theory)이란 어떤 현상을 체계적인 방법으로 설명할 수 있는 일련의 진술이다. 이론의 발전은 과학의 중심에 있고, 이론은 과학적인 발견을 의미 있고 일반화시킬 수 있게 한다. Kerlinger(1973)는 "이론은 어떤 현상을 설명하고 예측하려는 목적으로 현상에 연관된 변수들의 관계에 대해 체계적인 관점을 제공해주는 서로 연관된 개념, 정의, 명제들의 집합이다."라고 정의하였다. 또한 Meleis(1997)는 "이론은 관련된 지식의 축적으로 의미 있는 전체로 규명되고 조적된 것이며, 연구자나 실무자가 체계적이고 일관된 방법으로 제시된 문제에 초점을 맞출 수 있도록 돕는다."고 하였다.

지역사회 간호이론은 지역사회 및 지역사회에서 일어나는 현상을 바라보는 간호의 개념틀이다. 간호의 개념틀은 인간, 환경, 건강과 간호라는 네 가지 주요 개념들 간의 다양한 상호작용과 상호관계를 구체화하게 한다. 따라서 지역사회간호에서는 지역사회를 인간, 환경, 건강과 간호라는 개념들로 파악하고 이를 이용하여 지역사회를 기술하고 설명한다.

1. 체계이론

체계이론(system theory)은 간호이론 개발에 가장 많이 사용되는 원형이론 중 하나로, 부분과 구성요소의 조직, 상호작용, 상호의존성에 초점을 맞춘다. 이 이론은 생물학자인 Von Bertalanffy(1952)가 기틀을 만들고, 이를 일반체계이론으로 개발한 것이다. Von Bertalanffy는 일반체계이론을 생물학, 물리학 등 자연과학 분야뿐만 아니라 사회학, 심리학, 정신병리학, 인류학, 역사학 등에도 적용하여 인간의 행동과 사회 및 문화 현상까지를 설명하고자 하였다.

이 이론에서 모든 유기체는 하나의 체계이며 상호작용하는 여러 구성요소로 이루어진 하나의 복합물이라고 본다. 체계(system)란 '그들 간에 환경과 상호작용하는 요소들의 집합체'이며, 이는 부분의 합보다 큰 것으로 설명된다. 체계의 유형은 외부환경과 내부 구성요소 간의 상호작용 여부에 따라 상호작용하는 경우를 개방체계라 하고 상호작용이 없으면 폐쇄체계라 한다. 체계이론은 지역사회의 구성과 지역사회 구성요소 간의 관계, 지역사회와 외부환경과의 관계, 측면에서 지역사회를 이해하고 설명하는 데 유용한 이론이다.

1) 주요 개념

(1) 체계의 개념

체계이론의 관점에서 체계는 모든 유기체를 하나의 체계로 간주한다. 체계는 구성물(component), 자원(resource), 상호작용(interaction), 경계(boundary), 목표(goal)로 구성된다. 체계의 구성요소는 지속적인 상호작용을 하고 있으며, 체계 내 부분의 변화는 전체로서의 체계 및 체계를 구성하는 다른 요소에 영향을 미친다. 각 구성요소의 상호작용은 부분의 합 이상으로써 전체 체계를 구성하고 있다.

(2) 체계의 특성

체계는 경계를 통해 체계를 환경과 구분하는데, 체계는 개방체계와 폐쇄체계로 구분되며, 경계를 통한 투과성이 높은 경우에는 개방체계, 투과성이 낮은 경우에는 폐쇄체계로 정의한다. 투과성의 정도는 경계를 통한 환경과의 상호작용 정도를 뜻한다.

(3) 체계의 구조

체계를 구성하는 기본구조는 경계, 환경, 계층, 속성이다.

① 경계

경계(baundary)는 체계를 환경으로부터 구분하는 것으로 투과성에 따라 체계가 얼마나 개방적인지를 결정한다. 즉 환경과 상호작용하는 정도에 따라 체계의 폐쇄성이나 개방성이 결정된다. 또한 경계는 외부체계로부터 들어오고 나가는 에너지의 흐름을 규제하는 역할을 한다.

② 환경

환경(environment)은 경계 외부의 세계로서 속성의 변화가 이루어지는 요소이다. 환경은 끊임없이 체계에 영향을 미치고, 체계의 행동이 환경에 영향을 미친다.

③ 계층

계층(위계, hierarchy)은 체계의 배열에 관한 것으로, 체계는 하위체계요소들의 지속적인 교환과 활동에 의해 유지된다. 체계는 계층적 질서를 가진다.

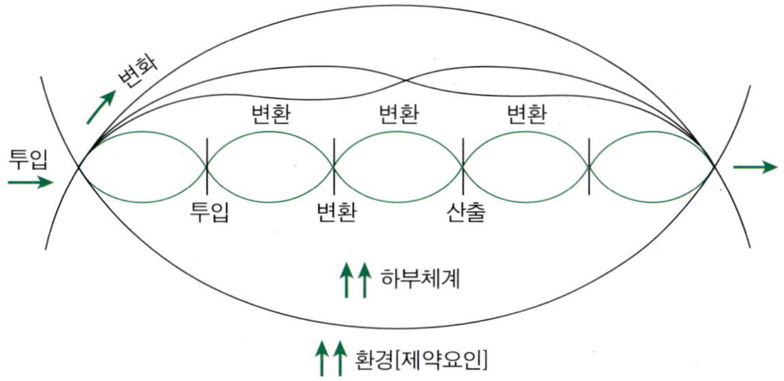

그림 5-1 일반체계모형

[자료원] 김경남, 신유선 등(2008). 지역사회간호학. 수문사.

④ 속성

속성(attribute)은 체계의 부분이나 요소의 특성을 의미한다.

(4) 체계의 기능

체계의 기능은 체계에 의해 행해지는 활동이며, 활동은 에너지를 필요로 한다. 에너지는 물질과 정보의 형태로 존재할 수 있다. 투입(input)은 체계 내로 에너지(정보, 물질 등)가 유입되는 과정이며, 변환(throughput)은 체계 내에서 에너지 · 정보 · 물질을 사용하는 과정이다. 산출(output)은 체계 내에서 보유되지 않고 나가는 에너지 · 물질 · 정보이며, 회환(feedback)은 체계가 완전한 기능을 발휘하기 위해 산출의 일부가 재투입되는 과정을 말한다(그림 5-1). 대부분의 유기체는 지속적인 성장을 위하여 이러한 과정을 반복한다. 지역사회는 개방체계에 속하며, 개인과 가족, 집단, 지역사회 등도 이에 속한다.

(5) 체계의 특성

체계는 생존과 성장을 위해 적응(adaptation), 통합(intergration), 의사결정(decision making)의 세 기능을 수행해나간다. 이를 위해 체계는 체계 내와 환경의 끊임없는 변화에 대응한다. 체계의 변화는 항상성, 엔트로피, 네겐트로피, 균등종국(궁극적인 평형성)의 특성을 갖는다.

① 항상성

항상성(homeostasis)은 생성과 파괴가 일어나는 과정 속에서도 체계 내 요소가 균형상태를 유지하는 것이다. 이는 체계의 자기조절능력에 의하는 것으로, 체계 내 조절작용은 회환에 의해 이루어지는데, 체온조절이나 역동적 상호조절을 통해 질서가 이루어지는 경우이다.

② 물질과 에너지

물질은 질량을 갖고 공간에 존재하는 것이며, 에너지는 일할 수 있는 능력을 말한다. 에너지는 한 형태에서 다른 형태로 전환하거나 이전될 수 있다. 체계의 질서를 증진시키는 에너지를 네겐트로피(negentropy)라고 하며, 체계를 혼잡하게 하고 비조직화하는 에너지를 엔트로피(entropy)라고 한다. 모든 생물체는 이 둘을 가지며 엔트로피가 일정 기간 지속되면 체계는 불안정하게 된다.

③ 균등종국

균등종국(equifinality)이란 시작 상태에 관계없이 그리고 그 과정에서 장애가 있음에도 불구하고 동일한 결과에 도달하게 되는 특성을 유지하는 것을 말하며, 이는 개방체계의 특성이다. 체계는 목표지향적이고 서로 다른 시작 조건과 다른 과정을 거치면서도 동일한 목표에 도달한다.

2) 체계이론의 지역사회간호 적용

지역사회도 하나의 체계이다. 그러므로 지역사회는 건강에 대한 목표가 있고, 지역사회라는 경계가 있으며, 지역사회 구성물인 지역사회주민과 지역사회자원인 지역사회 내 건강과 관련된 인적 · 물적 · 사회적 · 환경적 자원들이 있다. 이들은 상호작용하여 건강이라는 목표를 달성하고자 노력한다. 따라서 지역사회는 체계가 갖추어야 할 5가지 요소를 표 5-1과 같이 갖추고 있다.

지역사회체계는 항상 투입, 변환, 산출의 과정을 통해 목표를 달성하기 위하여 움직이고 있는데, 이것을 체계과정이라고 할 수 있다. 투입은 구성물과 자원이 체계 속으로 들어가는 현상이고, 변환은 체계 속으로 들어온 구성물과 자원이 상호작용하는 일련의 현상을 의미한다. 산출은 구성물과 자원이 상호작용을 하여 만들어낸 결과를 뜻한다. 여기에는 지역사회간호와 관련된 정치적 · 제도적 · 기술적 · 물리적 · 경제적 · 사회적 환경 등이 제약요인으로 등장하며 하부체계로는 지역사회 간호단위인 가족체계 등이 있다(그림 5-2).

표 5-1 체계이론의 지역사회에의 적용

구성요소	지역사회에의 적용
구성물(components)	지역사회주민
자원(resource)	지역사회 내에 건강과 관련된 인적 · 물적 · 사회환경적 자원
상호작용(interaction)	지역사회주민과 인적 · 물적 · 사회 환경적 자원과의 상호작용
목표(goal)	적정 기능 수준의 향상, 건강의 유지, 증진, 삶의 질 향상
경계(boundary)	지역사회의 경계(예: 도시의 행정구역)

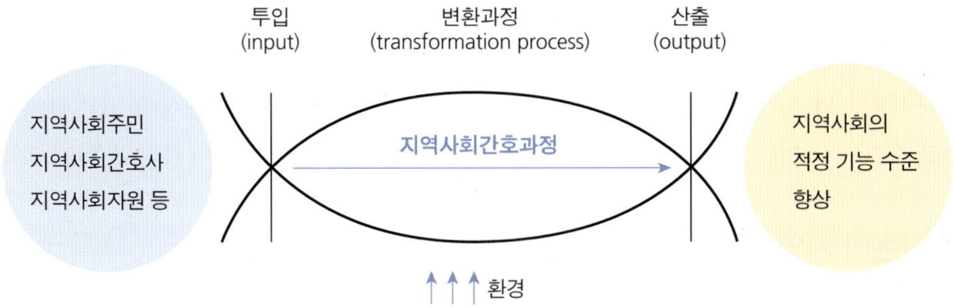

그림 5-2 지역사회간호 사업체계모형

2. 교환이론

교환이론(exchange theory)의 기본 가정은 인간은 합리적인 동물이며, 최대의 이익을 추구하려는 경향이 있다는 것이다. 교환이론은 1950년대에 시작한 사회이론의 하나로 독일의 사회학자 Georg Simmel(1858~1918)이 선구자이며, 미국의 사회학자들인 George C. Homans(1910~1898)와 Peter M. Blau(1918~2002)가 체계화하였다. Homans의 교환이론은 개인 간의 관계에 중점을 둔 미시적 방법이며, Blau는 사회적 구조에 중점을 둔 거시적 분석방법으로 접근하였다. Homans의 교환이론은 인간의 사회적 관계를 비용(cost)과 보상(reward)에 기반을 두고 인간이 상호작용을 하는 것으로 보았다.

교환이론은 인간의 사회적 행동에 초점을 두고 발전하였는데, 인간 행위가 차별적인 강화(reinforcement)에 의해 형성된다는 행동심리학과 인간은 비용과 보상을 비교해보아 유리한 행동노선을 선택하는 경향이 있다는 기초경제학의 영향을 받았다.

1) 주요 개념

교환은 경제적 측면에서뿐만 아니라 사회적인 관계에서도 발생한다. 인간이 이해득실을 따져 행동하는 경우가 그러한 예인데, 인간의 기본적인 사회적 행동은 행동의 결과로 생기는 보상을 최대한으로 하고, 행동에 수반되는 비용은 최소화하도록 행동한다는 것이다. 사람들은 자신의 이익을 극대화하기 위해 손해 보는 행동은 피하고 투입한 이상의 보상을 얻는 방향으로 타인과 상호작용을 한다. 타인과 비교하여 보상이 유리하면 행동을 지속하고 불리하면 관계를 중단하거나 개선해서 새로운 관계로 나아간다.

보상은 교환을 통해 얻을 수 있는 것으로, 심리적 · 사회적 · 물질적 · 신체적 보상 등이 있다. 보상에는 기쁨과 만족을 주는 개인적인 매력, 사회적인 수용, 사회적인 인정, 수단적인 서비스, 존경과 명성, 순종과 권력 등이 있다. 보상을 얻기 위해 지불하는 비용에는 금전과 같은 직접비용, 자원을 얻는 데 소모한 시간과 노력 등의 투자비용, 선택한 교환 때문에 다른 대안의 보상을 상실하게 되는 기회비용 등이 있다.

교환에는 최소의 노력으로 최대의 효과를 기대하는 경제원리가 내재한다. 이러한 비용과 보상은 경제적이거나 심리적인 부분이 될 수도 있다. 또한, 교환은 비용과 보상을 고려하여 의식적으로 행해지기도 하지만 무의식적인 습관화된 사회의 계약 속에서 이루어지는 경우도 있다.

2) 교환이론의 지역사회간호 적용

지역사회간호사와 주민을 대상으로 지역사회간호를 수행하는 과정에서 물질적 · 비물질적 교환이 많이 일어난다. 교환이 성공적으로 이루어지기 위해서는 교환과정(절차), 교환과정을 위한 조직 및 기준, 교환결과에 대한 피드백 등을 확립하는 것이 중요하며, 이러한 과정은 다음 과정의 참고가 될 수도 있다.

지역사회간호사는 교환과정이 일방적인 교환이 되지 않도록 정기적으로 지역사회주민 및 보건의료팀들과 교환과정을 관찰 및 평가하고, 주민과 상호교환하는 대등한 위치에서 주민과 함께 계획하고 긍정적인 교환이 이루어지도록 노력해야 한다.

3. 기획이론

기획이란 의도된 미래의 모습을 달성하기 위하여 현재를 변화시키는 과정으로, 목표를 달성하기 위한 구체적인 단계와 방법을 제시해 준다. 따라서 모든 기획에는 현재의 상태, 미래에 원하는 방향, 그리고 원하는 방향으로 가기 위한 방법이 기본적인 구성요소로 포함되어야 한다. 기획의 특성은 다음의 5가지로 정리할 수 있다.

- 기획은 본질적으로 미래지향적이다.
- 기획은 목표지향적이다.
- 기획은 목표달성을 위한 최적의 수단을 제시한다.
- 기획은 권한과 자원을 동반하며 행동지향적이다.
- 기획은 체계적인 일련의 의사결정과정이다.

기획과정은 기획을 하는 절차이며, 어느 사업이나 사업의 궁극적 목표를 달성하기 위한 구체적인 단계와 방법을 제시해 준다. 그리고 개인과 지역사회의 요구를 충족시키기 위해 부족한 자원을 효율적으로 배분하도록 하며, 지역사회의 다양한 집단들의 서로 다른 가치와 견해를 조정하고, 의사결정을 하도록 한다. 기획의 기본 구성요소는 다음과 같다.

- 현재의 상태에 대한 이해(Where are we now?)
- 미래에 원하는 방향 또는 목적(Where do we want to get to?)
- 원하는 방향으로 가기 위한 방법: 전략과 세부사업(How do we get there?)

- 무엇을 해야 하는가(What action to take?)
- 필요한 행동을 어떻게 지원할 것인가(How to get support for that action?)

보건사업에서의 기획과정은 본 장의 2절에서 자세히 다루고 있다.

4. 뉴만의 건강관리체계이론

Betty Neuman(1924~2022)은 체계이론을 바탕으로 1972년에 건강관리체계이론을 발표하였다. 이후 1982년 『The Neuman Systems Model: Application to Nursing Education and Practice』라는 책을 통해 그 이론을 계속적으로 발전시켰다. Neuman의 이론은 다른 이론과는 달리 간호활동을 예방의 개념으로 설명하여 다른 어느 간호이론보다 지역사회 영역에서 많이 활용되고 있다. 예를 들어, Neuman의 이론은 건강사정도구나 간호대학의 교육과정 또는 가정간호사업 등에도 사용되었으며, 정신간호 · 성인간호 · 지역사회간호 실무에도 적용되어 왔다.

Neuman은 간호 대상인 인간을 총체적 존재로 접근하며, 생리적 · 심리적 · 사회문화적 · 발달적 · 영적 변수로 구성된 하나의 체계로서 생존의 필수요소로 구성된 기본구조와 이를 둘러싼 3가지 방어선(저항선, 정상방어선, 유연방어선)으로 형성된 체계로 보았다(그림 5-3).

대상자체계인 인간은 생리적 · 심리적 · 사회문화적 · 발달적 · 영적 변수로 구성되어 있으며, 하나의 체계를 이루어 환경과 상호작용한다. 생리적 변수는 신체 구조와 기능을 말하며, 심리적 변수는 환경과 상호작용하는 정신과정으로 건강에 대한 자아개념과 태도를 말한다. 사회문화적 변수는 문화, 교육 수준, 수입과 같은 사회문화적 조건이 미치는 효과와 영향력을 말하며, 발달

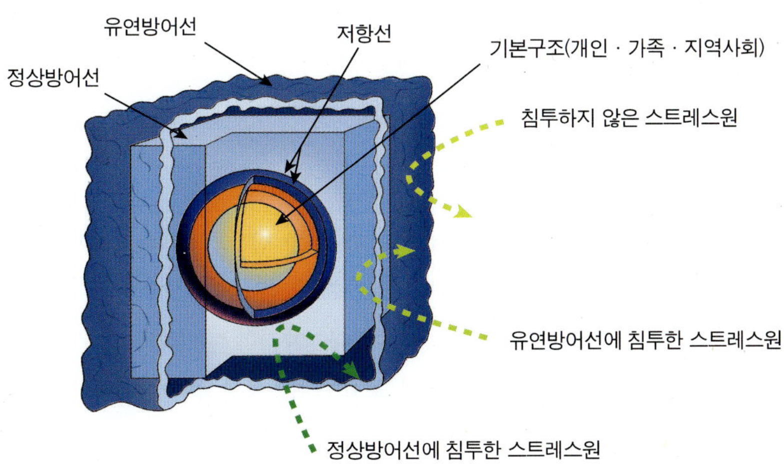

그림 5-3 Neuman 이론에서의 대상자의 주요 요인

[자료원] Clark M. J. (1999). Nursing in the Community. Stamford: Appleton & Lange.

적 변수는 연령에 따른 발달 정도와 활동을 말한다. 그리고 영적 변수는 종교적인 중재와 신(伸)과의 관계에 대한 신념 등 영적 신념과 작용을 말한다.

환경(environment)은 대상자에게 영향을 미치는 내부 및 외부의 힘이다. 특히 창조된 환경(created environment)은 대상자가 체계의 총체성(system wholeness)이라는 상징을 표현하기 위해 무의식적으로 만든 것이다. 이것의 목적은 대상자체계가 잘 기능할 수 있는 안전한 영역을 제공하고, 대상자를 스트레스원(stressors)에서 격리시키기 위함이다.

Neuman의 건강관리체계이론은 간호학이 건강하거나 아픈 사람을 하나의 완전한 체계로 바라보며, 환경이 건강에 미치는 영향을 중요하게 여긴다는 사실을 반영한다. 스트레스원과 자원에 대한 대상자와 간호사의 인지를 강조하며, 대상자는 간호사와 협력하여 목적을 설정하고 적절한 예방법을 찾아낸다.

1) 주요 개념

Neuman의 건강관리체계이론의 주요 개념은 다음과 같다(그림 5-4).

(1) 기본구조

체계로서의 대상자는 중앙에 핵이 있고 그 주위를 동심원들이 둘러싼 구조로 되어 있다. 기본구조(basic structure)는 간호대상을 구성하는 필수적인 구성요소로, 대상자의 생존요인과 유전적 특성, 생존에 필요한 에너지 자원을 뜻한다. 개인의 고유한 특성을 나타내며, 이 기본구조에 문제가 생기면 더 이상 존재할 수 없다.

(2) 저항선

저항선(line of resistance)은 기본구조를 둘러싸는 몇 개의 점선 원을 지칭한다. 이 원들은 대상자가 스트레스원에 저항하여 자신을 지킬 수 있도록 돕는 자원(resource factors)을 나타낸다. 예를 들어, 인체의 면역체계가 그것이다. 저항성이 효과적으로 작동하면 대상자체계는 복구되고, 비효과적으로 작동하면 사망할 수 있다. 스트레스원에 대한 저항 정도는 대상자체계 내 5대 변수들의 상호작용 결과에 따라 결정된다.

(3) 정상방어선

정상방어선(normal line of defense)은 저항선 바깥에 있는 실선으로 된 원으로, 개인 또는 체계가 안정되어 있는 상태를 나타낸다. 이것은 장기간에 걸쳐 유지되며, 대상자가 평소 건강상태에서 얼마나 벗어나 있는지를 평가하는 기준이 된다. 여기에는 개인의 일상적 적응양식, 생활방식, 발달단계 등과 같은 체계변수와 행동들이 포함된다. 정상방어선이 확장되는 것은 건강상태가 좋아짐을 의미하고, 정상방어선이 축소되는 것은 건강상태가 나빠짐을 의미한다.

(4) 유연방어선

유연방어선(flexible line of defense)은 기본구조를 둘러싼 선 중 가장 바깥에 위치하고 있는 원으로, 이는 역동적이기 때문에 짧은 시간에 빠르게 변할 수 있다. 평소 건강상태를 의미하는 정상방어선을 스트레스원이 파괴하지 않도록 막아주는 방어적 완충지대로 이해할 수 있다. 예를 들어, 개인의 유연방어선은 어떤 주어진 시간에서 대상자의 피로 수준을 들 수 있다. 만일 대상자가 휴식을 잘 취하면 어린아이의 소음인 스트레스를 아무 문제없이 효과적으로 해결할 수 있다. 반면, 대상자가 피곤하면 어린아이의 소음에 폭로되었을 때 정상방어선에 침투하여 결과적으로 두통을 초래한다. 비슷한 예로, 어느 지역사회의 미취업 정도는 지역사회의 유연방어선의 요인이 될 수 있다. 미취업 정도가 낮으면 그 지역사회는 홍수와 같은 스트레스원의 공격을 받아도 잘 견딘다. 왜냐하면 그들의 집과 생활상태를 회복하기 위한 자원을 더 많이 소유하고 있기 때문이다.

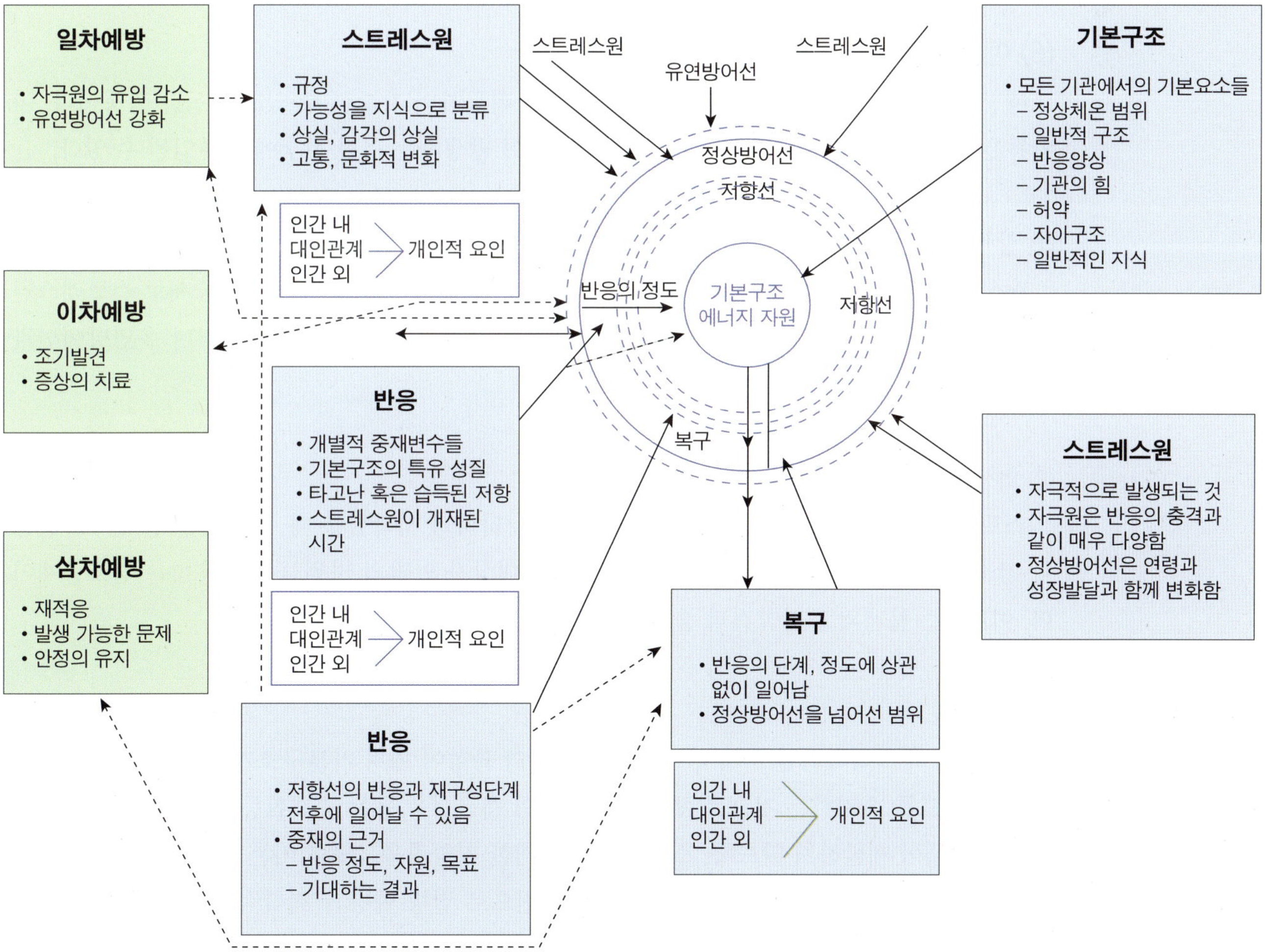

그림 5-4 Neuman의 체계모형

[자료원]Neuman B. (1995). The Neuman System Model: Application to Nursing Education and Practice. 3rd ed. Norwalk: Appleton & Lange.

(5) 스트레스원

스트레스원(stressors)은 긴장을 유발하는 자극으로 체계의 안정성을 교란시킬 수 있다. 스트레스원은 대상체계의 밖, 즉 모든 환경이며 이는 자극으로 존재하고 있다. 스트레스원은 인간의 내적 · 외적 · 대인적 요인으로 구분한다. 스트레스원의 영향력은 스트레스원의 강도와 수에 따라 달라지며, 스트레스원에 반응하기 위해 3가지 방어선을 사용하는 대상자의 방어능력에 따라 다양하게 나타난다. Neuman에 의하면 이 스트레스원들은 다음의 3가지로 요약될 수 있다.

- 내적 요인(intrapersonal factor): 개체 내에서 일어나는 요소로서, 대상체계에 영향을 줄 수 있는 자극을 의미한다. 예를 들면, 통증, 상실, 분노 등이 있다.
- 대인적 요인(interpersonal factor): 개체 간에 일어나는 자극요인으로서 역할기대 등을 포함하며, 사람들 간 의사소통과 상호작용 과정에서 발생한다.
- 외적 요인(extrapersonal factor): 개체 외부에서 발생하는 요인으로서 관습의 변화, 경제상황, 실직, 천재지변 등을 들 수 있다.

(6) 예방 중재

예방 중재는 대상자가 체계 안정성을 유지하고 획득하며 지속할 수 있도록 돕는 활동이다. 이 활동은 반응과 복구가 방어선과 저항선을 관통하여 발생하는 시점 전후에도 투입될 수 있다.

① 일차예방

대상체계에서 어떤 증상이나 반응이 생기지 않은 상태에서 수행되는 간호중재로 스트레스원의 존재가 의심되거나 확인될 때 이루어진다. 스트레스원 자체를 약화시키거나 유연방어선과 정상방어선을 강화시키는 간호중재이다.

② 이차예방

스트레스원이 정상방어선을 침입하여 증상이 나타나기 시작했을 때, 저항선을 강화하고 반응을 감소시켜서 체계 안정성을 유지할 수 있도록 대상자 안팎의 자원들을 이용하는 간호중재이다. 여기에는 문제의 조기발견과 증상치료가 해당된다.

③ 삼차예방

이차예방이나 적극적인 처치 후에도 대상체계의 균형이 깨져 기본구조가 무너졌을 때 합리적인 적응 정도를 유지하는 것으로 체계 균형상태의 재구성을 돕는 중재활동이다. 주된 목적은 반응이나 퇴행이 재발하지 않도록, 스트레스원에 대한 저항력을 강화시키는 것이다. 이 과정은 순환하여 일차예방으로 되돌아간다. 재적응의 증진으로 질병 예방과 적극적인 치료 후에 새로운 수준의 안정성을 얻게 된다.

2) 건강관리체계이론의 지역사회간호 적용

Neuman의 건강관리체계이론을 지역사회간호에 적용해보면, 기본구조는 지역사회를 구성하는 개인이고 인구학적 요소 외에 가치, 신념, 역사를 포함하며 지역사회의 하부체계와 상호작용을 한다. 저항선은 지역사회의 정상상태를 보호하고 안정시키기 위해 스트레스원에 대항하여 작용하는 내적 기전이다. 예를 들어, 청소년을 대상으로 하는 방과후 프로그램의 신설, 성병을 진단하고 치료하기 위한 무료 클리닉의 개설, 건강과 질병에 대한 서비스 제공, 경찰 및 사법체계 등이다. 정상방어선은 지역사회가 오랜 기간에 걸쳐 도달한 건강 수준을 유지하기 위해 생활 속의 자극요인들에 대처하는 방법으로, 예방접종률, 생활양식, 문제해결능력, 소득 수준, 가능한 주거 및 고용 등이다. 유연방어선은 체계의 경계로 작용하며, 법, 정치, 갈등해결, 의사결정과 같은 과정을 통해 물질 에너지와 정보의 교환을 조절한다. 예를 들어, 중앙정부의 보건의료비용 절감 및 재원감축, 사회적 스트레스원이나 환경적 스트레스원에 대응하는 주민의 활동 등을 말한다.

예방중재에서 일차예방은 스트레스원에 대비하여 유연방어선의 강도를 높이기 위한 것으로, 지역사회 위험요소를 규명하고 교육 프로그램을 계획하는 것이다. 이차예방은 스트레스원의 규명, 치료의 시작, 더 이상의 불가능을 예방하기 위한 저항선 강화를 위한 중재이다. 삼차예방은 만성적으로 불기능상태인 지역사회에 적합한 중재이다.

지역사회간호사가 이 이론을 지역사회 간호과정에 적용한 예는 그림 5-5, 표 5-2와 같다.

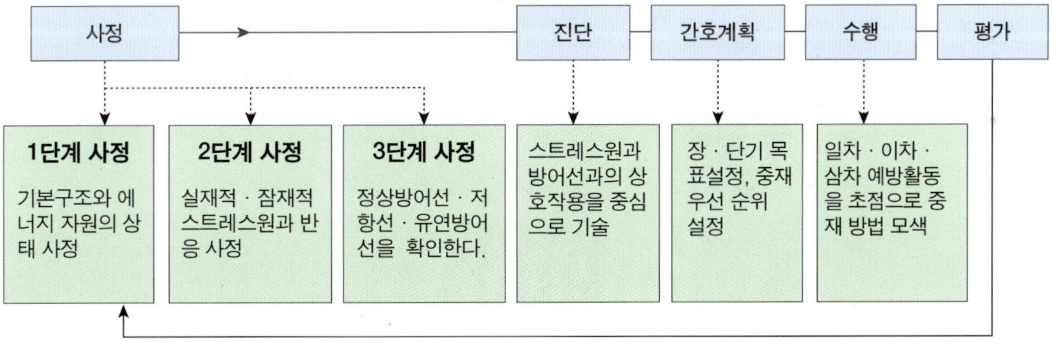

그림 5-5 Neuman의 건강관리체계이론을 적용한 간호과정

[자료원] 김모임 등(2004). 대상자 중심의 지역사회간호학. 현문사.

표 5-2 Neuman 이론의 간호과정 적용 예

간호진단	1차 예방	2차 예방	3차 예방
• 높은 만성질환 유병률 • 고혈압/당뇨 조절률 미흡 • 낮은 건강생활 실천율 • 노인의 저작 불편 호소 • 쓰레기 분리수거 미실천	• 지역주민의 건강교육 및 캠페인 • 건강생활 실천을 위한 다양한 교육자료 개발 • 마을회관에 구강세트 배부 및 칫솔질 교육 • 분리수거에 대한 교육 및 수거함 설치	• 건강검진을 통한 만성질환 조기발견 • 질환자중심의 고혈압/당뇨 교실 운영 • 치과와 연계하여 노인 대상자의 의치 보철 시술 및 틀니 수리	• 만성질환으로 인한 합병증이 있는 자에 대한 재활교육

5. 오렘의 자가간호이론

Dorothea Orem(1914~2007)은 간호의 대상인 인간을 생물학적, 사회적, 상징적으로 기능하는 하나의 통합된 개체라고 가정하였다. 그는 인간을 자가간호(self-care)라는 행동형태를 통하여 계속적인 자기유지와 자기조절을 수행하는 자가간호요구를 가진 자가간호행위자(self care agent)로 보고 있다. 또한, 자가간호를 "개인이나 지역사회가 자신의 삶, 건강, 안녕을 유지 및 증진하기 위해 시도하고 수행하는 행위"라고 정의하였으며, 인간의 구조적 통합과 기능의 활성화, 인간발달과 관련된 지속적이며 체계적인 행위로 설명하고 있다.

자가간호란 인간이 자신의 생명과 건강과 안녕을 유지하기 위해 솔선하여 수행하는 행동으로서, 인간은 자가간호를 위한 요구와 자가간호를 수행할 수 있는 역량을 동시에 가지고 있다고 보았다. 인간이 가지고 있는 자가간호 요구가 자가간호 역량보다 높을 경우, 자가간호 결핍현상이 일어난다. 따라서 간호는 자가간호 결핍이 있는 사람에게 제공되는 것으로, Orem은 간호역량

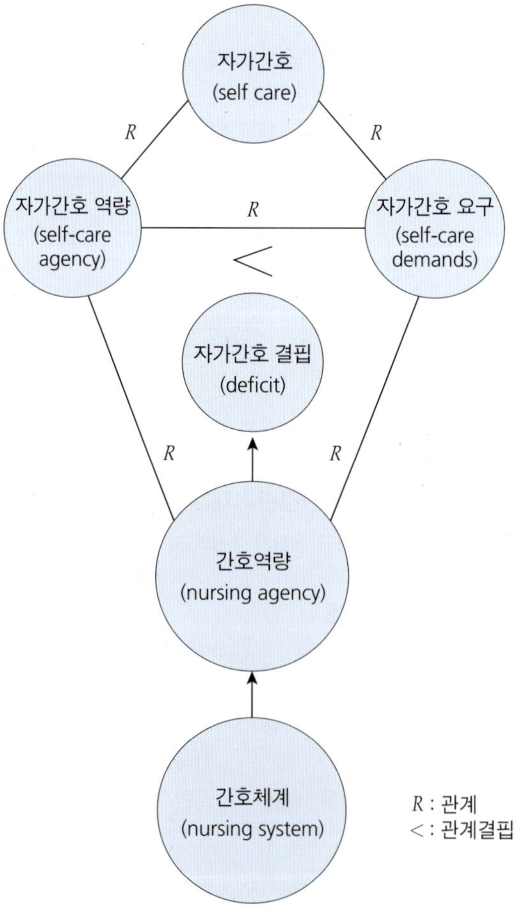

그림 5-6 Orem의 자가간호이론

[자료원] Tomey, A. M. (2006). Alligood MR. Nursing Theorists and Their Work. 6th ed. St.Louis: Mosby.

을 개인을 위한 간호의 필요성을 결정하고 간호체계를 설계하여 제공하는 간호사들의 복합적인 능력으로 설명하였다. Orem의 이론을 간단히 도식화하여 설명하면 그림 5-6과 같다.

1) 주요 개념

Orem 이론의 주요개념은 다음과 같다.

(1) 자가간호 요구

인간의 기능과 발달, 어떠한 상태나 상황을 조절하기 위해 필요하다고 알려졌거나, 필요할 것이라고 가정하여 수행해야 하는 활동이다. Orem은 자가간호 요구(self-care requisite)를 다음의 3가지로 구분하였다.

① 일반적 자가간호 요구

일반적 자가간호 요구(universal self-care requisite)는 모든 인간이 공통적으로 가지고 있는 자가간호 요구로서 인간의 구조와 기능을 유지하는 내·외적 조건과 관련된 요구이다. Orem은 인간의 일반적 자가간호 요구로 다음의 8가지를 포함하였다.

- 충분한 산소공급의 유지
- 충분한 음식섭취의 유지
- 충분한 수분섭취의 유지
- 배설과정과 배설물과 관련된 간호 제공
- 활동과 휴식의 균형 유지
- 고립과 사회적 상호작용의 균형 유지
- 삶, 기능, 안녕에 위험이 되는 것을 예방
- 인간의 잠재력, 한계, 정상적이고 싶은 인간의 욕망과 조화를 이루는 사회그룹 내에서의 기능 및 발달 증진

② 발달적 자가간호 요구

발달적 자가간호 요구(developmental self-care requisite)는 처음에는 일반적 자가간호 요구에 포함되어 있었으나 그 중요성을 강조하기 위하여 이후 분리되었다. 이 요구는 발달과정에서 특별히 요구되는 자가간호 요구로, 발달을 촉진하는 상황 제공, 자기발달에 관여 또는 개입, 인간의 발달에 부정적인 영향을 미치는 상태나 상황을 대비하거나 극복하는 것으로 구성된다.

③ 건강이탈 자가간호 요구

건강이탈 자가간호 요구(health deviation self-care requisite)는 질병상태, 진단, 치료와 관계된 비정상적 상태에 대한 자가간호 요구를 의미한다. 즉, 질병·장애·불능 등을 포함하는 특정한 병리적 형태를 가진 사람, 의학적 진단, 치료를 받는 사람에게 필요한 생명과 안녕을 유지

하려는 요구 등과 관련되어 나타나는 자가간호 요구이다.

(2) 자가간호 역량

자가간호 역량(self-care agency)은 자가간호활동을 수행하는 개인의 힘이다. 성숙된 또는 성숙 중인 인간이 자신의 요구를 알고 그 요구를 충족시키는 복합적이고 습득된 능력으로, 자신의 기능과 발달을 조절하기 위한 의도적이고 목적적인 활동이다. 자가간호를 수행할 수 있는 지식, 기술과 태도, 신념, 가치, 동기화 등으로 구성된다.

(3) 자가간호 결핍

자가간호 결핍(self-care deficit)은 개인의 자가간호 역량과 자가간호 요구 간의 관계를 나타낸 것으로, 요구가 역량보다 클 때 결핍이 나타난다.

(4) 간호 역량

간호 역량(nursing agency)은 자가간호 결핍이 있는 대상자에게 자가간호 요구를 충족시키기 위해 치료적 간호체계를 설계, 제공, 조절하는 간호사의 능력이다.

(5) 간호체계

간호체계(nursing system)는 간호사가 수행하는 일련의 연속적인 실무활동으로, 대상자가 자가간호 요구를 알고 그 요구를 충족하도록 대상자 자신의 자가간호 역량을 사용하고 발달시켜 주는 활동이다. 간호체계에는 다음의 3가지 종류가 있다(그림 5-7).

① 전체적 보상체계

전체적 보상체계(wholly compensatory system)는 신체적으로 무능력하지만 환경 내에서 일어나는 사건을 인식하는 경우나 환자의 정신활동이 생명안전을 위해 효율적으로 기능하지 못할 때 적용한다. 간호사는 환자를 위해서 산소공급, 영양공급, 배설, 신체청결, 신체활동 등 욕구충족을 위해 활동하거나 도와주는 경우를 말한다.

② 부분적 보상체계

부분적 보상체계(partly compensatory system)는 요구 충족을 위해 환자가 일반적인 자가간호 요구는 충족시킬 수 있으나 건강이탈 시의 자가간호 요구를 충족시키기 위해 간호사의 도움을 필요로 하는 경우로 수술받은 지 얼마 되지 않은 환자의 경우가 해당된다.

③ 교육적 지지체계

교육적 지지체계(educative supportive system)는 환자에 의해서 대부분의 자가간호가 수행되지만, 간호사의 도움 없이는 완전하게 자가간호를 수행할 수 없는 상황에 적용된다. 자가간호

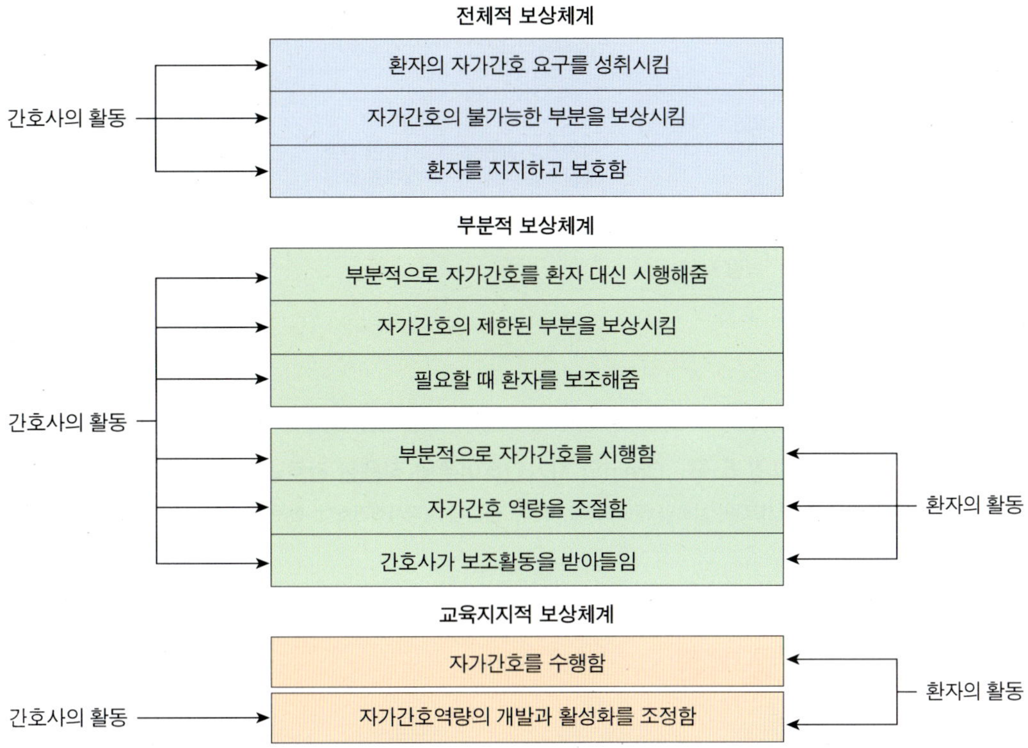

그림 5-7 Orem의 간호체계

[자료원] Tomey. A. M. (2006). Alligood MR. Nursing Theorists and Their Work. 6th ed. St.Louis: Mosby.

를 배워서 다른 사람의 도움을 받지 않고 수행할 수 있는 상황으로, 예로는 투약과 운동의 필요성, 식사요법 등에 대한 교육이 있다.

2) 자가간호이론의 지역사회간호 적용

Orem의 자가간호이론은 간호의 대상으로 인간 개인을 중심에 놓고 개발하였기 때문에 구체적으로 가족이나 지역사회에 바로 적용할 수는 없으나, 자가간호 요구나 자가간호 역량 등 구체적인 개념 설명으로 인하여 이를 가족과 지역사회의 전반적 요구에 맞게 수정한다면 지역사회 접근도 가능할 것이다. 또한, 간호사가 대상자에게 접근할 때 간호의 목표를 대상자 스스로 자신의 삶, 건강, 안녕을 위해 자가간호를 하는 것에 둔다. 이를 위한 간호활동은 대상자의 자가간호 요구와 자가간호 역량 그리고 이들 간의 관계로 나타나는 자가간호 결핍에 초점을 맞추어야 함을 제시한다. 그리고 간호를 제공할 때 자가간호 결핍 정도에 따라 적절한 간호체계를 설계하고, 이를 위한 간호역량이 있어야 함을 제시하고 있어, 이러한 개념은 지역사회간호에도 적용이 가능하다고 본다.

지역사회간호사가 Orem의 자가간호이론을 적용하여 간호과정을 시행하는 방법을 제시하면 그림 5-8과 같다.

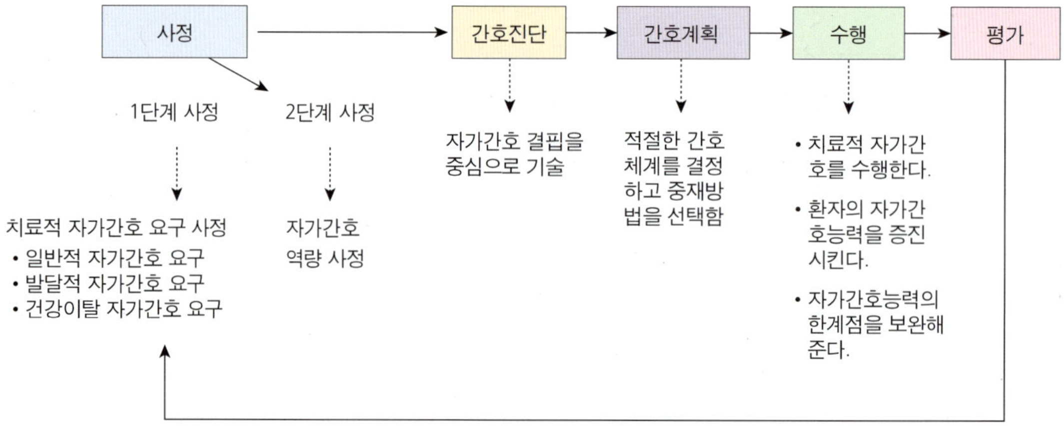

그림 5-8 Orem의 자가간호이론을 적용한 간호과정

[자료원] 김모임 등(2004). 대상자 중심의 지역사회간호학. 현문사.

6. 로이의 적응이론

Callista Roy(1939~)가 개발한 적응이론은 기존의 다양한 이론을 개념화한 것으로 기존의 적응수준이론, 체계이론 및 스트레스 적응이론 등을 바탕으로 체계화되었다. Roy는 간호의 대상인 인간은 하나의 체계로서 주위 환경으로부터 계속적으로 투입되는 자극을 받고 있으며, 이러한 자극에 대하여 내부의 과정인 대처기전을 활용하여 적응양상을 나타내고, 그 결과로 반응을 나타낸다고 하였다(그림 5-9). 이 산출물인 반응은 회환되어 다시 자극의 형태로 투입원이 된다. 즉, Roy는 인간을 변화하는 환경과 끊임없이 상호작용하는 생물학적 · 심리적 · 사회적 존재로 보고, 환경에 긍정적으로 반응하기 위해서 인간은 스스로 환경변화에 효과적으로 적응하는 것이 중요하다고 강조하였다.

인간이 자극에 적응하는 과정에는 상호관계가 있는 대처기전과 적응양상이 작용을 한다. 대처기전은 적응을 하는 방법으로, 이 대처기전의 활동으로 적응양상이 활성화되며, 이 적응양상이 반응으로 이어진다. 이러한 적응양상이 일어나는 목적은 환경적 자극에 대하여 생리적 · 정신적 · 사회적으로 통합된 총체적 상태를 이루기 위함이다. 이때 환경은 인간행위의 발달과 관련되어 인간의 주변을 둘러싼 모든 상태나 상황을 의미하며, 환경 내의 모든 것은 자극으로써 인간에게 영향을 미친다.

따라서 Roy의 적응이론에 의하면 인간이 궁극적으로 도달하여야 할 목표, 즉 간호목표는 인간이 통합된 총체적 상태인 적응의 상태를 유지하는 것이다. 간호활동은 자극 자체를 감소시키거나 내적 과정인 적응양상에 영향을 주어 인간이 적응반응을 나타낼 수 있게 돕는 것이다.

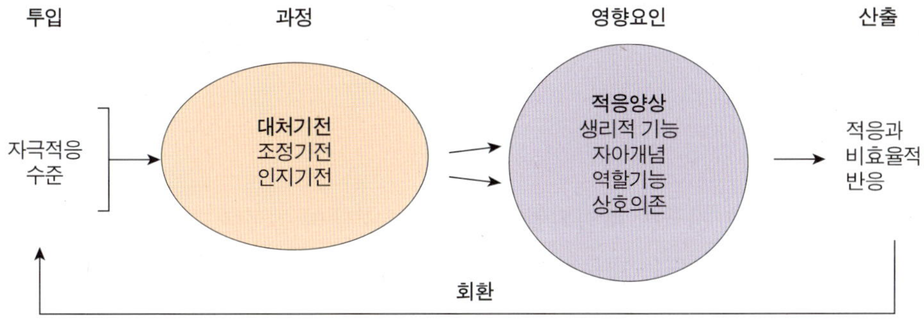

그림 5-9 Roy의 적응체계모형

[자료원] Tomey, A. M, (2006). Alligood MR. Nursing Theorists and Their Work. 6th ed. St.Louis: Mosby.

1) 주요 개념

Roy의 적응이론의 주요 개념은 다음과 같다.

(1) 자극

인간의 행동과 발달에 영향을 주는 모든 상황인 주위 여건이나 인간 내부에서 일어나는 상태는 적응체계인 인간에게 투입으로 작용하는 내적 · 외적 자극(stimuli)이 된다. Roy는 인간체계에 영향을 주는 모든 자극은 이 3가지가 서로 복합되어 있으므로 자극을 사정할 때는 3가지를 구분하여 사정하여야 한다고 하였다.

① 초점자극

초점자극(focal stimuli)은 자극 중에서 인간의 행동유발에 가장 큰 영향을 미치는 즉각적이며 직접적으로 직면하고 있는 사건이나 상황 변화이다.

② 연관자극

연관자극(contextual stimuli)은 초점자극 이외에 행동유발과 관련된 다른 모든 자극이며, 현재 상태에 영향을 주는 대부분의 측정될 수 있는 내 · 외적 세계에 존재하는 자극이다.

③ 잔여자극

잔여자극(residual stimuli)은 인간행동에 간접적으로 영향을 줄 수 있는 요인으로, 대부분 측정하기 어려운 신념, 태도, 개인의 성품 등이다. 즉, 초점자극에 대한 현재 반응에 영향을 줄 수 있는 과거의 경험이나 신념가치의 결과이다.

(2) 대처기전

대처기전(coping mechanism)은 인간이 변화하는 환경에 대처하는 생물학적 · 심리학적 능력이다. 일부 생물학적 대처기전은 유전으로 결정되기도 하지만 대부분 후천적인 학습을 통해 습득된다. Roy는 이 대처기전을 2가지로 나누어 설명하고 있으며, 이들 대처기전의 작용은 적응양상과 관련된다.

① 조절기전

조절기전(regulator)은 자극이 투입되었을 때 중추신경계의 통로를 통하여 척수와 뇌를 중심으로 하는 자율신경계 반응 또는 내분비계를 중심으로 하는 호르몬계 반응, 지각을 중심으로 하는 정신신체 반응을 주로 관장하는 기전이다. 대개 자동적이고 무의식적인 반응을 나타낸다.

② 인지기전

인지기전(cognator)은 자극이 투입되었을 때 인지적 정보처리과정, 학습, 판단, 정서과정을 통하여 사회심리적 반응을 관장하는 기전이다. 인지적 정보처리과정은 주의집중 · 기억에 대한 행동을 포함한다. 학습은 모방 · 강화의 행동을, 판단은 문제해결과 의사결정에 관한 행동을, 정서과정은 애착, 애정, 불안 해소 등의 행동을 관장한다.

(3) 적응양상

적응양상(adaptive mode)은 대처기전의 활동으로 나타나는 적응의 종류로서, Roy는 이 적응양상을 4가지로 분류하였다.

① 생리적 양상

생리적 양상(physiological mode)은 환경 자극에 대해 인간이 신체적으로 반응하는 방법으로, 신체의 기본욕구에 반응하는 것이다. 따라서 이 적응양상은 생리적 통합성에 대한 인간의 기본욕구를 다루며, 이에 포함되는 욕구로는 수분과 전해질, 활동과 휴식, 배설, 영양, 순환과 산소, 그리고 감각, 체온 및 내분비계 조절 등이다.

② 자아개념 양상

자아개념 양상(self−concept mode)은 정신적 통합성을 유지하기 위하여 일어나는 적응양상으로, 자아개념은 신념과 느낌의 복합체로서 신체적 자아(physical self)와 개인적 자아(personal self)로 구분할 수 있다. 신체적 자아는 신체적으로 자신을 지각하고 형성하는 능력 또는 자신의 신체에 대한 주관적인 생각으로 감각과 신체상이 포함된다. 개인적 자아는 자신의 성격, 기대, 가치에 대한 평가로서 도덕−윤리적 자아, 자아일관성, 자아이상, 기대가 포함된다.

③ 역할기능양상

역할기능양상(role function mode)은 사회적 통합성에 대한 적응방식이다. 사회적 통합성을 유지하기 위해서는 환경 내의 다른 사람과 상호작용하고, 적합한 행동으로 능숙하게 역할을 수행하여야 한다.

Roy는 인간의 역할기능을 일차 역할, 이차 역할, 삼차 역할의 3가지 유형으로 세분하였다. 이를 나무에 비교하면, 일차 역할은 나무의 몸통이며, 이차 역할은 일차 역할에서 나온 가지이고, 삼차 역할은 이차 역할에서 나온 가지라고 할 수 있다. 그리고 각 역할들은 역동적인 관계 내에서 상호-호혜적인 역할이 일어나야 한다고 하였다. 반면 역할이행에 대한 결핍이 생기면 역할상실과 역할갈등의 문제가 나타난다고 하였다.

④ 상호의존양상

상호의존양상(interdependence mode)은 사회적 통합성 중에서도 특히 상호작용에 초점을 맞춘 적응양상으로, 상호의존감이란 독립심과 의존심 사이의 균형으로 의미 있는 타인이나 지지체계와의 관계, 사랑, 존경, 가치를 주고받는 것과 관련된다. 인간은 상호의존을 통해 삶의 목적과 의미를 찾게 되는데, 이에 대한 결핍이 일어나면 분리 · 거부 · 미움 · 고독 · 경쟁 등의 문제가 발생한다.

(4) 반응

반응(response)은 효율적 적응반응과 비효율적 적응반응의 2가지 형태로 구분된다. 효율적 적응반응은 생존, 성장, 재생산, 자아실현 등과 같이 개인의 통합성을 증진시키는 긍정적인 반응이다. 그리고 비효율적 적응반응은 통합성을 증진시키지 못하거나 방해하는 부정적인 반응이다.

2) 적응이론의 지역사회간호 적용

Roy의 적응이론에서 간호목표는 인간이 적응상태를 유지하게 하는 것이며, 이를 위하여 간호활동은 자극과 적응양상의 반응에 초점을 맞추어야 함을 강조하고 있다. 적응이론은 인간, 즉 개인을 주요 대상으로 하여 적응기전을 중심으로 개발한 이론이기 때문에 가족이나 지역사회 단위로 접근하기보다는 지역사회나 가족 내의 환자를 중심으로 하는 개인 접근에 쉽게 적용될 수 있다. 또한, 적응이론은 개인의 건강을 위한 간호접근방법이기 때문에 생리적인 문제뿐만 아니라 자아개념, 역할기능, 상호의존양상 등을 사정하여야 하며, 이에 영향을 미치는 자극원도 관련 자극과 잔여자극을 함께 고려해야 하며, 이를 위해 지역사회에 대한 사정 또한 이루어져야만 한다.

지역사회간호사가 Roy의 적응이론을 적용하여 간호과정을 시행하는 방법을 제시하면 그림 5-10과 같다.

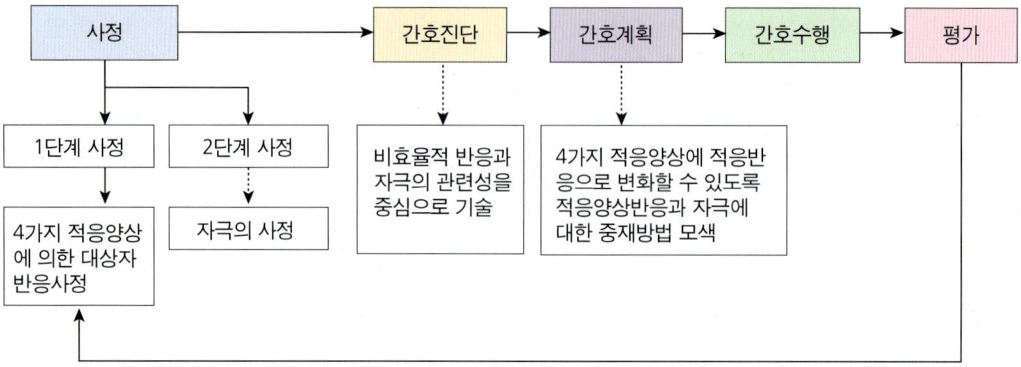

그림 5-10 Roy의 적응이론을 적용한 간호과정

[자료원] 김모임 등(2004). 대상자 중심의 지역사회간호학. 현문사.

보건사업기획

02절

1. 보건사업기획의 이해

1) 보건사업기획의 정의

기획(planning)은 전략적인 의사결정과정으로 사회나 조직을 위한 목표, 정책 그리고 절차나 방법과 같은 수단들을 선택하고 결정하는 과정이다. 하지만 계획(plan)은 기획과정의 결과로 나타난 최종 산물이다.

기획은 학자들마다 다양하게 정의될 수 있는데, H. Hightower는 기획을 '과정'과 '목적'을 중심으로 정의하여 기획의 본질에 접근하고자 하였다. 첫째는 기획을 기획의 과정, 즉 계획이 수립되고 집행되는 과정을 중심으로 정의하였는데, "보건기획은 건강문제를 정의하고, 미충족 필요를 확인함과 동시에 이를 충족할 수 있는 자원을 조사하고, 현실적이며 달성 가능한 우선순위가 높은 목적을 정하고, 보건서비스의 적합성, 효과성, 효율성뿐만 아니라 개인과 지역사회의 건강에 영향을 미치는 생태, 사회, 그리고 개인의 형태요인들을 고려하여 실행계획을 수립하는 과정"이라고 하였다. 둘째는 기획을 계획을 수립하는 목적을 중심으로 정의하였는데, "기획이란 복잡한 상황에서 발생하는 새로운 문제들을 해결함으로써 바람직한 목표를 달성하기 위하여 최적의 전략을 개발하려는 의도적인 사회활동 또는 조직활동이라고 정의할 수 있으며, 이 활동들은 선택된 전략을 집행하는 데 필요한 자원과 권한을 수반하여야 한다"고 하였다. 이 2가지의 정의를 정리하면, 기획이란 의도된 미래의 상(象)에 맞추기 위하여 현재를 변화시키기 위한 방법이라고 할 수 있다.

세계보건기구(WHO)는 보건기획(health planning)을 "국가가 국민들의 보건의료 수요를 충족하기 위해 자원을 활용하여 보건사업을 체계적으로 개발하는 것"이라고 정의하였다. 또한, 국가보건정책과 전략 및 기획에는 구성원의 참여, 상황분석과 우선순위 설정, 비전부터 운영까지의 계획, 이해관계자의 참여유도, 예산 계획 및 모니터링과 평가가 포함되도록 권장하고 있다.

건강에 대한 관심이 증가됨에 따라 보건의료의 중요성이 강조되고 지역사회 여건에 부합하는 보건문제를 파악하고 해결하기 위해 보건기획의 필요성이 대두되고 있다. 특히 보건의료기관의 역할 변화와 지역보건의료계획 및 통합건강증진사업을 추진하기 위해 효과적인 보건기획이 요구되고 있다. 국가의 보건기획 및 전략은 국민의 건강을 유지 · 증진하는 데 필요한 국가의 비전, 우선순위, 예산 및 실행과정을 규정하는 데 필수적인 역할을 하므로 대부분의 국가들은 국민의 건강증진을 위한 보건사업의 방향성과 일관성을 갖도록 장 · 단기 전략 및 계획을 개발해 나가고 있다.

보건사업기획은 국민의 건강을 지키기 위한 합리적인 보건목표, 정책, 절차, 수단들을 선택하고 결정하는 제반 보건활동의 과정이며, 보건에 관한 실제적인 프로그램, 정책, 서비스가 성공적으로 수행되어 국민건강이라는 목적을 달성시키기 위한 필수적 과정이다. 보건사업기획은 외부환경의 변화에 대응하여 조직이 전략적 우위를 가지고 있는 사업을 선정하고 핵심 역량을 강화하는 것이 근간이므로 보건사업을 기획할 때 외부환경 변화와 내부 능력의 검토는 누락되어서는 안 되는 중요한 과제이다.

2) 보건사업기획의 필요성

지역사회보건사업에 미치는 보건기획의 중요성과 보건사업기획의 필요성은 다음과 같다.

보건기획은 업무성과에 대한 평가도구가 될 수 있으며 업무를 명확하고 효율적으로 실행하도록 함으로써 조직의 목표달성을 가능하게 한다. WHO(2010)는 국가적 보건기획 도구(National Health Planning Toolkit)를 지원하고 있으므로 이를 활용하는 것이 도움이 될 수 있다. 세계보건기구는 국가 및 국가 하위수준에서 보건정책, 전략 및 계획을 세우려는 보건당국을 지원하기 위해 관련 홈페이지(https://extranet.who.int/nhptool)를 개설하였다. 이는 사정, 모니터링 및 평가를 위한 진단적 도구와 우선순위 설정, 효과적인 전략 확인, 원가 계산 시나리오, 자원계획 및 예산, 프로그램 작성 및 실행을 지원하는 도구 등을 포함한다.

- 보건기획은 내 · 외적 환경변화에 대한 위험을 최대한 감소시키고 적절히 대처할 수 있도록 한다.
- 보건기획을 통해 최소의 비용으로 최대의 효과를 얻도록 가용자원을 효과적으로 사용함으로써 예산 절약 및 업무개선을 가능하게 한다.
- 보건기획을 통해 업무수행 의욕을 북돋우며 성과를 향상시켜 구성원들의 업무수행 역량이 증가한다.

3) 보건사업기획의 특성

보건사업기획은 지역사회보건사업이 최적의 수단으로 목표를 달성하기 위하여 미래의 활동에 관한 일련의 결정을 준비하는 지속적이고 동태적인 과정으로 다음과 같은 특성이 있다(배상수, 2015).

① 목표지향적 · 미래지향적: 기획은 미래에 대한 불확실성을 최소화하면서 미래를 우리의 목표에 맞게 변화시키고자 하는 수단이다.
② 최적의 수단 제시: 기획은 어떤 현상이나 사건의 바람직한 미래를 그리는데, 그것을 달성하는 구체적인 수단 또한 제시한다.
③ 행동지향성: 수립한 기획을 실행할 수 있도록 기획자에게 권한과 자원을 부여하여 계획을 성공적으로 이끌게 한다.
④ 체계적인 의사결정과정: 기획은 일회적이거나 단편적인 의사결정들이 아니라 하나의 연속적인 과정으로 이루어지며, 기획과정의 여러 단계는 체계적으로 연결되어 상호 영향을 미친다.
⑤ 접근성: 보건서비스를 필요로 하는 대상자가 쉽고 편리하게 사업에 접근하도록 기획한다.
⑥ 지속성: 보건사업의 전 과정을 계속적으로 모니터링하여 서비스의 지속성을 유지한다. 대상자와의 관계, 서비스 계획 및 진행에 대한 의사소통, 서비스 중단자에 대한 조사 및 사후관리를 증진한다.

4) 보건사업기획의 원칙

보건사업을 기획할 때는 다음과 같은 원칙을 고려한다.

① 목적 부합의 원칙: 해당 조직의 목적에 맞게 명확하고 구체적으로 기술한다.
② 미래 예측의 원칙: 기획자의 선입견과 주관성을 배제하고 정확한 정보와 분석을 통한 예측으로 기획한다.
③ 탄력성의 원칙: 변화하는 상황에 대처할 수 있고 실무 집행부서에서 창의력을 발휘할 수 있도록 융통성 있게 기획한다.
④ 포괄성의 원칙: 포괄적인 영역에 대한 사전검사를 시행하여, 수행 시 인원, 물자, 설비, 예산 등 제반요소에 차질이 생기지 않도록 한다.
⑤ 균형성의 원칙: 기획과 관련된 다른 계획이나 업무 사이에 소요자원이나 제반요소들에 대한 상호 균형과 조화를 고려한다.
⑥ 경제성의 원칙: 현재의 사용 가능한 자원을 최대한 활용하고 투입 자원을 최소화하는 경제성 원칙을 고려한다.
⑦ 계층화의 원칙: 일반적이고 추상적인 하나의 기획으로부터 구체화과정 중에 생성되는 여러 가지 기획들이 기본 기획과 계층성을 가지도록 한다.

5) 보건사업기획의 유형

(1) 기간별 유형

- 단기기획: 보통 1년 내외의 기획으로 현실과의 괴리가 적어 현실성이 높지만 여건에 따라서 수정 또는 변동되기도 한다.
- 중기기획: 일반적으로 5년 내외의 기간에 걸친 기획이며 중기기획의 내용은 이미 설정된 목표와 목적을 달성하기 위하여 어떤 종류의 자원을 어디에 배정해야 할 것인지 그 방법과 수

단에 더욱 관심을 기울인다.

- 장기기획: 보통 10년 또는 그 이상의 기획을 말하며 인력, 하부구조, 투자 등 변화에 오랜 시간이 소요되는 과제를 다루게 되며 주로 장래추계 또는 예후기획이란 용어가 사용될 정도로 장기간에 걸친 여러 조건의 예측에 관심을 기울인다.

(2) 대상별 유형

- 경제기획: 경제개발, 소득분배, 실업해소, 물가안정, 재정안정 등 경제 전반을 대상으로 하는 기획이다. 경제기획은 국민경제의 수준을 일정한 목표에 접근시키려는 종합적이고 연속적인 정책 결정이다. 경제기획의 목적은 성장, 안정, 분배, 복지, 환경, 국제협력 등 시대적 조건에 따라 다양하다.
- 자연기획: 자연자원, 토지, 시설, 공간 등을 대상으로 하는 기획으로 도시기획이나 국토종합개발기획이 이에 속한다. 물적기획은 공간 및 자연개발과 공중의 편익증진을 위해 수립된 기획이다.
- 사회기획: 사회적 불균형과 불평등을 해소하고 국민의 보건복지를 증진하기 위한 기획이다.
- 행정기획: 조직을 효율적으로 관리하고 목표를 효과적으로 달성하기 위한 기획이다.

(3) 지역별 유형

- 지방기획: 시 · 군 · 구 단위의 기획으로, 시 · 군 · 구 지역보건의료기획이나 통합건강증진사업기획이 그 예이다.
- 지역기획: 광역 지역을 대상으로 하며, 시 · 도 지역보건의료기획이나 통합건강증진사업기획이 그 예이다.
- 국가기획: 국가 단위의 정책적 특성과 목표를 지닌 보건기획이다.
- 국제기획: 세계보건기구, 국제개발은행 등 국제기관이 국제적 수준에서 담당하는 기획이다.

2. 보건사업기획의 모형

기획모형에는 지역사회보건사업, 정책 및 지역사회보건서비스를 개발, 수행, 평가하는 단계와 각 단계별로 수행해야 할 사항을 제시하는 여러 가지가 있다. 각 기획모형은 나름의 장점과 단점을 가지고 있기 때문에 어느 모형이 가장 적합하다고 단정하기는 어렵다. 따라서 지역사회보건사업이 수행되는 현장의 상황에 따라 각 모형을 적절하게 변화시켜 실정에 맞게 적용하는 것이 중요하다.

1) MATCH 모형

MATCH(multi−level approach to community health)는 지역사회보건사업 전략을 생태학적인 여러 차원에 단계적으로 영향을 주도록 고안된 모형이다. 개인의 행동과 환경에 영향을 주는 요인들을 개인에서부터 조직, 지역사회, 국가 등의 여러 수준으로 나누어 지역사회보건사업을 기획한다. 이 모형은 질병이나 사고에 대한 위험요인과 예방방법이 알려져 있고 우선순위가 정해져 있을 때에, 그리고 실제 수행을 위한 지역사회보건사업을 개발할 때에 적합한 방법이다.

MATCH의 단계는 목적 설정, 중재계획, 지역사회보건사업 개발, 실행, 평가의 5단계로 구성되어 있다(그림 5−11).

(1) 1단계: 목적 설정

1단계에서는 유병률(또는 발생률)과 변화 가능성을 고려하여 건강상태의 목적을 설정한다. 그 후에 우선순위 인구집단을 선택하고, 행동요인 및 환경요인과 관련된 목적을 설정한다. 행동요인과 관련된 목적 설정은 건강상태에 영향을 미치는 위험요인 중에서 행동요인을 파악하여 이에 대한 목적을 설정한다. 환경요인과 관련된 목적 설정에서는 건강행동을 실천하기 위한 접근성, 이용 가능성, 장애요인 등에 근거하여 환경적인 위험요인을 파악한다.

(2) 2단계: 중재계획

중재계획은 중재대상, 중재목표, 중재 접근방법과 활동을 모두 적절하게 조합하는 것이다. 중재활동의 대상은 중재가 대상에게 어느 수준까지 영향을 미칠 수 있는지를 결정하는 것으로, 이러한 중재활동 대상의 수준은 다음과 같이 나눌 수 있다.

- 개인 수준: 대상 집단의 개인
- 개인 간 수준: 가족구성원, 동료, 친구, 선생님, 기타 대상 집단의 사람들과 가까운 사람
- 조직 수준: 조직의 의사결정자, 규칙의 변화를 유도하는 조직의 정책
- 지역사회 수준: 지역사회 지도자
- 국가 수준: 국가의 의사결정자, 규칙제정자, 집행자

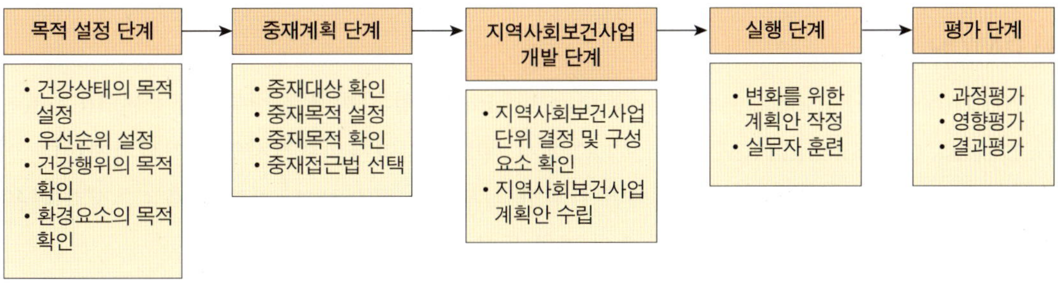

그림 5−11 MATCH 단계

(3) 3단계: 지역사회보건사업 개발

지역사회보건사업 개발과 관련된 구체적인 절차는 다음과 같다.

- 지역사회보건사업의 단위 또는 구성요소를 결정한다.
- 대상의 하위집단(성별, 연령별), 주제(흡연, 운동 등), 세팅, 교육단위와 전달방법 등으로 나누어 자세히 기술한다.
- 기존의 지역사회보건사업을 선택하거나 새로 개발한다.
- 지역사회보건사업의 각 단위별로 계획안을 세운다.
- 지역사회보건사업에 필요한 여러 자료를 수집하고 필요한 자원을 준비한다.

(4) 4단계: 실행

지역사회보건사업을 효과적으로 실행하기 위해서 다음의 내용을 준비한다.

- 변화를 위한 계획안을 작성하고 지원활동을 준비한다.
- 변화를 위한 요구, 준비 정도, 환경적인 지지조건 등에 대한 사안을 개발한다.
- 중재가 효과적이라는 증거를 수집한다.
- 중재를 통한 변화를 지지하여 줄 수 있는 사회적인 지도자나 기관 단체를 파악하여 이를 알린다.
- 사회적인 의사결정권이 있는 사람들과 협조관계를 유지한다.
- 수행업무를 모니터링하고 지지할 수 있는 시스템을 개발한다.

(5) 5단계: 평가

지역사회보건사업의 과정, 영향, 결과에 대한 평가를 실시한다.

- 과정평가: 중재계획과 과정에 대한 유용성, 실제 수행에 대한 정도와 질, 프로그램 수행 후 즉시 나타난 교육적인 효과 등
- 영향평가: 프로그램의 단기적인 결과로 지식, 태도, 기술을 포함한 중간효과와 행위변화 또는 환경적인 변화를 포함
- 결과평가: 장기적인 프로그램의 평가

2) PATCH 모형

PATCH(planned approach to community health) 모형은 미국 질병통제예방센터(Centers for Disease Control and Prevention, CDC)에서 개발한 지역사회보건사업의 기획지침이다. 이 모형은 지역 단위에서 지역사회보건사업을 위한 실무팀을 구성하고, 지역의 자료수집과 활용, 건강문제의 우선순위 설정, 중재계획, 효과 평가 등을 할 수 있도록 돕는다.

PATCH의 단계는 지역사회 조직화, 자료 수집 및 분석, 우선순위 선정, 포괄적인 중재안 개발, 평가의 5단계로 구성되어 있다(그림 5-12).

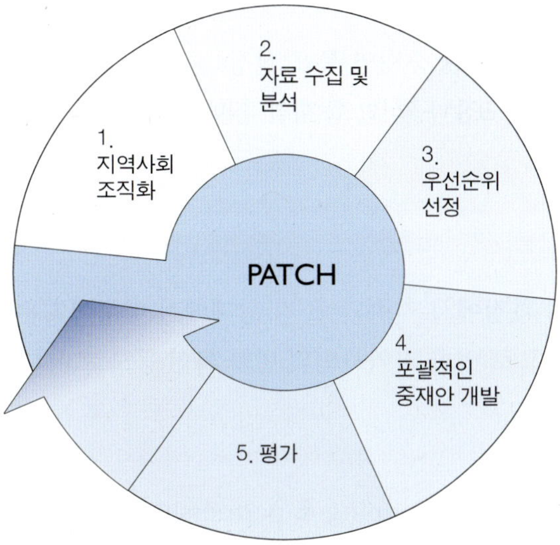

그림 5-12 PATCH의 5단계

[자료원] Centers for Disease control and Prevention(2003). Planned Approach to Community Health.

(1) 1단계: 지역사회 조직화

1단계는 추진위원회를 조직하고 회의를 개최하며, 실무 작업팀을 구성한다. 구성되는 조직은 지역사회의 건강 우선순위를 파악하기 위한 작업부터 시작한다. 이 단계에서는 충분한 지원을 받을 수 있도록 지역사회 전체를 대상으로 PATCH에 대한 홍보를 한다.

(2) 2단계: 자료 수집 및 분석

2단계는 사망과 이환, 지역주민의 의식, 건강행동 등 3가지 종류의 자료를 수집하기 위한 실무팀을 구성하여 첫 회의를 하면서 시작된다. 이 자료는 실무 작업팀에 의해 분석되고, 2단계 기간 중에 열리는 회의에서 발표되는데, 지역사회의 주요 보건문제가 무엇인지 결정하기 위한 기초자료가 된다. 자료분석 결과, 때로는 추가자료 수집의 필요성이 제시되기도 한다. 이 단계에서 수집된 건강행동자료는 행동이 건강에 미치는 영향에 대한 토의가 있게 되는 3단계 기간 중의 회의에서 발표된다.

(3) 3단계: 우선순위 선정

이 단계에서는 건강행동자료나 기타 추가적인 자료가 검토되고 지역사회집단에 제공된다. 지역사회집단은 질병이나 조기사망을 할 위험에 있는 사람들의 행동에 영향을 미치는 사회경제적, 정치적, 환경적 요인을 분석하며, 그 결과에 따라 건강 우선순위를 결정하고 대상집단을 선정한다. 위험행동과 대상집단에 초점을 맞추어 거기에 적합한 자원, 정책, 프로그램을 확인하고 사정하며 행동적 중재를 위한 목표를 세우고 건강증진 전략을 계획한다.

(4) 4단계: 포괄적인 중재안 개발

4단계에서는 3단계에서 선택된 중재의 목표 설정, 중재 및 평가계획 개발, 주요 활동에 대한 일정표 준비, 자원봉사자의 모집과 훈련, 중재의 홍보와 수행, 중재결과의 지역사회 통보 등이 포함된다.

(5) 5단계: 평가

평가는 PATCH의 전체 과정에서 지속되며, 각 단계에서 이루어지는 일련의 과정이 지역사회에 미치는 영향, 중재활동으로 인한 지역사회의 변화 확인 등으로 이루어진다.

3) MAPP 모형

MAPP(mobilizing for action planning & partnership) 모형은 미국 NACCHO(National Association of County & City Health Officials)와 CDC가 공동 개발한 지역사회 건강증진을 위한 보건사업기획모형이다.

MAPP 모형은 지역사회를 중심으로 구성된 지역보건체계가 총체적 체계사고를 통해 해당 지역사회의 보건현황을 파악하고 보건문제에 대응하는 역량을 개발하는 데 초점을 맞추고 있다. MAPP 모형은 실제적인 적용에 유용성이 있고, 공중보건을 둘러싼 급격한 환경변화가 일어나고 있는 지역사회의 공중보건 향상을 위한 전략적 기획의 하나로 인정받고 있다. MAPP 모형은 다음의 6단계로 이루어진다(그림 5-13).

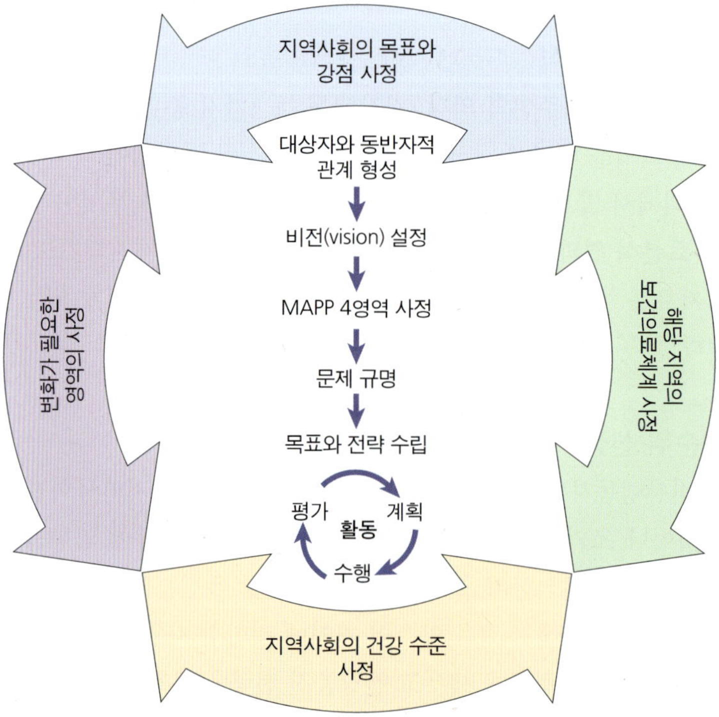

그림 5-13 MAPP 모형의 기획단계

[자료원] 배상수(2015). 보건사업기획(제3판). 계축문화사.

(1) 1단계: 지역사회의 조직화와 파트너십 개발

1단계는 보건사업의 대상자인 지역사회를 조직화하고, 보건기획팀과 지역사회가 파트너십을 개발하고 유지하는 데 초점을 둔다. 즉, 기획과정에 참여할 지역사회 내의 조직 및 단체를 파악하여 지역사회가 주도할 수 있는 기획과정을 구성한다. 이 단계의 목적은 현실적으로 실현 가능한 기획안을 개발하는 데 있다.

(2) 2단계: 비전 제시

2단계에서는 지역사회가 공유할 수 있는 비전을 세운다. 비전에는 건강한 지역사회의 의미와 특성, 5~10년 후의 변화될 모습이 포함되어야 한다.

(3) 3단계: 사정

지역사회의 건강 수준, 지역사회의 핵심주제와 강점, 지역보건체계 및 변화의 역량 사정 등 지역사회 현황을 4가지 영역에 대해서 포괄적이고 심층적으로 사정한다.

① 지역의 건강 수준 사정

인구학적 특성, 사회경제적 특성, 보건자원의 유용성, 건강위험요인, 환경지표, 정신건강, 모성건강, 사망, 질병, 부상, 감염성 질환 등에 대한 사정을 통해서 지역사회의 건강과 삶의 질과 관련된 주요 쟁점을 사정한다.

② 지역사회 핵심 주제와 장점 사정

지역사회주민이 느끼는 핵심 주제에 대해 이해하는 것은 매우 중요하다. 지역사회에서 가장 중요한 것은 무엇인지, 지역사회의 건강을 증진시킬 수 있는 어떤 자원을 가지고 있는지 등을 사정한다.

③ 지역보건체계 사정

지역사회주민의 건강에 기여하는 모든 보건조직과 활동에 대해서 포괄적으로 사정한다. 지역사회보건체계의 활동과 장점, 역량은 무엇인지, 지역사회에 제공되고 있는 필수적인 서비스는 어떤 수준인지 등을 사정한다.

④ 변화의 역량 사정

지역사회의 건강문제와 보건체계에 영향을 미칠 수 있는 법적, 기술적, 기타 문제들을 사정한다.

(4) 4단계: 전략적 이슈 확인

진단 결과에 따라 지역사회보건사업 전략의 우선순위 이슈를 확인한다.

(5) 5단계: 목표와 전략 수립

우선순위 이슈에 대한 구체적 목표와 전략을 수립한다.

(6) 6단계: 순환적 활동

지역사회보건사업을 계획하고 수행하고 평가한다.

3. 보건사업의 기획과정

지역사회보건사업의 기획과정에는 다양한 모형들이 존재하지만, 현재 우리나라에서 일반적으로 사용되는 보건사업기획과정은 주로 현황분석, 우선순위 설정, 목적 및 목표 설정, 전략 및 세부계획 수립, 수행, 평가의 단계로 구성되어 있다(그림 5-14). 이러한 단계에 우선하는 것은 보건사업기획팀을 조직하는 것이며, 이 과정에서 강조되는 것은 일회적이거나 단편적인 의사결정이 아니라 연속적이고 상호 영향을 주고받는 것이라는 점이다. 즉, 각 과정은 단계별로 서로 연관되어 있으며, 지속적으로 상호작용을 하게 된다. 지역사회보건사업은 개발과정을 유지하고 프로그램을 제공하는 데 어려움이 없도록 기획 및 개발의 단계마다 지속적인 전략이 필요한 연속과정으로 이해해야 한다.

1) 현황분석

현황분석은 조직의 업무수행과 전략의 선택에 영향을 미칠 수 있는 내부와 외부의 역량을 확인하고, 조직의 현재 및 미래의 장점, 단점, 기회와 위기를 평가하기 위하여 과거와 현재의 경제적 · 사회적 · 기술적 자료를 체계적으로 수집하고 평가하는 과정이다. 즉, 현재의 상황과 바람직한 목표와의 차이를 규명하고, 목표달성을 위해 해결되어야 할 요인과 조직 또는 지역사회의 문제해결을 위한 능력과 한계를 분석하는 과정이라고 할 수 있다. 현황분석의 목적을 정리하면 다음과 같다.

- 기획을 통해 해결하여야 할 문제를 찾아내기 위함이다.

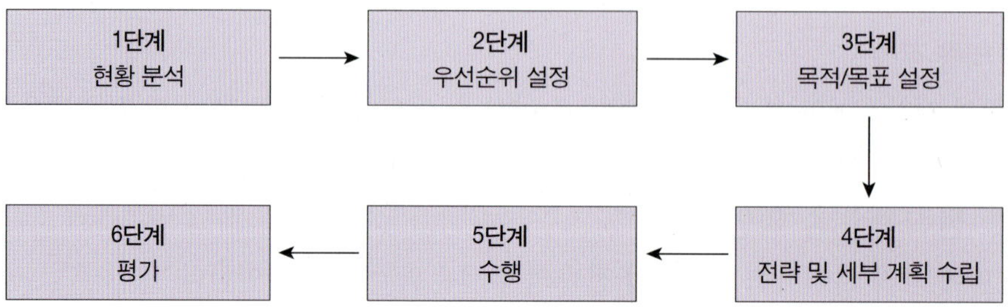

그림 5-14 보건기획과정

- 지역사회나 보건사업조직이 건강문제를 해결할 능력을 보유하고 있는가를 파악하기 위함이다.
- 변화하는 환경이 보건문제에 어떤 영향을 미치고, 이것이 조직에 기회로 작용할지 위기로 작용할지 예측하기 위함이다.
- 보건사업의 평가를 위한 기초 자료를 확보하기 위함이다.

현황분석 내용에는 지역사회의 건강 수준 및 건강결정요인의 평가, 지역사회의 관심과 장점, 지역보건체계의 평가, 건강문제와 해결능력에 영향을 미치는 환경의 변화 등이 포함된다.

(1) 지역사회의 건강 수준 및 건강결정요인의 평가

지역사회의 건강 수준에 관한 자료를 분석함으로써 건강문제와 문제의 우선순위를 파악할 수 있다. 이는 목표설정 및 사업평가를 위한 기초 자료로 활용될 수 있다. 건강문제 분석을 위한 조사 내용에는 지역의 인구사회학적 특성, 질병 및 건강 수준, 건강에 영향을 미치는 다양한 요인(즉 건강행태, 환경, 생물학적 요인, 의료서비스 등의 건강결정요인)과 건강불평등 수준 등이 포함된다. 지역사회 건강 수준 및 건강문제를 조사하여 이에 대한 절대적 크기를 파악하는 것도 중요하지만, 다른 지역과 비교를 통한 상대적 크기와 시계열적 변화를 이해하는 것도 매우 중요하다.

(2) 지역사회의 관심과 장점

어떤 질병의 유병률이 아무리 높고, 건강 수준에 격차가 있다 하더라도 지역사회주민들이 이를 심각하게 느끼지 않는다면 보건사업을 통해 문제를 해결하는 과정에는 어려움이 수반될 수밖에 없다. 따라서 현황분석을 할 때에는 객관적인 건강지표의 수집도 필요하지만 주민이나 보건사업 대상자의 중요 가치나 관심 또한 조사하는 과정이 필요하다. 이렇게 수집된 자료는 건강문제의 우선순위 결정에도 활용될 수 있다. 또한 주민의 가치와 관심사를 조사하는 과정을 통해 보건사업의 기획에 주민 참여를 증진시키는 효과도 거둘 수 있다. 그리고 건강문제 해결을 위한 지역사회의 장점이 무엇인지를 안다면 사업의 전략 개발에도 실질적인 도움을 얻을 수 있다.

(3) 지역보건체계의 평가

기획을 실행하는 주체인 지역보건체계는 아래와 같은 사항들을 평가하여 사업의 개선 가능성과 실행 가능성에 대한 판단을 해야 한다.

① 현재 수행하고 있는 지역보건사업 평가

지역보건체계가 지역사회에 필수적인 보건서비스를 제공하고 있는지, 또는 필수서비스 제공이나 건강문제 해결에 필요한 관련 사업을 제대로 수행하고 있는지 등을 조사하여, 현재 수행하는 보건사업의 효과성과 효율성을 평가하는 것이 중요하다.

② 지역보건체계의 사업 역량 평가

지역보건체계의 능력 및 자원이 보건사업의 수행을 위해 적절한지를 평가한다. 지역보건체계의 역량을 평가하기 위해 내부 역량 분석방법에는 다양한 방법이 있으나 대표적으로 SWOT 분석이 활용되고 있다.

SWOT 분석은 Albert Humphrey가 1950년대에 기업의 문제점을 진단하고 해결하기 위한 장기기획의 방법으로 활용한 것이다. 전략적 기획에서 현황분석의 한 가지 방법으로, 조직 내외 환경을 분석하기 위해 조직내부요인은 강점(strengths)과 약점(weakness)으로 평가하고, 조직을 둘러싼 외부환경요인은 기회(opportunities)요인과 위협(threats)요인으로 평가한다(표 5-3).

표 5-3 지역사회 현황분석에서의 SWOT 분석

강점(strengths)	기회(opportunities)
• 보건사업 관련 장비 확충 예정 • 전문적인 교육을 통한 지식 습득 • 지역주민의 참여 및 기대가 높음 • 지역의 이미지가 좋음(친절직원, 우수직원 수상) • 지역 내 보건지소와 보건진료소가 지역밀착사업 실시	• 모바일 등 전자기기 사용자의 증가 • 타 지역에 비해 실업률이 상대적으로 낮음 • 영유아사업 및 장애인사업의 확대 • 정부지원사업에 선정되어 예산확충 예정
약점(weakness)	**위협(threats)**
• 직원 수의 감소 및 비정규직의 증가 • 타 지역에 비해 편성예산 부족 • 사업에 관련한 직원 교육 필요 • 조직의 목표와 구조에 맞지 않게 사업이 편성되어 있음	• 보건사업의 패러다임 변화 • 노인인구와 부양비의 상승이 높음 • 만성질환 유병률이 높으나 관리율은 낮음 • 의료인 부족 현상으로 원격진료 등의 서비스 활용이 필요함

표 5-4 SWOT 분석을 통한 보건사업 전략 도출

	외부기회(O)	외부위협(T)
내부강점(S)	**SO(강점-기회)전략** • 조직의 강점이 기회를 극대화하기 위해 사용될 수 있는가? • 공격적이고 적극적인 전략(사업구조, 영역, 시장의 확대 등)	**ST(강점-위협)전략** • 확인된 위협을 최소화하기 위해 조직의 강점을 어떻게 사용할 것인가? • 다각화 전략(신사업, 신기술 등)
내부약점(W)	**WO(약점-기회)전략** • 조직의 약점을 최소화하기 위해 확인된 기회를 활용하여 어떤 행동을 취할 수 있는가? • 국면전환 전략(구조조정, 혁신운동 등)	**WT(약점-위협)전략** • 위협을 회피하기 위해 확인된 조직의 약점을 어떻게 최소화할 것인가? • 방어적 전략(사업의 축소, 사업의 폐기 및 철회 등)

SWOT 분석을 통해 지역사회 보건조직이나 지역사회가 처한 건강문제를 합리적으로 인식할 수 있으며, 보건 프로그램 개발 전략을 수립하기 위한 중요한 자료로 사용될 수 있다. 따라서 보건사업의 성공적 수행과 관련 있는 조직의 강점과 약점, 외부환경의 기회요인과 위협요인을 구분하여 기술하고 이를 바탕으로 전략의 방향을 설정한다. 전략방향은 SO, ST, WO, WT 4가지로 도출되며, 보건사업의 역량을 강화하고 사업을 효과적으로 성취할 수 있도록 전략을 도출하여야 한다(표 5-4).

(4) 건강문제와 해결능력에 영향을 미치는 환경의 변화

최근에는 사회환경과 생활양식의 변화로 인해 새로운 건강문제가 지속적으로 나타나고 있다. 동시에 생명과학, 정보공학, 환경과학, 행동과학 등의 발달에 의해 건강문제의 관리를 위한 방법도 새로워지고 있는 상황이다. 이와 같은 외부환경의 변화는 보건사업을 확대할 기회가 되기도 하고, 반대로 보건사업을 축소하거나 중단해야 할 위협이 되기도 한다. 이러한 환경의 변화를 분석하여 보건사업의 전략을 수립할 수 있다. 이때 조사해야 할 외부요인들로는 정치나 정책, 경제, 사회, 기술, 법, 환경 등이 있으며, 이러한 외부요인들이 보건사업이나 조직에 미치는 영향을 체계적으로 분석하고, 각 요인의 중요성과 효과의 크기 등을 평가한다.

2) 우선순위 설정

지역사회 보건문제의 우선순위를 설정하는 이유는 가장 중요한 문제나 대상자를 선택하여 집중적으로 관리하는 것이 보건사업의 효과를 높이는 최상의 방법이기 때문이다. 따라서 우선순위 설정의 기준은 공정하고 합리적이며 계산이 용이해야 한다는 것이다. 실제적으로 우선순위를 결정할 때는 기존의 다양한 우선순위 결정방법을 그대로 사용하기도 하고, 보건사업기획팀에서 이를 보완하여 사용하기도 한다. 또한, 우선순위 결정을 위해서는 구성원 간의 합의를 도출하기 위한 의사결정과정을 반드시 거쳐야만 한다. 우선순위 설정기준은 여러 가지가 있지만 그 중에서 가장 적절한 것은 지역사회 특성을 고려하고 기획팀 간에 합의된 판단기준이라고 할 수 있다.

우리나라 보건소의 통합건강증진사업 등에서는 BPRS(basic priority rating system) 기준을 널리 활용하고 있다. BPRS는 Hanlon과 Pickett이 개발한 방법으로, 지역 내 보건문제를 목록화하여 문제별 평가항목을 기준공식에 따라 점수화하는 방법이다.

$$BPRS=(A+2B)\times C$$

- A: 건강문제의 크기
- B: 건강문제의 심각도
- C: 사업의 추정효과

건강문제의 크기(A)는 건강문제를 지닌 인구비율을 반영하여 0~10점까지 점수를 부여하는 방식으로 유병률(만성질환) 및 발생률(급성질환)의 크기를 점수화하는 방법이다. 건강문제를 많이 가지고 있는 인구비율이 높을수록 건강문제가 크다는 것을 의미한다(표 5-5).

표 5-5 건강문제의 크기 계산방법

건강문제를 지닌 인구 크기	평점
25% 이상	9점 혹은 10점
10~24.9%	7점 혹은 8점
1.0~9.99%	5점 혹은 6점
0.1~0.9%	3점 혹은 4점
0.01~0.09%	1점 혹은 2점
0.01% 미만	0점

건강문제의 심각도(B)는 건강문제의 심각한 정도를 반영하여 0~10점까지 점수를 부여하는 방식이다. 긴급성, 경중도, 경제적 손실, 타인에의 영향 변수 항목을 이용하여 매우 심각함에서 심각하지 않음까지 점수화하여 계산한다. 계산된 점수가 높을수록 건강문제가 심각하다고 판정한다(표 5-6).

표 5-6 건강문제의 심각도 계산방법

건강문제의 심각도	평점
매우 심각함	9점 혹은 10점
심각함	6점 혹은 7점 혹은 8점
다소 심각함	3점 혹은 4점 혹은 5점
심각하지 않음	0점 혹은 1점 혹은 2점

사업의 추정효과(C)는 사업의 최대효과와 최소효과를 추정하여 점수화하는 방법이다. 아무래도 지역사회보건사업의 효과를 추정해서 점수를 부여하기 위해서는 주관성이 개입되기에 객관성에서 문제가 제기될 수 있다(표 5-7).

표 5-7 사업의 추정효과 계산방법

사업의 효과	평점
매우 효과적임	9점 혹은 10점
상대적으로 효과적임	7점 혹은 8점
효과적임	5점 혹은 6점
다소 효과적임	3점 혹은 4점
상대적으로 비효과적임	1점 혹은 2점
전적으로 비효과적임	0점

표 5-8 BPRS를 활용한 우선순위 설정의 예

생애주기	건강문제(행태)	관련 요인	요소			BPRS(A+2B) x C	순위
			문제크기(A)	심각도(B)	측정효과(C)		
영유아	• 실내 간접흡연 노출률 8.8% • 영유아 비만율 6.4% • 아침결식률 64.5%	• 학부모의 간접흡연 피해 인식 부족으로 가정 내 흡연 • 체육활동에 대한 인식 부족 • 균형식에 대한 교육 부족	6	10	8	208	3
어린이	• 흡연경험률 5.6% • 초등학생 음주경험 20.6% • 첫 음주 평균연령 13.2세 • 소아비만율 14.6% • 식생활실천지침 실천율 86.1%	• 담배에 대한 호기심으로 인한 흡연 경험 시작 • 음주폐해 교육 부족 • 신체활동 시간의 부족 • 건강식 실천에 대한 의지 부족	8	10	9	252	1
청소년	• 현재흡연율 11.2% • 현재음주율 19.3% • 신체활동실천율 12.7% • 아침식사결식률 24.3%	• 청소년 담배 구매의 용이성 • 음주폐해 교육 부족 • 주류구매의 편리성 • 신체활동 시간의 부족 • 건강식에 대한 낮은 접근도 • 영양 관련 정보지식 부족	8	8	8	192	4
성인	• 남자 현재흡연율 48.3% • 실내간접흡연 노출률 22.5% • 남성 고위험음주율 28% • 음주문제 상담 경험률 1.2% • 걷기실천율 50.1% • 신체활동실천율 17.5% • 비만율 23%	• 금연서비스 제공의 접근성 부족 • 공공장소 내 간접흡연 인식 부족 • 적정음주량 인식 부족 • 운동에 대한 인식 부족 • 지역사회 내 운동시설 접근율 낮음 • 균형식 실천에 대한 지지 부족	9	9	9	243	2
노인	• 현재흡연율 13.8% • 남성 고위험음주율 14.5% • 걷기실천율 59% • 신체활동실천율 9.5% • 식생활실천지침 실천율 88.6% • 비만율 18.1%	• 장기간 습관화된 니코틴 중독 • 적정음주량 인식 부족 • 운동에 대한 인식 부족 • 신체활동실천율 부족 • 균형식 실천에 대한 지지 부족 • 만성질환 이환율 증가	7	7	8	168	5

[자료원] 보건복지부, 한국건강증진재단(2013). 지역사회 통합건강증진사업-계획서 사례집.

BPRS는 평가 항목별로 점수가 계량화되므로 우선순위 결정에 객관적인 방법으로 보이지만, 건강문제의 심각도(B)와 사업의 추정효과(C)는 지역사회보건사업기획가의 주관적 판단에 의해 점수가 부여될 가능성을 배제할 수 없어 산출된 점수의 타당성문제가 제기될 수 있다.

BPRS 점수 계산은 건강문제에 따라 평가항목별 점수를 기재하고 계산공식에 의해 점수를 계산하며, 점수 크기에 따라 우선순위를 매기는 것으로 우선순위설정의 예는 표 5-8과 같다.

3) 목적 및 목표 설정

목적과 목표 설정을 위해서는 우선 비전을 확인해야 한다. 비전(vision)은 사업이 성취하고자 하는 궁극적 가치로서, 지역사회나 사업대상 인구의 바람직한 미래의 모습을 간단하게 기술한 것이다. 비전은 추상적인 선언문이 아니라 보건사업에 방향성을 부여하고, 사업 목적과 목표의 기반이 되며, 사업조직의 운영과 행동의 기준을 제공하는 동시에 조직구성원들에게 동기를 부여하는 역할을 한다.

목적(goal)은 사업을 통해 달성하려는 의도를 강조하여 추상적으로 표현한 일반적인 결과로서 포괄적이며 전체적인 방향을 가리킨다. 목표(objective)는 사업을 통한 변화를 구체적으로 측정 가능한 수치로 표시한 것이다. 목표는 속성에 따라 장기-단기, 상위-하위, 일반-특수, 궁극적-구체적으로 구분할 수 있다. 일반적으로 하위목표는 상위목표 달성을 위한 수단으로 표현하고, 상위목표는 사업을 통해 하위목표가 작용한 결과로 표현한다. 일반적인 목표와 대조되는 개념으로는 특수목표 대신 구체적인 목표로 구분하기도 한다. 지역사회의 보건사업 관련 문제를 해결하기 위하여, 일반적인 목표는 문제해결 위주로 제시하며, 구체적인 목표는 관련 요인 해결을 위주로 기술한다.

목적과 목표의 특징을 비교하면 표 5-9와 같다.

(1) 목표설정방법

① 투입-산출-결과모형 목표설정

투입-산출-결과모형은 자원과 정보를 특정한 서비스 또는 산출로 변환시키는 데 필요한 활동과 과업들을 체계화시켜 보여주는 모형으로서 과정모형이라고도 한다.

표 5-9 목적과 목표의 특징 비교

목적	목표
• 목적은 포괄적이고, 광범위하고 일반적이다. • 프로그램에 대한 전반적인 방향을 제시한다. • 프로그램의 구성요소와 관련된 측면들을 포함하여 기술한다. • 성취하는 데 오래 걸린다. • 보통은 관찰되지 않고, 추론된다. • 때로는 정확한 용어로 측정할 수 없다.	• 반드시 목적과 연관된다. • 측정 가능한 결과를 수치로 서술한다. • 일반적으로 하나의 목적에 하나 이상의 목표를 설정한다. • 측정 가능하면서 행동화할 수 있는 동사를 사용한다. • 사업 진행에 따라 바뀔 수 있다.

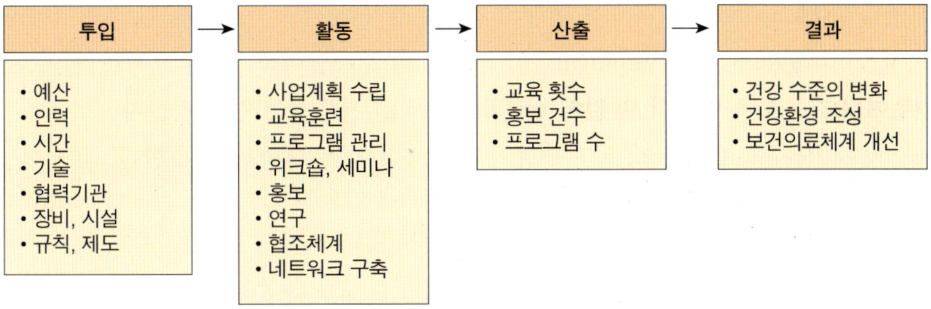

그림 5-15 투입-산출-결과모형에 따른 목표설정

[자료원] 민경애 등(2010). 보건교육사를 위한 지역사회보건사업 개발 및 평가. 형설출판사.

투입(input)은 사업기반 조성에 관한 지표로 사업관계자가 사업에 투입하는 인력, 시간, 비용, 장비, 시설 등의 자원을 의미한다. 산출(output)은 사업의 결과로 나타나는 활동인 이벤트나 서비스 생산물로, 사업의 목적을 성취하기 위한 활동이다. 결과(outcome)는 사업의 결과로 나타나는 건강 수준이나 건강결정요인의 변화를 의미한다.

② 인과관계 목표설정

인과관계에 따른 목표설정은 지역사회 보건문제와 보건사업의 결정요인 간의 인과관계를 근거로 이용한다. 지역사회보건사업에 직접적으로 영향을 미치는 요인을 결정요인 또는 위험요인이라고 하고, 결정요인에 영향을 미쳐 보건사업에 영향을 주는 요인을 기여요인이라고 한다. 인과관계에 따른 목표는 과정목표, 영향목표, 결과목표로 분류한다.

- 과정목표(process objectives): 산출의 양적 수준과 투입 및 산출의 적절성 등
- 영향목표(impact objectives): 건강결정요인과 기여요인의 변화
- 결과목표(outcome objectives): 사망률, 유병률, 장애 등의 건강 수준 변화

③ 소요기간에 따른 목표설정

목표달성에 필요한 시간에 따른 분류로 단기목표, 중기목표, 장기목표로 구분한다.

- 단기목표: 2~3개월에서 2년 이내에 달성할 수 있는 목표(지식, 태도, 신념 등의 변화)
- 중기목표: 단기목표와 장기목표 사이의 시간이 필요한 목표(서비스 이용, 건강행동의 변화)
- 장기목표: 5~10년이 소요되는 목표(사망, 상병, 건강상태 및 사회적 가치의 변화 등)

(2) 목표설정기준

목표가 사업의 방향을 제시하고 평가과정에서 유용하려면 다음의 SMART 기준에 근거하여 목표를 설정해야만 한다.

- 구체성(Specific): 누구(사업대상자), 무엇(사업지표), 얼마나(목표치), 언제까지(목표달성 시점) 등으로 목표는 구체적으로 기술해야 한다.

- 측정 가능성(Measurable): 목표는 현재의 건강문제가 실제로 측정 가능한 것이어야 한다.
- 실현 가능성(Aggressive & Achievable): 목표는 성취 가능하고 현실적인 것이어야 한다.
- 관련성(Relevant): 사업목적 및 문제해결과 직접적인 관련성이 있어야 한다.
- 목표달성 시기(Time limited): 목표달성의 기한 및 시점을 명확히 해야 한다.

4) 전략 및 세부계획 수립

지역사회보건사업의 목적과 목표가 설정되면, 이를 달성하기 위해 수행해야 할 사업의 구체적인 계획을 수립해야 한다. 사업계획은 설정된 목적과 목표를 달성하기 위해 보건사업의 업무활동을 누가, 언제, 어디서, 무엇을 가지고 할 것인가에 대한 구체적인 활동을 계획하는 것이다. 그리고 이러한 사업계획은 개별적으로 이루어지는 것이 아니라, 건강문제 해결을 위한 전략(strategy)을 세우고, 이를 바탕으로 하여 이루어진다. 이때 전략이란 목적이나 목표를 달성하기 위한 접근방법을 의미한다. 전략은 유사한 활동들의 집합(group of activities)이라고 할 수 있으며, 활동(activities)은 전략의 범위 안에서 목표달성을 위해 대상자에게 제공되는 구체적인 수단을 말한다. 여기서 활동은 간호학에서 주로 사용되는 중재(intervention)나 개입의 의미와 동일하게 사용되고 있다.

(1) 보건사업의 전략 수립

보건사업에 적용할 수 있는 전략의 종류는 다양한데, 최근 지역사회 통합건강증진사업에서 주로 활용되고 있는 전략은 건강의 사회생태학적 모형에 따른 것이다. 인간의 행동에는 다차원적인 요인들이 영향을 미치므로 개인과 환경, 건강 사이의 상호관계를 이해하기 위해서는 사회생태학적 모형의 적용이 도움이 된다. 그리고 보건사업의 성공을 위해서는 각 수준에 영향을 미치는 전략을 다양하게 사용하는 것이 바람직하다. 사회생태학적 모형에 의하면 개인 또는 집단의 행태는 개인적 요인, 개인 간 관계 및 일차집단 요인, 조직요인, 지역사회요인, 정책요인의 상호작용에 의해 영향을 받는다. 건강의 사회 · 생태학적 모형에 따른 전략의 종류와 단계별로 사용되는 전략의 종류를 정리하면 표 5-10과 같다.

표 5-10 사회 · 생태학적 모형에 따른 전략의 종류

단계		
개인 수준		• 교육, 행태개선 훈련, 직접 서비스 제공, 유인 제공
대인 간 수준		• 기존 네트워크 활용, 새로운 네트워크의 개발, 비공식적인 자생적 지도자의 활용
지역사회 수준	• 조직요인	• 조직개발이론과 조직관계이론의 적용
	• 지역사회요인	• 이벤트, 매체홍보, 사회마케팅, 지역사회 역량강화
	• 정책요인	• 옹호, 정책개발

① 개인적 수준의 전략

건강행동에 영향을 미치는 개인의 지식 · 믿음 · 태도 · 기질을 변화시키기 위한 교육, 상담, 행태개선 훈련, 직접 서비스, 유인 제공 등의 전략들은 개인적 수준의 전략들이다.

교육은 강좌, 세미나, 워크숍 같은 공식적인 교육과정을 통해 정보를 제공하는 과정이다. 행태개선 훈련은 소수를 대상으로 집중적으로 제공되는 과정으로, 그 종류로는 기술훈련과 동기강화를 위한 훈련일지 작성, 시뮬레이션, 소집단 토의 등이 있다. 직접 서비스는 예방접종, 조기검진, 진료, 재활, 방문간호 등 대상자의 건강상태에 따라 보건의료제공자가 직접 서비스를 제공하는 것이다. 유인(incentives)은 활동의 기대가치를 증가시키거나 참여를 조장하거나 프로그램 참가자들에게 그들이 내린 행동변화의 결단과 목표를 상기시켜주는 효과가 있는데, 상급자나 동료, 강사 등으로부터 특별한 인정, 칭찬, 격려 등의 사회적 유인을 사용하거나 저렴한 물품의 제공, 추가검진, 적립 점수, 보너스, 작업시간 단축 등의 물질적 유인을 사용하는 것도 도움이 된다.

② 개인 간 수준의 전략

사람들의 행동에는 가족, 친구, 직장동료, 이웃 등이 영향을 미칠 수 있기 때문에 건강에 문제가 있는 개인을 단독으로 관리하기보다는 개인에게 영향을 미칠 수 있는 사람들과 함께 관리하는 것이 사업의 효과 측면에서 좋다. 이를 위해서는 기존 네트워크의 활용, 새로운 네트워크의 개발, 자생적 지도자의 활용 등이 있다.

기존 네트워크를 활용하기 위해서는 네트워크를 강화하고, 네트워크 구성원에 대한 지지를 제공하며, 지도자에 대한 기술훈련을 제공하는 방법 등이 있다. 새로운 네트워크를 개발하기 위해서는 멘토나 동료를 활용하거나 자조집단(동아리)을 활용하는 것도 도움이 된다. 또한 지역사회에 자생적으로 존재하는 지도자를 비전문적인 보건인력으로 활용하여, 이들이 자신이 속한 네트워크 구성원들에게 사회적 지지를 제공하도록 하는 것도 좋은 방법이다.

③ 조직 수준의 전략

개별 학교나 직장과 같은 조직에 대한 접근은 조직개발이론과 조직관계이론에 근거를 두고 수행된다. 따라서 조직개발과 조직관계 이론을 잘 적용하는 것이 도움이 된다.

개별 조직에 대한 접근은 대체적으로 조직 분위기의 변화, 조직 규범이나 문화의 변화, 조직 환경의 개선 및 조직 역량의 강화를 목표로 한다. 이때 조직 역량의 요소로는 인적재산, 문제 진단, 프로그램 개발 및 평가 능력, 외부자원 획득, 외부조직과의 협력 등이 있다.

④ 지역사회 수준의 전략

지역사회 수준의 전략으로는 건강박람회나 걷기대회 등의 이벤트를 하거나, 어떤 소식이나 정보를 알리는 홍보활동, 사회마케팅(social marketing), 환경개선 및 지역사회 규범 개선, 지역사회 개발 등이 있다.

특히 사회마케팅은 지역사회 대상 집단에게 행동을 실천함으로써 얻을 수 있는 혜택을 알려주고, 활동 실천에 장애가 되는 요인들을 줄이도록 하며, 프로그램 활동 참여를 설득하여 사람들이 자발적으로 행동할 수 있도록 조장하는 과정이라고 할 수 있다. 환경개선은 환경에 변화를 줌으로써 개인의 인지 · 지식 · 태도에 영향을 미치려고 하는 활동이므로 행동을 유도하는 환경의 조성과 대상자에게 건강 메시지나 특정 행동에 대한 계기나 단서를 제공하는 활동이 있다. 지역사회 규범 개선은 지역사회 문화나 규범을 바꾸어 개인이나 집단의 행태에 영향을 미치도록 하는 것이다. 그리고 지역사회 개발은 건강과 관련된 요인에 대한 의사결정에 지역사회가 참여할 수 있도록 하는 과정을 말한다.

⑤ 정책개발 및 옹호활동

정책개발은 정부가 제정하는 정책 · 규제 · 법 등과 학교, 기업 등 민간단체의 공식적, 비공식적인 규정이나 합의를 포함하는 과정이다. 담뱃값 인상, 금연구역 설정, 음주운전에 대한 벌칙 강화 등 건강에 해를 끼치는 행동을 억제하거나 제한하기 위한 규제, 안전벨트 및 안전모 착용의 의무화, 비흡연자에 대한 보험료 감면 등 건강행동을 촉진하기 위한 정책 등이 이에 해당한다.

옹호활동은 정책 채택을 가능하게 하기 위한 로비활동, 민원 신청, 정책 당국자와의 면담, 지역사회 집회 등을 말한다. 즉 지역사회주민들이 그들의 일상생활에 영향을 미치는 제도나 의사결정에 참여하는 과정이라고 할 수 있다.

(2) 실행계획

세부 사업계획 또는 실행계획은 개발된 전략의 구체적인 내용과 수행방법을 명시한 실천방안을 의미한다. 실행계획에는 다음과 같은 내용이 포함된다.

- 사업의 추진체계: 해당 보건사업의 운영주체, 내부와 외부의 참여인력과 역할 등을 기록한다.
- 담당자와 개인별 구체적인 업무: 보건사업에 참여하는 개인별로 어떠한 책임과 권한을 가지고 있는지 명확히 기록하고, 필요한 경우 지침서 및 서식을 작성한다.
- 필요한 예산과 자원: 예산, 인력 확보계획, 인력 교육 및 훈련 방안, 장비와 시설의 확보 방안 등을 마련한다.
- 일정계획: 전략의 준비, 시작 시기와 종료 시기의 결정, 전략 실행의 책임자 및 팀을 결정하여 누가, 무엇을, 언제까지 할 것인가를 명확히 한다.
- 모니터링 및 평가방법: 보건사업의 진행정도를 평가하기 위한 모니터링을 준비하고, 활동방안마다 기대성과와 평가기준을 명확히 하여 사업의 평가가 가능하도록 한다.

(3) 평가계획

평가계획은 지역사회보건사업이 목적달성을 하였는지 또는 달성하지 못하였다면 그 이유가 무엇인지를 파악하는 평가를 위한 계획이다. 평가계획은 사업을 시작하기 전에 세우며, 계획단계에서 구성요소인 평가자, 평가시기, 평가범주, 평가도구 및 평가기준 등에 대한 계획을 세운다.

① 평가자

평가계획 시 평가를 누가 할 것인가를 정하게 되는데, 평가는 내부평가와 외부평가로 나누어서 팀을 구성하기도 한다. 건강증진사업의 경우, 건강증진사업 자문위원, 건강증진사업 담당인력, 건강증진사업의 대상자 대표들이 포함되기도 한다.

② 평가시기

평가시기는 평가를 언제 할 것인가를 정하는 것으로, 연말(1회/년), 반기별(2회/년), 분기별(4회/년), 월별(1회/월) 등으로 평가시기를 미리 정하는 것이 좋다.

③ 평가도구

평가도구는 사업을 평가하는 데 필요한 도구나 수단을 말하며, 무엇을 가지고 평가할 것인지를 결정한다. 평가도구는 평가기준 및 평가지표를 정확히 설정한 이후 선택하는 것이 바람직하다.

④ 평가범주

평가할 대상 지역사회의 범위와 무엇을 평가할 것인지, 어떠한 성과에 초점을 두고 할 것인지에 대하여 설정한다. 평가범주에는 구체적으로 사업의 성취도, 투입된 노력, 사업의 진행 정도, 사업의 적합성, 사업의 효율성 등이 포함된다.

- 사업의 성취도: 사업 시작 시에 설정한 목표가 제한된 기간 동안 어느 정도 도달되었는지 구체적 목표에서 파악하는 것으로 측정 가능한 용어나 숫자로 제시하면 편리하다.
- 투입된 노력: 투입된 인적 · 물적 자원의 소비량을 보는 것으로 사업을 위해 제공된 시간, 방문 횟수 및 자원동원 횟수 등 사업을 위해 노력한 정도를 측정한다.
- 사업의 진행 정도: 수행계획을 기준으로 하여 내용과 일정에 맞게 수행되었는지 파악하는 것으로, 잘 수행되지 않은 원인을 분석하여 추후 원인을 제거하도록 한다.
- 사업의 적합성: 사업 실적을 산출하고 지역사회 요구와 비교하는 것으로, 투입된 자원의 충족 여부를 파악할 수 있다.
- 사업의 효율성: 투입량에 대한 산출량을 계산하는 것으로, 사업의 단위목표량에 대한 투입비용을 산출하여 목표달성 정도를 대비하여 평가한다.

⑤ 평가절차

평가의 절차는 주로 다음의 순서로 이루어진다.

- 평가 대상과 기준: 평가 범주 중에서 무엇을 평가하며 어떠한 측정기준으로 평가할 것인가를 결정한다.
- 평가자료 수집: 평가하기 위한 정보 및 자료를 수집한다.
- 비교: 설정된 목표와 현재 이루어진 상태를 비교한다.
- 가치판단: 목표에 도달했는지 혹은 어느 정도 도달했는지 판단하고 그 원인을 분석한다.

- 재계획: 이후 미래 사업의 진행 방향을 결정한다. 사업을 계속할 것인지 변화하여 수행할 것인지 사업을 중단할 것인지를 결정한다.

5) 수행

지역사회보건사업은 정해진 우선순위와 전략, 실행계획을 통해 수행된다. 따라서 지역사회보건사업 수행은 다음의 활동 전략단계를 실천해 나가는 과정이라고 할 수 있다.

(1) 1단계: 지역사회보건사업의 홍보

지역사회보건사업의 세부계획이 수립되면, 관련 중앙정부기관 및 관할 지방자치기관, 기타 협력기관의 주요 관계자들을 대상으로 프로그램을 홍보하고 의견을 교환하는 일이 중요하다. 그 과정을 구체적으로 기술하면 다음과 같다.

- 중앙기관 및 관할 지방자치기관 등 언론을 통해 새로운 보건사업의 홍보행사를 기획한다.
- 보건사업에 대한 소책자를 발행하여 관계자들에게 배포한다.
- 보건사업의 주요 내용이 소개된 포스터와 홍보지를 인쇄하여 나눠준다.
- 해당 보건사업을 분석하기 위해 보건 관련 실무자, 대상자 집단 및 관련 전문가들과 모임을 갖는다.
- 보건사업에 대해 논의할 수 있는 세미나나 포럼 등을 기획한다.
- 보건사업을 홍보해줄 수 있는 소비자, 기타 옹호 집단을 모집하고 지원하도록 독려한다.

(2) 2단계: 정책적 지지와 재원 마련

보건사업을 정책적으로 옹호해줄 수 있는 적임자가 필요하며, 정책적 지원을 위해 관련 기관 및 부서의 책임자들과 면담이나 모임을 갖는다. 이런 활동들은 보건사업의 수행을 위해 충분한 정책적 지원과 재원을 확보하기 위해 수개월에 걸쳐 지속되어야 한다.

(3) 3단계: 지원조직 개발

보건사업의 수행은 관련 보건 영역에 전문성을 가진 유능한 전문가 집단과 사업의 내용에 따라 대상자 집단을 필요로 한다. 전문가 집단의 경우, 프로그램 관리와 대상자의 욕구에 부합하는 효과적인 보건사업을 제공할 책임이 있으며, 분야 간 협력활동을 포함하여 보건사업 네트워크의 구성요소에 대상자와 가족들이 적극적으로 참여하도록 한다.

(4) 4단계: 시범사업

보건사업의 시범사업은 재정적인 범위나 계획, 프로그램 수행 가능 여부를 시험해보는 것이다. 시범사업은 프로그램 수행을 위한 방향을 제시하고 대상자들에게 홍보하거나 정보를 전달하는 데 유용하다. 따라서 시범사업을 통해 보건 프로그램을 어떻게 수행해야 할 것인가를 배울 수 있다.

(5) 5단계: 보건사업제공자의 능력 강화

보건사업제공자는 대상자에게 보건서비스를 전달하는 팀 또는 기관을 의미한다. 제공자의 경우, 현재 자원을 더욱 효율적으로 사용하여 양질의 서비스를 전달할 수 있도록 제공자들이 어떻게 일하고 있는지, 제공자들 간에 서로 관련되어 있고 어떻게 협력해야 하는지를 알아야 한다.

(6) 6단계: 타 분야와의 협력 강화계획

보건사업 수행 시 대상자의 필요와 요구에 부응하기 위해서는 건강증진, 예방, 치료적 개입 등 우선순위를 정하는 것과 전문적인 서비스제공자가 누구이며 어떤 방법으로 전달해야 하는지를 아는 것이 중요하다. 또한 서비스에 대한 접근성을 확보하기 위해서는 관련 기관과의 지원조직이 필요하며, 보건 분야 이외에 다른 분야에 의해서도 보건사업의 정보가 전달되기도 하므로 적절한 분야 간 협력이 필수적으로 요구된다.

6) 평가

지역사회보건사업의 평가는 보건사업 수행 후에 무엇이 얼마나 성취되었는가를 파악하고, 보건사업의 설정된 목표를 어느 정도 달성하였는지를 결정하는 과정이다. 이를 통하여 보건사업이 잘 진행되고 있는지 파악하고, 보다 나은 보건사업의 수행과 사업 관리를 도모하며, 투입된 노력이 효과적이고 투입된 비용이 적절한지를 검토할 수 있다.

(1) 평가지표

보건사업 평가의 기초적인 단계는 설정된 목표를 어느 정도 달성했는가에 대한 계량적 개념을 가지고 객관적으로 분석하는 것이다. Suchman(1974)은 목표달성의 질과 양 그리고 수준을 업무량, 성과, 충족도, 효율성, 과정 등 5개의 범주로 구분하여 측정하도록 하였다.

- 업무량(effort): 효과에 관계없이 목표달성을 위해 수행된 업무의 질과 양을 측정 평가하는 것이다.
- 성과(performance): 목표달성을 위한 활동이 기대했던 만큼의 변화를 초래했는가를 측정하는 것이다.
- 충족도(adequacy of performance): 성과가 총 필요량을 얼마나 충족시켰느냐를 평가하는 것이다.
- 효율성(efficiency): 동일량의 업무와 비용의 투자로 어떤 방법이 업무 수행에 가장 큰 효과를 가져 오는가에 대한 투자효과의 개념이다.
- 과정(process): 몇 개의 대안 중에서 어느 수행방법이 주어진 여건하에 가장 적합한지와 평가를 할 때 성공 또는 실패를 초래한 관련 요인들을 규명하는 것으로 구성된다.

(2) 평가 유형

보건사업 평가의 유형은 다양하다. 따라서 보건사업 담당자는 상황에 맞추어 평가에 유용한 평가방법을 선택하여 사용해야 한다. 이때 하나의 평가 유형을 선택할 수도 있고, 여러 가지 유형의 평가방법을 복합적으로 사용할 수도 있다.

① 평가주체에 따른 구분

a. 내부평가(internal evaluation)

내부평가는 실제 보건사업을 수행하고 있는 실무자에 의해서 이루어지는 평가이다. 보건사업 수행자가 해당 사업에 대해서 평가하기 때문에 기관의 특성이나 사업의 독특한 성격을 반영할 수 있다는 장점이 있다. 그러나 평가자 자신이 보건사업관리와 관련되어 있으므로 객관적이고 공정한 평가활동을 하기 어려워 결과에 대한 신뢰성문제가 제기될 수 있다.

b. 외부평가(external evaluation)

외부평가는 내부평가를 통한 보건사업의 객관적 평가에 대한 보완책으로, 주로 외부 전문기관이나 전문가들로 구성된 패널에 의하여 실시된다. 보건사업에 대한 전문적인 지식을 가지고 객관적으로 평가할 수 있다는 장점이 있으나, 비용과 시간이 많이 소요되고, 사업을 수행하는 기관이나 해당 지역의 고유한 특성을 반영하기 어렵다는 단점이 있다.

② 평가자료에 따른 구분

a. 양적 평가(quantitative evaluation)

양적 평가는 체계적 · 과학적 · 경험적이고 일정한 과정에 따라 진행되어야 하며 심층적인 탐구의 전통을 따라 평가 대상을 다양한 형태로 수량화하여 평가하는 것이다. 따라서 양적 평가는 수량화된 자료를 가지고 적절한 통계적 방법을 이용하여 현상을 기술(description)하고 분석한다.

b. 질적 평가(qualitative evaluation)

질적 평가는 도구로 측정하여 수량화할 수 없는 경우에 활용할 수 있는데, 사업목표의 달성 정도나 수준을 보다 상세하게 기술할 수 있다는 장점을 가진다. 그러나 기준의 신뢰성 및 객관성을 보장하기 어렵고, 고도의 전문성이 요구되거나 자료수집에 비용과 시간 및 노력이 많이 든다는 단점이 있다.

③ 평가시기에 따른 구분

a. 진단평가(diagnostic evaluation)

진단평가는 사전평가로서 프로그램이 시작되기 전에 대상자들의 프로그램에 대한 이해도, 흥미, 준비도, 지식 수준, 동기 여부 등을 사전에 측정하기 위해 시도된다. 또한 어떤 유형의 보건사업이 필요한지를 결정하기 위해 요구분석 및 선행연구 검토 등을 통하여 실시되는 평가이다.

b. 형성평가(formative evaluation)

형성평가는 보건사업을 수행하는 중간에 실시되는 평가로 사업이 계획한 대로 진행되고 있는지, 무엇을 어느 정도 수행했는지, 수행 중 어떤 문제점이 발생했는지, 문제점이 발생했다면 파급 정도가 얼마나 되고 해결방안은 무엇인지 등을 평가하는 것이다.

c. 총괄평가(summative evaluation)

총괄평가는 보건사업이 실시된 후에 진행되는 평가로 투입된 노력을 통해 무엇이 발생했는지, 목표는 달성했는지, 사업이 대상자 및 사회에 끼친 영향 등을 평가하게 하는 것이다.

④ 사업진행과정에 따른 구분

a. 구조평가

사전조사를 포함하는 구조평가는 프로그램 수행 전 담당 조직의 강점이나 약점, 또는 프로그램 전략의 강점 및 약점 등을 평가하기 위해서 실시한다. 흔히 사업에 투입되는 자원의 적절성을 평가하는 것으로 사업 인력, 시설 및 장비의 적절성에 대하여 평가한다. 특히 사업 인력 부분에서는 인력의 양적 적절성과 함께 전문성도 함께 평가한다. 또한 사업이 진행되기 전에 필요한 부분을 수정할 수 있도록 하고, 사업 담당자들의 의사소통활동을 촉진하여 사업을 성공시키기 위한 기회를 최대화하는 것이 구조평가의 기본적인 목적이라고 할 수 있다.

b. 과정평가

과정평가는 사업을 수행하는 과정 중에 실시하는 평가로, 사업 진행 일정의 준수, 자원의 적절성과 효율성, 사업 대상자의 특성과 형평성, 그리고 전략 및 활동의 적합성과 제공된 서비스의 질 등을 평가한다. 이러한 과정평가를 통해 사업 계획과 진행 정도를 비교함으로써 목표달성이 가능하도록 사업 내용을 조정하고, 목표달성을 저해하는 요인을 조기에 발견하여 수정하는 한편, 목표달성을 촉진하는 요인을 강화하기 위해 실시한다.

c. 영향평가

영향평가는 사업의 단기적 결과에 대한 평가로 즉각적으로 관찰 가능한 사업의 효과인 인식(사업의 수용도, 접근의 용이성, 프로그램에 대한 존재 인식, 위험에 대한 인식), 지식, 태도, 기술 및 행위의 변화 등을 측정한다. 따라서 영향평가는 즉각적인 사업의 결과에 초점을 맞춘다.

d. 결과평가

결과평가는 보건사업의 궁극적인 목표와 결과에 대한 평가로, 사업 대상의 생리적 측정지표, 유병률, 사망률 등으로 측정한다. 하지만 영향평가에 비하여 결과값을 측정하는 데 자원이나 시간이 많이 소요되는 특성이 있다.

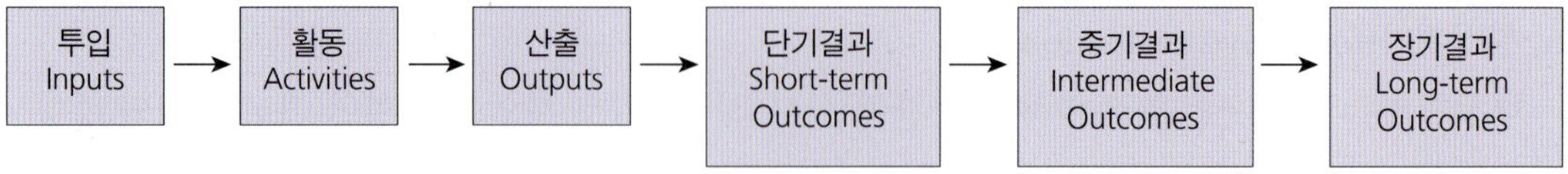

그림 5-16 논리모형의 기본요소

⑤ 논리모형에 따른 평가

논리모형(logic model)은 보건사업에 투입하는 자원, 수행하는 활동, 성취하고자 하는 결과 사이의 관계를 체계적이고 시각적으로 보여주는 로드맵이다. 논리모형은 보건사업활동을 모니터링하는 효과적인 방법으로, 현재 사업이 제대로 수행되고 있는지 확인하는 데 도움을 줄 뿐만 아니라 미래의 사업을 계획하는 데도 도움을 준다.

논리모형의 구성요소는 투입, 활동, 산출, 결과(단기, 중기, 장기)로 각 구성요소별로 평가를 실시한다(그림 5-16).

- 투입(inputs) 평가
  - 보건사업 수행을 위해 필요한 자원, 인력, 예산, 시설, 장비 등
- 활동(activities) 평가
  - 원하는 건강의 결과를 성취하기 위해 보건사업에서 수행한 직접적인 중재로 교육, 상담, 자문, 옹호, 환경사정, 사례관리, 건강검진 등
- 산출(outputs) 평가
  - 보건사업활동으로 얻은 직접적인 산출물로 교육 혹은 상담횟수, 참가자 수 등
- 결과(outcomes) 평가
  - 단기, 중기, 장기 결과로 구분하여 보건사업 수행으로 나타난 대상자의 변화, 영향, 결과를 포함함. 대상자가 얻는 새로운 지식 · 기술 향상 정도, 변화된 태도, 수정된 행동, 개선된 건강상태 등

⑥ 경제성 평가

a. 비용-효과 분석(cost-effective analysis, CEA)

비용-효과 분석은 분석 대상 사업들에서 같은 방법으로 측정한 하나의 효과에 대해 각각의 관련된 비용을 비교하여 어느 사업이 효과 단위당 비용이 덜 드는지 판단하는 것이다. 즉, 어떤 사업 혹은 중재가 비용 대비 효과가 더 좋은지 평가할 수 있다. 비용-효과 분석에서 효과로 측정하는 건강 결과는 평균 혈압 감소 정도, 예방접종 완료 아동 수, 증가된 수명년수 등이 있다.

비용-효과 분석은 평가 대상 사업이 동일한 효과를 측정할 수 있어야 하고 사업에 투입된 비용을 측정할 수 있어야 적용이 가능하다. 따라서 투입된 비용을 측정할 수 없거나, 각 사업의 효과 측정 도구가 다르거나, 중요한 건강 결과가 두 개 이상인 경우 비용-효과 분석을 적용하기가 곤란하다.

b. 비용-편익 분석(cost-benefit analysis, CBA)

비용-편익 분석은 비용-효과 분석과 달리 비교하고자 하는 사업들이 산출하는 건강 결과가 동일하거나 하나일 필요는 없다. 비용-편익 분석에서 편익은 사업의 결과로 얻은 직접적인 편익뿐만 아니라 사회적 편익과 같은 간접적인 편익을 포함하여 측정한다. 비용-편익 분석에서 비용과 편익은 모두 화폐단위로 측정하며, 총 편익에서 총 비용을 빼서 구한 순편익으로 어느 사업이 더 좋은지를 평가한다. 따라서 비용-편익 분석을 통해 비교 대상 사업 중 어느 사업이 비용 대비 편익이 더 큰지를 알 수 있다.

c. 비용-효용 분석(cost-utility analysis, CUA)

비용-효용 분석은 비용-편익 분석과 마찬가지로 결과가 다른 사업들을 비교할 수 있다. 효용은 건강에 대한 개인의 선호도를 나타내며, 일반적으로 질보정생존년수(quality adjusted life years, QALY)로 측정한다. 따라서 비용-효용 분석의 산출은 각 사업에 대한 QALY당 비용이다.

비용-효용 분석은 다양하고 이질적인 산출물들을 하나의 복합적이고 종합적인 산출물로 통합할 수 있어, 이질적인 사업에 대한 광범위한 비교가 가능하다. 따라서 비용-효용 분석은 비교하고자 하는 사업들이 건강과 관련된 삶의 질이 유일하거나 중요한 산출물일 때 사용될 수 있으며, 다양하고 산출물의 단위가 넓어서 공통의 측정단위를 가지게 되는 경우에 적용할 수 있다(표 5-11).

표 5-11 경제성 평가방법 비교

유형	적용 조건	기본 공식	비용측정	결과의 측정
비용-효과 분석	동일한 산출효과 비교	총 비용/효과 단위	화폐단위	자연단위(예: 연장 수명, 혈압 변화, 예방접종완료 아동 수 등)
비용-편익 분석	동일하거나 다른 형태의 산출효과 비교	순편익=총 편익-총 비용	화폐단위	화폐단위
비용-효용 분석	동일하거나 다른 형태의 산출효과 비교	총 비용/효용 단위	화폐단위	질보정생존년수(Quality Adjusted Life Years)

보건정보 및 기술 활용

03절

최근 보건의료 분야에서의 정보기술의 발전으로 언제, 어디에서든지 접근 가능한 환자중심의 보건의료서비스가 늘어나고 있다. 인터넷, 유 · 무선통신 등의 발전으로 보건의료 정보와 지식에 쉽게 접근할 수 있게 되면서, 환자, 돌봄제공자뿐만 아니라 보건의료 전문직에도 변화가 생기고 있다. 인터넷에 보건의료 관련 내용을 다루는 사이트가 많아지면서 소비자들이 건강, 라이프스타일, 다이어트 관련 정보를 인터넷에서 쉽게 찾을 수 있을 뿐만 아니라 질병을 진단하고 치료할 목적으로 인터넷에서 이용 가능한 건강정보를 사용하기도 한다. 또한, 정보기술은 바쁜 임상전문가들이 자원을 효과적으로 활용할 수 있도록 도와주는데, 효과적인 자원활용의 가장 두드러진 예는 환자의 정보를 저장하는 데이터베이스(database, DB)의 활용이다. 데이터베이스에는 환자의 이름, 생년월일, 주소, 직업 등 환자의 인구학적 정보뿐만 아니라 생활습관, 진료정보 등이 포함되어 있다. 정보기술을 활용하여 데이터베이스에 저장된 정보를 다양한 목적에 활용할 수 있다. 이처럼 보건의료 분야에서의 정보기술은 인구 노령화로 인한 만성질환의 증가, 환자중심 보건의료 등 보건의료 패러다임의 변화에 적응하는 데 있어서 중요한 역할을 하고 있으며, 그 중요성은 점점 증가할 것이다.

우리나라의 보건소 정보화사업은 1980년대 중반 농촌형, 도시형 시범사업으로 시작하였으며, 1995년부터는 정부주도로 지역보건의료망 구축을 목표로 전국적인 확산사업을 추진하였다. 보건소를 중심으로 추진되어 오던 보건소 정보화사업은 2005년에 수립된 '보건기관 정보화를 위한 공공 보건정보화전략계획'에 따라 2006년부터 3단계에 걸쳐 추진되었다. 이와 같은 보건정보화사업의 추진에 따라 보건기관과 보건진료소 업무의 효율성이 향상되었으며, 유관기관과의 정보연계를 강화하는 공공보건의료서비스 품질이 제고되었다. 2015년도 보건복지부 업무계획에는 벽 · 오지 주민을 대상으로 마을회관, 경로당, 방문간호 등을 중심으로 한 다양한 원격의료 모형 개발 및 적용, 빅데이터 기술 활용, 모바일을 이용한 현장업무 간소화, 유비쿼터스 및 실용화된 신기술을 적용한 IT 융합서비스가 추진되고 있다.

보건의료 분야의 정보화가 급속히 진행되면서 지역사회간호사는 보건의료전문인으로서의 역할을 수행하기 위해서 간호정보 역량을 갖추어야 한다. 간호정보 역량(nursing informatics competency)이란, 간호업무를 수행하는 데 있어서 정보와 관련된 업무와 역할을 수행하는 능력을 말하며, 컴퓨터 프로그램의 활용능력뿐만 아니라 정보화와 관련된 지식과 자료를 활용할 수 있는 능력을 말한다. 미국간호사협회(2001)는 공통적으로 모든 간호사들이 컴퓨터 활용기술, 정보 활용기술, 전반적인 정보학 역량을 갖출 것을 권고하였다. 이 3가지 역량을 구체적으로 설명하면 아래와 같다.

- 컴퓨터 활용기술: 개인이 과업을 수행하기 위해 컴퓨터 기술을 사용하게 되는 것으로, 여기에는 기본적인 문서 작성, 전자메일로 소통, 환자간호를 기록하기 위해 임상 응용 프로그램을 사용하는 것이 포함된다.
- 정보 활용기술: 정보가 언제 필요한지 인식하고 그 정보를 적절하게 찾아서 평가하고 활용하는 것으로 문헌 검색, 인터넷 검색, 정보원의 평가 등이 있다.
- 전반적인 정보학 역량: 간호실무를 위해 설계된 임상정보시스템을 이용하여 환자 자료를 수집하여 기록하고, 서비스를 제공하기 위해 정보를 해석하고, 정보의 프라이버시, 기밀성 그리고 보안을 유지하는 것을 포함한다.

1. 보건업무 수행을 위한 보건복지통계의 활용

지역사회와 인구집단의 건강증진을 위해 보건정보와 기술을 활용하는 것은 지역사회간호사들에게 필수적으로 요구되는 것이다. 지역사회간호사가 보건사업의 수요를 파악하거나 수립할 때에는 이미 수집된 통계를 활용할 수 있으며, 사업의 집행 및 결과 과정에는 새로운 데이터 정보가 수집된다. 이렇게 활용된 통계와 정보를 결합하여 각종 정책이나 사업들이 타당성 있게 결정되었는지, 기대한 성과는 있었는지, 더 나은 방법은 없었는지 등을 객관적으로 평가하고 개선해 나가야 한다.

1) 국가승인통계

보건복지부는 새로운 환경변화와 사회적 이슈에 선제적으로 대응하고, 수요자 요구에 부합하는 다양한 정책통계의 개발을 위해 노력하고 있다. 이에 근거기반 정책수립의 기초자료로써 통계의 질 제고와 지속적인 품질 관리를 위해, 「통계법」 제18조에 의한 국가승인통계를 생산하여 활용하고 있다. 2020년 말 기준 보건복지부 국가승인통계는 총 37종으로, 이는 전체 통계작성기관 중 통계청(66종) 다음으로 많은 수준이다(표 5-12). 이러한 통계를 통해 보건복지 분야의 불필요한 예산의 낭비를 줄이고 국민의 불편과 부담을 최소화 하는 등 국민 삶의 질 개선에 적극 노력하고 있다.

표 5-12 2020년 보건복지부 국가승인통계 현황

통계명	최초 작성	공표 주기	통계명	최초 작성	공표 주기
〈조사통계 : 15종〉					
한방의료이용및한약소비실태조사	2011	3년	의료서비스경험조사	2017	1년
국민생활실태조사	2016	3년	자살실태조사	2013	5년
중증장애인생산품 생산시설 실태조사	2019	3년	장애인실태조사	1990	3년
노숙인등의실태조사	2016	5년	장애인편의시설설치현황조사	1995	5년
노인실태조사	2004	3년	정신건강실태조사	2001	5년
보육실태조사	2004	3년	아동종합실태조사	2008	5년
사회서비스수요 · 공급실태조사	2009	2년	장기요양실태조사	2019	3년
산후조리실태조사	2018	3년			
〈가공통계 : 6종〉					
국민보건계정	2002	1년	의약품소비량및판매액통계	2008	1년
보건의료질통계	2017	1년	한국의사회복지지출	1997	1년
장애인건강보건통계	2019	1년	의료서비스이용현황	1988	1년
〈보고통계 : 16종〉					
국민보건의료실태조사	2001	5년	사회복지자원봉사현황	2008	1년
가정위탁국내입양소년소녀가정현황	1994	1년	아동복지시설보호아동및종사자현황	1996	1년
국가정신건강현황	2018	1년	암등록통계	1980	1년
공중위생영업소실태보고	1997	1년	어린이집및이용자통계	2004	1년
국민기초생활보장수급자현황	1977	1년	보호대상아동현황보고	1994	1년
학대피해아동보호현황	2006	1년	장애인현황	2006	1년
노인복지시설현황	1996	1년			
노인학대현황	2005	1년			
장애인학대현황	2019	1년			
보건소및보건지소운영현황	1981	1년			

[자료원] 보건복지부(2020). 2020 보건복지백서.

또한 보건복지 통계 이용의 시의성 및 접근성 등을 높이고자 국가승인통계자료가 공표되는 즉시 보건복지부 홈페이지(mohw.go.kr)와 국가통계포털(KOSIS)을 통해 서비스를 실시하고 있으며, 정책 관련 통계를 모아 놓은 'e-나라지표'의 수치 업데이트 및 메타정보 관리 등에도 주력하고 있다.

한편 보건복지부뿐만 아니라 인구, 가구, 사망 현황 등 보건복지 분야 정책 수립에 참고할 수 있는 타 기관의 통계까지 포함하여 보건복지 관련 분야의 전체 지표를 수록한『보건복지통계연보』, 이용도가 높은 핵심지표 위주의『보건복지부 길잡이 통계(소책자)』, OECD 회원국 통계의 국제비교를 지원하는『OECD Health Statistics』를 발간하여 정책 참고자료로 활용하도록 배포하고 있다.

2) 국제기구통계

우리나라가 1996년 경제협력개발기구(OECD)에 가입한 이후 보건복지부는 매년 OECD가 요구하는 보건복지 부문 통계자료를 제공해 오고 있으며, 아울러 세계보건기구(WHO), 국제통화기금(IMF) 등 다양한 국제기구에도 주요 통계를 제공하고 있다.

OECD 통계는 각 회원국이 동일한 기준에 따라 생산하므로 국가 간 비교성이 제고되어 국제사회에서 우리나라가 점유하고 있는 위치를 파악하기에 용이할 뿐만 아니라 부문별 정책 평가 및 권고가 가능하도록 견인하는 기본 자원의 역할을 수행한다. OECD에서 주도하고 있는 '더 나은 삶의 질 지표(better life index)'를 통한 국가 순위도 이러한 맥락에서 회원국의 신뢰를 확보한 것으로 볼 수 있다.

2018년 OECD에서 회원국을 대상으로 요청한 보건통계는 건강상태, 보건의료자원, 보건의료이용, 보건지출 등 총 914개 항목으로, 이 중 우리나라는 787개 항목(86.1%)을 제출하였다. 보건복지부는 가능한 많은 자료를 제출하여 상호 비교를 통한 우리나라 보건의료의 좌표를 확인하고자 매년 미생산 통계에 대한 생산 방안을 검토하는 등 제공 통계 확대를 위해 지속적인 노력을 기울이고 있다.

OECD는 매년 6월경 각 국가로부터 받은 보건통계를 자체 데이터베이스를 통해 공개(http://stats.oecd.org)하고 있으며, 최신 통계자료 검색과 다운로드 서비스가 가능하다. 또한 보건복지부는 동 데이터베이스상의 핵심 통계표, 주요 동향 및 그래프 등을 수록한 소책자(『OECD Health Statistics』)를 작성 · 배포하여 정책입안자, 학계, 언론 등 다양한 자료 이용자의 편의를 도모하고 있다.

2. 지역보건의료정보시스템

지역보건의료정보시스템(public healthcare information system, PHIS)은 전국 약 3,500여 개 보건기관(보건의료원, 보건소/지소, 보건진료소)의 업무를 통합 운영하도록 구축한 정보시스템이다. 이는 정보화를 통해 보건기관의 업무를 효율화하고 국민 모두에게 언제, 어디서나 질 높은 의료 및 보건서비스를 편리하게 제공하도록 지원함으로써 국민 건강증진에 기여함을 목적으로 구축되었다. 지역보건의료정보시스템의 주요 서비스는 다음과 같다(그림 5-17).

- 보건행정 및 사업: 보건기관에서 시행하고 있는 20개 분야 보건사업 및 행정업무의 자동화

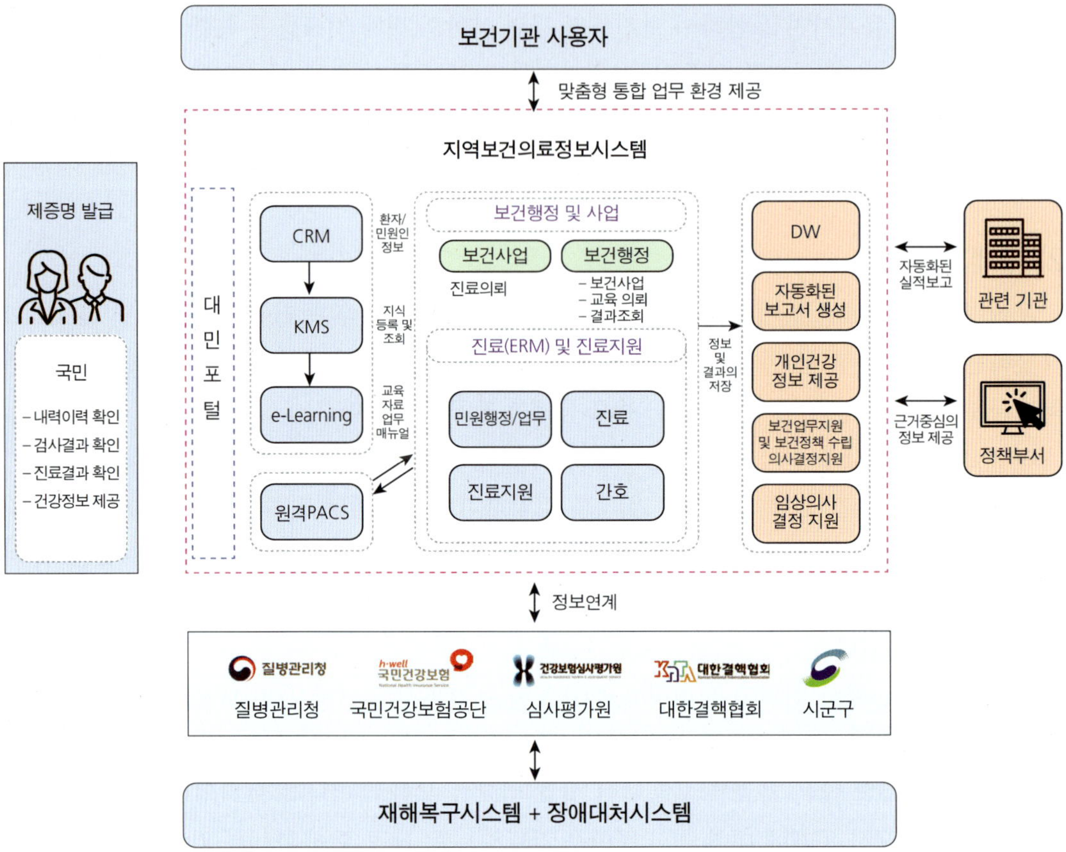

그림 5-17 지역보건의료정보시스템 구성도

[자료원] 사회보장정보원. http://www.ssis.or.kr

- 진료 및 진료지원: 전자의무기록(EMR) 적용과 진료 관련 업무(청구, 검사 등)의 전산화를 통한 업무 효율성 향상
- 실적 · 통계: 근거중심의 정책수립을 위한 각종 실적 · 통계 보고자료 등을 자동화하여 제공
- 대민포털: 온라인을 통한 제증명 발급(8종), 진료내역 및 검진결과 확인 등의 대국민서비스 제공

추진경과를 살펴보면, 2005년 9월 '공공의료확충 5개년 계획'의 일환으로 '지역보건의료 분야 정보화 전략 계획'을 수립하고 '보건의료 정보화사업 추진단'을 구성하여 사업 추진체계를 마련하였다. 1단계 보건소 정보화사업(2006. 9.~2007. 8.)으로 보건행정, 보건사업, 진료전자의무기록(EMR), 진료지원, 공공보건포털 구축, 정보지식화 업무 등 4개 분야에 대한 응용 프로그램을 개발하였으며, 2단계 보건소 정보화사업(2007. 10.~2008. 12.)은 전국 보건기관에 이용 및 확산을 위한 고도화와 지식관리시스템, 고객관계관리 등을 추가 개발하였다. 그리고 3단계 보건소 정보화사업(2008. 11.~2009. 5.)으로 장애 및 재해복구시스템을 구축하였다. 2010년도에는 정보시스템 전산자원 유지보수 및 사용자지원체계를 구축하여 시스템의 안정적 운영을 위한 지원

체계를 마련하였으며, 2011년도에 전국 253개소의 보건소에 통합정보시스템의 확산을 완료하여 사업 실적 및 정책 통계의 적시 생산, 시스템 운영의 비용효과성 제고 등이 가능한 체계를 갖추게 되었다. 아울러 인터넷을 통한 제증명 발급 종수를 확대(5종 → 8종)하여 대민서비스를 보다 효율적으로 제공할 수 있는 체계를 마련하였다. 2012년도에는 고객관계관리시스템 기능 개선과 정보시스템 운영 안정성 제고를 위해 전산자원 보강 및 개인정보 보호 강화를 추진하였으며, 2013년도에는 지역사회 통합건강증진사업 실시에 따라 지자체 여건과 수요에 맞는 보건사업을 설계하여 수요자중심으로 통합 제공할 수 있는 여건을 마련하는 등 매년 사업지침 개정에 따른 정보시스템 기능개선 및 신규 관리기능 구축 등을 통해 이용자의 편의성을 높였다. 그리고 2018년도에는 방문건강관리사업 등 보건사업지침 변경사항을 반영하였고, 온라인 제증명 발급 절차 간소화, 공공보건포털 건강진단결과서 발급기능, 정부24 연계 등을 추진하였다.

향후에는 정보시스템 내 생산된 자료와 국가통계, 지역통계 등 다양한 정보를 연계 · 분석하여 제공하는 것으로 보건정책수립을 지원할 계획이며, 진료 및 보건서비스 이력을 개인중심으로 관리하는 시스템체계를 단계적으로 구축함으로써 개인별 맞춤형 건강증진서비스 구현에 주력할 방침이다. 또한, 국가 안보를 위협하는 전자적 침해 행위에 대응하여 정보시스템의 관리적 · 기술적 · 물리적 정보보호체계를 보완하고, 전산장비보강 및 보안 강화를 통해 지역보건정보센터의 운영 안정성을 강화해 나갈 계획이다.

3. 지리정보시스템

지리정보시스템(geographic information system, GIS)은 인간생활에 필요한 지리정보를 컴퓨터 데이터로 변환하여 효율적으로 활용하기 위한 정보시스템이다. 이때 정보시스템이란 의사결정에 필요한 정보를 생성하기 위한 제반과정으로서 정보를 수집 · 관측 · 측정하고 컴퓨터에 입력하여 저장 · 관리하며 저장된 정보를 분석하여 의사결정에 반영할 수 있는 시스템을 말한다.

GIS는 지리적 위치를 갖고 있는 대상에 대한 위치자료(spatial data)와 속성자료(attribute data)를 통합 · 관리하여 지도, 도표 및 그림들과 같은 여러 형태의 정보를 제공한다. 즉 GIS란 넓은 의미에서 인간의 의사결정능력 지원에 필요한 지리정보의 관측과 수집에서부터 보존과 분석, 출력에 이르기까지의 일련의 조작을 위한 정보시스템을 의미한다. GIS는 인간의 현실생활과 밀접한 관계가 있는 모든 자료를 취급함으로써 광범위한 활용 분야를 가지고 있으며, 활용 분야는 토지, 자원, 도시, 환경, 교통, 보건의료, 농업, 해양 및 국방에 이르기까지 다양한 산업 전반에 걸쳐 빠르게 발전하고 있다.

우리나라에서도 보건 관련 분야에서 GIS를 활용하여 여러 가지 보건의료정보서비스를 국민들에게 제공하고 있다. 예를 들어, 질병관리본부에서는 지역사회건강조사 자료와 GIS를 활용하여 건강지도가 포함된 '2008~2018 지역건강통계 한눈에 보기'를 게재하였다(그림 5-18).

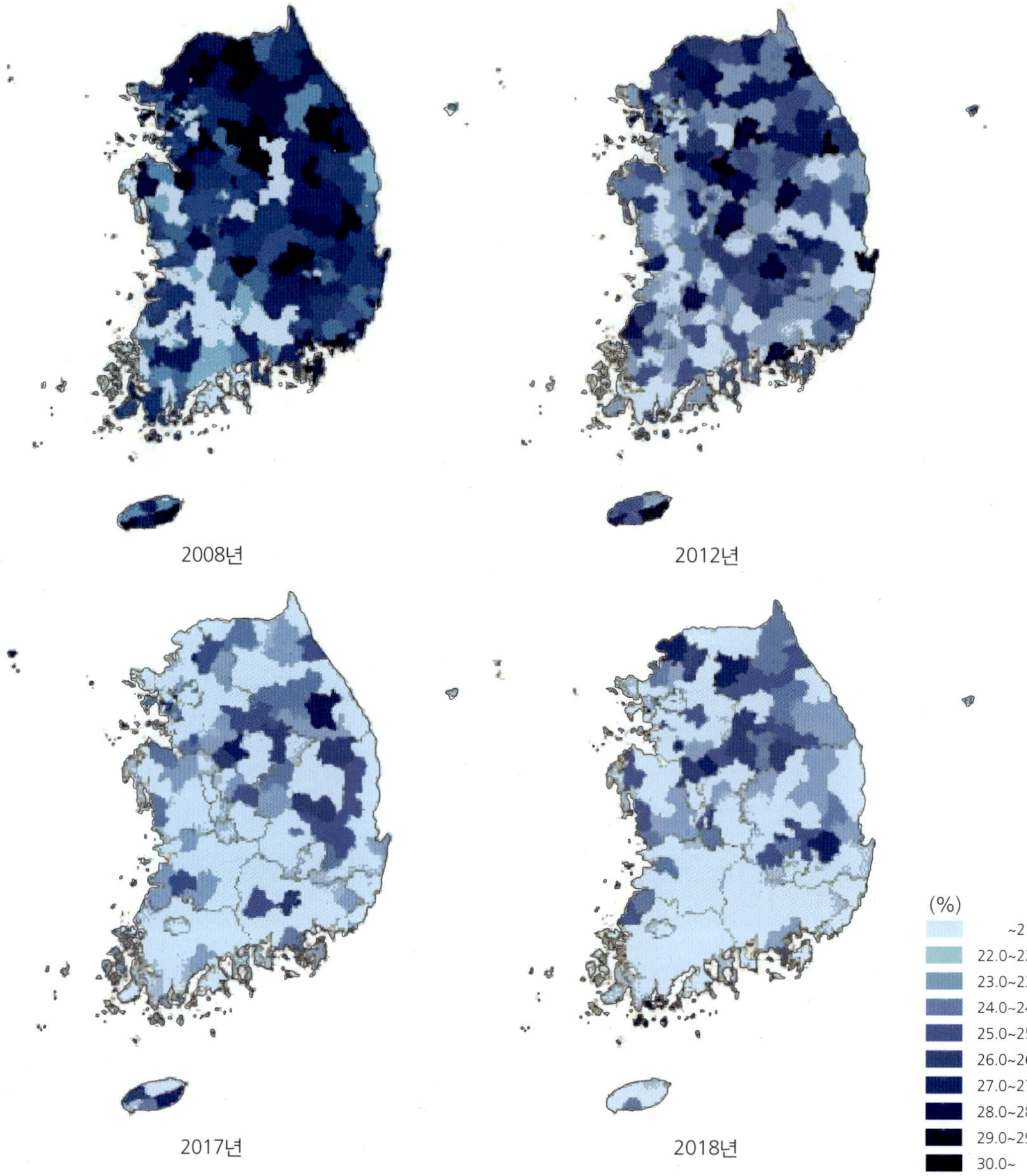

그림 5-18 시 · 군 · 구별 현재흡연율 지리적 분포추이

[자료원] 질병관리본부(2019). 2008~2018 지역건강통계 한눈에 보기.

지역사회간호 영역에서도 지역주민의 건강 관련 지표나 행태자료, 이와 관련된 인문적, 자연적 환경요인들을 공간적으로 표시하여 이들의 관계나 연관성을 기술하고 분석함으로써, 특정 지역사회의 건강 수준, 질병 패턴과 함께 관련 환경요인을 파악할 수 있다. 예를 들면, 지역사회간호과정의 사정단계에서 지역사회의 인구특성과 여가 공간 및 체육시설 유무가 지역주민의 건강지표(복부둘레, 신체질량지수, 혈압, 혈당 등)와 어떠한 관계가 있는지를 지리정보시스템의 정보를 활용하여 분석할 수 있다.

4. 전자문서교환서비스

전자문서교환(electronic data interchange, EDI)서비스는 인편이나 우편 등 기존의 서식 전달체계를 대신해서 인터넷으로 시간과 장소에 구애받지 않고 편리하게 문서를 교환하여 업무를 처리할 수 있는 전자민원서비스를 말한다. 현재 우리나라에서는 사회복지, 보건의료, 사회보험, 보건복지 행정 분야별로 정보화가 활발하게 진행되고 있다. 지역보건의료 분야에서 EDI의 대표적인 예로 지역보건의료정보시스템이 있다.

우리나라에서 지역보건의료정보시스템은 보건소와 보건진료소 등에서 활발히 활용되고 있다. 보건소 통합정보시스템은 보건사업, 행정업무 및 진료 간 연계, 보건기관의 행정업무 및 보건사업에 대한 표준정보시스템으로서, 보건(지)소 및 보건의료원의 진료업무와 진료기록 작성

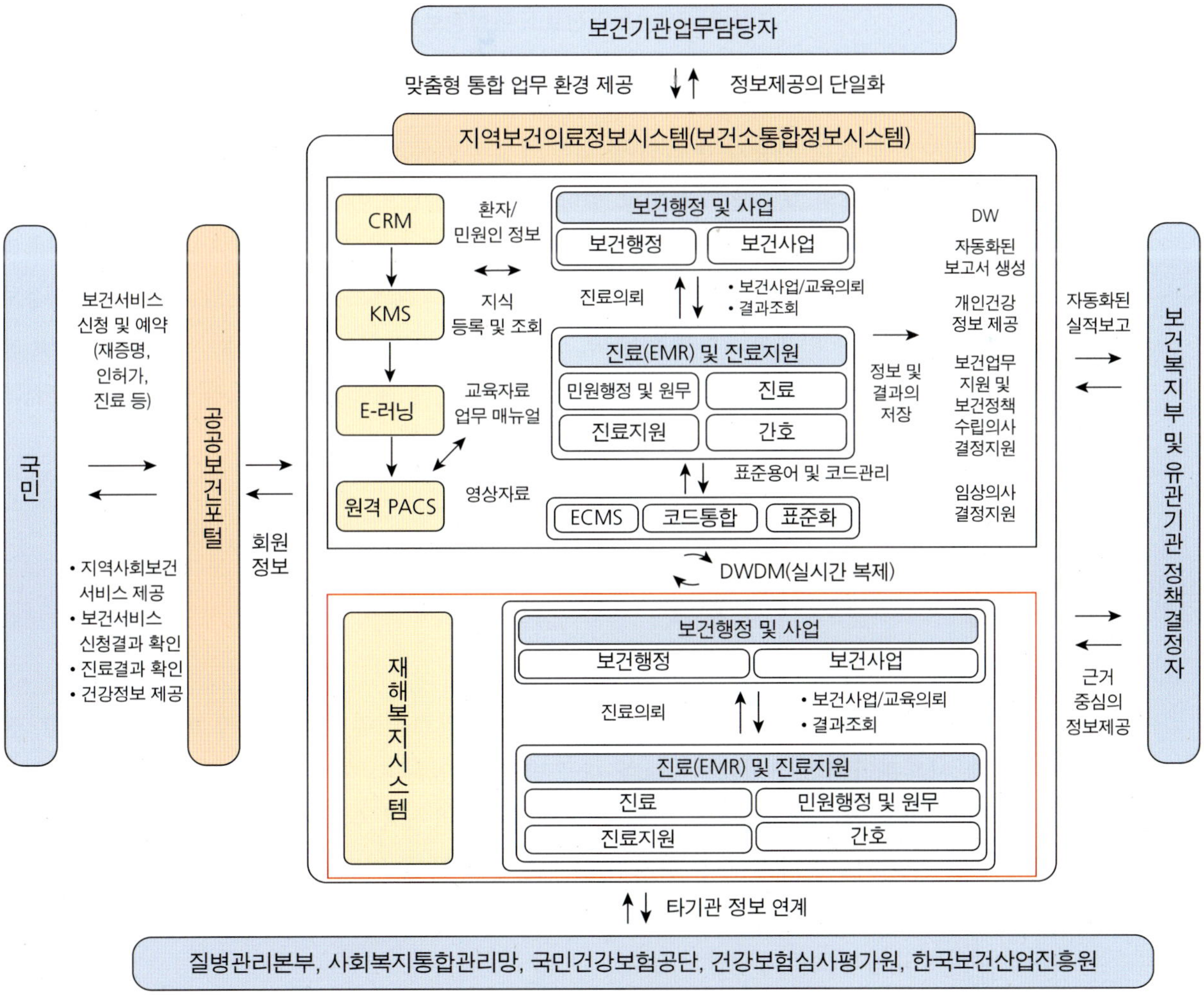

그림 5-19 보건소 통합정보시스템 개념도

[자료원] 보건복지부(2019). 2018 보건복지백서.

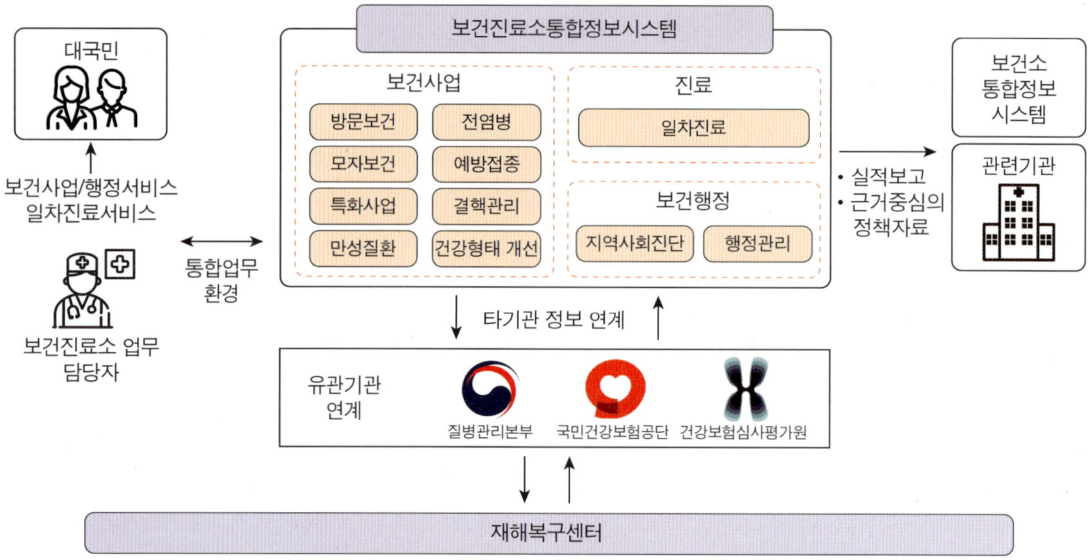

그림 5-20 보건진료소 통합정보시스템 개념도

[자료원] 보건복지부(2019). 2018 보건복지백서.

에 대한 정보화를 통해 사용자 편의성 및 업무의 효율화를 확보하고 있으며, 업무 간 원활한 연계 및 보건진료정보의 표준을 구현하고 있다(그림 5-19). 또한 보건진료소 통합정보시스템은 농어촌 의료취약지역 및 도서, 오 · 벽지에 위치한 전국 보건진료소를 대상으로 의료 행위 및 해당업무를 원활히 수행할 수 있도록 구축된 통합정보시스템으로서, 보건사업, 행정업무의 정보화 및 유관기관 전자적 정보교류체계 구축, 진료업무의 전자의무기록(EMR) 시스템 구축 및 보건진료소 현황 · 통계보고 일원화와 근거중심 정책 자료를 제공할 수 있도록 활용되고 있다(그림 5-20).

5. U-health 활용

U-health(ubiquitous health)는 정보통신과 보건의료를 연결하여 언제 어디서나 예방, 진단, 치료, 사후관리의 보건의료서비스를 제공 받을 수 있는 서비스 시스템 또는 환경을 말한다. 최근 우리나라는 인구의 고령화로 인해 급격한 의료서비스의 수요 증가, 만성질환자의 증가, 의료비 상승, 전문 의료진의 부족 등 다양한 문제를 안고 있다. 의료 분야에 융합된 IT 기술은 시간과 공간에 구애받지 않고 언제 어디서나 질병을 예방하고 관리하며 건강을 관리하고 증진시킬 수 있는 하나의 방법으로 각광받고 있다.

U-health와 비교하여 E-health라는 개념이 있는데, E-health는 보건의료제공기관중심의 전자적 보건의료 정보교환으로서, 의료기관과 컴퓨터 서버시스템의 연결 및 컴퓨터와 인터넷을

이용한 의료정보시스템을 말한다. 이에 비해 U-health는 보건의료 대상자와 제공기관을 포괄하는 물리적 공간과 네트워크로 연결된 첨단 보건의료기술의 전자적 공간을 연결한 개념으로, 생체신호 센싱(sensing) 기술, 유·무선 통신기술, 다양한 컴퓨터 기기의 네트워킹과 관련되어 있다.

우리나라는 공공부문에서 U-health 산업 활성화 촉진 및 고령화사회에 대한 대책을 마련하기 위하여 2006년부터 다양한 U-health 시범사업을 추진하였다. 본 시범사업은 과거 1990년대부터 여러 정부 부처에서 주로 원격의료 시범사업 위주로 추진되었으며, 2000년 초반「의료법」개정 이후 사용자의 요구에 따라서 시스템 구축을 통한 단순 진료 위주의 시범사업에서 탈피하여 정부주도 공공의료서비스중심의 서비스모델 발굴사업들을 본격적으로 추진하였다.

국내의 U-health 서비스 유형은 아래와 같이 5가지 형태로 분류할 수 있다.

- 원격 자문: 특별히 전문성을 인정받은 의사를 통해 환자 곁에 있는 의사가 전문적인 의학적 자문을 구하거나 협진을 하는 형태
- 원격(화상)진료: 의사가 아닌 타 의료인과 함께 있는 환자가 화상을 통하거나 생체정보 측정수치의 공유를 통해 원격지 의사의 진료를 받는 형태
- U-방문간호: 방문간호사가 가정방문을 통해 환자의 상태를 파악한 후 의사의 지침을 전달하는 형태
- 원격응급의료: 응급상황에 처한 환자와 함께 있는 의사가 아닌 타 의료인에게 원격지 의사가 적절한 지침을 전달하는 형태
- 재택건강관리: 거주지에 있는 환자가 직접 본인의 생체정보를 측정하여 의사에게 전달하고 상담함으로써 지속적 모니터링이 가능하게 하는 형태

특히, 원격의료(telemedicine)는 의사가 정보통신기술을 활용하여 먼 곳에 있는 환자나 의료인에게 필요한 의료서비스를 제공하는 것으로, 발전된 정보통신기술과 의료를 함께 이용하여 병원 방문이 어려운 의료 취약계층의 의료 접근성을 높이고, 만성질환에 대한 상시적·지속적인 관리를 가능하게 하여 국민의 건강을 증진하고 의료의 질을 높일 수 있는 의료서비스이다. 2002년 3월「의료법」개정을 통해 의사와 의료인 간 원격의료가 처음 제도화된 이후 정부, 지자체, 민간 등에서 다양한 형태의 시범사업을 실시하였다. 보건복지부, 국방부 등은 도서 벽지, 군부대, 원양선박 등 의료기관 이용이 어려운 의료 취약지역과 거동이 불편한 노인·장애인 등 취약계층을 대상으로 의료 접근성 제고를 위해 원격의료 시범사업을 추진하여 국민의 의료 이용 불편을 해소하고자 하였다. 또한 시범사업의 평가를 통해 시범사업의 안전성 및 유효성 등도 검증하였다.

또한 U-health 운영센터 내에 국민 평생건강기록 서버용 데이터베이스를 구축함으로써 생체 데이터를 저장하며, 전송된 생체 데이터를 통해 질병상태가 모니터링되고, 정상 범주에 속하지 않은 경우 환자, 보호자 및 주치의에게 즉시 알람으로 통보하여 응급상황에 대비할 수 있으며, 국민 평생건강기록 포털서비스를 이용한 개인건강기록(진료문서, 이미지 등)관리 및 질병관

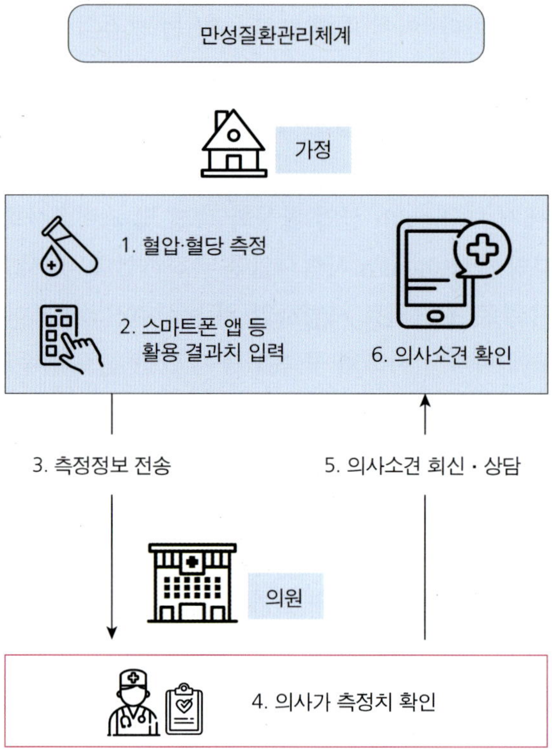

그림 5-21 만성질환관리체계

[자료원] 보건복지부(2017). 보건복지부 주요업무계획.

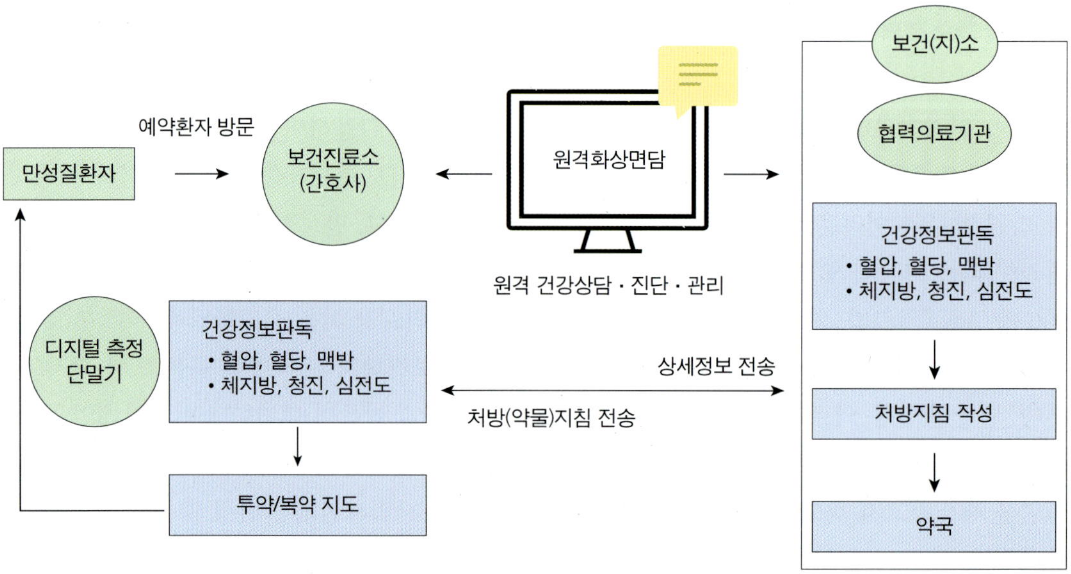

그림 5-22 소외계층 원격의료서비스

[자료원] 보건복지부(2017). 보건복지부 주요업무계획.

리뿐만 아니라 피트니스(fitness), 체중관리, 건강습관관리와 같은 개인 맞춤형 서비스를 제공할 수 있다.

보건복지부는 스마트폰 등을 활용하여 고혈압, 당뇨 환자의 질환 및 생활습관을 상시 관리하는 만성질환관리체계서비스를 제공하여(그림 5-21), 외딴곳에 사는 주민, 배에 거주하는 선원, 전방을 지키는 군인 등 보건관리가 쉽지 않은 주민들을 대상으로 원격진료에 대한 시스템(그림 5-22) 도입을 위해 시범사업을 실시하였다.

최근 가정에서 약물을 복용하는 사람이 있으면 제 시간에 약을 먹을 수 있도록 도와주는 로봇, 어르신 재활을 위한 상호 교감형 운동코치 로봇 등이 출시되어 건강지킴이의 역할을 대신하기도 한다.

6. 빅데이터 활용

국민의 건강한 삶과 삶의 질을 향상시키기 위해 보건의료 공공영역의 서비스는 지속적으로 확대되고 있는 가운데 정형화된 형태의 관련 데이터 규모도 점차 방대해지고 있을 뿐만 아니라 데이터의 가치도 중요해지고 있다. 그래서 보건복지 분야에서 수집되는 정형의 공공 빅데이터(big data)야말로 미래 성장동력으로 작용할 주요 영역 중 하나로 꼽히고 있는 추세이다. 빅데이터란 단순한 데이터의 크기가 아니라 데이터의 형식과 처리 속도 등을 함께 포함하는 개념으로, 기존 방법으로는 데이터의 수집, 저장, 검색, 분석 등이 어려운 데이터를 총칭해서 일컫는 용어이다.

최근 빅데이터의 특성을 설명하기 위해 5V(Volume, Variety, Velocity, Variability, Veracity)라는 개념이 사용되고 있는데, 5V에서 volume은 데이터의 양, variety는 자료의 다양성, velocity는 자료의 생성 및 처리 속도, variability는 정보가 가지는 변동성, veracity는 자료의 신뢰성 부족을 의미한다. 이 중 빅데이터의 variability(변동성)는 주어진 데이터만으로는 데이터가 의미하는 바를 정확히 파악하기 어렵다는 것을 의미하며, 빅데이터 분석을 위해 수집된 자료의 형식을 변환하고 가공 · 결합하는 과정에서 자료에 다양한 오류나 노이즈가 발생할 수 있는데 이것이 veracity(신뢰성 부족)이다.

보건복지 분야에서 가장 대표적인 공공 빅데이터는 국민건강보험공단의 빅데이터인 '건강보험 표본 코호트 DB'와 '환자 데이터셋'으로서 전 국민의 진료내역을 담고 있어 세계에서도 찾아보기 힘든 상당한 가치를 지닌 데이터들이다. 그러나 두 데이터 모두 개인의 진료정보를 가진 민감한 정보라서 완전히 개방하지 않고 있어, 만일 데이터를 이용하려면 보유 기관의 심사절차를 거쳐 공개가 결정되는 제한적 공개방식을 취하고 있다. 한편, 국민건강보험공단 빅데이터만큼 가치를 가진 보건의료 분야의 또 다른 데이터로는 질병관리청이 구축하고 있는 '한국인체자원' 정보로서 한국인의 유전체 정보가 있으며, 이 데이터 역시 제한적인 공개방식을 따르고 있다.

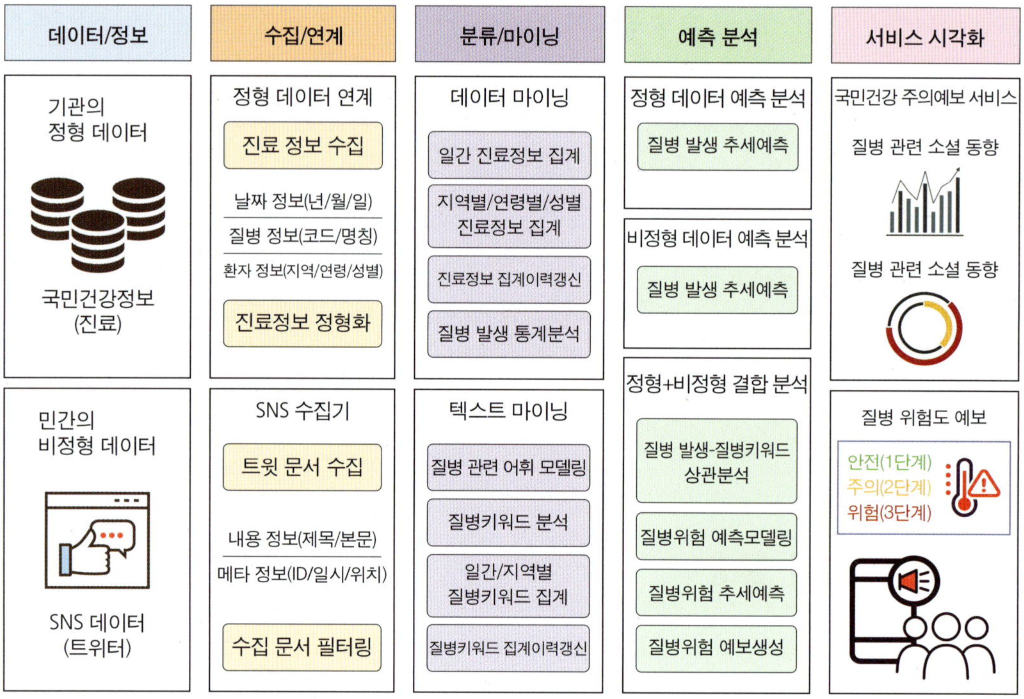

그림 5-23 국민건강 주의예보 시범 서비스 과정

[자료원] 국민건강보험공단.

이러한 공공 빅데이터를 활용한 대표적인 서비스로는 국민건강보험공단에서 빅데이터를 활용한 '국민건강 주의예보 시범 서비스'를 들 수 있다. 이는 빅데이터 분석을 활용하여 기상청의 일기예보와 같이 각종 감염성 질환의 위험도를 사전 예보할 수 있는 체계를 구축하기 위해 예방과 예측 중심의 의료서비스 제공을 시도하고자 하였다(그림 5-23). 또한 '건강검진 및 진료정보', '대사증후군 맞춤정보', '뇌졸중 위험 예측 프로그램' 등과 '운전면허 발급 간소화서비스'가 있다. 특히 운전면허 발급 간소화서비스는 국민건강보험공단의 건강검진 결과정보를 도로교통공단과 공동으로 이용하여 운전면허 취득 및 갱신 시 신체검사를 대신하는 서비스이다.

하지만 공공 빅데이터의 활성화를 위하여 해결되어야 할 과제도 존재하는데, 이러한 과제들로는 개인정보 보호기술의 고도화, 데이터 표준화, 빅데이터의 공개종류 및 범위 확대, 그리고 빅데이터 운영센터의 설치 등이 있다.

보건사업 질 관리

04절

질(quality)이란 어떤 사물이나 서비스의 유용성, 내용의 좋고 나쁨, 가치, 등급, 속성 등을 의미하며, 제품이나 서비스가 설정된 표준이나 기준 또는 규격에 얼마나 잘 맞는지에 대한 측정을 통해 알 수 있다. 그리고 질 관리(quality management)는 과정과 시스템을 향상시킴으로써 비용을 절감할 수 있는 하나의 개념틀이며 관리 철학으로 이해되고 있다. 질 관리를 통한 질 보장과 질 향상의 목표는 대상자에게 질적인 보건의료전달을 보장하고, 최상의 결과를 산출하기 위한 보건의료제공자들의 노력을 보여주는 것이다. 미국의료협의체(IOM, 1990)에서는 보건의료의 질 개념을 개인과 인구집단에 대한 보건의료 제공을 통하여 바람직한 건강상의 결과의 가능성을 증진시키며, 현재의 전문적 지식에 부합하는 정도로 정의하였다. 보건의료의 질은 보건의료행위로 인한 합병증이 발생하지 않으며, 대상자와 가족에게 필요한 것에 관심을 갖고, 비용 효과적이고 입증된 방법으로 적정수준의 성취 가능한 결과를 확보하는 것을 의미한다.

최근 보건사업에서 질 관리의 중요성이 높아진 이유로는 보건의료서비스에 대한 국민의 요구 증가와 권리의식 증가, 보건의료기관 급증에 따른 경쟁력 강화, 보건의료서비스에 대한 평가 필요성 증가 등이 있다.

보건의료서비스에서 질 관리의 목적은 서비스 내용의 우수성 또는 일정한 기준을 정하고 그 기준에 도달하는 것이다. 질 관리에는 다음의 3가지가 포함된다. 첫째, 보건의료서비스에 대한 표준을 설정하고, 둘째, 표준에 근거하여 제공된 보건의료서비스의 질을 평가하며, 셋째, 보건의료서비스가 표준과 맞지 않을 경우 개선되도록 조치를 취한다. 따라서 질 관리는 보건의료서비스제공자의 업무성과 책임을 중요시하며, 대상자가 최고의 결과에 도달하도록 하는 도구이기도 하다.

1. 질 관리의 개념

보건의료의 질은 보건의료제공자, 환자와 대상자, 병원행정가, 보험자, 정부 등 각각의 입장에 따라 다양하게 정의되고 있다. 예를 들어, 환자와 대상자들은 보건의료의 질을 의사의 진단과 치료능력에 의해 평가하고, 병원행정가들은 최소의 비용으로 최대의 서비스를 제공할 수 있는 능력으로 평가한다. 따라서 보건의료의 질 개념은 보건의료의 질 구성요소를 어떻게 설정하느냐에 따라 달라질 수 있다.

1) Myers의 정의

Myers(1969)는 보건의료체계의 궁극적인 목표는 모든 주민이 이용할 수 있는 좋은 보건의료를 만드는 것이라고 하였으며, 양질의 보건의료를 접근성, 포괄성, 지속성, 효율성의 4가지 요소로 설명하고 있다. Myers의 구성요소를 살펴보면 다음과 같다.

(1) 접근성

접근성(accessibility)은 시간이나 공간적인 접근의 용이성을 의미한 것으로, 대상자가 보건의료를 필요로 할 때 쉽게 접근하여 적절한 보건의료를 이용할 수 있어야 하는 것을 말한다.

(2) 포괄성

포괄성(comprehensiveness)은 대상자가 질병의 적절한 치료는 물론 예방, 재활 및 건강증진 등의 관련 서비스가 잘 조정되어 포괄적인 보건의료서비스를 받을 수 있어야 함을 의미한다.

(3) 지속성

지속성(continuity)은 보건의료의 전문화와 세분화로 인한 단편적인 진료가 아니라 예방, 치료, 사회로의 복귀가 연결되어야 하며, 육체적인 치료뿐만 아니라 정신적인 안녕까지도 성취되어야 함을 말한다.

(4) 효율성

효율성(efficiency)은 보건의료서비스의 제공에 있어서 자원이 불필요하게 소모되지 않는 정도를 의미하는 것으로, 불필요한 입원, 과잉진료 등을 제거함은 물론 조기진단과 치료를 강조하여 최소의 비용으로 최대의 효과를 얻을 수 있도록 함을 말한다.

2) Donabedian의 정의

Donabedian(1989)은 양질의 보건의료란 "진료의 모든 과정에서 예상되는 이익과 손해의 균형을 맞춘 상태에서 대상자의 복지를 가장 높은 수준으로 높일 수 있는 것으로 예상되는 보건의료"로 정의하며, 질의 구성요소와 속성을 다음과 같이 정의하였다.

(1) 구성요소

① 의학기술

의과학 및 보건의료기술의 적용과 관련된 측면으로 의학기술을 개인의 건강문제에 적용하는 것을 말한다.

② 인간관계

보건의료 제공자와 대상자와의 인간관계 측면으로 대상자와 치료자 간의 사회적 · 심리적 작용을 관리하는 것을 말한다.

③ 쾌적성

보건의료서비스를 제공하는 시설이나 제도의 편안함으로 쾌적한 대기실, 편안하고 따뜻한 진찰실, 깨끗한 입원실 침대와 침상 옆 전화, 좋은 음식 등을 말한다.

(2) 속성

① 효능성

효능성(efficacy)은 보건의료의 과학과 기술을 가장 바람직한 환경에서 사용하였을 때 건강을 향상시키는 능력을 의미한다.

② 효과성

효과성(effectiveness)은 현재 가능한 건강개선의 정도에 비해 실제로 취득된 개선의 정도를 말한다. 즉 현재 수준의 수명연장, 기능개선 및 안녕 등에서 가장 나은 개선을 가져오는 것을 뜻한다.

③ 효율성

효율성(efficiency)은 가능한 건강개선을 줄이지 않고 의료비를 낮출 수 있는 능력을 말한다. 즉, 우리가 목표로 삼는 건강과 기능의 개선을 가장 낮은 비용으로 얻을 수 있어야 한다는 것을 의미한다.

④ 적정성

적정성(optimality)은 건강개선과 그 건강개선을 얻는 비용 간의 균형을 말한다.

⑤ 수용성

수용성(acceptability)은 대상자 및 가족의 희망, 바람 및 기대에 대한 순응 정도를 말한다.

⑥ 합법성

합법성(legitimacy)은 윤리적 원칙, 가치, 법, 규제와 같은 사회적 선호도와 개인의 수용성의 일치 정도를 말한다.

⑦ 형평성

형평성(equity)은 보건의료서비스의 분포와 편익이 인구집단에게 얼마나 공평하게 제공되는가를 말한다.

2. 질 관리 전략

1) QA와 QI

보건의료서비스의 질 평가(quality assessment)는 어떤 시점에 제공된 보건의료서비스의 실제적인 질적 수준을 측정하는 것을 의미한다. 질 관리는 질 보장(quality assurance, QA)과 질 향상(quality improvement, QI)을 포함하는데, 우선 QA는 서비스의 질을 평가하고 그 문제점을 개선하여 질을 향상시키는 관리기법이다. 그리고 QI는 핵심적인 서비스 과정의 수준을 향상시키기 위하여 노력하는 것이다. QA는 과거에서 현재까지 수행한 어떤 업무에 대해서 소급 검토(retrospective inspection)하는 개념으로, 단순한 조사 또는 감사하는 개념으로 활용되어 끝나는 지점(end point)이 있고, 업무수행자인 사람을 대상으로 평가하거나 징계하는 의미가 있었다. 그러나 QI는 현재의 문제점을 인정하고 앞으로 이러한 문제가 재발하지 않도록 하기 위한 예방 측면의 활동이며, 문제에 대한 동시 검토가 가능하고, 체계(system)와 업무 진행과정을 조사해서 업무수행능력을 향상시켜 나가는 활동으로, QA에 비하여 한 단계 발전된 형태라고 할 수 있다.

2) TQM과 CQI

총체적 질 관리(total quality management, TQM)는 과정, 결과, 서비스 전반에 지속적인 향상을 추구하는 질 관리기법으로, 산업체에서 활발히 시행하고 있는 질 관리 개념이며 최근 들어 보건의료 분야에서도 널리 적용되고 있다. 그리고 지속적 질 향상(continuous quality improvement, CQI)은 QA와 QI가 일시적인 활동이 아니라 지속적으로 시행되어야 함을 강조하는 용어이며, 최근에는 성과 향상(performance improvement, PI)의 개념으로 강조되고 있다. CQI는 TQA의 하나의 지원기법으로서 두 용어는 동의어로 사용되고 있다.

TQM 과정은 PDCA(Plan, Do, Check, Act)의 순환적 관리기법에 의해 진행되는 것으로, 내부 및 외부 고객에게 제공되는 보건의료서비스의 질적 향상을 추구하기 위해 전체가 참여하여 서로를 존경하고 서로의 존재 가치를 인정하는 가운데 지속적으로 노력하여 목표를 달성하는

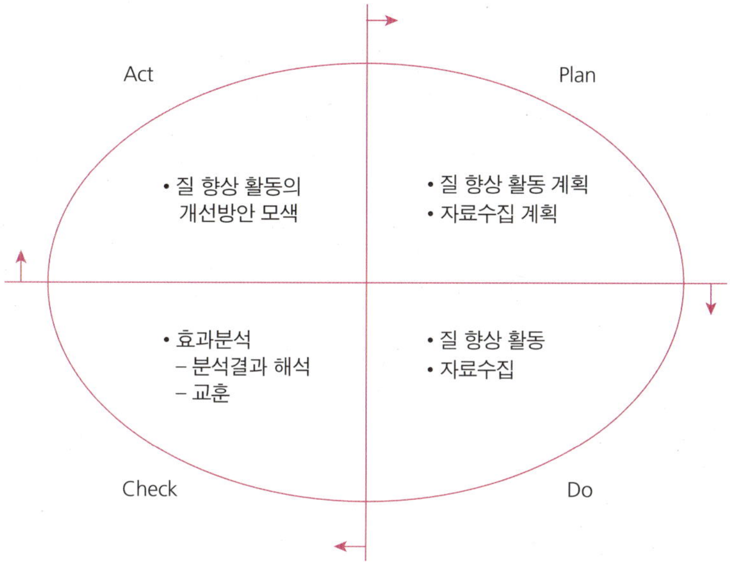

그림 5-24 PDCA의 순환과정

[자료원] 김미영 등(2006). 보건의료의 질 관리. 대한의무기록협회.

새로운 개념의 시도이며 방법이다(그림 5-24).

계획(plan) 단계에서는 질을 어떻게 개선할 것인지에 대한 계획을 수립하고, 이에 따른 자료수집을 계획한다. 실행(do) 단계에서는 계획된 질 향상 활동을 수행하고, 자료를 수집한다. 점검(check) 단계에서는 질 관리 향상 활동에 대한 결과치와 예측치 간의 비교를 통해 효과를 분석한다. 마지막으로 행동(act) 단계에서는 질 향상 활동의 개선방안을 모색한다. 최근에는 PDCA를 보완한 FOCUS-PDCA cycle이 주로 사용되고 있다.

3. 질 관리 절차

질 향상 활동을 수행하기 위한 사업과정을 FOCUS-PDCA cycle을 바탕으로 살펴보면 다음과 같다(그림 5-25).

1) 준비단계

우선 부서장이나 구성원들이 질 향상 활동의 필요성을 인식해야만 한다. 그리고 부서의 질 향상 활동을 이끌어갈 실무팀(task force team)을 구성한다. 실무팀이 총체적 질 관리에 대한 이론적 검토와 해당 부서와 관련되어 수행된 질 향상 사례들을 수집 · 분석하는 한편 해당 부서에서는 질 향상 활동의 장 · 단기 목적과 목표에 대한 합의를 도출한다.

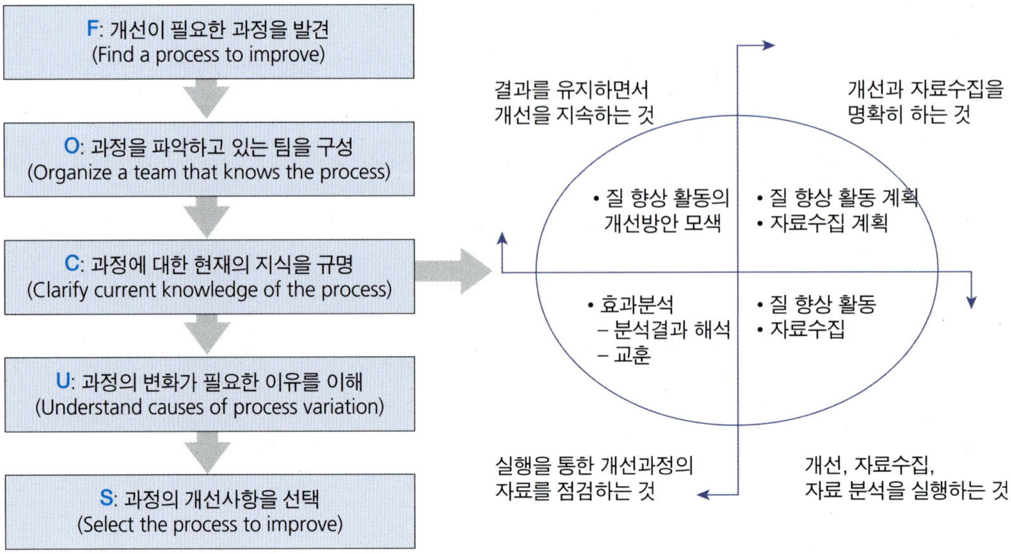

그림 5-25 FOCUS-PDCA 이해

2) 사업과정 설정단계

(1) 발견

구성원들이 모여 우선적으로 향상시킬 대상과정을 설정한다. 이는 구성원들이 나름대로 경험을 통해 감지하고 있는 가장 문제가 많은 과정을 선정하는 과정이며, 브레인스토밍기법이 유용하게 활용될 수 있다.

(2) 조직

해당 작업과정과 관련된 작업팀을 구성한다.

(3) 명확화

구성된 작업팀이 해당 작업과정을 파악하고 분석한다. 이때는 과정도(process map)를 작성해보는 것이 유용할 수 있다.

(4) 이해

작업과정 분석을 통하여 주된 문제의 원인이 무엇인지를 파악한다.

(5) 선택

파악된 작업과정과 이와 관련된 문제들 중 우선순위의 사업으로 설정될 가치가 있다고 판단되는 과제를 최종적으로 설정하고 개선방안을 수립한다.

3) 사업계획 수립단계

계획은 위에서 설정된 사업대상 과정의 문제점과 원인에 대한 가설을 검증할 수 있도록 자료 수집과 분석과정을 거쳐 가설을 확정한 후 구체적인 해결방안을 수립한다.

4) 사업 수행단계

(1) 실행

실행은 개선방안 수립 전의 질적 수준을 평가한 후 개선방안을 적용한다.

(2) 점검

점검은 적용한 결과를 평가하여 결론을 추출한다.

(3) 행동

행동은 개선방안의 표준화(업무규정화)와 수준 유지(수준점 설정), 우수팀 포상(칭찬, 격려금, 홍보활동 등), 조정의 순서로 이루어진다.

4. 질 관리 평가

1) 투입-산출모형에 따른 평가

Donabedian(1980)은 질 향상 활동의 출발점으로서 질에 대한 다양하고 효과적인 평가를 위해 구조(structure), 과정(process), 결과(outcome)의 세 가지 측면에서 접근할 것을 제안하였다. 이 틀은 간호와 건강관리 분야에서 널리 사용되고 있는 질 관리 평가모델로 평가받고 있다.

(1) 구조평가

구조는 보건의료서비스가 제공되는 시설이나 작업 여건, 환경과 소요자원을 의미하며, 이에는 인적 · 물리적 · 재정적인 자원이 포함된다. 구조는 보건사업서비스 제공과 직접적인 관련이 있으며, 보건사업 질과는 간접적인 관계가 있는 것으로 알려져 있다. 예를 들어, 양질의 보건인력에 의해 보다 좋은 시설에서 보건사업을 제공 받으면 지역사회보건사업의 결과가 더욱 좋을 것으로 가정할 수 있으나, 모든 경우에서 이러한 가설이 성립되지는 않는다.

구조평가는 조직의 업무수행능력과 잠재력에 초점을 맞춘다. 예를 들어, 서비스 형태의 다양성, 시설의 적합성과 접근성, 교육 수준과 전문자격증의 소유, 업무자의 자질, 정보와 회계시스템, 보고절차 등의 서비스 구조의 적합성 등이 이에 해당된다.

(2) 과정평가

과정은 보건사업 질 평가의 주된 관심 영역으로 보건의료서비스 제공자와 대상자 간에 또는 보건의료서비스 제공과정에서 일어나는 행위에 관한 것을 말한다. 과정에는 적절한 사업 제공과 같은 기술적인 측면에서부터 대상자에게 바람직한 태도를 취하였는가와 같은 인간관계의 문제까지 모두 포함될 수 있다.

과정평가는 수행되어야 할 서비스의 실제적 본질에 초점을 맞춘다. 예를 들어, 서비스 이용자들에게 제공된 서비스 종류와 서비스 연결의 적절성, 의뢰의 성공 여부에 대한 자료 등이 이에 해당된다.

(3) 결과평가

결과는 선행되는 보건서비스 행위에 의한 현재 혹은 미래의 건강상태를 말하는 것으로 건강을 구성하는 제반요소, 즉 신체적인 것뿐만 아니라 사회적 · 심리적 요소와 대상자의 만족도가 포함된다. 결과는 건상상태의 변화에 대해 보건의료서비스 행위 외에 구조와 과정의 다른 요소들의 영향을 받기 때문에 정확하게 분리하여 측정하기 어렵고, 과정보다는 간접적인 지표라고 할 수 있다.

결과평가의 예로는 질병이환율, 사망률, 발병률 등의 자료를 산출하여 제공하는 것이 있다.

2) 성과관리에 의한 평가

성과관리에 의한 평가는 일정기간 내에 어느 정도의 목표를 달성했는지를 알아보는 것으로, 성과평가와 프로그램 평가로 분류할 수 있다. 지역사회보건사업의 경우에는 프로그램 평가를 통하여 성과평가를 하게 되며, 자원을 이용하여 어느 정도의 목표를 달성했는지 여부에 대해 효과성과 효율성의 두 가지 요소를 평가하게 된다.

3) 서비스 질 평가

보건의료 분야의 서비스 질을 평가하는 모델인 SERVQUAL은 신뢰성, 반응성, 공감성, 확신성, 유형성의 5가지 차원으로 구성되어 있다. SERVQUAL 모델은 의료서비스의 질 측정에 많이 이용되며, 보건사업에도 이를 적용할 수 있으나, 서비스 제공의 내용이나 대상, 수준이 다른 경우가 많아 모든 차원을 고르게 반영한 형태의 평가가 어려울 수도 있다.

SERVQUAL 모델은 서비스의 질에 대한 대상자의 기대를 측정하는 부분과 제공된 서비스의 수준에 대한 대상자의 지각을 측정하는 부분으로 구성되어 있다(그림 5-26). 즉, 서비스의 질은 서비스에 대한 사용자의 기대와 제공된 서비스에 대한 사용자의 지각 간의 차이('기대-지각' 차이)로 측정한다. 따라서 제공된 서비스에 대한 대상자의 지각이 기대와 일치하거나 그 이상일 때 서비스 질의 수준이 높고, 기대가 지각보다 클 때 서비스 질의 수준이 낮다고 판단할 수 있다.

SERVQUAL 모델의 5가지 차원을 설명하면 다음과 같다.

- 신뢰성(reliability): 약속한 서비스를 고객의 입장에서 정확히 제공하는 능력

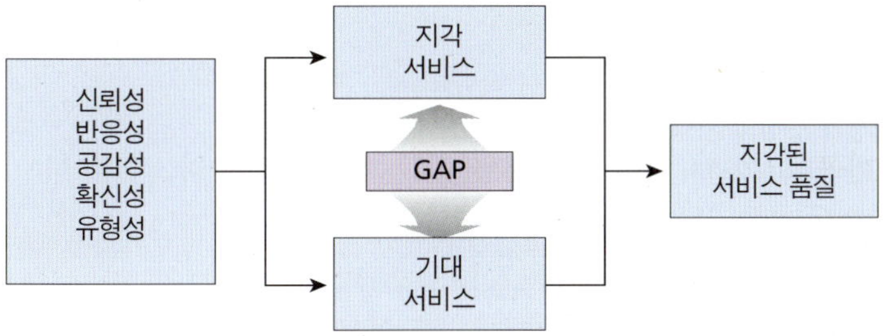

그림 5-26 SERVQUAL 모델

- 반응성(responsiveness): 자진해서 고객을 돕고 신속한 서비스를 제공하려는 의지
- 공감성(empathy): 고객의 요구를 이해하고 의사소통을 하면서 고객에게 기울이는 개별적인 배려 및 주의, 접근 용이성
- 확신성(assurance): 서비스제공자의 지식 수준과 예의, 믿음, 확신을 전달해 줄 수 있는 능력
- 유형성(tangibles): 고객들이 품질을 평가할 때 필요한 물리적 환경과 이미지를 제공하는 것으로 설비, 장비, 직원, 그리고 의사소통 도구 등 유형적인 모습

참고문헌

김모임 등(2004). 대상자 중심의 지역사회간호학. 서울: 현문사.
김미영 등(2006). 보건의료의 질관리. 대한의무기록협회.
김선아(2005). Neuman System Model. 간호학탐구, 14(2), 106-121.
김인숙 등(2015). 최신 간호관리학(제4판). 서울: 현문사.
민경애 등(2010). 보건교육사를 위한 지역사회보건사업 개발 및 평가. 형설출판사.
박현애 등(2012). 최신 간호정보학. 서울: 현문사.
배상수(2015). 보건사업기획(제3판). 서울: 계축문화사.
보건복지부(2017). 보건복지부 주요업무계획.
보건복지부(2019). 2018 보건복지백서.
보건복지부(2019). 2019 보건복지통계연보.
보건복지부(2021). 2020 보건복지백서.
보건복지부, 한국건강증진재단(2013). 지역사회 통합건강증진사업-계획서 사례집.
송태민, 장상현(2011). U-Healthcare 이슈 및 연구동향. 보건복지포럼, 1, 70-86.
송태민 등(2011). u-Health 현황과 정책과제. 보건사회연구원.
양숙자, 심문숙 등(2022). 지역사회간호학. 서울: 현문사.
이소우 등(2009). 간호이론의 이해. 파주: 수문사.
이연희(2015). 보건복지분야 공공 빅데이터의 활용과 과제. 보건복지포럼, 9, 5-16.
이윤태 등(2008). u-Healthcare 활성화 중장기 종합계획 수립. 한국보건산업진흥원.
정면숙 등(2022). 알기 쉽고 현장감 있는 간호관리학(제4판 수정판). 서울: 현문사.
정운숙 등(2019). 지역사회보건간호학. 서울: 학지사메디컬.
지역사회보건간호학 편찬위원회(2019). 최신 지역사회보건간호학. 파주: 수문사.
질병관리본부(2019). 2008~2018 지역건강통계 한눈에 보기.
최창민, 홍민지(2018). 빅데이터 활용 현황과 개선 방안. 보험연구원.
Anderson, E. T., & McFarlane, J. (2014). Community as Partner: Theory and Practice in Nursing. Philadelphia: Wolters Kluwer.
Centers for Disease control and Prevention(2003). Planned Approach to Community Health.
Clark M. J. (1999). Nursing in the Community. Stamford: Appleton & Lange.
Donabedian, A. (2013). An Introduction to quality assurance in health care. NY: Oxford University Press.
Durch, J. S., Bailey, L. A., & Stoto, M. A. (1997). Improving health in the community: a role for performance monitoring. National Academy Press.
Glanz, K., Rimer, B. K., & Viswanath, K. (2008). Health Behavior and Health Education. CA: Jossey-Bass Publishers.
Jonas, S. (2002). Measurement and control of the quality of health care. In Kovner, A. R. Editor, Health care delivery in the United States, NY: Springer.
Nieger, B. L., Thackeray, R., & Fagen, M. C. (2011). Basic priority rating model 2.0: current applications for priority setting in health promotion practice. Health Promotion Practice, 12(2), 166-171.
Neuman, B. (1995). The Neuman System Model: Application to Nursing Education and Practice(3rd ed.). Norwalk: Appleton & Lange.
Orem, D. E. (1980). Nursing: Concepts of practice(2nd ed.). New York: McGraw-Hill.
Stanhope, M., & Lancaster, J. (2015). Public Health Nursing: Population-centered Health Care in the Community(9th ed.). Elsvier.
Tomey, A. M., & Alligood, M. R. (2006). Nursing Theorists and Their Work(6th ed.). St. Louis: Mosby.
Vollman, A. R., Anderson, E. T., & McFarlane, J. M. (2002). Canadian Community as Partner: Theory & Multidisciplinary Practice. Philadelphia: Lippincott Williams & Wilkins.

참고 사이트

국가공간정보포털 http://www.nsdi.go.kr
국민건강보험공단 http://www.nhis.or.kr
사회보장정보원 http://www.ssis.or.kr

Mind Map

■ 지역사회보건사업기획은 보건목표정책, 절차, 수단을 선택하고 결정하는 과정으로 조직의 목표달성, 환경변화에 대처, 가용자원의 효율적 사용, 업무수행능력 강화를 위해 필요

보건사업 기획

현황분석→우선순위설정→목적/목표설정→전략·세부계획수립→수행→평가

보건사업 평가

평가유형따라 내부/외부 평가
평가자료에 따라 질적/양적평가
평가시기 따라 진단/형성/총괄평가

① 사업진행과정에 따라
- 구조평가: 면허, 의료기관인증 등
- 과정평가: 의료이용도조사, 의료감사등
- 영향평가: 파급효과
- 결과평가: 생리적 측정지표, 유병률, 사망률

② 논리모형에따라
- 투입단계: 지원, 인력, 예산, 장비, 시설등) 구조
- 활동단계: 교육, 상담, 자문, 건강검진 등) 구조
- 산출단계: 교육 or 상담 횟수, 참가자 수 등 — 과정
- 결과평가: 변화, 단기, 중기, 장기 결과 — 결과

지역사회보건사업 기획 모형

MATCH Multi-level
개인에서부터 개인 간(가족, 동료, 친구), 조직(대학교), 지역사회(경산시), 국가 등 여러 수준에서 보건사업기획
→ 실제수행을 위한 사업 개발에 적합!

1. 목적설정단계
2. 중재계획단계
3. 지역사회보건사업 개발단계
4. 실행단계
5. 평가단계

(1~3: 계획)

PATCH(CDC개발)
1. 지역사회조직화 → 수행이 빠지고 실무팀 구성!
2. 자료수집 및 분석
3. 우선순위선정
4. 포괄적 중재안 개발
5. 평가

MAPP(NACHO&CDC 공동개발)
1. 지역사회조직화&파트너십 개발
2. 비전제시
3. 사정[지역사회문제&강점, 지역보건의료체계, 지역사회현황, 변화의 원동력(=역량)]
4. 전략적 이슈 확인
5. 목표&전략수립
6. 순환적 활동 계획-중재-평가

지역사회보건사업 기획과정 (우선순위 설정)

① BPRS
(A+2B) X C
A: 건강문제의 크기(유병률&발생률)
B: 간강문제의 심각도(긴급성/경증도/ /경제적 손실/타인영향)
C: 보건프로그램 효과(주관성이 개입!)

② PEARL
→ 장기계획 or 우선순위가 쉽게 드러나지 않을 때
(1) 보건문제의 적절성
(2) 경제성
(3) 수용도
(4) 자원이용가능성
(5) 적법성
→ 이중, 하나에서라도 '아니오' 나올 시 우선순위에서 제외

③ PATCH
중요성&변화가능성에따라!

④ Bryant
PATCH+주민의관심도!
so, 문제의 크기, 문제의심각도, 사업의 해결 가능성, 주민의 관심도의 총점 높은 순으로 우선순위

지역사회보건사업 기획과정 (현황분석)

① 현황분석
건강결정요인&건강불평등 수준
절대적 크기 & 다른 지역 비교 통한 상대적 크기 Check!

② 지역보건체계평가
(1) 현재 수행 중인 사업평가
(2) 지역보건체계역량평가
→ SWOT 활용

내부요인	외부요인
S: strength 강점	O: opportunities 기회
W: weakness 약점	T: threats 위협

추가 Check!

지역보건의료정보시스템 PHIS → 보건기관 업무효율화&전자적 정보교류 지원
지속적 질 향상(CQI) → 지속적 질 향상 추구하는 질관리기법

Mind Map

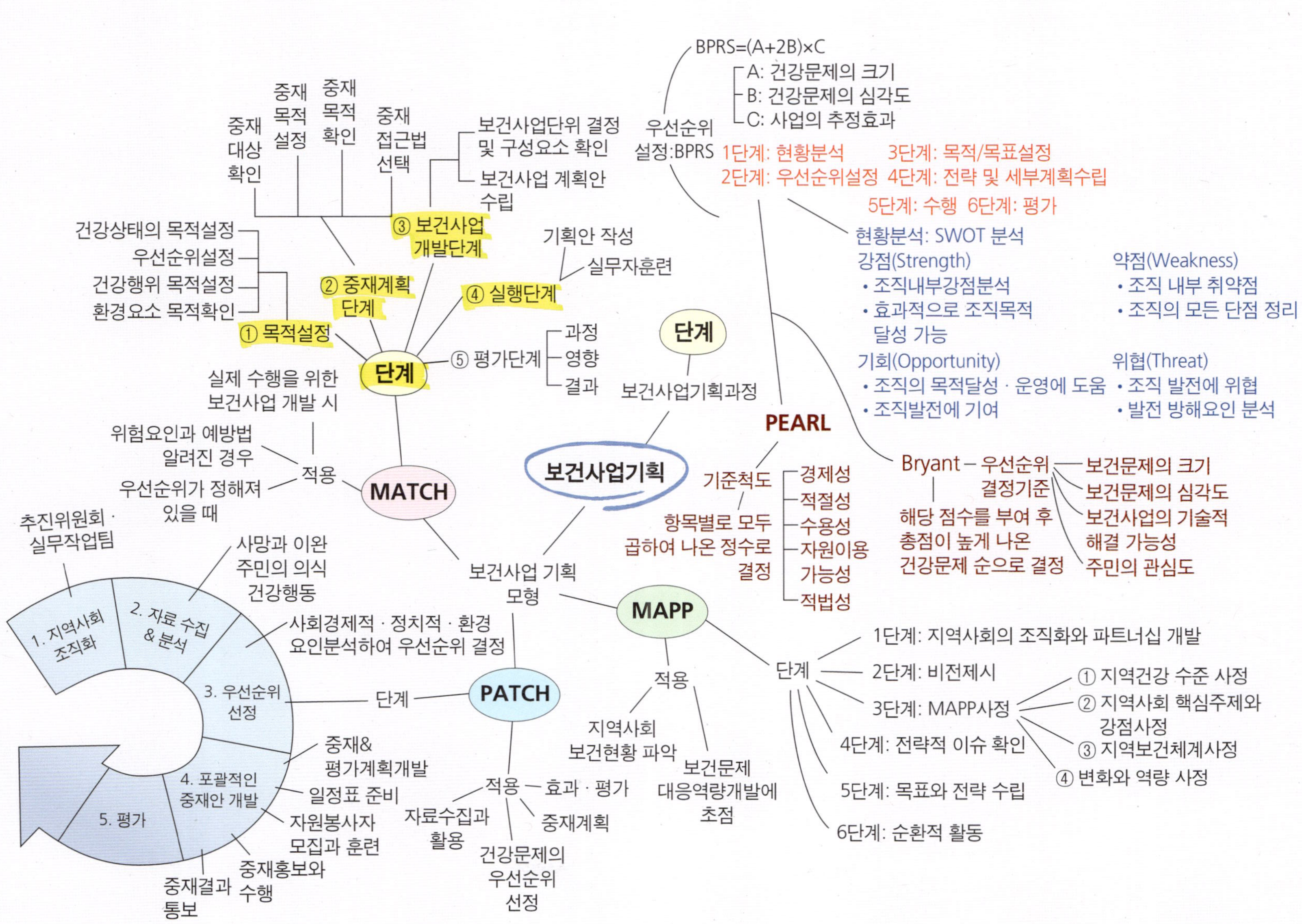
보건사업기획
단계
보건사업기획과정
보건사업 기획 모형
MATCH
단계
① 목적설정
건강상태의 목적설정
우선순위설정
건강행위 목적설정
환경요소 목적확인
② 중재계획 단계
중재 대상 확인
중재 목적 설정
중재 목적 확인
중재 접근법 선택
③ 보건사업 개발단계
보건사업단위 결정 및 구성요소 확인
보건사업 계획안 수립
④ 실행단계
기획안 작성
실무자훈련
⑤ 평가단계
과정
영향
결과
적용
실제 수행을 위한 보건사업 개발 시
위험요인과 예방법 알려진 경우
우선순위가 정해져 있을 때
PEARL
우선순위 설정:BPRS
BPRS=(A+2B)×C
A: 건강문제의 크기
B: 건강문제의 심각도
C: 사업의 추정효과
1단계: 현황분석 3단계: 목적/목표설정
2단계: 우선순위설정 4단계: 전략 및 세부계획수립
5단계: 수행 6단계: 평가
현황분석: SWOT 분석
강점(Strength)
• 조직내부강점분석
• 효과적으로 조직목적 달성 가능
약점(Weakness)
• 조직 내부 취약점
• 조직의 모든 단점 정리
기회(Opportunity)
• 조직의 목적달성 · 운영에 도움
• 조직발전에 기여
위협(Threat)
• 조직 발전에 위협
• 발전 방해요인 분석
Bryant – 우선순위 결정기준
보건문제의 크기
보건문제의 심각도
보건사업의 기술적 해결 가능성
주민의 관심도
해당 점수를 부여 후 총점이 높게 나온 건강문제 순으로 결정
기준척도
경제성
적절성
수용성
자원이용 가능성
적법성
항목별로 모두 곱하여 나온 정수로 결정
MAPP
단계
1단계: 지역사회의 조직화와 파트너십 개발
2단계: 비전제시
3단계: MAPP사정
① 지역건강 수준 사정
② 지역사회 핵심주제와 강점사정
③ 지역보건체계사정
④ 변화와 역량 사정
4단계: 전략적 이슈 확인
5단계: 목표와 전략 수립
6단계: 순환적 활동
적용
지역사회 보건현황 파악
보건문제 대응역량개발에 초점
PATCH
단계
1. 지역사회 조직화
추진위원회 · 실무작업팀
2. 자료 수집 & 분석
사망과 이완 주민의 의식 건강행동
3. 우선순위 선정
사회경제적 · 정치적 · 환경 요인분석하여 우선순위 결정
4. 포괄적인 중재안 개발
중재& 평가계획개발
일정표 준비
자원봉사자 모집과 훈련
중재홍보와 수행
중재결과 통보
5. 평가
적용
효과 · 평가
중재계획
건강문제의 우선순위 선정
자료수집과 활용

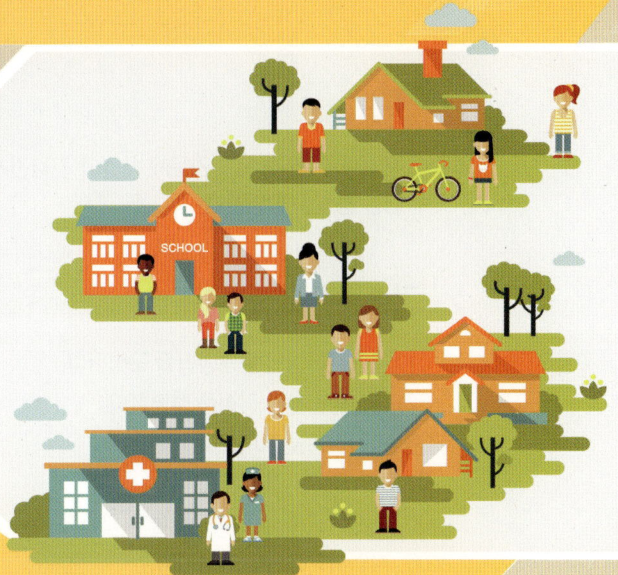

CHAPTER 6

지역사회자원활용

개요

지역사회주민들의 건강문제 해결과 건강관리를 위한 수단으로 활용할 수 있는 지역사회자원을 선택하고 활용할 수 있는 능력을 함양한다.

학습목표

01. 건강관리실의 운영방법을 구별한다.
02. 가정방문활동 원리를 설명한다.
03. 자원활용을 계획한다.
04. 상담의 원리를 설명한다.
05. 매체의 종류별 장 · 단점을 비교한다.
06. 지역사회조직을 활용한다.
07. 상황에 따른 지역사회 간호수단을 선택한다.
08. 사례관리의 정의와 원칙을 설명한다.
09. 건강문제 유형별 사례관리모형을 설명한다.
10. 사례관리 흐름 및 절차를 설명한다.
11. 사례관리 프로그램 운영 사례를 설명한다.

주요용어

- 건강관리실
- 자원활용
- 지역사회조직
- 사례관리
- 지역사회 간호수단

지역사회 간호활동

01절

지역사회간호사는 지역사회의 간호문제를 해결하기 위한 간호활동으로 건강관리실 활동, 방문활동, 자원 활용 및 의뢰 활동, 면접 및 상담 활동, 의사소통을 위한 매체활용, 집단지도, 지역주민 참여 등을 적절하게 선택할 수 있어야 한다. 이때 지역사회간호사가 고려해야 할 것은 문제해결을 위한 실현 가능성, 기술적 타당성, 경제적 타당성, 대상자의 수용성 및 법률적 타당성 등이다. 따라서 여기서는 여러 가지 지역사회 간호활동에 대해서 살펴보고자 한다.

1. 건강관리실 활동

지역사회 간호사업의 대부분은 건강관리실에서 이루어진다고 할 수 있다. 건강관리실은 그 지역사회의 특징에 맞춰 지역사회중심으로 운영되어야 하며, 많은 지역사회주민들이 이용할 수 있는 운영체계를 갖추어야 한다. 건강관리실에서 지역사회간호사는 주민들을 위한 질병예방, 조기검진, 조기치료 및 재활 등의 다양한 서비스를 제공하고 있다.

일반적으로 건강관리실은 기관에 따라서 다양한 명칭으로 운영되고 있다. 보건소에서는 가족보건실(모자보건실), 방문보건실, 건강증진실, 예방접종실, 결핵관리실, 진료실 등이 건강관리실에 속하며, 학교의 보건실, 산업장의 건강관리실, 지역사회의 정신건강복지센터 등이 있다. 주요 형태는 고정된 건강관리실(immobile clinic)이 대부분이지만, 이동식 건강관리실(mobile clinic)도 활용되고 있다.

1) 건강관리실 설치 장소

건강관리실은 지역사회주민들에게 널리 알려지고 쉽게 찾을 수 있는 곳이 좋으며, 주민들의 생활중심지에 위치하여 교통이 편리하고 이용하기 편한 곳이 좋다. 이는 주민들이 쉽게 이용할 수 있는 장소에 위치하는 것이 주민들의 이용률을 높일 수 있기 때문이다. 그리고 모든 건강관리실은 상담이나 건강검진의 비밀보장이 될 수 있는 개별적인 공간으로 설치하는 것이 중요하다. 건강관리실의 배치는 건강관리실마다 대상자의 특성을 고려하여 배치해야 하는데, 결핵관리실은 감염 가능성을 고려하여 예방접종실과 거리를 두는 것이 좋으며, 산전관리실과 재활치료실은 이동의 불편감을 최소화하기 위하여 저층에 배치하는 것이 좋다.

2) 건강관리실 운영

(1) 기구 및 물품 관리

건강관리실에 비치할 기구 및 물품은 사용량과 운영 특성 등을 고려하여 구입한다. 건강관리실 운영에 필요한 물품 및 기구를 필요시 언제나 사용할 수 있도록 물품대장을 만들어 정기적으로 수량을 확인한다. 새로운 물품을 구입하거나 폐품 처리 시 물품대장과 일치하도록 하고 기록과 보고를 할 수 있는 공인된 서식을 준비한다.

건강관리실의 물품관리 절차는 필요한 물품을 주문하고, 물품을 보관 및 출고하고, 물품을 관리하고 유지하는 단계로 구성되어 있으며, 그 구체적인 내용은 다음과 같다.

- 물품 주문: 이전 사용량을 참고로 현재 사용량을 예측하여 필요량에 따라 목록을 작성하고 청구양식에 기록하여 주문한다.
- 물품 보관: 중앙창고에 보관하며 매일 수량을 확인하고 물품대장과 일치시킨다.
- 물품 출고: 각 건강관리실에서 필요로 하는 물품을 출고하고 목록을 기록하며 서명하도록 한다.
- 물품 관리와 유지: 점검계획표와 점검표를 만들고, 건강관리실 사용자에게 물품사용과 관리 방법을 주지시킨다.

(2) 대상자 관리

건강관리실은 대상자가 이용하는 데 불편함이 없도록 이용절차를 명확히 한다. 상담 및 지도, 다음 방문 날짜의 약속 등의 절차를 거치며, 제공된 모든 간호내용과 건강교육의 내용을 정확히 기록하여 보고하도록 한다. 지역사회주민들이 건강관리실에 방문했을 때, 보건교육이 함께 이루어질 수 있도록 소책자, 전단지, 리플릿 등의 교육자료를 비치하여 활용도를 높이고 교육자료 내용을 지속적으로 보완하도록 한다.

(3) 추후관리

건강관리실을 이용하는 주민의 지속적인 관리를 위해 다음과 같이 계획한다.

- 대상자에게 방문예정일 전에 전화 등으로 연락을 취하여 방문예정일을 상기시키는 것이 좋다. 이때 대상자가 예정일에 방문하지 못한다고 한다면 다른 방문 날짜를 잡을 수 있다.
- 중요한 치료나 검사 등을 목적으로 건강관리실을 방문해야 할 대상자가 약속된 날짜에 오지

않을 경우에는 즉시 연락을 취해야 한다.

3) 건강관리실활동의 장점과 단점

(1) 장점

- 건강관리실에 비치된 다양한 물품이나 기구 등을 사용할 수 있다.
- 방문활동에 비해 지역사회간호사의 시간을 절약할 수 있다.
- 산만하지 않은 환경으로 건강관리에 집중할 수 있다.
- 특수한 상담 및 의뢰활동을 즉각적으로 실시할 수 있다.
- 대상자가 직접 방문함으로써 자신의 건강문제를 스스로 해결할 수 있는 능력을 가진다.

(2) 단점

- 대상자가 건강관리실 운영 시간 내에 방문하지 못할 가능성이 있다.
- 건강관리실에 방문하는 것이 불가능한 대상자의 경우에는 접근성이 떨어진다.
- 대상자가 익숙하지 않은 환경으로 인해 긴장하게 되는 경우에는 자신의 문제를 솔직히 드러내지 않을 수도 있다.
- 대상자와 가족의 실제 상황을 파악하는 것이 어려우며, 상황에 적합한 시범을 보이기 어렵다.
- 개별적인 공간 확보가 안 되는 경우에는 상담이나 검진 시 비밀보장이 어렵다.

2. 방문활동

방문활동은 지역사회 간호사업에서 가장 오래된 간호수단으로써 보건전문인력이 지역사회 주민의 가정에 직접 방문하여 건강문제를 가진 구성원에 대해 건강인식 제고, 자가건강관리능력 향상, 건강상태 유지 및 개선을 목적으로 보건의료서비스를 직접 제공하거나 의뢰 · 연계하여 지역사회주민들의 건강행태를 개선하고 건강문제를 관리하는 활동이다.

가정방문활동을 통해 지역사회간호사는 가족과 원만한 인간관계를 형성함으로써 가족의 포괄적인 건강관리를 도모할 수 있으며, 가족이 거주하고 있는 실제 환경에서 가족간호 및 지역사회간호에 관련된 자료를 수집함으로써 자료의 신뢰도를 높이고 정확한 진단을 내릴 수 있다. 이를 통해 가족은 잠재적으로 가진 장점과 제한점을 확인할 수 있는 기회를 가질 수 있으며, 가족이 스스로의 문제를 해결할 수 있는 능력을 증진시킬 수 있다.

1) 방문활동의 원리

방문활동은 개인, 가족, 지역사회의 의뢰와 요청에 의해서 이루어지는 경우와 지역사회간호사가 간호문제를 파악하거나 간호서비스를 제공하는 등 간호사업을 위한 계획에 의해서 이루어진다. 그리고 방문활동을 하기 위해서는 대상자의 수락이 필요하다. 방문활동의 원리는 다음과 같다.

① 방문계획: 방문은 정확한 업무계획하에 시행해야 한다.
② 방문태도: 방문 시에는 반드시 자신의 신분을 밝히며 방문 목적에 맞는 단정한 옷차림과 예의 있는 태도를 가져야 한다.
③ 방문시간: 개인이나 가족의 상황을 충분히 이해하고 접근하며, 방문시간은 식사시간이나 만성질환자의 휴식시간을 피하는 것이 바람직하다.
④ 방문횟수: 기간 내에 방문이 가능한 간호인력의 수, 가용시간, 예산 등을 고려해야 하며, 대상자의 건강상태, 시간, 기타 여건 등을 고려하여 지역사회간호사가 판단한다.
⑤ 상담과 교육: 내용은 과학적이어야 하며, 제공되는 간호서비스는 전문적이며 숙련되어야 한다.
⑥ 의뢰활동: 지역사회자원을 적절히 활용하고 다른 업무활동과 연결성이 있어야 한다.
⑦ 방문활동 우선순위: 방문활동 대상의 중요도는 일반적으로 개인보다는 집단, 건강한 인구집단보다는 취약한 인구집단, 비감염성 질환보다는 감염성 질환, 만성질환보다는 급성질환이 우선순위가 높다. 따라서 하루에 여러 곳을 방문해야 하는 경우 비감염성 질환, 면역력이 낮은 집단 대상자부터 우선 방문한다.
⑧ 안전활동: 방문 시 안전을 위한 주의사항을 준수하고 대상자의 비밀을 지켜야 한다.

2) 방문활동 내용

지역사회간호사의 방문활동은 방문 전, 방문 중, 방문 후 단계로 구분되며 내용은 표 6-1과 같다.

표 6-1 방문활동단계에 따른 활동 내용

방문활동단계	활동 내용
방문 전 활동	• 대상자와 가족의 이해를 위해 기록부나 상담일지를 확인한다. • 가족에 관한 정보를 알고 있는 기관이나 다른 보건요원과의 토의를 통해 자료를 수집하여 구체적인 가정방문 간호계획을 세운다. • 대상자에게 연락하여 주소와 위치를 확인하고 방문이 가능한 날짜와 시간을 조정한다. • 간호계획에 따라 필요한 기록지, 기구 및 약품, 검사 및 측정기구, 각종 용품 등을 소독, 정리, 보충하여 방문가방을 준비한다. • 방문 시 교통수단을 확인하고 방문 행선지, 방문 목적, 출발시간과 돌아올 예정 시간을 다른 보건요원들에게 보고하고 명확히 기재하여 놓는다.
방문 중 활동	• 방문간호사는 자신의 소개와 방문 목적을 충분히 설명하고 대상자에게 관심을 표명하는 등 대상자와의 신뢰관계를 형성한다. • 주의 깊은 관찰과 적절한 질의응답으로 대상자 요구를 파악한다. • 신체적 건강문제뿐만 아니라 환경적, 사회적, 경제적, 교육적 측면의 문제를 포괄적으로 사정한다. • 대상자와 함께 동원 가능한 가족 자원 및 지역사회 자원을 사정하여 간호계획에 활용한다.

(계속)

표 6-1 방문활동단계에 따른 활동 내용 (계속)

방문활동단계	활동 내용
	• 대상자와 가족에게 설명 시 이해하기 쉽게 충분히 설명하고 정확하고 효과적인 방법으로 간호 서비스를 제공한다. • 대상자와 가족의 변화에 대해 평가하고 간호활동에 대한 대상자의 만족도를 확인한다.
방문 후 활동	• 방문활동 후 방문가방의 약물과 물품을 정리한다. • 방문활동에서 확인된 대상자의 특징, 건강문제 및 앞으로의 계획 등을 기록한다. • 의뢰가 필요한 대상자의 경우 의뢰해야 할 기관에 연락을 취하고 추후관리가 필요한 대상자인 경우 추후관리카드를 작성한다. • 다른 보건요원이나 상급자에게 방문 결과를 구두나 서면으로 보고한다. • 방문활동의 진행과정, 간호수행의 적합성, 목표달성 정도 등을 평가하고 반영한다.

3) 방문활동 시 안전을 위한 주의사항

지역사회간호사의 방문활동 시 안전을 위협하는 사건이 발생할 수 있으므로 다음과 같은 주의사항을 알고 있어야 한다.

① 안전이 취약한 지역을 방문하는 경우에는 신변을 보호해 줄 수 있는 사람과 동행한다(예: 농촌인 경우 이장, 마을건강원, 청년회장 등).

② 사람을 해칠 수 있는 동물(예: 개나 고양이 등)이 있는 경우에는 출입문에서 우선적으로 확인하고 조치한 후 들어간다. 또한 추후방문을 위해 기록부에 표기를 해 둔다.

③ 응급상황에 대비하여 그 집의 모든 출구를 미리 확인해 두고 연락할 수 있는 개인 및 기관의 전화번호를 기억해 둔다(예: 경찰서, 병원, 보건소 등). 또한 응급 호출기를 호주머니나 옷에 부착하여 이용할 수 있도록 하는 것도 도움이 된다.

④ 가족 중 만취자나 정신질환자 등으로 인해 공포나 위험이 생기면 대상자에게 꼭 필요한 간호만 제공하고 가급적 빨리 나온다.

⑤ 가능한 한 간호대상자의 가족이 함께 있는 시간에 방문한다.

⑥ 2인 1조 방문을 권장한다.

4) 방문가방

지역사회간호사가 방문활동을 할 때는 언제 어디서든 즉각적이며 필수적인 간호를 제공하고 물품보관, 물품의 오염방지 및 청결 유지를 위해 방문가방을 가지고 다녀야 한다. 방문 시에 방문가방은 가능한 한 안전한 장소에 놓는다. 방문가방의 내용물은 방문 목적에 따라 달라질 수 있으나 기본적으로 필요한 약품과 처치기구 및 검사 기구를 준비하며, 구체적으로는 다음과 같다.

- 검사용구: 진공채혈관, 소변검사용 스틱, 시험관, 객담통, 소변컵 등
- 간호용품: 주사기(주사용, 혈액검사 채취용), 일회용 주사침, 증류수, 반창고, 붕대, 거즈, 면봉, 온수팩(hot bag), 설압자, 전지, 연고, 소독솜 등
- 드레싱용품: 드레싱용 멸균 소독용품, 드레싱 포, 소독캔, 지혈집게(hemostat), 집게(kelly),

의료용 가위(forcep), 가위, 장갑(소독, 일회용) 등
- 측정용구: 혈압기, 체온계, 청진기, 혈당측정기, 줄자 등
- 기타: 일회용 소독포, 필기도구, 가족건강기록부를 포함한 기록 서식 등

5) 방문활동의 장점과 단점

(1) 장점

- 대상자는 본인의 집에서 서비스를 받으므로 건강관리실에 비해 긴장감이 덜하고 편안하게 느낀다.
- 가정방문을 통해 가족에 대한 전반적인 정보를 포괄적으로 수집할 수 있으며 가족의 상황에 맞는 교육과 상담을 제공할 수 있다.
- 대상자에게는 자신의 건강결정권과 통제력을 향상시키는 계기가 되며 지역사회간호사와 우호적인 관계를 증진하는 것이 가능하다.
- 거동이 불편한 대상자에게 서비스 제공의 기회와 접근성을 높여줄 수 있다.
- 가족자원 활용이 용이하다.

(2) 단점

- 개별 가정마다 일일이 방문해야 하므로 비용과 시간이 많이 소요된다.
- 간호제공 시 건강관리실의 물품이나 기구들을 충분히 활용하지 못한다.
- 가정방문에 대해 대상자가 부담감을 가질 수 있다.
- 간호대상자 외에 주변 사람들이 많은 경우 산만하거나 혼란스러울 수 있다.
- 대상자별로 방문하므로 같은 문제를 가진 다른 사람들과 경험담을 나눌 수 있는 기회가 적다.

3. 자원 활용 및 의뢰

지역사회자원이란 하나의 업무를 수행하는 데 이용할 수 있는 인적, 물적, 정보 등을 포함한 모든 수단을 의미한다. 지역사회간호사는 지역사회의 자원을 적절히 활용하여 간호사업을 수행해야 한다. 따라서 지역사회간호사는 지역사회의 유용한 자원을 파악하고 있어야 하며, 새로운 자원을 찾기 위한 노력을 항상 기울여야 한다. 지역사회자원을 활용할 때는 지역사회와 가까운 것, 이용하기 편리한 것부터 사용해야 하며, 기존의 자원목록을 정리하고 필요한 경우에는 즉시 사용할 수 있도록 해야 한다.

1) 자원의 종류

(1) 가족과 지역사회의 자원

가족과 지역사회가 간호문제를 해결하고자 할 때 활용할 수 있는 가장 좋은 자원은 가족과 지역사회가 가지고 있는 자원이다. 이는 쉽게 이용할 수 있으며, 스스로 자신들의 문제를 해결할 수 있도록 하는 데 큰 도움이 된다. 가족과 지역사회가 보유하고 있는 자원을 살펴보면 다음과 같다.

① 인적 자원

가족과 지역사회 내의 인적 자원을 먼저 찾는다. 가족의 건강관리 및 문제해결에 도움을 줄 수 있는 가족구성원은 돌봄제공자(care giver)로 활용할 수 있다. 예를 들어, 가족 중에 환자나 산모가 있을 때 이들을 간호할 수 있는 가족구성원을 찾아 교육시키고 돌봄제공자로 활용한다. 또한 지역사회에 있는 보건의료인이나 자원봉사자를 지지체계로 활용할 수 있다.

② 물적 자원

가족과 주민의 건강관리를 위한 적절한 시설, 도구, 자료 등을 활용한다. 이러한 것들은 보통 가정과 지역사회에 이미 있는 것으로 상황에 맞게 재조정하거나 재적응시킴으로써 문제를 해결할 수 있게 한다.

③ 사회적 자원

가족 및 지역사회의 건강에 대한 지식과 기술 수준, 지역사회조직 등이 자원으로 활용될 수 있다. 특히 지역사회 내부에는 봉사단체나 친목단체 등과 같은 다양한 조직이 있으며, 그 외에도 의료기관, 요양시설 등 다양한 공공기관의 서비스와 프로그램을 활용할 수 있다. 따라서 지역사회간호사가 사전에 이러한 조직이나 기관을 확인하는 것은 지역사회 자원활용에 많은 도움을 줄 수 있다.

④ 경제적 자원

지역사회 간호사업에 필요한 가족 및 지역사회의 경제적 자원은 건강문제의 종류, 지역사회 내 기존 시설 이용 가능성 여부, 총수입과 일반적인 재정 책임 등에 따라 다를 것이다. 지역사회 간호사는 수입이나 건강보험 가입 여부 및 의료급여 대상 등의 가족 및 지역사회 건강관리 지불능력을 분석하고, 만일 재정능력이 없을 때에는 사회사업단체 등의 새로운 재원을 고려해야 한다. 하지만 가능하면 최대한 가족과 지역사회가 이러한 문제를 해결하도록 유도하는 것이 좋다.

(2) 지역사회간호사의 자원

지역사회간호사는 가족 및 지역사회의 간호요구를 충족시키는 데 아주 중요한 자원이다.

① 건강평가기술

지역사회간호사는 관찰과 정보 수집 등을 통해 가족 및 지역사회를 분석 · 평가한 후 그들의 건강문제와 간호요구를 파악한다.

② 간호기술

대상자에 대한 직접 간호기술과 간접 간호기술을 모두 포함한다. 숙련된 간호기술로 가족 및 지역사회의 요구를 충족시킨다. 간호기술에는 분만 및 신생아 간호기술, 응급처치기술, 예방접종기술 등이 있다.

③ 보건교육기술

지역사회간호사는 개인, 가족, 지역사회의 건강행태를 변화시킬 수 있는 각종 보건교육 수단을 동원하여 건강과 관련된 교육을 한다. 예를 들어, 상담기술, 면접기술, 시범 및 지도 등이 이에 해당한다.

(3) 기타 자원

지역사회간호사가 간호사업의 대상으로 하는 가족이나 지역사회 이외의 자원을 의미한다. 예를 들어, 우리 마을을 대상으로 지역사회 간호사업을 하는 경우에 우리 마을 이외의 다른 마을이나 단체에 있는 각종 자원이 이에 해당한다. 여기에 속하는 자원은 그 복잡성과 종류에 따라 차이가 많아 여러 면으로 분류할 수 있다. 즉, 공공기관, 종합병원 및 의원, 영리단체 및 비영리단체 등으로 분류할 수 있는데, 지역사회간호사의 업무수행을 편리하게 할 수 있도록 분류하여 목록을 만들면 필요한 경우에 쉽게 활용할 수 있다.

2) 자원의 활용 및 의뢰

지역사회간호사는 효과적인 지역사회 간호사업을 위해 여러 가지 종류의 자원을 이용해야 한다. 유효한 자원을 적절하게 이용하기 위해서는 자원에 대한 다양한 정보를 미리 목록화 하여 필요한 경우에 즉시 사용할 수 있도록 대비한다.

또한 지역사회간호사는 이용 가능한 지역사회의 적절한 자원을 찾아서 연계하고 조정하여 적극적인 활용방안을 모색해야만 한다. 가족과 지역사회주민의 건강문제는 다양한 원인으로 인해 그 해결방안 또한 다양한 자원의 활용을 필요로 한다. 즉, 지역사회의 건강문제는 지역사회간호사 혼자서 해결할 수 없는 경우가 많기 때문에, 이를 위해 지역사회간호사는 연계망을 구축하여 다양한 보건의료 전문가를 활용할 수 있어야 한다. 그리고 이러한 자원의 활용은 의뢰활동을 통해 이루어지므로 이를 위한 사전정보를 충분히 갖고 있는 것이 중요하다.

다음 표 6-2는 구체적인 의뢰활동과 내용을 정리한 것이다.

표 6-2 의뢰활동 및 내용

의뢰활동	내용
의뢰활동을 위한 준비	• 이용 가능한 보건자원을 파악하여 참고 서류철 작성 • 각 보건기관의 사업목적, 임무, 제한점 등의 파악 • 편리하고 간편한 의뢰방법의 정리
자원서류철에 필요한 내용	• 자원의 명칭, 주소, 연락처(전화번호) • 자원이 제공하는 사업의 목적 및 업무
접촉방법	• 의뢰자원 파악 • 접촉 가능 시간 • 접촉하기 위한 양식: 전화, 서식, 편지 등
의뢰활동의 대상 범위와 조건	• 거주지역 • 연령 • 경제상태
의뢰방법	• 의뢰양식 • 의뢰기관을 이용할 수 있는 시간 • 의뢰하는 절차: 입원방법 등
의뢰하는 개인과 기관의 보고방법	• 보고의 종류 • 보고의 횟수 요청 • 보고의 양식

그리고 의뢰 시 주의점으로는 다음과 같은 것들이 있다.

- 의뢰하기 전 반드시 개인, 가족, 지역사회와 먼저 의논하여 대상자가 의뢰된다는 사실을 납득하도록 하며, 의뢰 여부에 대한 결정은 반드시 대상자 본인이 내리도록 한다.
- 의뢰하는 기관과 그 담당자를 접촉한다. 의뢰하기 전에 관련된 모든 사실을 알아둔다.
- 가능하면 먼저 연락하거나 개인적으로 방문하여 적절한 의뢰서에 필요한 정보를 기재한 후 개인, 가족에게 주어서 직접 해당 기관으로 가도록 한다.
- 개인이나 가족에게 의뢰하는 기관에 대해 설명해주고 필요한 정보를 제공한다.
- 의뢰기관의 위치와 담당자를 만날 시간과 장소를 정확히 알려준다.
- 의뢰는 가능한 한 개개인을 대상으로 한다.
- 의뢰 직전에 대상자의 상태를 한 번 더 확인하도록 한다.

4. 상담과 보건교육

상담과 보건교육은 개인과 지역사회의 건강을 위하여 개인이나 집단의 태도와 행위를 변화시키는 데 도움을 주는 간호활동이다. 상담과 보건교육은 대상자와의 직접 접촉으로, 이전에 받아들일 수 없었던 지식, 긍정적 태도, 행동 등을 받아들이게 하여 새로운 변화를 경험하게 하는 과정이며, 긍정적인 발달 방향으로 현명한 선택이 이루어지도록 촉진하는 것이다.

1) 상담

(1) 상담의 목적

상담은 사람들이 자신의 문제를 인식할 수 있도록 하며 문제해결방안을 스스로 찾도록 도와주는 데 있다. 상담을 하면서 문제를 안고 있는 대상자 개개인은 스스로 문제의 실마리를 인식하게 되고 적절한 해결방안을 모색하게 된다.

(2) 상담의 과정

① 관계형성과 경청

상담의 초기단계에서 중요한 것은 상호 신뢰감 형성이다. 또한 대상자의 이야기에 경청하는 것이 이 단계에서 매우 중요하며 상담의 성패를 좌우하기도 한다. 왜냐하면 경청은 대상자에 대한 관심과 배려이며, 대상자를 종합적으로 이해할 수 있어야 비로소 대상자에게 적절한 해결책을 찾을 수 있기 때문이다.

② 탐색과 직면

대상자가 가진 문제를 정확히 이해하고 규명하기 위하여 상담의 목적을 탐색하고, 지금까지의 행동과는 다른 행동을 요구하는 상담자의 행동 방향을 상호 탐색하여 대상자가 자신의 문제를 직면하게 한다.

③ 종결

대상자가 태도 및 행동 변화를 일으키도록 그 자신의 문제에 직면한 후에, 대상자가 여러 가지 바람직한 생각을 행동화하도록 도와준다. 또한 상담과정을 평가하고, 이후 대상자의 긍정적인 방향 전환에 대해 격려한다. 이러한 과정이 있어야 대상자는 상담자의 도움 없이도 자신의 문제를 해결할 수 있게 된다. 이러한 모든 상황이 상호 만족할 만한 상태가 되었을 때 상담을 종결한다.

2) 보건교육

보건교육은 개인이나 집단의 건강과 관련된 행동의 변화를 유도하는 계획적인 학습경험을 제공하는 과정이다. 보건교육의 종류로는 개별 교육을 포함하여 토론회, 심포지엄, 패널토의, 시범회, 분임토의, 역할극 등이 있다. 보건교육에 대한 구체적인 내용은 7장에서 자세하게 다룰 예정이다.

(1) 보건교육의 대상

지역사회간호사는 보건교육을 위해 새로운 대상 집단을 구성하거나 이미 조직된 집단을 활용한다. 기존 집단에는 마을 조직, 학교 집단, 환우회 등이 있으며, 이들 집단을 보건교육 대상 집단으로 활용하면 새로운 조직을 형성하는 데 들이는 시간과 비용 등을 절감할 수 있다. 이때 지역사회간호사는 집단의 집단역학(group dynamics)을 최대한 유익한 방향으로 작용하도록 하면서 보건교육의 효과를 극대화할 수 있다. 또한 새로운 집단의 조직은 보건교육의 목적에 따라 대상자들을 모아 구성할 수 있다.

5. 매체활용

지역사회간호사는 보건의료서비스의 홍보활동뿐만 아니라 보건교육 및 대상자와의 효과적인 의사소통을 위해 다양한 매체를 활용할 수 있다. 지역사회간호사가 흔히 사용하는 매체로는 편지, 전화, 유인물, 게시판 등이 있으며, 최근에는 방송, 인터넷, SNS 등이 많이 이용되고 있다. 지역사회간호사는 이 같은 다양한 매체가 가지고 있는 특성을 잘 이해하고 상황에 따라 적절한 매체를 효과적으로 활용할 수 있어야 한다. 각 매체에 따른 장점과 단점을 정리하면 표 6-3과 같다.

표 6-3 매체의 종류별 장 · 단점

매체 종류	장점	단점
편지	• 경비가 절약된다. • 능력 있고 독립성이 있는 가족에게는 문제해결을 위한 행동에 대해 책임을 갖게 할 수 있다.	• 가정 상황에 대한 관찰과 파악이 불가능하다. • 새로운 문제를 발견할 기회가 없다. • 수신인에게 전달되지 않을 때는 확인할 수 없다.
전화	• 시간과 비용에서 경제적이다. • 가정방문에서 있을 수 있는 방문객에 대한 부담감이 적다. • 시간이 비교적 짧게 소요된다. • 편지보다는 덜 사무적이며 훨씬 개인적이다. • 가정방문이 필요한 가족의 선별방법이 된다.	• 가정 상황에 대한 전체적인 파악이 불가능하다. • 전화시설이 없는 곳에서는 이용이 불가능하다.
유인물	• 대상자가 보관하면서 보고 싶을 때 수시로 볼 수 있다. • 보건교육 내용이 조직적이고 계획적으로 자세히 남을 수 있다. • 다른 매체보다 신뢰성이 있다.	• 글을 알지 못하거나 읽지 않으면 효과를 볼 수 없다. • 제작에 기술과 비용이 많이 든다.

(계속)

표 6-3 매체의 종류별 장·단점 (계속)

매체 종류	장점	단점
벽보	• 지역주민의 관심 유도가 가능해 많은 주민에게 전파할 수 있다. • 그림과 글씨를 통하여 지역주민의 흥미를 유발한다.	• 제작에 특별한 기술이 필요하다. • 장기적으로 게시할 수 있는 장소와 시설이 필요하다.
방송	• 유인물과 같은 매체에 노출되지 않는 대상자에게 인기가 있다. • 스피커를 통한 소리는 친근감을 준다. • 가장 빠르게 많은 대상자에게 전달할 수 있다. • 권위 있게 인식됨으로써 대상자의 주의를 집중시킬 수 있다.	• 시간이 지나면서 방송 내용을 잊는다. • 방송망의 활용이 번거롭다.
인터넷	• 업무처리가 효율적이고 속도가 매우 빠르다. • 자료를 송신하거나 다른 자료를 수정 보완하여 활용할 수 있다.	• 디지털 기기의 초기 구입비용이 높으며, 활용기술과 능력이 없으면 사용 효율이 떨어진다. • 인터넷상의 무분별한 자료를 여과 없이 받아들여 잘못된 정보에 노출될 위험이 있다. • 사생활 보호, 기밀 보호 등 정보 보호의 문제를 안고 있다.

6. 지역사회 참여

최근에는 활발해진 시민운동과 시민단체의 증가, 지역사회주민의 의식 고양에 따른 복지욕구의 증대, 지역사회 복지관과 민간기관의 증설, 활발한 자원봉사활동 등에 힘입어 지역사회주민의 참여라는 개념이 중요하게 다루어지고 있다. 지역사회의 참여는 지역사회의 개발을 증진시키고 주민들의 의견을 공공기관의 정책에 반영하는 데 매우 중요한 수단이며, 한편으로는 지역사회 보건사업의 효과를 높이기 위한 방법으로 이에 대한 관심이 급증하고 있다. 과거에는 주민들이 적극적으로 정책과정에 영향을 주는 민주적인 참여구조가 적절히 형성되지 못한 상황이었기에 이익집단의 요구에 초점을 맞추어 정책이 결정되었다. 하지만 현재는 적극적인 지역사회주민들의 참여로 인해 다양한 지역사회주민들의 의견이 정책에 반영될 수 있으며, 공공문제에 대한 새로운 접근방식과 성공의 기반을 제공할 수도 있다.

1) 지역사회 참여의 의의

지역사회 참여는 일반적으로 지역사회주민들이 공식적인 정부의 의사결정과정에 관여하여 주민들의 욕구를 정책이나 계획에 반영되도록 하는 적극적인 노력으로 정의된다(최일섭과 류진석, 2005). 즉 지역사회의 일반 주민이 그 지역사회와 관련된 결정에 대해 권력을 행사하는 과정이며, 정부의 정책결정에 영향을 미치려고 의도하는 일반 주민의 행위라고 할 수 있다.

지역사회 참여를 보건의료분야의 관점에서 정의하면 다음과 같다. 지역사회 참여는 각 개인과 가족이 그들 자신의 건강과 복지뿐만 아니라 지역사회의 건강문제와 복지문제 해결의 책임을 지며 그들 자신과 지역사회의 발전에 기여할 수 있는 능력을 발전시키도록 하는 과정(WHO, 1978)이며, 지역사회주민이나 그 주민들로 구성된 조직에게 건강증진에 관하여 보다 더 적극적인 역할을 부여하는 것(UNICEF/WHO Joint Committee on Health Policy, 1981)으로 정의될 수 있다. 이는 지역사회 참여라는 개념에 주민의 책임, 주민의 능력 향상, 적극적인 역할 부여 등이 중요한 구성요소임을 강조하는 것이다.

지역사회 참여의 의의를 구체적으로 살펴보면 다음과 같다.

(1) 자원의 확보

어느 국가나 지방자치단체도 지역사회의 모든 문제를 해결하는 데 충분할 만큼의 수단을 가지고 있지 못하다. 하지만 지역사회는 주민이 필요로 하는 기본적인 보건요구와 지역사회 발전을 실현하기 위한 필수적인 자원을 스스로 보유하고 있는 경우가 있다. 아무리 빈곤한 지역이라도 지역사회 고유의 전통과 역사, 정체성, 그리고 유형과 무형의 자원과 역량을 가지고 있는데, 이를 활용하기 위해서는 주민의 참여가 필수적이다.

(2) 문제 해결 가능성

지역사회주민은 그들이 직면하고 있는 문제에 대한 지식과 통찰을 갖고 있는 원천이라고 할 수 있다. 따라서 지역사회 참여를 통해 그들은 보다 나은 의사결정을 내릴 수 있다.

(3) 지역사회 공동체의 건설

지역사회주민들은 함께 일하고 무엇인가를 공동으로 성취하는 과정을 통해 공동체 정신이 만들어지며 이를 통해 지역사회 공동체를 형성할 수 있다. 공동체는 무한한 가능성을 가지며 공동체가 존재하는 지역사회는 건강하다고 할 수 있다.

(4) 주민의 권리

자신들의 삶에 영향을 미치는 의사결정에 참여하는 것은 주민의 권리이다. 따라서 지역사회 참여는 이를 실현하는 수단이다. 또한 이는 민주화에 부합하는 중요한 요소이며, 신뢰는 매우 중요한 사회적 자본(social capital)으로서 다양한 편익을 낳는다. 지역사회 보건사업에 참여한 주민들은 보건사업서비스를 더 많이 이용하고 관심과 책임의식을 갖게 된다.

(5) 지역사회 역량 강화

지역사회 참여는 주민의 신뢰와 역량, 협동의 기술과 능력을 구축시키고 증진시킨다. 그들은 자신의 문제에 대한 긍정적 해결책을 모색하고, 자신의 삶에 영향을 미치는 문제를 다룰 수 있다는 확신을 가지게 된다. 또한 사업을 계획하고 실행하는 방법을 배운다. 이를 통해 주민들은 개인뿐만 아니라 지역사회 전체 차원에서 도전에 극복할 힘을 기른다. 지역사회 역량 강화(community capacity building)는 지역사회기반 건강증진사업의 핵심요소이며, 이를 촉진하기 위한 다양한 실천적 전략들이 제시되고 있다.

2) 지역사회 참여 유형

지역사회 참여의 유형은 크게 소극적 참여와 적극적 참여로 분류할 수 있다.

(1) 소극적 참여

소극적 참여는 참여자가 자발적이기보다는 수동적인 참여를 하는 것을 말한다. 즉, 관료나 공직자들이 웹사이트, 소식지, 공청회 등을 통해 전해주는 정보를 얻고 정책에 대해 지지적 입장을 가지는 등 소극적 행위 또는 태도를 취하는 것을 말하며, 정책 홍보를 위한 모임에의 참가, 정부 정책에 대한 방송 청취 등을 예로 들 수 있다.

(2) 적극적 참여

적극적 참여는 시민 스스로 능동적으로 참여하는 경우이다. 즉, 지역사회주민은 지방자치 행정체계 또는 정부의 정책과 관련된 내용을 건의하고 실질적으로 정책 결정에 참여하는 것이다. 예를 들어, 주민총회, 공청회, 시민자문위원회, 주민투표, 주민발안, 주민소환, 자원봉사 등이 있다. 이 중에는 시민배심원제도라는 것이 있는데, 이는 무작위로 선발한 20~30명의 배심원들이 모여 평결을 하는 것으로, 배심원단의 결정은 법적 구속력을 갖지 않으나, 권고형식으로 지자체와 정부에 전달되고 정책결정에 적극적으로 반영하게 된다.

3) 지역사회 참여의 장점과 제한점

(1) 지역사회 참여의 장점

① 정책 홍보 및 정당성 확보

정부나 지방자치단체 또는 민간단체에서 실시하는 보건사업이나 복지사업 및 다양한 프로그램 등에 관한 자료나 정보를 지역사회에 직접적으로 홍보함으로써 주민들이 혜택을 받을 기회가 늘어날 수 있다. 또한 새로운 정책이나 보건사업 계획에 주민이 참여하여 동의 및 승인함으로 정책결정에 대한 주민의 협조와 지지를 확보하고, 정책 집행에 대한 주민들의 저항이나 반대를 순화시킬 수 있으며, 이해집단 간의 이해 충돌이나 상충을 완화할 수 있다.

② 신뢰성 제고

정책 의제의 수립단계에서의 지역사회 참여는 정부에 대한 불신을 완화하고 신뢰성을 높여 주민들의 적극적인 참여를 유도할 수 있다. 또한 지역사회 참여는 주민뿐만 아니라 타인과의 상호작용을 통해 삶의 터전이 유지되므로 주민 상호 간의 신뢰감을 확보할 수 있다.

③ 지역사회주민의 욕구에 대한 신속한 대응

지역사회 참여는 주민의 다양한 의견과 욕구를 파악할 수 있는 기회를 제공한다. 또한 주민들이 주체가 되어 지역문제를 해결하므로 지역사회 및 주민들의 욕구에 즉각적으로 대응할 수 있다.

④ 지역사회주민의 이익 대변

지역사회 참여를 통해 일반 주민들은 물론, 소외계층이나 사회적 약자에 대해서도 이익을 대변할 수 있다.

⑤ 책임감 고취

지역사회 문제와 욕구를 해결하는 과정에서 주민이 직접 참여함으로써 공동체 의식을 고취시킬 수 있고 주민들에게 사업에 대한 책임감과 수행을 통한 자신감을 불러일으킬 수 있다.

(2) 지역사회 참여의 제한점

① 다양성

지역사회를 구성하는 주민들은 성, 연령, 직업, 경제적 능력 등이 다양하다. 따라서 이들 집단을 대표할 수 있는 대표성을 확보하는 것이 어려울 때가 많다. 특히 빈곤한 주민의 경우에는 지역사회 공동체에 참여하기 위한 시간, 소득, 지식 등의 자원을 투입하기 어렵다. 따라서 사회경제적 격차는 지역사회 참여를 위한 기반의 구조적 측면 및 공동체 간 참여도에서 차이를 유발할 수 있다.

② 특정 이익집단

지역사회 참여는 특정한 이해세력이 자신의 이해를 관철시키려는 수단으로 사용될 수 있다. 따라서 다양한 집단의 참여를 유도하고, 특정 이익집단의 참여로 인해 의사결정의 방향이 편협해지지 않도록 주의해야 한다.

③ 비전문성

당면문제에 대해 잘 알고 있지 못하면 참여가 제대로 이루어지지 못하고, 또한 의사결정의 어려움이 있을 수 있다. 특히 보건의료와 관련된 의사결정은 전문성이 중요하므로 이에 대한 정보제공과 이해의 과정이 필수적이다.

그 외에 지역사회주민의 무관심이나 관료주의로 인하여 지역사회주민의 참여가 제한되고 수행에 방해가 발생할 수 있음에 유의한다.

4) 지역사회 참여 활성화 방안

(1) 정보의 공개와 홍보

포스터, 지역신문, 방송, 보건소 소식지 등을 이용하여 정보를 공개하고 지역사회주민의 참여를 촉진하기 위한 다양한 경로를 활성화한다.

(2) 여론의 정확한 수집 및 수용

지역사회주민의 생각과 의견을 직접적으로 주의 깊게 들을 뿐만 아니라, 주민들의 기분이나 비형식적(informal)인 대화에도 주의를 기울인다. 이때 설문조사, 면접조사, 공청회 등을 이용할 수 있다. 만약 주민들의 의견에 대한 피드백이 이루어지지 않고 사장된다면 주민들은 향후에는 보건사업에 대한 의견을 제시하지 않을 수 있다는 것을 명심한다. 따라서 주민의 의견을 수렴하고 환류할 수 있는 정보체계가 있어야 한다.

(3) 각종 위원회의 활성화

위원회는 실질적인 지역사회주민의 대표기구로서 지역적으로도 편중되지 않아야 하며, 지역적 특수성을 반영하되 연령층과 직업군 등에서도 균형 있게 구성되어야 한다. 위원회가 구성되면 이들 간의 권한, 임무, 책임 한계 등을 명확히 하고 의사결정의 전달통로 등을 정해야 한다. 또한 지도자(leader)를 발굴하여 이들이 주민들의 신뢰성을 얻을 수 있도록 하며, 관련 기관과 연계를 잘 해낼 수 있도록 여러 가지 교육과 훈련을 하여야 한다. 위원회는 정기적으로 열고, 모임 전에 철저한 회의준비를 통해 구체적인 안건을 제시한다. 그리고 구성원의 소속감을 높일 수 있는 방안을 마련하고, 위원회를 통해 진행되는 사업의 경제적 뒷받침을 위해 기금을 마련하는 방법도 모색해야 한다.

위원회의 활성화를 위해서는 초기 단계에서 각 구성원이 위원회의 목적을 잘 이해하도록 하는 것이 중요하다. 위원회 구성원들은 다양한 배경, 처한 상황과 문제해결능력에 대한 정보를 상호 교환하며, 이때 지역사회간호사는 그들의 생각과 느낌을 지지하여 참여를 유도하고, 정보를 제공하며, 문제를 명료화시켜 위원회를 활성화하여야 한다. 위원회는 상호작용을 통한 활동을 평가하여 재계획 시에 반영해야 하며, 이러한 과정을 가시화하여 주민들에게 알려주어야 한다.

(4) 자생적 주민조직의 활용과 조직

새로운 위원회를 조직하는 방법 외에도 이미 현존해 있는 조직을 파악하여 활성화할 수 있다. 자생적 주민조직에는 특성별(청소년회, 부녀회, 개발위원회), 목적별(친목조직, 경제조직, 봉사조직), 기능별(공공조직, 종교조직, 민간조직) 조직이 존재하며, 각각의 성격에 따라 효율적으로 활동하도록 돕는다.

그 외에 다른 지역과의 경쟁관계를 유발하여 주민들의 참여를 확대시킬 수 있으며, 주민들과 협력관계를 유지할 수 있도록 사회지도층(공식 지도자, 지역의 유지 및 지식인 등)의 적극적 참여 유도가 필요하다. 또한 주민으로 하여금 무엇이 문제인지, 문제가 얼마나 심각한지, 어떻게 해결할 수 있는지 스스로 생각하고 인지할 수 있는 기회를 제공하여 시민의식과 자질을 고취시켜 한다. 또한 지역사회 참여는 비현실적인 요구나 건의가 아니라 공동의 관심사를 가지고 해결책을 찾아 스스로 실천하는 것임을 지속적으로 교육한다.

사례관리

02절

사례관리(case management)는 최근 의료, 간호, 사회복지 등 여러 영역에서 통합적인 서비스를 효과적으로 전달하기 위한 주요 실천전략으로 활용되고 있다. 즉, 사례관리는 복잡하고 다양한 문제나 욕구를 가진 대상자에게 필요한 서비스를 보다 용이하고 효과적으로 제공하고, 대상자가 지역사회 내에서 독립적인 생활을 할 수 있게 도와주는 통합적인 서비스 전달방법이다. 따라서 지역사회간호사는 지역사회 간호수행을 위한 중재방법의 하나로 사례관리를 이해하고 이를 활용해야 할 것이다.

1. 사례관리의 개념

사례관리는 일반적으로 서비스관리(care management)라고도 하며, 개별화되어 있는 다양한 전문적 서비스를 대상자에게 효과적으로 제공하는 것이다. 이는 서비스에 대한 비용 절감과 대상자의 권리 보장을 위하여 시설이 아닌 지역사회 내에서 독립적으로 이루어진다. 사례관리에 대한 정의는 다양한데, Bergen(1992)은 "개인의 요구 충족을 위해 연계, 관리, 조정 서비스의 모든 방법을 의미"한다고 하였으며, Girade(1994)는 "보건의료 전달방법인 동시에 개인 대상의 전인적 건강관리방법"이라고 정의하였다. 또한 Offerdy 등(2009)은 "개인을 대상으로 서비스를 계획, 조정, 관리, 검토하는 과정"이라 하였으며, 미국사례관리협회(Case Management Society of America, 2007)는 사례관리를 "질과 비용–효과를 증진시키기 위하여 의사소통과 사용 가능한 자원을 동원함으로써 개인의 건강요구를 충족시키는 서비스를 위해 사정, 계획, 촉진, 옹호하는 협력적 과정"이라고 정의하였다.

즉 사례관리는 대상자의 욕구에 맞는 적절한 서비스를 제공하고 이를 조정함으로써 지역사회 차원에서 대상자가 독립적인 생활을 할 수 있도록 도와주는 활동이며, 다음의 5가지 과정으로 이루어진다.

① 사례 발견: 욕구상태에 있는 대상자를 확인하고 공식적인 도움을 받지 못하는 사람을 찾는 활동이다.

② 사정: 개별적인 사정은 모든 서비스활동과 동일하지만 사례관리에서는 소비자의 다양한 욕구를 충족시키기 위하여 지역사회자원의 활용을 강조한다.

③ 계획 수립: 사례관리자는 여러 종류의 서비스 제공자들과 기관들과 연계하여 일하기 때문에 대상자의 욕구와 바라는 결과를 명백히 정의하고, 욕구를 충족시키기 위한 서비스를 계획하여야 한다.

④ 서비스 제공: 대상자의 욕구가 충족되는 것을 확인하는 기초로서 서비스 연결이 전개되고 서비스 제공이 유지되어야 한다.

⑤ 평가: 평가는 소비자의 욕구가 충족되었는지, 적절한 서비스를 찾았는지, 그리고 대상자가 서비스의 혜택을 받고 있는지를 확인하는 것이다.

1) 사례관리의 필요성

사례관리는 여러 분야에 걸쳐서 복합적인 서비스를 받는 대상자들에게 효과적인 서비스를 전달하기 위한 주요 실천적 전략의 핵심요소로 인정받고 있다. 최근 급격한 사회환경의 변화로 인해 지역사회의 복합적인 요구를 가진 인구가 증가함에 따라 재가노인복지, 정신건강, 장애인 재활, 아동복지서비스 등의 다양한 영역에서 대상자의 복합적인 요구를 충족시키기 위하여 사회서비스를 조직하고, 주택, 고용, 정신보건, 사회서비스, 건강보호와 같은 다양한 영역의 서비스를 모아 조정하고, 관리 및 통제를 해야 할 필요성이 제기되고 있는 것이다.

2) 사례관리의 목적

사례관리의 목적은 다음의 사례관리 원칙에 따라 5가지로 요약할 수 있다.

① 지속성(continuity): 임상에서의 치료 및 간호가 잘 이루어졌다고 할지라도 이것이 일회성으로 끝난다면, 다시 건강하지 않은 상태로 돌아가면서 비용적인 면이나 대상자를 포함한 주위 사람들에게 좋지 않은 영향을 미칠 수 있으므로, 사례관리는 대상자를 지속적으로 관리하는 것이다.

② 포괄성(comprehensiveness): 사례관리는 대상자의 다양한 욕구에 반응하는 것이다. 즉, 대상자들의 건강은 신체적인 측면뿐만 아니라, 대상자를 둘러싸고 있는 수많은 물리적 · 심리적 환경에 의한 결과라고 전제하고 이를 포괄적으로 관리하는 것이다.

③ 통합성(integration): 사례관리는 다양하고 분리된 전달체계 내에서 서비스를 연결시키는 것이다.

④ 개별성(individualization): 사례관리는 대상자의 문제를 개별적으로 보고 대상자의 상황에 따른 적절한 서비스를 제공하는 것이다.

⑤ 책임성(responsibility): 사례관리는 대상자에게 무한대로 책임을 지는 것을 의미한다.

3) 사례관리자의 역할

사례관리자는 개인 또는 팀이 될 수 있다. 사례관리자의 역할은 대상자가 가진 문제를 해결하여 대상자의 기능을 증진시키기 위해 공식적 · 비공식적 지지망을 조직하고 조정 · 유지함으로써 대상자에 대한 서비스의 효과성을 증진시키는 것이다. 즉, 사례관리자는 복잡하고 다양한 문제나 욕구를 가진 대상자가 개별적인 기관이나 전문가 등 지역사회 내의 서비스 제공자들을 일일이 찾아다니지 않고도 필요한 서비스와 자원을 보다 용이하고 효과적으로 제공받아 지역사회 내에서 독립적인 생활을 할 수 있게 도움을 주는 것이다. 이러한 사례관리자의 활동을 통해 대상자는 서비스와 자원을 이용하고 접근하는 데 있어서 자신의 생활기술을 증진시킬 수 있게 된다.

구체적으로 사례관리자의 역할을 정리하면 다음과 같다.

- 옹호자 및 교육자: 대상자에게 필요한 서비스와 교육을 실시한다.
- 임상간호 조정자 및 촉진자: 대상자의 건강을 위해 다양한 간호를 촉진하고 조정한다.
- 지속적인 관리자: 대상자에게 필요한 간호의 적절한 수준을 유지한다.
- 재정관리자: 서비스를 위한 자원을 관리한다.
- 결과관리자: 대상자가 원하는 목적을 성취하도록 중재하고 지속적으로 관찰한다.
- 정신사회적 관리자: 개인, 가족, 환경을 포함하여 대상자의 정신사회적 요구를 사정하고 관리한다.
- 연구개발자: 간호중재의 변화를 위해 연구하고 다양한 기술들을 개발한다.

2. 사례관리모형

사례관리를 실천하기 위한 모형들이 여러 학자들에 의해서 제시되었지만 경험적 지지를 받는 사례관리의 방법은 많지 않다. 사례관리는 직접적으로 개인에 대한 문제해결도 있지만 기본적으로 대상자에게 필요한 서비스를 제공하기 위해 대상자는 물론 가족 및 지역사회 등의 공적영역에서의 자원까지도 동원하여 연계하기 때문에 대상자가 살고 있는 지역의 자원 보유 정도와 연계 가능성에 따라 다양한 실천모형을 활용할 수 있다. Lyon(1993)은 보건의료체계에서의 사례관리모형을 병원중심 사례관리 모형, 병원과 지역사회 연속성 모형, 지역사회중심 사례관리 모형으로 분류하였다.

1) 병원중심 사례관리 모형

병원중심 사례관리 모형으로는 뉴잉글랜드 모형(New England model), 퇴원 설계자 및 중재자 모형, 노인전문간호사 모형이 대표적이다. 이 모형에서 사례관리는 단기 입원 중인 환자나 퇴원 후 사례관리자에 의해 제한된 범위에서 단기적으로 중재가 필요한 환자에게 제공된다.

- 뉴잉글랜드 모형: 대상자중심 모형으로, 사례관리자로서의 간호사는 병원 내에서 임상경로

를 통해 임상간호와 재정적 성과에 대한 역할을 수행한다. 즉, 대상자의 진행과정을 결정하고 소비한 자원을 모니터하기 위해 임상경로를 사용한다. 이는 의료이용에 대한 검토 및 관리, 의료적인 기능을 의미하며, 퇴원 후 전화나 직접 방문을 할 수도 있다.

- 퇴원 설계자 및 중재자 모형: 간호사가 대상자의 퇴원계획자와 의료이용 매니저의 역할을 동시에 수행하는 것으로, 다학제 간 의료이용 검토 팀이 개입할 수 있다. 프로그램 구성요소에 대한 질 관리는 대상자 성과의 과정평가를 포함하며, 과정평가에는 지역사회서비스로의 연계 결과가 포함된다.
- 노인전문간호사 모형: 석사과정을 이수한 노인전문간호사가 사례관리자의 역할을 수행하는 모형이다. 입원노인을 대상으로 퇴원계획 프로토콜을 적용하며, 이 프로토콜에는 포괄적인 대상자 사정(건강상태, 지남력 수준, 건강상태에 대한 지식 및 지각 정도, 동기 수준 및 인구사회학적 자료)이 포함된다. 일반적으로 퇴원 후 최소 2주 동안 전화와 직접 방문을 실시한다.

2) 병원과 지역사회 연속성 모형

병원과 지역사회 연속성 모형으로는 애리조나 모형(Arizona model)이 대표적이다. 이는 대상자가 퇴원 후 지역사회 환경에서 지속적으로 장기적 사례관리가 이루어지는 모형이다. 이 모형은 간호사, 행정가, 교육자, 연구자, 임상전문가 등이 사례관리자로서 역할을 수행하며, 대상자의 요구사정 결과에 따라 대상자가 입원해 있는 동안과 퇴원 이후 적절한 지역사회서비스로의 연계까지 책임을 맡는다. 간호사인 사례관리자는 몇 개월에서 몇 년까지 만성질환 대상자를 관리할 수 있으며, 초기 3년간 대상자의 재원일수 감소로 비용절감 효과가 나타난다.

3) 지역사회중심 사례관리 모형

지역사회중심 사례관리 모형은 대상자가 퇴원 후 지역사회에서 독립적으로 사례관리가 이루어지는 것으로, 덴버 모형(Denver model)이 대표적이다. 이는 퇴원한 75세 이상의 노인에게 8주 동안 사례관리를 제공하는 등 고위험 · 고비용 대상자에게 사례관리서비스를 제공하는 것이다.

3. 사례관리과정

사례관리과정은 사례관리 대상자나 기관의 성격, 사례관리자의 역할, 사례관리 대사장의 목표 등에 따라 다를 수 있으나, 일반적으로는 지속적인 모니터링과 함께 사례 발견 및 등록, 사정, 계획 수립, 직 · 간접적 서비스 제공, 평가 및 재사정 과정으로 진행된다.

1) 사례 발견

사례관리의 첫 번째 과정은 사례를 발견하여 스크리닝을 통해 대상자를 판단하고 사정을 위한 자료를 수집하는 것이다. 이 단계에서 대상자는 기관, 가족, 지역사회 및 조직으로부터의 의뢰나 직접 방문을 통해 사례관리기관과 접촉한다. 이때 대상자와 기관은 서비스 제공에 있어 상호 간의 적격성 여부를 점검한다.

2) 사정

사례관리에서 사정은 크게 대상자의 욕구와 지지체계에 대해서 살펴보는 과정이다. 구체적인 사정의 내용은 다음과 같다.

① 대상자의 욕구 사정: 소득, 주택, 직업, 건강, 사회적 욕구, 여가활동, 일상활동, 이동수단, 법적 욕구, 교육 욕구 등을 사정한다.
② 대상자의 장 · 단점 및 능력 사정: 신체적 기능, 인지적 기능, 감정적 기능, 활동적 기능 등을 사정한다.
③ 사회적 지지체계 사정: 사회적 지지체계의 구조, 상호작용, 감정적 · 물질적 지지, 정보 제공 및 조언, 비판 및 간섭 등을 사정한다.
④ 공식적 대인서비스 사정: 자원목록 작성 시 이용성, 적절성, 수용성, 접근성을 고려하여 사정한다.

3) 계획 수립

계획 수립은 대상자와 함께 목표를 설정하고, 목표 달성에 수반되는 활동, 서비스를 연결시키고 발전시키는 체계적 과정이다. 대상자의 문제와 문제 해결을 위한 바람직한 방법을 작성하고, 수행 가능한 목표를 설정하며, 각 대상자에게 적합한 개별화된 계획을 수립한다. 가능하면, 대상자의 참여를 극대화시켜 목표 성취에 대한 대상자의 동기를 높여주는 것이 중요하다.

4) 서비스 제공

계획이 세워지고 개입의 목적과 전략이 결정되면, 사례관리자는 서비스를 제공한다. 서비스 제공은 크게 지역사회 내에 있는 대상자에게 개별화된 상담 및 치료 프로그램을 제공하는 직접적인 방법과 지역사회에 있는 기관을 비롯한 공식적 · 비공식적인 지지를 확보하는 간접적인 방법으로 나눌 수 있다.

즉, 서비스 제공은 기존의 개별 사회사업방법과 지역사회방법을 동시에 적용하는 것인데, 임상적 기능과 자원 연결의 기능으로 분류하기도 하나, 실천과정에서는 '직접적 개입'과 '간접적 개입'의 형태로 서로 긴밀하게 연관시켜 실제에 적용한다.

5) 평가

평가는 사례관리자에 의해 이루어진 서비스 제공이 계획에 맞게 이루어졌는지, 그리고 결과가 목표에 맞는지 등을 측정하는 과정이다. 이때 평가와 점검은 개념적으로 구별되는데, 점검이 정해진 활동이 계획대로 잘 이루어지고 있는지를 살펴보는 것이라면, 평가는 사례관리자의 활동이 대상자의 삶에 어떻게 긍정적인 영향력을 미치는지를 보는 것이다.

점검과 평가를 위해서는 질적 조사와 양적 조사 방법을 병행할 수 있다. 질적 조사는 목표 달성에 대한 점검 및 평가, 서비스 제공자와 서비스 및 자원들이 목표 달성에 적절한 것인지에 대한 평가, 대상자에 대한 서비스와 지원 계획서, 정해진 활동과 과업이 적절한 방법으로 이행되고 있는가에 대한 파악, 대상자에 대한 서비스와 지원 계획이 대상자의 욕구에 부응될 수 있는가에 대한 평가, 대상자 만족 정도 및 새로운 욕구 파악, 서비스 전반에 대한 대상자의 평가 등을 조사하는 것이다. 그리고 양적 조사는 단일 대상에 대한 사례관리 개입의 효과를 평가하는 데 있어 과학적으로 받아들여질 수 있는 방법으로 서비스 제공 전과 후의 변화를 살펴보는 방식으로 척도를 이용하여 조사하는 것이다. 이때 척도의 예는 대인관계 변화 척도, 삶의 만족 척도 등을 사용할 수 있다.

4. 사례관리 프로그램 운영 사례

1) 의료급여 사례관리

(1) 의료급여 사례관리의 개념

의료급여 사례관리는 「의료급여법」 제5조의2(사례관리)에 근거하여, 의료급여수급권자의 삶의 질 향상과 적정의료이용을 목적으로 보건복지부장관, 특별시장 · 광역시장 · 도지사 및 시장 · 군수 · 구청장이 수급권자의 건강관리능력 향상 및 합리적 의료이용 유도 등이 필요하다고 판단할 경우 실시할 수 있다.

의료급여 사례관리의 목적은 수급권자의 자가건강관리능력 향상, 합리적 의료이용 유도 및 지지체계 구축을 통하여 건강 수준과 삶의 질 향상, 의료급여 재정 안정화에 기여함을 목적으로, 2003년 5월 1일부터 전국 30개 지역에서 의료급여수급권자를 대상으로 실시되었으며, 2004년 5월 1일부터 전국 81개 지역으로 확대되었다.

의료급여 사례관리의 필요성이 대두된 이유로는 첫째, 수급권자의 의료욕구에 신속히 대응하기 위함이다. 이는 다빈도 복합상병을 가진 의료급여 수급권자를 밀착상담하고 관리하는 것이 중요하며, 수급권자에 대한 건강관리정보 제공 및 지역사회 보건복지자원의 연계지원이 필요하기 때문이다. 둘째, 수급권자와 의료공급자의 합리적인 의료관행을 유도하고 의료급여 재정을 효율적으로 관리하기 위해서이다.

(2) 의료급여 사례관리의 체계

의료급여 사례관리는 보건복지부의 기초의료보장과와 의료급여사례관리사업지원단, 시 · 도 및 시 · 군 · 구 의료급여 담당부서, 그리고 국민건강보험공단과 건강보험심사평가원에서 수행하고 있다.

(3) 의료급여 사례관리 운영

① 사례관리 대상자

의료급여 사례관리 대상자는 신규 수급권자, 고위험군, 장기입원 및 집중관리군으로 구분할 수 있다.

- 신규 수급권자: 의료급여수급권 최초 취득자 및 재취득자
- 고위험군: 질병 대비 과다 의료이용자로 의료쇼핑, 약물과다, 중복처방 등 비합리적 의료이용이 확인되는 대상자
- 장기입원: 장기입원자(동일 상병으로 1회당 31일 이상 입원한 자), 부적정 입원자(1일 이상 반복 입퇴원자, 숙식 목적으로 입원하는 자 등) 등
- 집중관리군: 단기간의 사례관리 수행보다는 연중 관리가 필요한 대상자

② 사례관리 수행횟수

대상자별 사례관리 기간 및 목표관리 횟수는 표 6-4에 의거하여 연간 업무량을 설정할 수 있다.

표 6-4 대상자별 사례관리 기간 및 목표관리 횟수

분류	사례관리 기간	목표관리 횟수			
		방문	전화	서신	집합교육
장기입원자	6개월	2회 이상	6회 이상	수시	–
고위험군	3개월	2회 이상	4회 이상		
집중관리군	연중 관리 (12월 종결)	고위험군 수행서비스 기준 이상			
신규 수급권자(전체)	1개월	1회*	필요시 전화	1회 이상	반기별 1회 이상

*사례관리 대상자인 신규 수급자의 5%(예시: 연간 신규 수급자가 200명인 경우 10명 방문)

[자료원] 보건복지부, 건강보험심사평가원, 의료급여사례관리사업지원단(2020). 2020 의료급여사례관리 업무매뉴얼.

(4) 의료급여 사례관리 수행

① 신규 의료급여수급자 사례관리

신규 의료급여수급자 사례관리는 「의료급여법」 제3조에 의하여 의료급여수급권을 최초로 취득한 자로서 1개월 이내인 자 또는 재취득자를 관리하는 것이다. 목적은 의료급여수급권을 처음 취득한 수급자를 대상으로 초기에 의료급여제도 및 적정 의료이용에 대한 안내와 상담을 통해 예방적 측면의 건강관리를 지원하기 위함이다. 관리대상은 신규 의료급여수급자로 선정된 전체

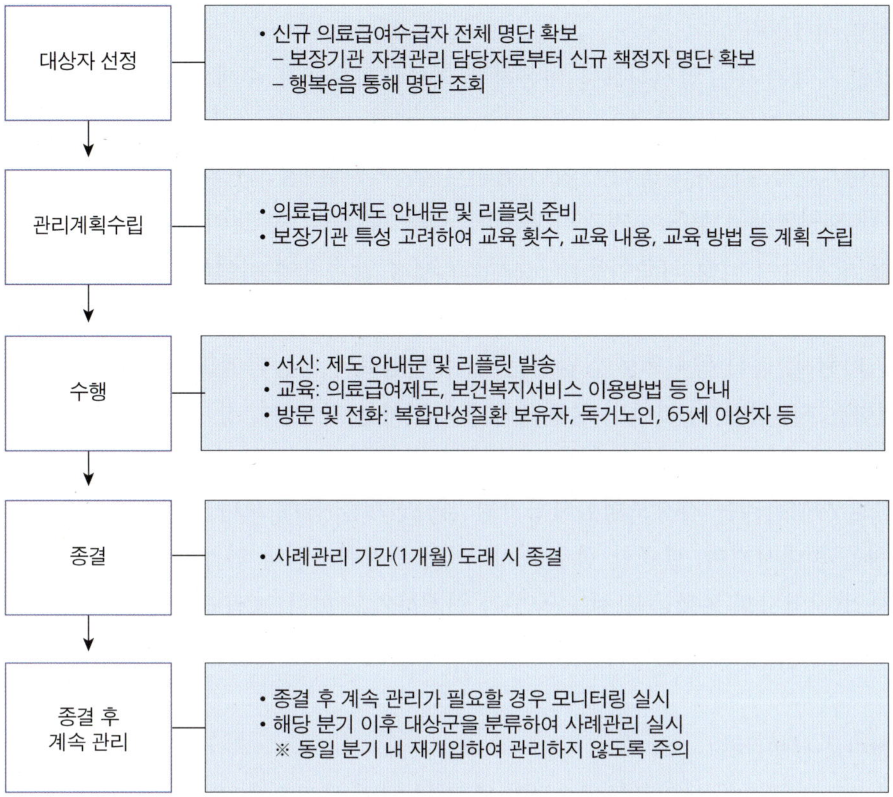

그림 6-1 신규 의료급여수급자 사례관리과정

[자료원] 보건복지부, 건강보험심사평가원, 의료급여사례관리사업지원단(2020). 2020 의료급여사례관리 업무매뉴얼.

대상자이며, 사례관리과정은 대상자 선정, 관리계획수립, 수행, 종결, 종결 후 계속 관리의 순서대로 이루어진다(그림 6-1).

② 고위험군 사례관리

고위험 사례관리는 외래진료를 이용하는 의료급여수급자 중에 부적정 의료이용행태를 보이는 대상자를 선정하여 제도 안내, 의료이용정보 제공, 건강상담, 자원연계 등을 수행하는 일련의 과정이다. 그 목적은 질병 대비 과다 의료이용자를 대상으로 자가건강관리능력 향상, 합리적 의료이용 유도, 지지체계 구축을 통하여 건강 수준과 삶의 질 향상 및 재정 안정화에 기여하기 위함이다. 관리대상은 질병 대비 과다 이용자로 의료쇼핑, 약물과다, 중복처방 등 비합리적 의료이용이 의심되는 대상자이며, 사례관리 대상자 통보명단에서 급여일수, 총 진료비, 이용 의료기관 수, 입·내원일수, 동일성분의약품 중복투약 초과일수 등의 자료를 활용한다. 고위험군 사례관리과정은 대상자 선정, 요구 사정, 목표 설정 및 계획수립, 수행, 평가 및 종결의 순서로 이루어진다.

③ 장기입원 사례관리

장기입원 사례관리는 입원진료를 이용하는 의료급여수급자 중에 부적정 의료이용행태를 보이는 대상자를 선정하여 제도 안내, 의료이용정보 제공, 건강상담, 자원연계 등을 수행하는 일련의 과정이다. 그 목적은 치료목적이 아닌 입원의 경우 외래이용으로의 전환, 재가서비스 또는 시설 입소 등 자원연계를 통하여 자가건강관리능력을 향상시키는 것이며, 또한 질병 대비 불필요한 입원을 방지하여 적정 의료이용을 도모하고 재정 안정화에 기여하기 위함이다. 관리대상은 장기입원자(동일 상병으로 1회당 31일 이상 입원한 의료급여수급자), 부적정 입원자(1일 이상 반복 입 · 퇴원자, 숙식 목적으로 입원하는 자, 통원진료가 가능함에도 여러 병원을 옮겨 다니며 장기입원하는 자, 입원 시 가족이 불필요하게 입원하는 자)이며, 장기입원 또는 부정적 입원자가 있는 의료급여기관 및 사회복지시설을 포함한다.

장기입원 사례관리는 건강보험심사평가원 심사연계를 통해 보다 체계적으로 관리하여 사업의 효과성을 증대시키며, 필요한 경우 가사간병방문지원사업과 연계하기도 하고, 재가 의료급여 시범사업(지역사회 통합돌봄 선도사업)과 연계하기도 한다(그림 6-2). 장기입원 사례관리과정은 대상자 선정, 요구 사정, 목표 설정 및 계획수립, 수행, 평가 및 종결의 순서로 이루어진다.

④ 집중관리군 사례관리

집중관리군 사례관리는 의료급여수급자 중 질병 대비 불필요한 의료이용 또는 복합적 의료복

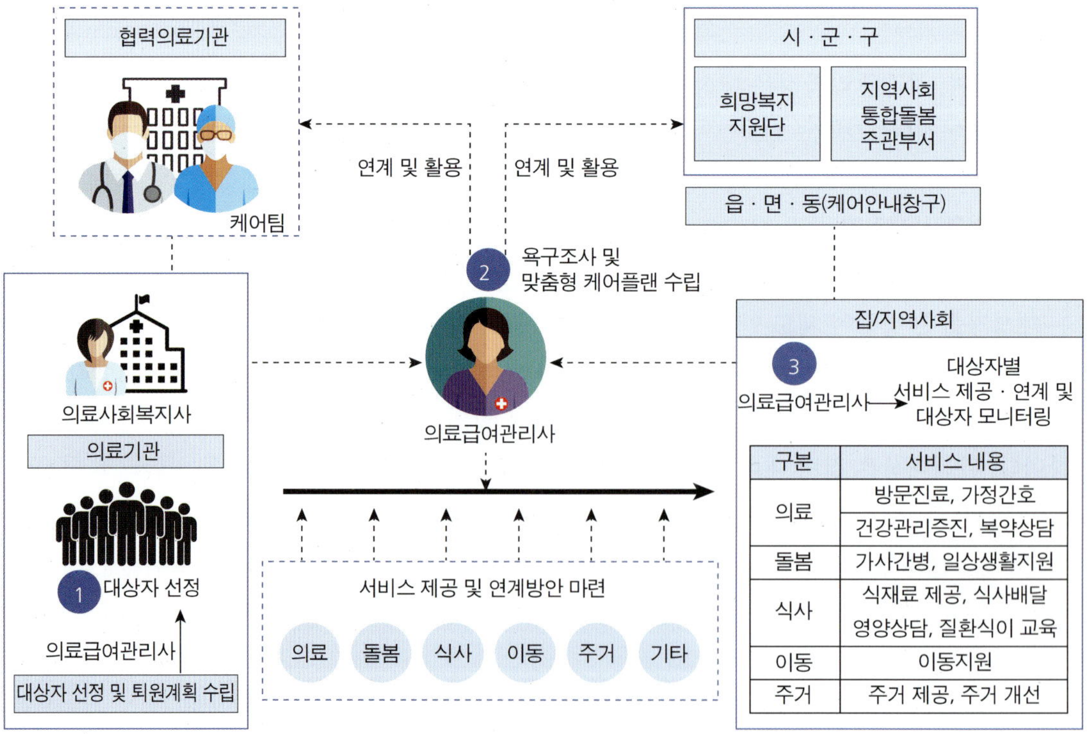

그림 6-2 재가 의료급여 시범사업 흐름도

지문제를 가진 대상자에게 단기간의 관리로는 의료이용행태가 변화되지 않아 지속적인 관찰 및 상담 등이 필요한 대상자에게 수행하는 일련의 과정이다. 그 목적은 첫째, 복합적 의료복지문제를 가진 대상자의 종합적 접근으로 건강과 삶의 질 향상을 도모하며, 둘째, 과다 의료이용 대상자에게 밀착 상담과 지속적인 관찰로 합리적인 의료이용을 유도하는 것이며, 셋째, 다양한 욕구를 가진 대상자에게 적정 서비스를 제공하는 것이다. 집중관리군 사례관리과정은 대상자 선정, 요구 사정, 목표 설정 및 계획수립, 수행, 평가 및 종결의 순서로 이루어진다.

(5) 공공부문 사례관리와 연계

의료급여 사례관리는 대상자의 욕구, 건강상태, 생활환경 등을 종합적으로 사정 및 파악하여 대상자가 필요한 서비스를 받을 수 있도록 지역사회 내 자원 및 서비스와 연계할 수 있다. 공공부문 사례관리 연계의 목적은 사례관리 대상자 중 요구되는 자원을 공공부문 사례관리와 연계하여 적합한 서비스 제공을 통해 대상자의 건강증진 향상 도모 및 사례관리 사각지대를 해소하기 위함이다.

공공부문 사례관리 연계의 내용으로는 우선, 공공 및 민간 서비스 연계를 위한 개인정보 제3자 제공동의서를 작성하고, 자원연계 전에 서비스 제공기관 담당자와 구비서류 목록을 확인하도록 한다. 만일 지역사회 내 민간 복지기관 및 단체와 연계하여 제공하는 서비스일 경우에는 자원연계의뢰서를 작성한다. 그 종류 및 연계대상은 다음과 같다.

- 방문건강관리사업: 질환의심군, 건강행태위험군(흡연, 위험한 음주, 신체활동 부족 등 생활습관 관련 건강위험요인을 가진 자) 등 건강취약 대상자
- 정신건강사업: 정신질환, 알코올 중독 등으로 전문적인 상담 및 관리가 필요하다고 등록 관리에 동의한 대상자
- 중증정신질환관리사업: 조현병(F00~F209), 양극성 정동장애(F31~F319)
- 중독관리사업: 알코올(F10~F109) 및 기타 중독문제가 있는 대상자와 그 가족
- 통합사례관리사업: 다양한(복지, 주거, 교육, 법률 등) 서비스가 필요한 대상자
- 노인맞춤돌봄서비스: 만 65세 이상 국민기초생활수급자, 차상위계층 또는 기초연금수급자로서 유사중복사업(노인장기요양등급자, 가사간병방문지원사업 이용자, 국가보훈처 보훈재가서비스 이용자, 장애인 활동지원 사업 이용자 등) 자격에 해당되지 않는 자
- 자활사례관리: 직업 상담 및 알선, 자활 및 일자리 사업 등 지원
- 드림스타트: 만 12세 이하 아동 중 언어, 기초학습, 심리정서 등 복합적인 문제로 서비스 연계가 필요한 대상자

2) 치매 사례관리

(1) 치매 사례관리의 개념

치매 환자 사례관리란 만성적이고 퇴행적인 경과를 보이는 복합 질병인 치매 환자를 효과적으로 관리하기 위해 구체적, 포괄적, 객관적 평가에 기초하여 대상자 및 가족의 요구에 부합하는 개

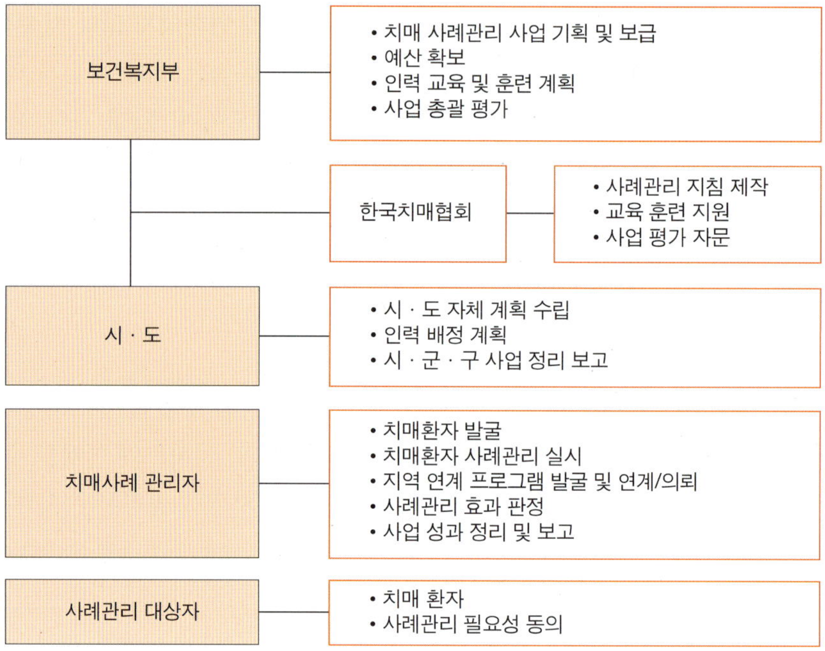

그림 6-3 치매 사례관리 운영체계

인별 맞춤형의 돌봄계획을 수립한 후 필요한 서비스를 직접 제공, 연계 및 의뢰하고 모니터링하는 일련의 과정을 말한다. 치매 사례관리의 목적은 치매 환자의 기능 및 삶의 질 향상, 치매 가족의 돌봄능력 향상 및 부담 경감, 효율적 치매관리시스템 구축을 통한 사회적 부담 경감 등이다.

(2) 치매 사례관리의 운영체계

치매 사례관리의 운영체계는 그림 6-3과 같다.

3) 건강보험 사례관리

(1) 사례관리 대상자

- 주 상병명이 본태성 고혈압(I40)으로 입원 혹은 외래 3회 이상 방문한 30~69세인 자로, 의료이용 수준이 상위 5%인 자 혹은 과소 수진자
- 주 혹은 부 상병명이 당뇨(E10-E14)로 입원 혹은 외래 3회 이상 방문한 30~60세인 자로, 당뇨로 최근 1년 내에 1회 이상 입원한 경험이 있는 자 혹은 과소 수진자
- 주 혹은 부 상병명이 뇌졸중(I60-I68)으로 1회 이상 입원한 30~69세인 자로, 의사소통이 가능하고 가족 또는 주 수발자와 함께 생활하는 자

(2) 사례관리 담당자의 역할

건강보험 사례관리에서 사례관리자는 의사의 치료지시 이행에 대한 모니터링 및 지도, 위험요인 감소를 위한 교육 및 정보 제공, 합리적 의료이용 지도, 환자 가족의 지지능력 향상을 위한

지원 및 지역사회자원 활용을 위한 지원 등의 역할을 담당한다.

치료 순응도는 투약지시 이행, 혈압 · 혈당 · 증상 등의 조절, 주치의 유무 및 정기적 외래방문 등을 점검하여 평가할 수 있고, 위험요인은 체중조절, 식이조절, 음주 및 흡연, 운동, 고혈압 관리, 당뇨병 관리, 스트레스 관리 등을 확인하여 평가할 수 있다. 그 외에 합병증 발생 및 정상적 일상생활 등의 건강 수준과 기능상태, 의료이용, 사회적 지지 등을 확인하고 추후관리할 수 있다.

참고문헌

민소영(2017). 사례관리를 통한 지역공동체 만들기. 사례관리연구, 8(1), 45-67.

박태영, 이성희, 김윤경(2000). 지역사회복지 증진을 위한 주민참여에 관한 연구, 한국사회복지학회 춘계학술대회 자료집. 한국사회복지학회.

보건복지부, 건강보험심사평가원, 의료급여사례관리사업지원단(2020). 2020 의료급여 사례관리 업무매뉴얼.

양숙자, 심문숙 등(2022). 지역사회간호학. 서울: 현문사.

윤철수, 김연수(2014). 사례관리 표준안에 관한 탐색적 연구. 사례관리연구, 5(1), 17-44.

정순둘(2012). 대학 사례관리교육과정: 교과목 지침서와 교재 분석. 사례관리연구, 3(1), 65-80.

지역사회보건간호학 편찬위원회(2019). 최신 지역사회보건간호학. 파주: 수문사.

최일섭, 류진석(2005). 지역사회복지론. 서울: 서울대학교 출판부.

Bergen, A. (1992). Case management in community care: concepts, practices and implications for nursing. Journal of Advanced Nursing. 17, 1106-1113.

Lyon, J. C. (1993). Models of nursing care delivery and case management: Clarification of terms. Nursing Economics, 11(3), 163-168.

Offerdy, M., Bunn, F., & Morgan, J. (2009). Case management in long term condition: Aminconsistent journey? British Journal of Community Nursing, 14(6), 252-257.

Stanhope, M., & Lancaster, J. (2015). Public Health Nursing: Population-centered Health Care in the Community(9th ed.). Elsvier.

Mind Map

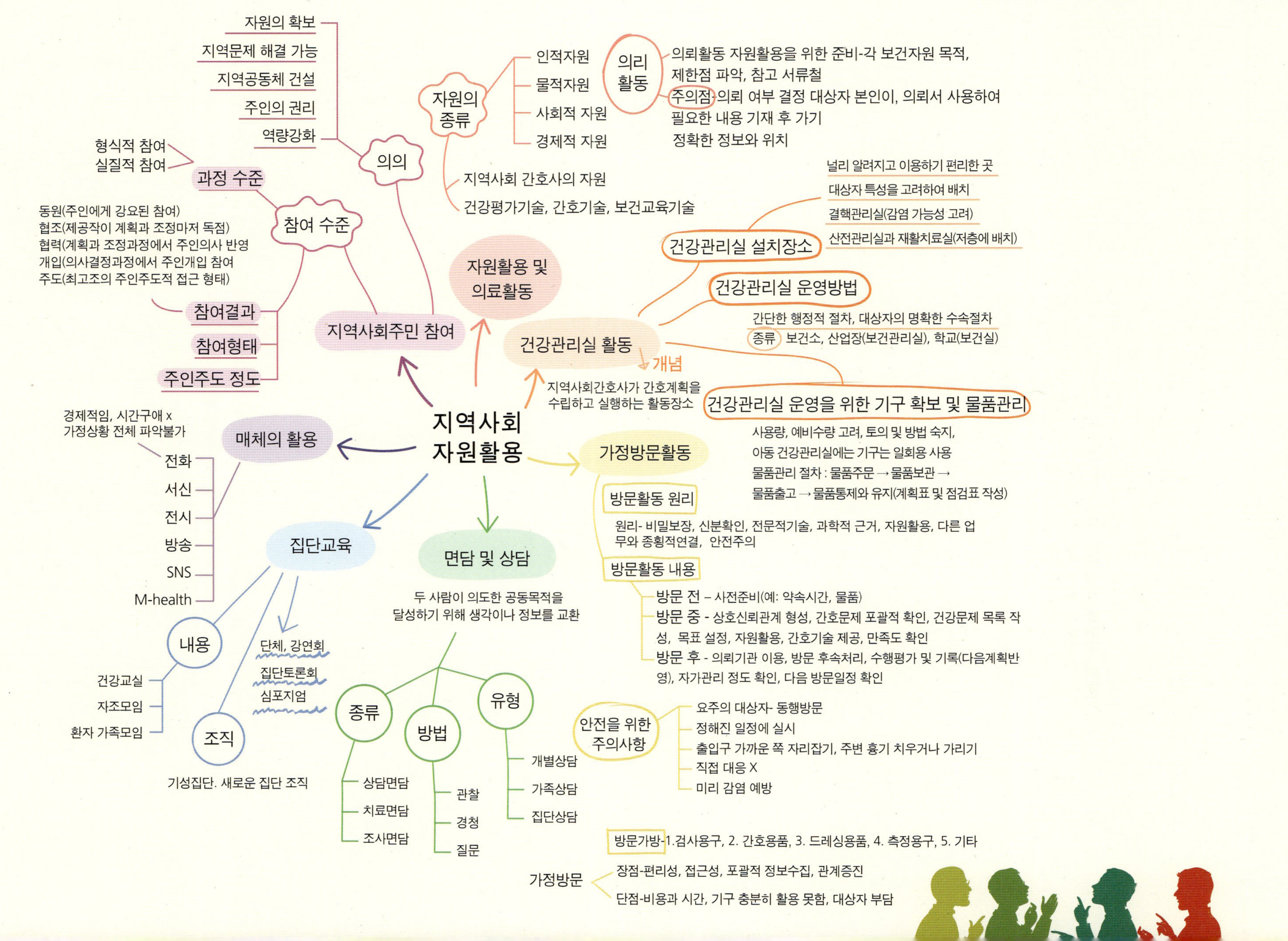
지역사회
자원활용
자원활용 및
의료활동
자원의
종류
인적자원
물적자원
사회적 자원
경제적 자원
지역사회 간호사의 자원
건강평가기술, 간호기술, 보건교육기술
의리
활동
의뢰활동 자원활용을 위한 준비-각 보건자원 목적,
제한점 파악, 참고 서류철
주의점-의뢰 여부 결정 대상자 본인이, 의뢰서 사용하여
필요한 내용 기재 후 가기
정확한 정보와 위치
건강관리실 활동
개념
지역사회간호사가 간호계획을
수립하고 실행하는 활동장소
건강관리실 설치장소
널리 알려지고 이용하기 편리한 곳
대상자 특성을 고려하여 배치
결핵관리실(감염 가능성 고려)
산전관리실과 재활치료실(저층에 배치)
건강관리실 운영방법
간단한 행정적 절차, 대상자의 명확한 수속절차
종류 보건소, 산업장(보건관리실), 학교(보건실)
건강관리실 운영을 위한 기구 확보 및 물품관리
사용량, 예비수량 고려, 토의 및 방법 숙지,
아동 건강관리실에는 기구는 일회용 사용
물품관리 절차 : 물품주문 → 물품보관 →
물품출고 → 물품통제와 유지(계획표 및 점검표 작성)
가정방문활동
방문활동 원리
원리- 비밀보장, 신분확인, 전문적기술, 과학적 근거, 자원활용, 다른 업
무와 종횡적연결, 안전주의
방문활동 내용
방문 전 – 사전준비(예: 약속시간, 물품)
방문 중 - 상호신뢰관계 형성, 간호문제 포괄적 확인, 건강문제 목록 작
성, 목표 설정, 자원활용, 간호기술 제공, 만족도 확인
방문 후 - 의뢰기관 이용, 방문 후속처리, 수행평가 및 기록(다음계획반
영), 자가관리 정도 확인, 다음 방문일정 확인
안전을 위한
주의사항
요주의 대상자- 동행방문
정해진 일정에 실시
출입구 가까운 쪽 자리잡기, 주변 흉기 치우거나 가리기
직접 대응 X
미리 감염 예방
방문가방-1.검사용구, 2. 간호용품, 3. 드레싱용품, 4. 측정용구, 5. 기타
가정방문
장점-편리성, 접근성, 포괄적 정보수집, 관계증진
단점-비용과 시간, 기구 충분히 활용 못함, 대상자 부담
면담 및 상담
두 사람이 의도한 공동목적을
달성하기 위해 생각이나 정보를 교환
종류
상담면담
치료면담
조사면담
방법
관찰
경청
질문
유형
개별상담
가족상담
집단상담
집단교육
단체, 강연회
집단토론회
심포지엄
내용
건강교실
자조모임
환자 가족모임
조직
기성집단. 새로운 집단 조직
매체의 활용
경제적임, 시간구애 x
가정상황 전체 파악불가
전화
서신
전시
방송
SNS
M-health
지역사회주민 참여
의의
자원의 확보
지역문제 해결 가능
지역공동체 건설
주인의 권리
역량강화
참여 수준
과정 수준
형식적 참여
실질적 참여
동원(주인에게 강요된 참여)
협조(제공작이 계획과 조정마저 독점)
협력(계획과 조정과정에서 주인의사 반영
개입(의사결정과정에서 주인개입 참여
주도(최고조의 주인주도적 접근 형태)
참여결과
참여형태
주인주도 정도

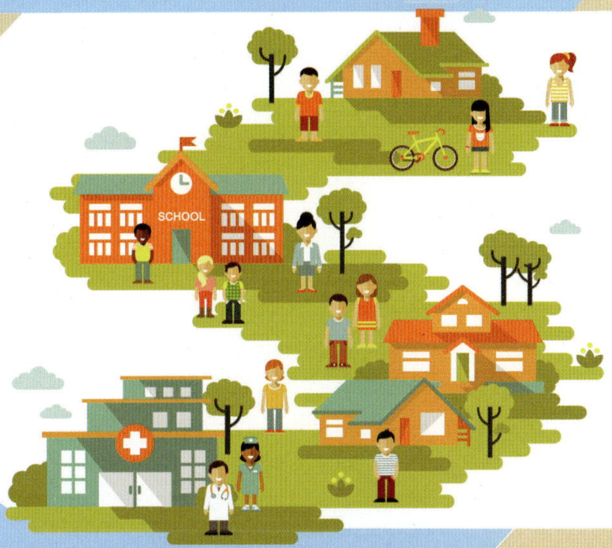

CHAPTER 7

건강증진사업 운영

제1절 건강증진 개념의 이해
제2절 건강증진 프로그램 개발
제3절 보건교육의 이해
제4절 보건교육 프로그램 개발
제5절 보건교육 수행
제6절 보건교육 평가

개요

건강증진의 개념과 발전과정을 이해하고 우리나라 건강증진사업을 통해 지역사회간호사의 역할을 설명한다.

학습목표

01. 건강증진의 개념을 이해한다.
02. 건강증진의 이론모형을 설명한다.
03. 생활터중심의 건강증진사업을 이해하고 설명한다.
04. 보건교육의 개념을 이해한다.
05. 학습이론을 설명한다.
06. 보건교육 프로그램 개발과정을 이해한다.
07. 보건교육 계획안을 작성한다.
08. 보건교육 방법과 매체를 활용한다.
09. 보건교육 수행 단계를 설명한다.
10. 보건교육 평가방법을 설명한다.
11. 건강증진 프로그램을 개발한다.

주요용어

- 건강도시
- 건강증진
- 건강증진 전략
- 건강증진학교
- 활터

건강증진 개념의 이해

01절

1. 건강증진의 이해

1) 건강증진의 개념

1990년대부터 우리나라에서 본격적으로 주목받기 시작한 건강증진(health promotion)은 현재까지 인구집단의 건강 수준 향상과 개선을 위한 주요한 철학과 방법으로 논의되고 있다. 질병예방이 특정 질병의 이환을 예방하려는 노력으로 소극적인 측면의 개념인 반면에, 건강증진은 건강을 더 향상시키려는 노력으로 적극적인 측면의 건강 개념이라고 할 수 있다. 질병 예방은 인구집단 중 위험집단을 주요한 대상으로 질병의 예방을 목표로 하지만, 건강증진에서는 인구집단 전체의 생활양식과 환경개선을 통한 총체적인 건강에 초점을 둔다. 이처럼 건강증진은 개인의 건강한 생활습관과 건강에 영향을 미치는 사회구조적 특성을 강조하는 일련의 공중보건학적 현상이며, 보건교육과 건강지향적 공공정책의 두 가지 요소를 포괄하는 것이다.

현대적 개념의 건강증진은 캐나다의 라론드(Lalonde) 보고서(1974)에서 처음으로 언급되었는데, 이 보고서에서는 건강결정요인을 생물학적 요인(human biology), 환경요인(environment), 생활양식요인(life style) 및 보건의료체계요인(health care organization)으로 분류하였고, 각각이 건강에 기여하는 비중을 정의하였다. 그 중에서 생활양식요인이 전체의 50% 이상을 차지하므로 건강의 결정요인으로 올바른 생활양식이 중요함을 강조하였다. 그리고 미국의 'Healthy People 2000(1979)'에서는 건강증진을 "개인들로 하여금 최적의 건강상태를 유지 또는 극대화할 수 있는 생활습관을 가지도록 돕는 지역사회와 개인의 전략을 개발하는 것"이라고 하였다. 또한 세계보건기구(WHO, 1998)는 "건강증진이란 개인의 기술이나 능력을 향상시키는 활동뿐만 아니라 사회적 · 환경적 상태를 개선하는 활동을 포함한 포괄적인 사회적이고 정치적인 과정"이라고 정의하였다. 이러한 정의에서 건강증진은 개인 및 지역사회 등 대상

집단의 건강역량을 향상시킬 뿐만 아니라 나아가 건강증진사업의 주체로서 건강증진활동에 적극적으로 참여함으로써 건강문제 해결능력을 향상시키는 것이 중요함을 강조하고 있다.

결론적으로 건강증진은 개인이나 집단의 건강요구를 인식하고 이를 만족시킬 수 있는 범위를 의미하며, 환경을 변화시키거나 개선해 나가는 과정을 포함한다. 건강증진의 기본적인 목적은 건강에 영향을 미치는 요인들을 조절하고 활성화하는 것으로 사람들이 건강을 개선하고 조정능력을 증가시키도록 이끌어 가는 과정이다.

한편, 질병 예방과 건강보호는 건강증진과 유사한 개념으로, 이 세 가지 개념의 가장 중요한 차이점은 개인과 인구집단의 행동에 내재된 동기에 있다고 할 수 있다. 이상의 개념들을 정리하면 다음과 같다.

- 질병 예방: 불건강의 위험요인을 조기에 발견 · 관리하여 질병 발생 및 악화를 예방하기 위한 건강검진, 상담 · 지도 및 예방접종 등의 서비스 활동
- 건강보호: 사람들로 하여금 환경의 위해요인에 대한 접촉기회와 건강에 해로운 행동을 줄이도록 할 뿐만 아니라, 건강한 환경 속에서 살 기회를 확대하고 적극적인 건강증진을 위한 생활양식을 갖도록 유도하는 생활환경을 조성하는 활동
- 건강증진: 보건교육적 수단, 건강보호적 수단, 예방의학적 수단 등을 통하여 건강 잠재력을 기르고, 불건강의 위험요인을 감소함으로써 건강을 유지 및 증진하고 건강을 향상시키는 적극적인 활동

2) 건강증진의 역사적 배경

(1) 건강증진 개념의 발전

19세기와 20세기 초반까지를 예방의학시대라고 한다면, 20세기 후반 현대 산업사회는 인구의 고령화와 함께 세계적으로 건강증진에 대한 정책적 관심이 높아지고 정책활동을 강화하는 건강증진의 시대가 도래되었다. 초기의 건강증진 개념은 생의학적 모형(biomedical model)에 기초한 의학의 한계, 의료비 증가에 대한 압력, 자조와 건강에 대한 개인의 책임을 강조하는 사회적 · 정치적 분위기 등 여러 가지 요인에 대한 대응으로 대두되었다.

캐나다의 Lalonde 보고서(1974)는 보건의료의 중점을 치료중심의 생의학적 모형에서 예방중심의 총체적 모형으로의 전환을 주장하며 건강증진 개념을 처음으로 소개하였다. 이어서 1979년 미국의 'Health People 2000'에서 공식적으로 건강증진 개념을 표현하였고, '미국 공중위생국 보고서(Surgeon General's report)'에서도 우리 자신의 부주의한 습관뿐만 아니라 오염된 환경과 유해한 사회적 환경에 대해 기술함으로써 Lalonde 보고서와 같은 입장을 취하였다. 이 두 보고서는 개인이 개인의 행위를 변화시키고 자신의 건강 수준을 향상시키기 위해 취할 수 있는 필수적인 역할이 무엇인가에 대한 관심을 불러일으켰으며, 건강을 바라보는 시각을 질병 예방과 치료 개념에서 건강증진 개념으로 변화시키는 계기를 마련하였다.

(2) 우리나라 건강증진 개념의 발전

우리나라에서는 국민에게 건강에 대한 가치와 책임의식을 함양하도록 건강에 관한 올바른 지식을 보급하고 스스로 건강생활을 실천할 수 있는 여건을 조성함으로써 국민의 건강을 증진함을 목적으로 1995년에 「국민건강증진법」을 제정하였다. 이 법에서는 건강증진사업을 보건교육, 질병 예방, 영양개선, 건강관리 및 건강생활의 실천 등을 통하여 국민의 건강을 증진시키는 사업으로 정의하고 있다. 건강증진은 단순히 질병의 치료나 예방에 그치는 것이 아니라, 건강행위의 실천을 통하여 개인의 건강잠재력이 충분히 발휘될 수 있도록 개발하여야 하며, 건강을 유지 및 향상하기 위한 보건교육적 · 예방의학적 · 사회제도적 · 환경보호적 수단을 강구하는 것으로 정의할 수 있다.

이후 1996년에 운동, 금연을 포함한 10개 분야의 건강증진 목표와 전략을 수립하였고, 1997년에는 정부 주체로 국민건강증진기금을 조성하기 시작하였다. 그리고 1998년 9월부터는 일부 보건소에서 건강증진사업을 추진하였다. 2002년에 국가의 정책 방향을 위한 '제1차 국민건강증진종합계획(HP 2010)'을 최초로 수립하였고, 이어서 2005년에는 HP 2010에 대한 중간평가를 하고 '새국민건강증진종합계획 2010'을 수립하였다. 2010년 새국민건강증진종합계획 2010의 평가결과를 반영하여 '국민건강종합계획 2020(HP 2020)'을 수립하였다. 2021년에는 제5차 국민건강증진종합계획(HP 2030)을 수립하였으며, HP 2030의 기본 틀, 중점과제별 주요 목표와 사업 등은 1장을 참고하길 바란다.

(3) 세계보건기구의 건강증진 개념의 발전

건강증진의 개념 및 전략 등의 내용은 세계보건기구(WHO)의 다양한 활동을 통하여 발전하였다. WHO는 1977년에 2000년대까지 세계의 모든 인류가 건강하자는 뜻을 담은 'Health for All by the Year 2000'을 목표로 설정하였고, 1978년 구소련의 알마아타(Alma Ata)에서 개최한 회의에서 그 목표를 실현하는 접근방법으로 '일차보건의료'를 제안하였다. 이 회의에서는 일차보건의료를 통해 모든 국가가 국민의 기본적인 건강 수준 확보를 위한 책임을 갖고, 국가보건의료체계 내에서 실천해야 할 주요 건강서비스의 내용들을 제시하였다.

이후 1986년 건강증진에 대한 제1차 국제회의(The First International Conference on Health Promotion)를 캐나다 오타와에서 개최하였다. 이후 2016년까지 총 9차례의 건강증진에 대한 국제회의를 개최하였으며, 제1차 회의에서 채택한 5개 기본활동 영역을 중심으로 하여 회의가 거듭되면서 각 기본활동 영역을 순차적으로 구체화하였다.

① 제1차 오타와 국제회의(Ottawa, 1986)

1986년 캐나다 오타와에서 개최한 제1차 국제건강증진회의에서 오타와 헌장(Ottawa charter)을 선포하고, 건강이란 삶의 목적이 아닌 일상생활을 위한 자원이며, 건강증진은 사람들이 자신의 건강에 대한 통제력을 증대시키고 건강을 향상시키는 능력을 갖도록 하는 과정이라는 개념을 정립하였다. 또한 건강증진의 3대 원칙을 제시하고, 5대 활동 전략 실천을 강조하였다.

a. 건강증진의 3대 기본 원칙

- 옹호(advocacy): 건강은 개인 및 사회, 경제 개발의 중요한 자원이며 행태요인 및 신체적 요인과 사회, 경제, 문화 및 기타 환경적 요인들이 건강에 긍정적인 영향을 미치므로 건강의 중요성을 널리 알리고 옹호 또는 지지함으로써 건강에 영향을 주는 생활 여건들을 건강지향적으로 만들어 간다.
- 역량강화(enabling): 건강증진은 모든 사람들이 자신의 최대 건강잠재력을 달성할 수 있도록 현재의 건강 수준 격차를 줄이기 위해 노력하고 동등한 기회와 자원을 제공한다. 즉 지원적 환경조성, 정보 접근성 제고 및 건강한 선택을 위한 삶의 기술 습득 기회 제공을 통해서 가능하게 한다.
- 조정(mediate): 건강 수준 향상을 위해서는 그 활동이 여러 수준 및 여러 분야 간에 통합되고 조정되어야 하므로 보건의료인력 및 관련 전문 집단은 사회 내 서로 다른 집단 간의 이해를 조정할 중요한 책임을 가진다. 또한 서로 다른 사회, 문화 및 생태계 환경을 고려해서 건강증진 프로그램이나 접근 전략은 국가 및 지역사회의 요구에 적합하게 조정한다.

b. 5대 활동 전략

■ 건강한 공공정책 수립(build healthy public policy)

건강증진은 보건의료 분야를 초월하여 모든 부문에서 정책결정의 결과가 건강에 미치는 영향을 정책 입안자들이 인식하게 함으로써 국민건강에 대한 책임을 환기시킨다. 따라서 건강증진 정책은 입법, 재정, 조세 및 조직개선 등 다양한 부분에서 상호보완적으로 접근해야 하며, 통합적으로 정비된 활동에 따라 안전하고 건전한 상품과 서비스 개발, 건강한 공공서비스, 그리고 청결하고 쾌적한 생활환경을 확보하는 데 기여하는 포괄적이고 통합적인 활동으로 계획되어야 한다. 건강증진에 바람직한 환경의 구축은 모든 공공정책이 건강에 이로운 정책이 될 때 비로소 현실화 될 수 있다.

■ 지지적 환경 조성(create supportive environments)

생활양상의 변화는 건강에 유의한 영향을 끼치고 있으며, 활동과 휴식은 인간의 건강을 위한 원천이 되어야 하며, 생활환경이나 작업조건 등을 안전하고 건강에 유익한 상태로 조성해야 건강증진이 가능하다. 따라서 건강에 좋은 환경조건을 개발하는 것은 모두 바람직한 환경의 구축에 속한다. 환경이란 단순히 자연적 · 물리적 환경만을 말하는 것이 아니라, 사회 · 경제 · 정치 · 문화적 환경까지도 포괄하는 생태학적 의미를 내포하는 개념이다.

■ 지역사회 역량강화(strengthen community actions)

지역사회의 건강증진사업의 목적은 우선순위와 활동범위를 결정하고, 전략적 계획과 실천방법을 모색하며 구체적이고 효과적인 지역사회활동을 통해 수행되어야만 달성할 수 있다. 또한 지역사회를 발전시키기 위해서는 자조적이고 사회적 지지를 높일 수 있는 지역사회의 인적 · 물적 자원 개발과 공공의 협력이 강화되어야만 한다. 또한 건강문제에 주민들의 참여를 강화하는 모델이나 체계를 개발하여야 한다.

- 개인 기술 개발(develop personal skills)

건강증진활동을 통해 개개인은 건강과 환경에 대한 통제능력을 향상시키고, 건강에 유익한 선택을 할 수 있는 능력을 갖게 된다. 이것은 건강을 위한 정보 및 교육의 제공과 일상생활에 필요한 여러 가지 기술들을 강화함으로써 이루어질 수 있다. 생애주기에 따른 건강증진활동을 통해 만성질환이나 상해, 위기에 대처할 수 있는 능력이 개발되며, 이러한 활동은 학교나 직장, 지역사회뿐만 아니라 교육기관, 전문직 단체, 사업체, 각종 민간단체와 비정부단체에서 이루어져야 한다.

- 보건의료서비스 재정립(reorient health services)

보건의료 부문의 역할은 치료와 임상서비스에 대한 책임을 뛰어넘어 건강증진을 위한 방향으로 전환되어야 한다. 건강증진의 책임은 개인, 지역사회, 보건의료인, 보건의료기관, 정부 등 공동의 몫이므로 건강증진에 함께 기여하는 보건의료체계를 만들어야 한다.

② 제2차 건강증진국제회의(Adelaide, 1988)

1988년 호주의 아델레이드에서 개최된 제2차 건강증진 국제회의에서는 제1차 국제회의에서 제시한 5대 전략 중 '건강한 공공정책 수립'에 대해서 집중적으로 논의하였다. 특히 경제 · 사회정책과 건강정책의 연계, 정부와 민간 그리고 지역사회 여러 집단의 연합을 통한 건강한 공공정책의 수립을 건강증진 수단으로서 강조하였다. 그리고 공공정책에서의 우선순위 분야로 여성의 건강증진, 식품과 영양, 흡연과 음주, 지지적 환경의 조성 등 4가지 분야를 제시하였다.

③ 제3차 건강증진국제회의(Sundsvall, 1991)

1991년 스웨덴의 선즈볼에서 개최된 제3차 건강증진 국제회의에서는 제1차 국제회의에서 제시한 5대 전략 중 '지지적 환경 조성'에 대해 집중적으로 논의하였다. 특히 건강과 물리적 환경 간의 필수적인 관계를 집중적으로 조명하였으며, 중점을 둘 환경으로 교육, 식품과 영양, 가정과 이웃, 업무, 운송, 사회적 지지와 돌봄 등 6개 분야를 제시하였다. 이러한 환경을 변화시키는 전략으로는 정책개발, 법 · 제도 · 조직 방향의 재설정, 옹호 · 인식의 제고, 능력 부여, 자원동원, 지역사회 역량 강화, 지속가능한 개발, 주민이 참여하는 지역사회의 실천 등을 채택하였다.

④ 제4차 건강증진국제회의(Jakarta, 1997)

1997년 인도네시아의 자카르타에서 개최된 제4차 건강증진국제회의에서는 '건강증진은 가치 있는 투자다'라는 슬로건하에 건강증진을 보건사업의 중심으로 보았다. 오타와 선언에서의 5대 전략을 유지하는 한편, 21세기의 건강증진을 위한 다섯 가지 우선순위로 건강을 위한 사회적 책임 강화, 건강증진사업의 전개를 위한 투자 증대, 건강을 위한 동반자적 관계 구축 및 확대, 지역사회의 능력 증대와 개인역량의 강화, 건강증진을 위한 인프라 구축을 제시하였다.

⑤ 제5차 건강증진국제회의(Mexico City, 2000)

2000년 멕시코의 멕시코시티에서 개최된 제5차 건강증진국제회의에서는 제4차 국제회의에서 제시한 기본전략 외에 취약한 환경에 거주하는 사람들의 건강과 삶의 향상 및 계층 · 지역 간 건강불균형의 해소에 대해 집중토의를 하였다. 건강의 불균형을 유발하는 요인으로 자원에의 접근성, 사회적 · 구조적 불균형, 성의 불평등 등이 언급되었다. 이를 해소하기 위한 건강증진 전략으로 건강결정요인에 중점을 둔 전략을 유지하면서, 개인의 권한 및 능력 향상을 강조하고 건강불균형의 결정요인에 역점을 두었다. 이 회의에서는 제4차 자카르타 회의에서 논의된 다섯 가지 우선순위 외에 의료체계와 서비스의 재정비가 추가되었다.

⑥ 제6차 건강증진국제회의(Bangkok, 2005)

2005년 태국의 방콕에서 개최된 제6차 건강증진국제회의에서는 '방콕 헌장'을 채택하고, 급속히 전개되는 세계화 속에서 새로이 직면하게 되는 건강결정요인 및 건강과제를 파악하였다. 그리고 이에 효과적으로 대처하기 위한 새로운 건강증진 전략과 서약을 제시하였다. 전 세계 모든 국가 및 관련 분야, 비정부기관, 민간부문, 시민사회가 적극 참여하도록 하고, 헌장을 적극적으로 실행할 것을 촉구하였다. 제1차 오타와 헌장에서 제시한 옹호, 역량강화, 조정 등의 3대 원칙을 보다 실천중심으로 구체화하여 건강결정요인에 대한 관리능력의 강화 전략으로 건강의 중요성 및 형평성 주장(advocate), 건강을 위한 투자(invest), 건강을 위한 역량 함양(build capacity), 법규제정 및 규제(regulate and legislate), 건강을 위한 파트너십 형성 및 연대 구축(partner and build alliances) 등 다섯 가지를 기본방향으로 정하였다.

⑦ 제7차 건강증진국제회의(Nairobi, 2009)

2009년 케냐의 나이로비에서 개최된 제7차 건강증진국제회의에서는 오타와 회의에 이어 방콕 회의까지 6차에 걸친 국제회의를 통해 건강증진은 보건체계의 필수적 요소로서 통합적이고 비용효과적인 전략이 된다는 점에서 그 중요성을 알게 되었고, 건강증진에 대한 관심이 점점 증대하고 있다고 보았다. 최근에 발생한 세계적인 경제위기는 보건의료사업의 실행을 어렵게 만들며, 지구온난화와 기후 변화는 인간생활에 해를 끼치고 있다고 지적하면서, 국내 또는 국가 간 일차보건의료활동의 재개와 함께 건강증진이 필수적이고 효과적인 접근수단임을 강조하였다. 이 회의에서는 건강증진을 위한 전략으로 지역사회 역량 강화, 건강정보 이해능력과 건강행동, 보건체계 강화, 파트너십과 부문 간 협동, 건강증진을 위한 역량 강화의 다섯 가지 활동 전략을 제시하였다.

⑧ 제8차 건강증진국제회의(Helsinki, 2013)

2013년 핀란드의 헬싱키에서 개최된 제8차 건강증진국제회의는 '건강을 모든 정책의 목표로(Health in All Policy)'라는 슬로건으로 진행되었다. '건강을 모든 정책의 목표로'는 모든 공공정책의 의사결정 시 건강을 향상시키기 위해 건강에 미치는 영향을 살펴보고 시너지 효과를 고려하며 건강에 위해한 부분을 피하는 국가적 노력이 필요하다는 것이다. 이 회의에서는 제1차 오타와 회의부터 2009년 나이로비 회의까지 이루어진 건강증진에 대한 목표와 성과를 되돌아보았고, 향후 건강체계(health systems)의 지속 가능성, 비감염성 질병들의 예방과 관리, 지속가능한 개발 의제들에 대한 토의가 이루어졌다.

⑨ 제9차 건강증진국제회의(Shanghai, 2016)

2016년 중국의 상하이에서 개최된 제9차 건강증진국제회의는 '지속가능한 발전에 있어서의 건강증진: 모두를 위한 건강과 건강을 위한 모든 것(Health Promotion in the Sustainable Development Goals: Health for All and All for Health)'이라는 주제로 진행되었다. 이 회의에서는 UN의 지속가능 개발목표(SDGs) 달성에 중요한 요소인 '건강증진정책'을 함께 추진하기로 선언하였고, 건강과 지속가능한 도시 개발은 불가분한 관계인 만큼 건강증진에 대한 정치적 헌신과 재정적 투자 확대를 통해 SDGs의 이행을 가속화할 것을 서약하였다. 또한 세계 각국에서는 SDGs의 중요성을 인식하고 이를 달성하는 데 필수적인 요소 중 하나인 건강증진에 초점을 두고 지속가능한 발전을 위한 모든 활동을 통해 건강증진을 달성한다는 것이다. SDGs의 핵심 역시 '모든 연령, 모든 사람들의 건강한 삶 보장과 안녕 증진'이며, 건강은 SDGs의 다른 정책 등에 중요한 영향을 미치는 동시에 경제 · 사회적, 환경적 결정에 따라 많은 영향을 받는다. 따라서 건강한 도시를 만들기 위해서는 도시계획, 환경, 문화, 복지 등의 모든 정책 결정에 앞서 건강에의 영향을 우선적으로 고려해야 한다는 것이다.

2. 건강증진의 이론적 모형

인간의 건강 관련 행위를 설명하는 이론들은 어떤 요인들이 건강행위를 결정하는 데 영향을 미치고, 어떤 과정을 통해 건강행위가 이루어지는지를 설명해준다. 또한 이론들은 변화시켜야 할 행위를 규명하고 그 방법을 확인하는 데 도움을 준다. 건강증진의 이론적 모형은 매우 다양하나, 건강증진사업의 실무자들이 건강행위를 설명하는 데 가장 보편적으로 사용하는 건강증진 관련 이론을 살펴보고자 한다.

1) 사회인지이론

미국의 심리학자 A. Bandura(1925~2021)는 B.F. Skinner(1904~1990)의 조작적 조건화

(operant conditioning)이론에 동의하여 바람직한 행동은 강화되고, 바람직하지 않은 행동은 처벌될 수 있다고 생각하였지만, 단지 자극-반응이라는 유형을 넘어서서 행동의 결정에는 복합적인 사회적 상호작용이 있음을 강조하였다. 이 같은 사회인지이론(social cognitive theory)의 개념은 사람의 행동이 전적으로 내적인 요소에 의하여 결정되거나 환경적인 자극에 의하여 결정되는 것은 아니며, 개인적이고 환경적인 요소들 간의 상호작용에 의하여 결정된다는 것이 핵심이다.

1977년 Bandura는 인간 행동의 결정에 있어서는 자기효능감(self-efficacy)이 중요하다고 강조하였다. 자기효능감이란 자신이 바라는 목적을 이루기 위해 어떤 특정한 행동을 성공적으로 수행할 수 있다는 믿음이다. Bandura는 개인이 주관적으로 자기효능감에 대해 어떤 생각을 가지고 있느냐가 중요하다고 보고, 이를 '지각된 자기효능감(perceived self-efficacy)'이라고 하였다. 특히 자기 자신의 능력에 대하여 확신하느냐, 불신하느냐는 행동을 결정하는 데 있어서 매우 중요하다. 자신을 능력 있는 사람으로 생각하는 사람은 자신이 수행하여야 한다고 믿는 과업을 잘 해내고, 역경에 처하더라도 이를 잘 극복해 나간다.

그리고 개인적 수준에서의 심리적 결정요인 중 하나로 결과에 대한 기대(outcome expectation)를 포함하였다. 결과에 대한 기대란 개인이 선택한 행동에 의해 특정 결과가 초래될 가능성과 그 결과의 가치에 대한 개인의 믿음을 의미한다. 습관이 되어 고착화된 행동이 아니라면 사람들은 행동을 수행하기 전에 그 행동의 결과로서 무슨 일이 일어날지를 미리 예측한다. 대부분의 경우, 이런 예측 행동은 행위자의 불안을 줄이고 그 상황을 조절할 능력을 증가시킨다. 따라서 모든 사람은 행동 이전에 결과에 대한 기대를 계산하려 한다.

또한 1978년에는 상호결정론(reciprocal determinism) 개념을 제안하였다. 사회인지이론의 핵심적 개념인 상호결정론은 인간의 행동과 성격은 개인적 · 행동적 · 환경적인 요소들 간의 지속적인 상호작용에 의해서 발달한다는 개념이다. 상호결정의 과정은 그림 7-1과 같이, 환경(E)은 개인이 행동하는 상황을 제시하고, 개인(P)은 인지와 지각을 통하여 그 상황을 분석하여 어떤

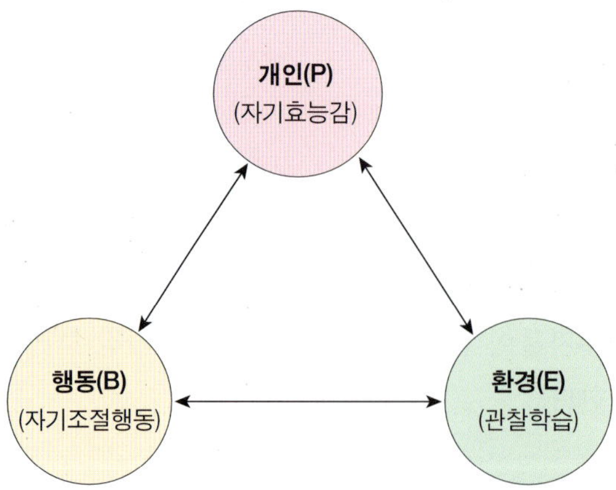

그림 7-1 사회인지이론의 개념틀(상호결정론)

[자료원] Karen Glanz et al.(2008). Health behavior and health education. Jossey-Bass.

행동을 선택할 것인지를 결정하며, 행동(B)은 사람의 상황분석과 관련된 정보를 제공하고 그 환경을 수정한다. 즉 자신이 무엇을 할 수 있다는 개인의 믿음은 특정한 행동의 수행에 영향을 주고, 그 행동은 환경에 영향을 준다. 환경은 다시 그 개인의 기대를 변화시키는 역할을 한다. 그러므로 환경, 개인, 행동의 세 가지 요소는 서로에게 영향을 주며 상호의존적이다.

사회인지이론은 행동변화에 관한 이전의 인지적, 감정적, 행태적 이해를 총괄하고 있다. 또한 사회인지이론은 다른 학문 분야에서 개발된 행동변화와 관련된 이론을 건강행동변화에 적용할 수 있도록 확장되어 왔다. 따라서 이 이론은 보건교육이나 건강증진 프로그램의 설계에 있어 널리 인정받고 있는데, 이는 개인의 행태의 역동성을 설명하고, 행동변화를 위한 전략설계에 도움이 되기 때문이다.

2) 건강신념모형

건강신념모형(health belief model, HBM)은 건강과 관련된 행위연구에서 널리 사용되는 이론이다. 1950년대 초 미국에서 공중보건사업에 지역사회주민들의 참여가 저조한 이유를 설명할 목적으로 개발되었다. 무료로 또는 실비만을 받고 제공된 결핵 예방을 위한 이동식 X-ray 촬영, 자궁경부암 검사, 예방접종 등 질병을 조기에 발견하기 위한 검사를 어떤 사람은 하고 어떤 사람은 하지 않는 이유 등을 탐구하기 위해 시도되었다. 이후 질병 증상에 대한 반응, 질병 진단에 대한 반응, 의사의 처방을 얼마나 잘 지키는지, 식이요법을 준수하는지 등의 개인차를 설명하는 데에도 활용되고 있다.

건강신념모형은 Lewin의 '장이론(field theory)'에 근거하고 있다. Lewin은 인간 삶에는 긍정적 가치공간과 부정적 가치공간, 그리고 중립적 가치공간이 있다고 가정하였다. 질병은 부정적 가치공간에 속하며, 개인은 질병을 피하려는 행위를 한다고 가정하고, 행위는 개인의 특정 결과에 부여하는 가치이며, 특정 행위 뒤에는 결과가 나타날 것이라는 기대를 하고 있다고 하였다. Lewin 이론의 관점에서 건강신념모형은 가치-기대이론이라고 볼 수 있다. 건강행위에 대한 기대-가치의 개념은 질병을 피하려는 욕망과 질병 치유에 대한 가치와 특정 건강행위가 질병을 예방하거나 치유할 것이라는 기대감, 그리고 인지한 질병에 대한 민감성과 심각성 및 질병 위험을 감소시킬 수 있는 가능성을 판단하는 데 적용할 수 있다.

건강신념모형을 도식화하면 그림 7-2와 같다. 구체적으로 포함된 개념들은 다음과 같다.

(1) 지각된 감수성

지각된 감수성(perceived susceptibility)은 질병에 걸릴 가능성이 높다고 개인적으로 느끼는 정도를 말한다. 이는 질병에 걸릴 위험에 대한 주관적인 인식으로 진단된 병명을 받아들이고, 이 질병의 재발 가능성에 대한 판단 및 일반적인 질병에 대한 민감성을 포함한다. 예를 들어, 자신이 독감에 걸릴 가능성이 높다고 느끼는 것은 지각된 감수성이 높은 것이다.

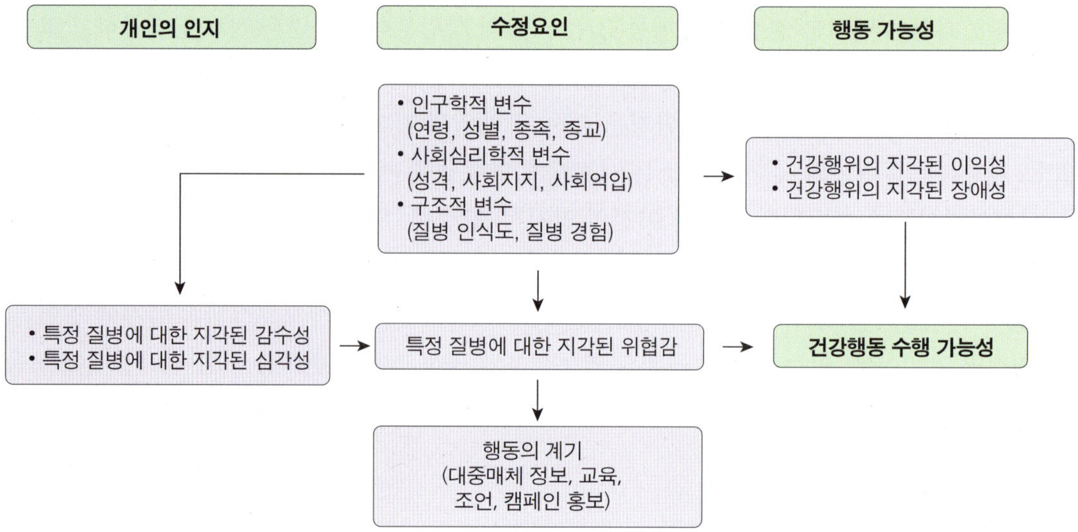

그림 7-2 건강신념모형의 개념틀

[자료원] Karen Glanz et al.(2008). Health behavior and health education. Jossey-Bass.

(2) 지각된 심각성

지각된 심각성(perceived seriousness)은 질병이 얼마나 심각한지에 대한 개인적인 생각으로, 객관적인 심각성보다 주관적인 심각성에 의한 믿음의 정도를 나타낸다. 질병에 걸리면 합병증이나 장애로 인한 신체적 고통이나 불구, 죽음 등이 발생할 것이라고 심각하게 인지하는 것을 말한다. 예를 들어, 실제로 코로나바이러스감염증-19(COVID-19)에 걸려 사망할 확률이 2% 정도라고 하더라도 많은 사람들이 자신이 COVID-19에 걸리면 죽을 수도 있다고 믿는다면 지각된 심각성이 2%보다 훨씬 높다는 것이다.

(3) 지각된 이익성

지각된 이익성(perceived benefits)은 건강행위를 수행했을 때 얻을 수 있는 이익이 무엇인지를 인지하는 것이다. 건강을 위한 특정 행위가 질병에 대한 위험이나 심각성을 감소시킬 수 있는 효과가 있다고 인지한다면 특정 행위를 수행할 가능성이 높아지고, 그 행위가 지속될 가능성이 높아진다. 예를 들어, 사람들이 '손을 잘 씻으면 COVID-19에 걸리지 않을 것이다'라고 인지하고 있으면 COVID-19를 예방하기 위해 손을 씻는 행위를 수행할 가능성이 더 높아질 것이다.

(4) 지각된 장애성

지각된 장애성(perceived barriers)은 건강행위를 수행하는 데 드는 시간, 비용, 심리적인 불편감, 부작용, 고통, 습관변화 등의 잠재적인 것을 장애라고 인지하는 것이다. 예를 들어, 독감 예방주사를 맞으면 독감에 걸리지 않을 것이라고 믿지만, 독감 예방주사 비용, 병원에 가야하는 시간, 주사를 맞았을 때의 아픔, 부작용에 대한 두려움 등이 독감 예방주사를 맞는 것을 망설이게 한다면 이것이 지각된 장애성이다.

(5) 지각된 위협감

지각된 위협감(perceived threat)은 질병에 걸릴 위험에 대해 개인적으로 느끼는 위험 정도를 말한다. 이것은 지각된 감수성과 지각된 심각성의 영향을 받는다. 예를 들어, 요즘 독감이 유행한다는데 자신은 몸이 약해 독감에 걸릴 가능성이 높다. 그리고 독감에 걸리면 매우 심하게 아프다는데 이를 어찌하나 하고 독감에 대한 위협감을 인지하는 정도가 높으면 독감 예방주사를 맞을 가능성이 더 높아질 것이다.

(6) 행동의 계기

행동의 계기(cues to action)는 행위를 수행하게 하는 계기가 되는 자극으로 내적요인과 외적요인이 있다. 내적요인으로는 지각된 감수성과 심각성 및 지각된 이익성 등이 있다. 외적요인으로는 대중매체의 홍보, 의사의 권유나 충고, 가족이나 친구의 질병 경험 등이 있다. 이러한 다양한 요인은 지각된 위협감과 지각된 이익성에 영향을 미친다. 이 지각된 위협감과 지각된 이익성은 건강행위의 수행 가능성에 영향을 미친다. 예를 들어, 독감 유행에 대한 대중매체의 홍보가 있으면 독감에 대한 위협감과 예방주사를 맞아서 얻는 이익성에 대한 인지 정도를 증가시켜 독감 예방주사를 맞을 가능성이 높아지는 것이다.

(7) 자기효능감

자기효능감은 1998년에 건강신념모형의 요소로 추가되었다. 자기효능감은 자신이 행위를 할 수 있는 능력에 대한 확신이다. 자기효능감은 생활습관과 같이 장기간의 변화를 요구하는 행위를 설명하는 데 중요한 요인이 된다. 자신이 건강을 위해 특정 행위를 수행할 수 있다고 확신하면 그 행위를 수행할 가능성이 높아지고 지속되지만, 자신이 특정 행위를 수행할 수 없다고 생각하면 그 행위를 수행하지 않을 것이다.

3) 펜더의 건강증진모형

N. Pender(1941~)의 건강증진모형(health promotion model)은 건강신념모형과 사회인지이론을 바탕으로 인간의 건강행위를 설명하기 위해 개발되었다. 초기의 건강증진모형(1987)에서는 건강증진행위를 인지-지각요인과 조정요인으로 구분하여 직·간접적으로 영향을 미치는 것으로 설명하였으나, 이후 진행된 연구를 통해 수정된 건강증진모형(1996)에서는 구성개념 중 건강의 중요성, 지각된 건강통제위, 행동의 계기를 삭제하고, 건강의 정의, 지각된 건강상태, 인구학적·생물학적 특성을 재배치하였다.

건강증진모형은 기본적으로 건강에 대한 자기 책임, 즉 사람의 능동적 역할을 강조하는 것으로, 개인의 특성과 경험, 행위와 관련된 인지와 감정, 행위의 결과라는 세 가지 영역으로 구분하여 설명하고 있다(그림 7-3).

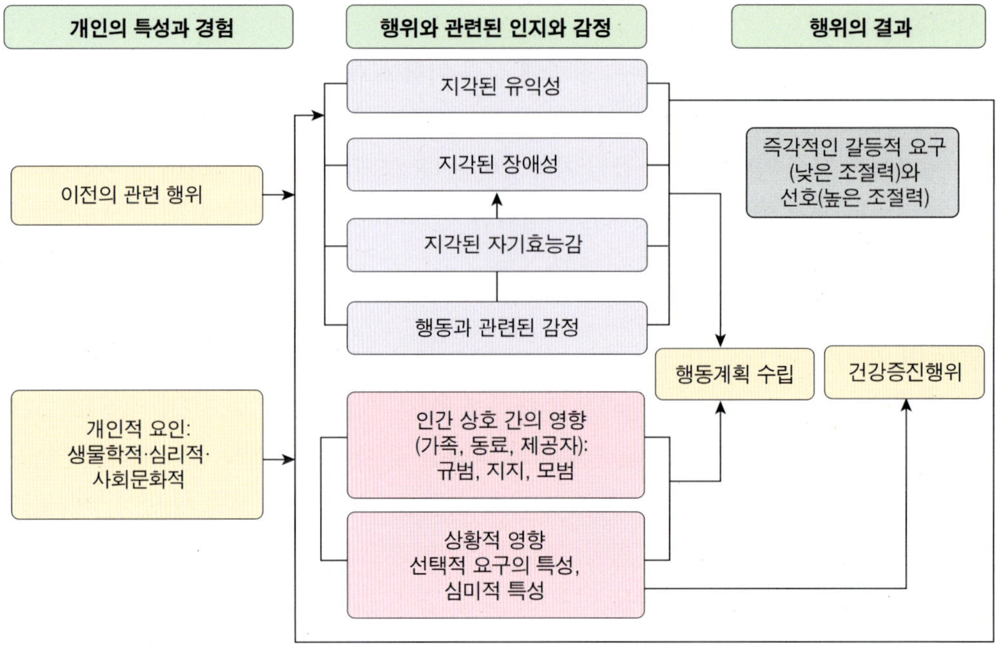

그림 7-3 건강증진모형

[자료원] Pender, N. J. (1996). Health promotion in nursing practice. 3rd ed. Appleton & Lange.

(1) 개인의 특성과 경험

사람들이 가지고 있는 개인의 특성과 이전에 겪은 경험이 개인의 건강행위에 영향을 미친다.

① 이전의 관련 행위

건강과 관련하여 과거에 어떤 경험을 얼마나 하였는지에 따라 건강행위에 영향을 미치는 습관적 행동을 말한다. 이러한 습관은 반복되면 될수록 강화된다는 특성이 있으며, 행위를 통해 지각된 유익성과 장애성, 자기효능감은 정서를 통해 건강행위에 영향을 준다.

② 개인적 요인

생물학적 · 심리적 · 사회문화적 요인으로 구분되는데, 생물학적 요인에는 연령, 성, 체중 등이 포함되며, 심리적 요인에는 자아존중감, 개인의 역량, 지각된 건강상태 등이 포함된다. 사회문화적 요인에는 교육 수준, 사회경제적 수준, 인종, 민족, 문화이입 등이 포함된다. 개인적 요인은 건강행위에 직접 영향을 미치지만, 교육을 통해 변화가 어렵기 때문에 중재에는 한계가 있다.

(2) 행위와 관련된 인지와 감정

행위와 관련된 인지와 감정은 변화 가능한 요인으로 건강증진을 위한 개입의 핵심이라고 할 수 있다.

① 지각된 유익성

특정 행위에 대한 기대 이익이나 긍정적 결과를 말한다. 이 이익에는 내적인 것과 외적인 것이 있다. 내적 이익으로는 기분이 좋아지는 것이나 피로감이 줄어드는 것을 들 수 있고, 외적 이익으로는 물질적 보상이나 사회적 상호작용의 증가를 들 수 있다. 지각된 유익성(perceived benefits of action)은 행위를 직접적으로 동기화시키기도 하지만, 이익을 가져올 것이라고 기대되는 행위를 하기 위한 계획에 몰입하게 함으로써 행위를 간접적으로 동기화한다.

② 지각된 장애성

특정 행위를 하는 데 장애가 되는 요소로 불편함, 높은 가격, 시간 소모 등이 여기에 포함된다. 이 지각된 장애는 행위를 하는 데 실제로 장애가 되는 것도 있지만 상상에 의한 장애도 있을 수 있다. 지각된 장애성(perceived barriers of action)은 건강증진행위에 직접적으로 영향을 미칠 뿐만 아니라 활동계획에 몰입하는 것을 감소시켜 행위에 간접적으로 영향을 미친다.

③ 지각된 자기효능감

자기효능감이란 수행을 확실하게 성취할 수 있는 개인의 능력에 대한 주관적 판단을 말한다. 자기효능감이 높을수록 건강행위라는 목표를 성취하기 위한 활동에 적극적으로 참여할 가능성이 높다. 자기효능감은 행위와 관련된 감정의 영향을 받을 수 있으며, 긍정적인 감정을 가질수록 자기효능감은 높아진다. 자기효능감은 직접적으로 건강증진행위를 동기화하고 지각된 장애에 영향을 줌으로써 행위의 시행이나 유지에 간접적으로도 영향을 미친다.

④ 행위와 관련된 감정

어떤 행위를 하기 전과 하는 중과 한 후에 일어나는 느낌으로, 긍정적 감정을 느끼면 건강행위를 반복하게 될 가능성이 높다. 특정 행위에 대한 감정적 반응은 행동 자체와 관련된 감정, 행동하는 개인과 관련된 감정, 그리고 행위가 일어나는 환경과 관련된 감정 등의 3가지로 구성된다.

⑤ 인간 상호 간의 영향

다른 사람들과의 관계에서 그들의 태도, 신념, 행위에 대해 어떻게 인지하고 이에 영향을 받느냐는 것이다. 가족, 또래집단, 보건의료제공자 등의 규범이나 지지 등을 통해 영향을 받는다. 인간 상호 간의 영향과 일치하는 방향으로 행동하도록 충분히 동기화되었을 때에는 개인이 존경하거나 사회적으로 강화된 행위를 수행한다. 그리고 이것이 효과적이기 위해서는 개인이 타인의 행동, 소망 등에 관심을 가져야 하며, 그들을 이해할 수 있어야 하며, 또한 그것을 인지적 형태로 흡수할 수 있어야 한다.

⑥ 상황적 영향

사람은 상황을 어떻게 인지하고 지각하느냐에 따라 행위에 영향을 받는다. 그 상황이 안전하고 편안하며 적합하고 흥미로운 상황이라고 인지하면 행위를 더 잘하게 된다. 상황은 행동을 유발하는 역할을 하면서 환경적 부담으로 작용하여 행위에 직접적인 영향을 미친다.

(3) 행위의 결과

행위의 결과는 활동계획을 수립하며, 계획수립과정에서의 갈등적 요구와 선호를 중재하여 건강증진행위를 촉진할 수 있도록 한다.

① 행동계획 수립

시간과 장소 등의 주어진 상황에서 행위를 하거나 강화할 수 있도록 전략을 선택하고 확인하는 과정을 말한다.

② 즉각적인 갈등적 요구와 선호

계획된 행위를 수행하는 데 방해가 되는 행위를 말한다. 갈등적 요구(competing demand)는 외부적 요구에 따라 예상치 못한 일을 해야 하거나 좋지 못한 결과가 예상될 경우 생기는 것으로, 개인이 조절하기 어렵다. 반면 갈등적 선호(competing preference)는 상대적으로 조절이 가능하다.

③ 건강증진행위

이 모형의 최종 목적으로 개인이 건강상태에 도달할 수 있도록 하는 행위이다. 균형과 안정성을 유지함으로써 최적의 안녕상태를 유지하는 것을 포함한다. 건강증진행위(health promoting behavior)가 삶의 모든 측면에서 건강한 생활양식으로 통합되면 생애 전 기간 동안에 긍정적인 건강상태에 도달할 수 있다.

이 모형의 가장 중요한 특징은 건강증진행위의 수행에 인지와 지각 요인이 미치는 영향이 크다는 것을 강조한다는 점이다. 특히 이러한 인지와 지각 요인은 고정된 것이 아니라 중재에 의해 변화가 가능하다고 파악함으로써 인지와 지각을 변화시켜 건강증진행위를 촉진할 수 있다는 것에 초점이 있다. 따라서 개인의 건강증진행위를 촉진하기 위해서는 건강의 중요성과 자신의 건강상태를 올바르게 지각하고, 건강증진행위를 수행함으로써 얻게 되는 유익성을 경험하도록 하며, 건강증진행위의 수행 시 장애요인을 파악하여 이를 감소시킬 수 있도록 대상자를 돕는 프로그램을 개발하고 운영해야 한다는 것이다. 또한 자기효능감을 높일 수 있는 다양한 방법으로 보건교육을 실시하여 대상자 스스로 건강증진행위를 수행하는 데 자신감을 갖도록 도와주어야 한다.

4) 합리적 행위이론 및 계획된 행위이론

(1) 합리적 행위이론

Fishbein과 Ajzen(1975)에 의해 개발된 합리적 행위이론(theory of reasoned action, TRA)

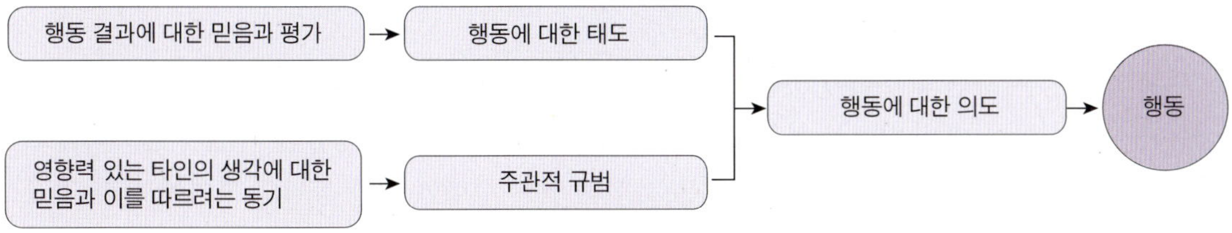

그림 7-4 합리적 행위이론의 개념틀

[자료원] Karen Glanz et al.(2008). Health behavior and health education. Jossey-Bass.

은 기대가치이론에 기초하여 개발된 이론으로, 인간의 행동은 그 행동을 하고자 하는 개인의 의도(intention)에 의해 결정되기 때문에 의도는 행동에 대한 가장 직접적인 결정요인이 된다고 전제하는 것이다. 이론의 개념틀은 그림 7-4와 같다.

이 이론은 사람들의 건강행동이 한 개인의 의지에 의해 수행될 수 있는지를 설명하기 위해 개발되었다. 이 이론에 따르면 인간의 행동에는 바람직한 결과가 기대되고, 이러한 행동의 결과에 대해 개인이 긍정적인 가치를 부여할 때 행동이 수행된다고 한다. 즉, 특정 행동을 하면 기분이 좋고, 그 행동결과에 만족하고, 그 행동을 하도록 사회적 압력이 있다고 주관적으로 인식할 때 행동 수행이 일어난다는 것이다.

① 행동

행동은 인간이 의도를 가지고 하는 행위이다. 따라서 행동은 행위자의 의도에 의해 결정되므로 행동을 예측하기 위해서는 행위자의 의도를 파악해야 한다.

② 행동에 대한 의도

행동의 의도는 특정 행위 수행을 어떤 의도를 가지고 얼마나 자발적으로 하는지, 얼마나 많은 노력을 기울이는지에 대한 의도이다. 개인의 행동에 대한 의도는 행동의 직접적인 결정인자로 의도를 파악함으로써 행동의 예측이 가능해진다. 예를 들어, 매일 아침 운동을 하는 이유는 살을 빼려고, 멋진 신체상을 가지려고, 호감이 가는 사람이 좋아하므로, 건강을 증진하려고 등 행동에 대한 의도는 다양하다.

③ 행동에 대한 태도

행동에 대한 태도는 그 행위를 수행함으로써 초래될 수 있는 결과의 가치와 그 결과가 발생할 가능성에 따라 결정된다. 예를 들어, 흡연자가 담배를 피우면 스트레스가 사라질 것이라고 기대하는 것, 또는 청소년이 흡연을 하면 마치 어른이 된 것 같은 기분이 드는 것과 같은 감정들은 흡연에 대한 우호적 태도를 갖게 한다.

④ 주관적 규범

주관적 규범은 자신의 주위에 있는 사람들 중에서 자신이 중요하다고 생각하는 사람들이 그 행동과 관련되어 어떠한 기대를 하는지에 대한 주관적인 판단이다. 행동은 자신이 중요하다고 생각하는 사람들의 기대에 부응하고자 하는 사회적 역할 수행에 대한 동기의 크기에 따라 결정된다. 예를 들어, 매일 운동하는 자신의 모습이나 흡연과 음주에 대해 이성친구나 존경하는 분이 어떻게 생각하고 있을까에 따라 행동을 수행하는 정도가 결정된다.

(2) 계획된 행위이론

Ajzen(1988)의 계획된 행위이론(theory of planned behavior, TPB)은 합리적 행동이론에서 발전된 이론이다. 이 이론은 합리적 행동이론에 지각된 행동통제(perceived behavioral control) 개념을 추가하였다. 그래서 인간의 다양한 사회행동을 이해하며 예측하고 설명하는 데 관심을 두고 인간의 행동을 바람직한 행동으로 변화시키려는 것에 목적을 두고 개발되었다.

여기서 지각된 행동통제 개념은 자기효능감과 유사한 개념으로 볼 수 있다. 행동에 대한 태도와 주관적 규범, 지각된 행동통제가 행동의도에 영향을 미치는 정도는 행동의 성격이나 대상의 특성에 따라 다양한 형태로 나타나는데 어느 것이 더 중요하다고 말하기는 어렵다. 이론의 개념틀은 그림 7-5와 같다.

계획된 행동이론은 사람들의 건강행동을 결정하는 요소를 찾아내고 측정할 수 있는 분석의 틀을 제공하고 있다. 따라서 신체활동, 흡연, 음주, 약물사용, 질병 예방, 식생활 등의 다양한 건강행동을 설명하는 데 활용되고 있다. 이 이론은 개인의 태도와 주관적 규범, 인지적 행동통제를 결정하는 요인을 확인하고, 건강행동의 변화를 위한 중재전략을 수립하는 데 활용할 수 있다.

① 행동에 대한 의도

행동에 대한 의도의 결정요인은 행동에 대한 태도와 주관적으로 지각된 규범, 그리고 지각된 행동통제의 영향을 받는다.

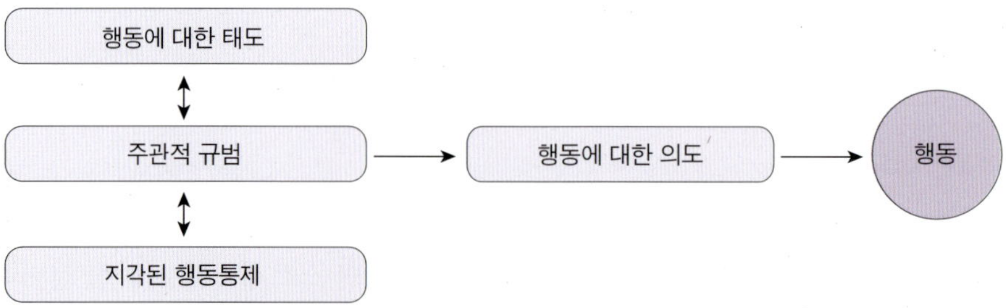

그림 7-5 계획된 행위이론의 개념틀

[자료원] Karen Glanz et al.(2008). Health behavior and health education. Jossey-Bass.

② 행동에 대한 태도

행동에 대한 태도는 특정 행동에 대해 개인이 내리는 긍정적 또는 부정적 평가의 정도를 말한다. 행동에 대한 태도는 행동에 대한 신념과 결과평가에 따라 결정되고 행동에 대한 의도에 영향을 미친다고 가정을 한다.

③ 주관적 규범

주관적 규범은 특정 행동을 선택하도록 만드는 사회적 규범에 대해 개인이 지각하는 정도를 말한다. 주관적 규범에 대한 신념과 순응동기는 행동의 의도에 영향을 미친다고 가정한다.

④ 지각된 행동통제

지각된 행동통제는 행동의 수행이 쉽거나 어렵다고 지각하는 정도를 말한다. 행동통제에 대한 신념과 지각된 영향력에 따라 결정되고, 행동에 대한 의도에 직접적인 영향을 미치고, 행동에 간접적인 영향을 미친다고 가정한다. 여기서 행동통제신념은 행동 수행의 용이성 및 수행에 필요한 자원과 기회, 장애물의 존재 유무를 말한다. 지각된 영향력은 과거 경험 또는 행동 수행 의지를 말한다.

5) 범이론적 모형

심리요법에 대한 딜레마를 느낀 심리치료자들이 다양한 이론의 통합을 통해 새로운 시대정신을 찾기 위한 하나의 방법으로 범이론적 접근을 시도하였고, 이 중 하나가 Prochaska와 DiClemente(1982)가 고안한 범이론적 모형(transtheoretical model, TTM)이다. 이 모형은 성인의 금연에 대한 폭넓은 연구에 바탕을 두고 있으며, 스스로 담배를 끊는 사람이 어떠한 단계를 거치면서 행동의 변화를 보이는지를 이해하는 데 도움이 된다.

범이론적 모형은 건강행위를 '한다 또는 안 한다'라는 이분법적인 측면으로 해석하는 시각에서 벗어나 시간적 차원을 포함한 단계의 개념으로 이해함으로써 성공적인 금연을 유도할 수 있다는 새로운 접근법을 제시하고 있다. 이 모형에는 건강행위를 향해 변화해 가는 단계로 계획 전 단계, 계획단계, 준비단계, 행동단계, 유지단계가 있으며, 이러한 단계의 이동은 변화과정, 자기효능감, 의사결정 균형에 영향을 받는다.

3. 변화단계

대상자가 현재 속해 있는 행위단계를 의미하는 것으로 행위를 변화하려는 동기적 준비 정도에 따라 숙고 전 단계, 숙고단계, 준비단계, 행동단계, 유지단계의 5단계로 구분한다(표 7-1).

표 7-1 금연 변화단계에 따른 행동변화의 중재 전략

변화단계	행동의 변화	중재 전략
1. 숙고 전 단계 (precontemplation stage)	• 대상자는 6개월 이내에 금연할 의지가 없음 – 문제를 간과하거나 인식하지 못함 – 변화를 강요당하는 느낌을 받음	• 흡연을 함으로써 나타나는 건강위험에 관한 정보를 제공함
2. 숙고단계 (contemplation stage)	• 대상자는 6개월 이내에 금연할 의지가 있음 – 문제를 인식하고 가까운 미래에 변화할 의사가 있음 – 구체적인 계획이 없이 이 단계에 머무르고 준비단계로 넘어가지 못하는 경우가 많음 – 자기효능감은 낮으나 이익적 요인은 높게 인지함	• 개인의 의식을 강화시킴 • 교육과 정보를 제공하고 자기조절을 강조함 • 정서적으로 지지를 제공함
3. 준비단계 (preparation stage)	• 1개월 이내에 금연할 의지를 가지고 적극적으로 금연하려고 계획함 – 과거에 계획을 세웠으나 실패했던 경험도 있음 – 행동의 변화가 조금씩 나타남	• 기술을 가르쳐 줌 • 실천계획을 세우는 데 도움을 줌 • 자신감을 심어줌
4. 행동단계 (action stage)	• 행동을 개시한 기간이 6개월 이내인 단계 – 문제를 극복하기 위하여 행동, 경험, 환경 등을 조성시키지만 행동이 지속되지는 않음 – 자율성과 자기효능감이 향상되지만 죄의식, 실패감, 개인의 자유가 제한되는 것을 느낌 – 오랜 시간과 정성이 필요	• 용기를 북돋아주고, 칭찬을 하며 성공할 수 있는 방법을 가르침 • 계속적으로 정서적 지지를 제공함 • 이전 행동으로 되돌아가려는 자극을 확인하고 조절하는 계획을 세우도록 함
5. 유지단계 (maintenance stage)	• 6개월 이상 동안 금연행위가 지속됨 – 흡연에 대한 중독성이나 습관적 행동이 없음 – 새로운 행동이 습관처럼 정착됨	• 계속 금연을 할 수 있도록 용기를 북돋아줌 • 흡연을 하게 되는 상황을 진단하고 자기조절의 중요성을 지속적으로 강조함 • 긍정적 강화를 줌

1) 숙고 전 단계

대상자는 향후 6개월 이내에 행동 변화를 하려는 생각이 없으며, 자신의 문제를 인지하지 못하는 상태이다.

2) 숙고단계

향후 6개월 이내에 특정 건강행동을 할 것을 고려하는 단계로 상당 기간 이러한 상태에 머물러 있을 수 있다. 문제의 장단점과 해결책의 장단점을 고려하기 시작한다.

3) 준비단계

향후 1개월 이내에 건강행동을 하려고 고려하는 단계로 과거 1년간의 금연 노력 실패도 포함될 수 있다. 담배 피는 개수를 줄인다든지, 피는 것을 지연하려는 노력이 나타난다. 하지만 아직 금연은 하고 있지 않다.

4) 행동단계

행동시작 기간이 6개월 이내인 단계로 행동변화가 실행되는 단계이다.

5) 유지단계

행동변화 후 6개월 이상 지속된다. 유지단계는 고정되어 있는 것이 아니며 다시 이전 단계로 되돌아갈 수도 있다. 담배를 피우지 않으면서, 다른 대체행동을 하는 단계이다.

4. 변화과정

변화과정은 변화단계를 계속 유지하기 위하여 사람들이 사용하는 암묵적이거나 명백한 활동들로 크게 경험적 과정(인지적 과정)과 행동적 과정으로 나눌 수 있다.

경험적 과정은 행동과 관련된 정서, 믿음, 가치 등 대상자의 인지적인 과정(동기부여)이며, 행동적 과정은 행동변화에 적용이 되는 과정이다. 경험적 과정에는 의식고양, 극적 전환, 환경재평가, 사회적 해방, 자기재평가 등이, 행동적 과정에는 자극통제, 조력관계, 역조건 형성, 강화관리, 자기해방 등이 포함된다. 여러 연구를 통해서 변화과정과 변화단계에는 체계적인 관계가 있음이 밝혀지고 있으며, 초기 변화단계에 있는 사람을 다음 단계로 진전하도록 하는 변화과정요소는 대상 또는 사회문화적 배경에 따라 차이가 있는 것으로 여겨진다.

1) 경험적 과정

(1) 의식고양(consciousness raising, increasing awareness)

숙고단계에서 가장 많이 행해지는 과정이다. 관련된 정보를 추구하며 문제를 이해하려고 대상자가 하는 활동이다. 예로서 담배의 해독에 대한 책, 신문, 잡지를 읽는 것, 담배를 끊었을 때의 이점을 생각하는 것, 담배 끊는 포스터를 읽는 것, 자조집단으로부터 정보를 습득하는 것 등이 있다.

(2) 극적전환(dramatic relief, emotional arousal)

문제행위의 결과에 대한 감정을 경험하고 느끼는 것으로 심리극, 우울감 해결, 역할극 등을 통해 얻을 수 있다.

(3) 환경재평가(environmental reevaluation, social reappraisal)

흡연이 환경에 미치는 영향을 재평가하는 것이다. 예로 금연이 맑은 공기를 만드는 데 도움이 된다는 것을 인식하는 것이 있다.

(4) 사회적 해방(social liberation, environmental opportunities)

사회 내에서 생활방식에 대한 개인의 인식이다. 예로 금연 표지를 보는 것, 공공장소에서는 금연해야 한다는 사실을 인식하는 것 등이 있다.

(5) 자기재평가(self reevaluation, self reappraisal)

숙고단계에서 준비단계로 이동할 때 자신의 가치관과 신념에 맞추어 자신의 행동을 평가한다. 자기 기준이나 이미지와 맞지 않는 행동을 수정하려는 동기를 스스로 부여하는 일이 일어난다. 예로 담배에 찌든 자신의 모습에 불만을 느끼는 것, 자신의 이미지에 담배보다는 운동이 적합하다고 생각하는 것 등이 있다.

2) 행동적 과정

(1) 자극통제(stimulus control, re-engineering)

행동을 유발시키는 자극이나 상황을 조정하는 행동이다. 즉 행동을 일으키는 선행적 상황을 조정하는 행동이다. 예로 담배를 생각나게 하는 물건을 치우는 것, 담배와 관련된 잡지 광고를 보지 않는 것 등이 있다.

(2) 조력관계(helping relationships, supporting)

타인과의 행동에 대한 지지관계를 형성하는 것이다. 문제가 있을 때 도와주거나 들어주는 지지 세력을 형성한다.

(3) 역조건 형성(counterconditioning, substituting)

행동단계나 유지단계에서 바람직하다. 자극과 반응과의 연결을 끊어주는 것과 관련된 과정이다. 예로 흡연 대신 운동에 참여한다든지 하여 흡연의 욕구를 없애는 것, 흡연하고 싶을 때 요리를 하거나 음악을 듣는 것 등이 있다.

(4) 강화관리(reinforcement management, rewarding)

준비와 행동단계에서 적절하다. 강화는 물질적, 사회적 또는 자기 자신을 통하여 이루어질 수 있다. 예를 들어 스스로 담배를 끊은 것을 칭찬하는 것 또는 친구들의 칭찬 등이 있다. 강화에는 강화 일정을 고려하여야 하는데 시작시기에는 고정 일정을, 시간이 지나면 변동 일정을 활용한다.

(5) 자기해방(self liberation, committing)

변화할 수 있다고 믿고 결심하는 것이다.

3) 자기효능감

자기효능감은 행위를 지속해야 하는 상황에서 개인이 긍정적인 행위를 지속시키고자 하거나 또는 문제행위에서 벗어나고자 하는 것에 대한 각 개인의 신념의 정도이며 '행위를 성공적으로 수행할 수 있다는 확신' 이다. 자기효능감은 행동변화의 시작 및 유지에 중요한 개념이며 사람들이 질병을 예방하거나 건강에 유익한 행위를 하기 위해서는 장애물을 극복해야 하는데, 이것을 스스로 극복할 수 있다는 자신의 유능감을 확신할 때 가능해진다.

4) 의사결정균형

의사결정균형(decisional balance) 개념은 Janis와 Mann(1977)에 의해 개념화된 것으로 어떤 행위를 변화시킬 때 자신과 중요한 타인에게 생기는 이득 및 손실과 자신과 다른 사람으로부터 인정을 받는지 못 받는지에 대해서 비교 평가하는 의사결정이 결정적인 역할을 한다는 개념이다. 변화단계별로 의사결정상 행위의 이득적 요인(pros)과 손실적 요인(cons)의 균형에 차이가 있으며, 초기단계인 숙고 전 단계에서는 흡연에 대한 이익이 높고 손실이 매우 낮은 반면 행동과 유지 단계로 갈수록 흡연의 이익은 낮고 손실이 매우 높게 나타났다.

5) PRECEDE-PROCEED 모형

건강교육의 요구도를 진단하기 위한 목적으로 1974년 그린은 PRECEDE(Predisposing, Reinforcing and Enabling Constructs in Educational Diagnosis and Evaluation) 모형을 개발하였고, 1991년에 정책, 법규, 조직체, 환경이라는 요소인 PROCEED(Policy, Regulatory, Organizational, Constructs in Educational and Environmental Development)를 추가하여 PRECEDE와 PROCEED 모형이 완성되었다(Green & Kreuter, 1991). 이 모형은 PRECEDE와 PROCEED의 두 과정으로 구성되는데, PRECEDE과정은 보건교육사업의 우선순위 결정 및 목적 설정을 보여주는 진단단계이며, PROCEED과정은 정책수립 및 보건교육사업 수행과 사업평가에서의 대상과 그 기준을 제시하는 건강증진계획의 개발단계이다.

이 모형의 특징은 여러 측면의 사정과정을 통해 건강과 건강행위에 미치는 다양한 요인을 복합적으로 분류하여 조직화할 수 있는 접근체계를 제시해 주었다는 것이다. 특히 건강 및 건강행위에 사회적 · 생태학적 측면(가족, 지역사회, 문화, 신체적 · 사회적 환경)들이 중요한 요인임을 강조하여 건강행위 변화에 대한 책임을 대상자중심으로 본 다른 건강행위 관련 모형과 구별된다.

모형은 8단계로 되어 있으며(Green & Kreuter, 2005), 그 내용은 그림 7-6과 같다.

(1) 1단계: 사회적 진단

사회적 진단(social diagnosis) 단계는 사람들의 요구나 삶의 질을 이해하기 위한 과정으로 건

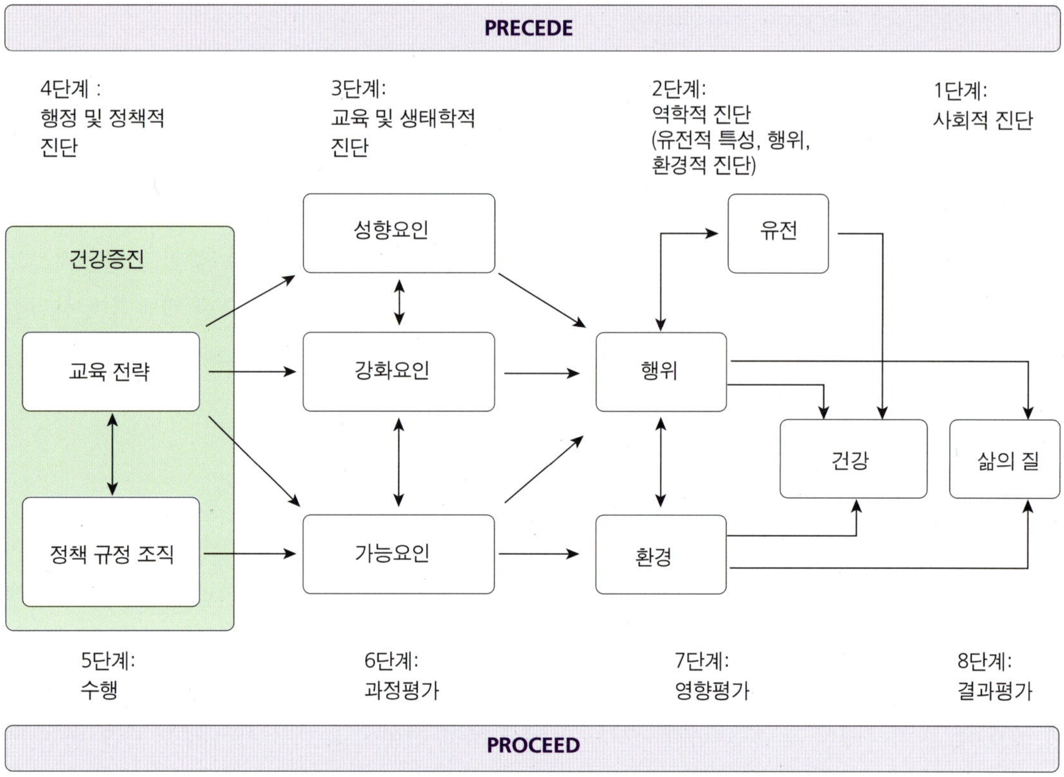

그림 7-6 수정된 PRECEDE-PROCEED 모형

[자료원] Green, L. W. & Kreuter, M. W. (2005). Health Program Planning: An educational approach. 4th ed. New York: McGraw-Hill.

강증진사업의 목적인 삶의 질 향상 정도를 측정하는 과정이다. 이를 위해 광범위한 지역사회에 참여하고 지역사회를 이해하기 위해 계획된 다양한 정보수집활동을 한다. 정보수집은 면담, 지역사회 포럼, 포커스 그룹 활용, 설문조사, 사회적 지표 및 연구기록 등으로 이루어질 수 있다.

(2) 2단계: 역학적 진단

역학적 진단(epidemiological diagnosis)단계는 사회적 진단단계에서 찾아낸 삶의 질에 영향을 미치는 구체적인 건강문제에 건강목표를 규명하고 우선순위를 정하여 제한된 자원을 사용할 가치가 가장 큰 건강문제를 찾아내는 단계이다. 사망률, 이환율, 장애율 등의 역학적 자료를 활용하여 건강문제의 상대적 중요성을 찾을 수 있다.

또한 행위 및 환경적 진단(behavioral and environmental diagnosis)은 역학적 진단에서 발견한 문제들의 원인이 되는 건강행위와 생활양식, 환경요인들을 찾아내는 것이다. 이 진단에서 파악된 요인들 중 보건교육을 통해 변화가 가능한 문제를 우선순위로 정하여 교육내용에 포함시키는 것이 바람직하다.

(3) 3단계: 교육 및 생태학적 진단

교육 및 생태학적 진단(educational and organizational diagnosis) 단계에서는 건강행위를 유발시키고 건강행위 결정에 영향을 주는 다음의 3가지 요인들을 사정한다.

① 성향요인

성향요인(predisposing factors)은 행위에 대한 동기부여기능을 갖고 있으며, 개인의 지식, 태도, 신념, 가치, 자기효능감 등이 있다. 이러한 요인들은 중재 전략을 세우거나 보건교육의 계획에 매우 유용하다.

② 강화요인

강화요인(reinforcing factors)은 보상, 칭찬, 처벌 등을 통하여 그 행위를 계속 유지하게 하거나 중단시키는 역할을 한다. 예를 들어, 환자 대상의 교육에서는 간호사, 의사, 동료환자, 가족 등에 의해 행위가 강화될 수 있고, 산업장의 보건교육에서는 동료, 부서장, 가족 등에 의해 강화가 제공될 수 있다.

③ 가능요인

가능요인(enabling factors)은 동기가 실현 가능하도록 하는 기능을 갖는다. 여기에는 보건의료 및 지역사회 자원의 이용 가능성, 접근성, 개인의 기술과 자원 등이 포함된다. 예를 들어, 금연의 경우에는 담배 값, 흡연 예방 프로그램의 저렴한 비용, 금연 관련 용품 제공 등이 여기에 속한다.

(4) 4단계: 행정 및 정책적 진단

행정 및 정책적 진단(administration and policy diagnosis) 단계에서는 건강증진사업의 수행과 관련한 행정적 능력과 자원, 정책적 환경 등에 대한 분석이 이루어진다. 행정 및 정책적 진단을 통해 건강증진사업을 촉진하거나 방해하는 정책, 자원 및 조직의 환경을 분석하고, 이전 단계에서 규명된 목표 달성을 위한 전략을 세우며, 보건교육 계획을 수립한다.

(5) 5단계: 수행

수행단계에서는 교육계획을 수립하여 수행한다. 교육 수행에 필요한 예산, 조직, 인력, 모니터링 및 평가 등에 대한 계획이 수립되어야 하며, 이를 기초로 교육이 진행되어야 한다.

(6) 평가

건강증진 분야에서 사업평가의 관심은 자원의 투입과 활동의 변화와 관련된 대상의 변화이다. 건강증진사업의 투입, 과정, 결과의 각각은 평가의 주된 관심대상이 된다. 앞에서는 PRECEDE 모형에 적용된 인과관계에 따라 오른쪽에서 왼쪽으로 전개되었다. 이는 근본원인과 예방적인 또는 촉진적인 해결책을 찾는 체계적인 방법이다.

평가에서도 같은 논리와 모형을 적용하지만, 모형에서 이를 살펴볼 때는 왼쪽에서 오른쪽으로, 즉 정책 · 활동 · 자원 · 중재에서부터 중간효과까지 그리고 궁극적인 건강의 결과, 사회적 이익까지 화살표를 따라 진행된다. 관심의 대상은 동일하지만 그에 대한 검증과 판단 순서는 반대가 된다. 평가에 대한 수용성의 기준은 계획과정에서 개발된 목적에 얼마만큼을, 언제 평가할 것인지를 규명해야 한다.

① 6단계: 과정평가

과정평가(process evaluation)는 프로그램의 수행이 정책, 이론적 근거, 프로토콜 등에 따라 잘 이루어졌는지 평가하는 단계이다. 이 단계는 프로그램 진행과정의 첫 번째 평가로, 수행 중 문제점을 찾아냈을 때 프로그램 관리자는 그 문제가 표면화되기 전에 수정할 수 있다.

② 7단계: 영향평가

영향평가(impact evaluation)는 행위와 성향요인, 강화요인, 가능요인 및 환경요인이 활동에 미치는 즉각적인 효과에 대해서 평가하는 단계이다.

③ 8단계: 결과평가

결과평가(outcome evaluation)는 진단의 초기 단계에서 사정된 건강상태와 삶의 질이 어떠한 변화를 보였는지를 평가하는 단계이다.

5. 건강증진사업의 실제

1) 인구집단별 건강증진사업

우리나라 제5차 국민건강증진종합계획 2030(HP 2030)에서는 인구집단별 건강관리에 대한 종합적인 접근을 모색하여 중요도가 높은 보건사업을 선정하였다. 인구대상별 건강증진정책 목표와 사업개발을 위하여 인구집단 건강관리분과를 구성하고, 영유아, 청소년의 건강한 성장 지원으로 평생건강 토대를 마련하고, 여성, 노인, 장애인 건강을 위한 환경 구축과 건강을 지킬 수 있는 근로환경 개선과 군 생활 보장을 포함하고 있다. 구체적인 인구집단과 주요사업은 표 7-2와 같다.

2) 생활터별 건강증진사업

'생활의 터(setting)'에 기반을 둔 건강증진사업은 세계보건기구를 비롯한 많은 전문가들이 권장하는 건강증진의 실행 전략이다. 우리나라에서도 건강증진사업이 활성화된 초기부터 생활터

표 7-2 인구집단별 주요 건강증진사업

중점과제	대과제	세부 과제내용
영 · 유아	모든 아이들의 안전한 출생과 정상적 성장 · 발달 보장	• 고위험 산모 · 신생아 의료체계 개선으로 신생아 사망률 격차 해소 • 모유수유 등 출산가정 지원을 통한 아동의 장기적 질병 예방 • 영유아 사망 및 장애 예방, 검진 개선 및 발달 지원사업 확대
청소년	아동 · 청소년 질병 · 사고 예방을 통해 평생건강 기틀 형성	• 아동 · 청소년 발달단계에 따른 건강증진교육 내실화 • 학교 주변의 건강유해요인 개선을 통한 건강한 교육환경 조성 • 아동 · 청소년 건강진단 및 건강서비스 사각지대 해소
여성	여성의 생애주기별 맞춤형 건강정책 추진	• 의료적 또는 사회적 고위험 임산부 체계적 지원 • 남녀가 함께하는 생애주기별 성 · 재생산 건강증진 강화 • 건강격차 해소를 위한 취약계층 여성 지원 강화
노인	건강한 노년의 삶을 누리기 위한 노인친화적 건강환경 조성	• 건강한 노년을 오래 누리기 위한 지역사회 지원 확대 • 기능상태 유지와 장애 예방을 위한 노인성 질환 치료 · 관리 지원 • 노인 건강관리서비스 및 의료 접근성 증진
장애인	장애인 건강증진 및 건강불평등 해소를 위한 예방의료 강화	• 장애인 건강관리와 2차 장애 예방 • 장애인 필수 의료서비스 접근성 강화 • 국가단위 빅데이터 기반의 장애인 건강통계 및 지식정보 산출
근로자	근로제도 및 환경개선을 통해 근로자 건강보호	• 산재 다발 업종별 위험요인 집중 관리를 통해 안전한 일터조성 • 주52시간제 정착 및 장시간 노동이 빈번한 업종의 개선 추진 • 근로자 건강관리 형평성 제고를 위한 지지적 환경 구축 • 고위험군 대상 정신건강서비스 제공으로 자살 예방
군인	군별 · 부대별 필수사업과 특성을 고려한 맞춤형 건강증진	• 군별, 부대별 특성을 고려한 차별화된 건강서비스 집중 제공 • 군 감염병 관련 건강문제 대응 강화

[자료원] 보건복지부(2021). 제5차 국민건강증진종합계획(2021~2030).

에 대한 관심이 높았다. 건강증진 관점에서 생활터란 "사람들이 일상 활동을 수행하는 장소나 사회적 맥락(context)으로서 환경요인, 조직요인, 그리고 개인적 요인들이 상호작용하면서 건강과 안녕에 영향을 미치는 곳"이다(Nutbeam, 1998). 일반적으로 생활터는 물리적 경계를 가지고, 특정한 역할을 지닌 구성원들이 있으며, 조직 구조를 지니고 있다. Green 등(1999)은 생활처의 다양성과 현존하고 있는 사회적 관계와 경계의 투과성 등에 주목할 것을 요청하면서 생활터는 문화적으로 규정되고 개인의 상호관계와 활동에 의해 조정된다고 주장하였다.

Poland(2007)는 생활터를 공식적 또는 비공식적 여부와 지리적 단위인지 여부를 이용하여 구분하였고, 이 구분을 기준으로 세계보건기구가 제시한 건강증진에서 활용되는 생활터를 분류하면 다음과 같다.

- 공식적 생활터(formal setting): 조직, 학교, 직장, 병원, 산업체 등
- 비공식적 생활터(informal setting): 가정, 거리, 식당, 시장, 동네 등
- 지리적 단위 생활터(geographic areas setting): 사회적 연대를 지닌 지리적 단위, 지역사회,

표 7-3 생활터별 건강증진사업 모형의 예시

	지역사회	학교	사업장	의료기관
개인	• 지역사회주민들의 건강행태	• 학생들의 건강행태	• 근로자들의 건강행태	• 환자들의 건강행태
조직	• 지역사회주민들의 건강에 이로운 행태를 촉진시키기 위한 정책, 프로그램, 실천, 지역사회 시설 및 제도	• 학생들의 건강에 이로운 형태를 촉진시키기 위한 학교 방침, 프로그램, 실천 및 시설	• 근로자들의 건강에 이로운 행태를 촉진시키기 위한 작업장 방침, 프로그램, 실천 및 시설	• 환자들의 건강에 이로운 행태를 촉진시키기 위한 기관 방침, 프로그램, 실천 및 시설
중앙정부	• 지역사회주민들의 건강에 이로운 행태를 촉진시키기 위해 지역사회에 영향을 주는 법률, 규칙, 서비스 및 자원	• 학생들의 건강에 이로운 행태를 촉진시키기 위해 학교에 영향을 주는 법률, 규칙, 서비스 및 자원	• 근로자들의 건강에 이로운 행태를 촉진시키기 위해 작업장에 영향을 주는 법률, 규칙, 서비스 및 자원	• 환자들의 건강에 이로운 행태를 촉진시키기 위해 기관에 영향을 주는 법률, 규칙, 서비스 및 자원

[자료원] Green, L. W. & Kreuter, M. W. (1999). Health Promotion Planning: An Educational and Environmental Approach(3rd ed.).

시 · 도 · 군 · 구, 국가, 권역 등

또한 생활터에 기반을 둔 건강증진은 다음과 같은 특징을 지니고 있다.

- 잠재력을 중시한다.
- 개인과 조직의 통합성을 강조한다.
- 적극적인 참여와 협력을 강조한다.
- 생활터 사이의 상호연관성을 중시한다.
- 건강증진을 위한 변화촉진자의 역할을 중시한다.

생활터별 건강증진사업 모형의 예시는 표 7-3과 같으며, 대표적인 생활터별 건강증진사업으로는 건강증진학교, 건강증진병원, 산업장 건강증진사업 등이 있다.

(1) 건강증진학교

건강증진학교(health promoting school)는 '살아가고, 배우고, 일하는 건강한 장(場, setting)으로서 학교인구의 역량을 지속적으로 강화하는 학교'(WHO, 1996)를 의미한다. 건강증진학교는 학생과 교직원의 건강증진을 통해 교육의 목표를 효과적으로 달성하고, 학교에서 건강한 생활습관을 익히고 실천하게 함으로써 평생건강의 기틀을 마련하는 데 도움을 주는 것을 목표로 한다(한국교육개발원, 2016). 또한 건강증진학교사업은 학교 스스로 학교의 총체적인 건강 수준 및 건강문제를 진단하고, 학교 건강증진을 위해 전체 교직원 · 학부모 · 지역사회가 협력하여 학교 및 학생의 건강문제를 스스로 해결해 나갈 수 있는 풍토를 조성하고, 건강역량을 강화하는 데 그 목적이 있다.

건강증진학교는 건강증진에 유리한 지지적인 환경을 만듦으로써 전체 학교 구성원들의 건강 수준을 향상시키고자 한다. 따라서 건강증진학교는 안전하고 건강친화적인 환경을 개발하기 위한 기회를 제공하고, 이를 위해 전념하는 특징을 지니고 있다. 1997년 개최된 유럽 건강증진학교 네트워크(ENHPS)의 제1차 국제 컨퍼런스에서는 아래와 같이 건강증진학교의 10가지 원칙을 제시하였다.

- 민주적인 실천과 참여(democratic practice and participation)
- 형평(equity)
- 역량강화와 활동능력(empowerment and action competence)
- 학교환경(school environment)
- 건강증진에 기반을 둔 교과과정(curriculum based health promotion)
- 교사 교육의 제공(provision of teacher training)
- 성공의 측정(measuring success)
- 협력과 파트너십(collaboration and partnership)
- 지역사회의 참여(involving communities)
- 지속 가능성(sustainability)

건강증진학교는 건강을 물리적 · 사회적 · 감정적 웰빙으로 간주하며, 학교와 지역사회에서 살아가는 모든 영역에 건강을 강화하려고 시도한다. 그리고 학생, 교사, 지역사회가 각 주체가 되어 실행하게 한다. 모든 학교가 건강을 향상시키고 건강문제를 예방할 수 있는 새로운 접근인 건강증진학교는 학교보건정책, 학교의 물리적 환경, 학교의 사회적 환경, 지역사회 유대관계, 개인건강기술, 학교보건서비스의 6가지 구성요소로 이루어져 있다. 세계보건기구(2000)의 건강증진학교의 6가지 구성요소는 학교보건정책, 학교의 물리적 환경, 학교의 사회적 환경, 지역사회 유대관계, 개인건강기술, 학교보건서비스로 사업내용은 표 7-4와 같다.

(2) 건강증진병원

건강증진병원(health promoting hospital)은 "양질의 포괄적인 의료 및 간호 서비스만을 제공하는 것이 아니라, 건강증진의 목적을 포함한 조직의 정체성을 정립하고, 환자와 모든 직원의 적극적이고 참여적인 역할을 포함한 건강증진적인 조직구조와 문화를 개발하며, 건강친화적인 물리적 환경을 조성하고, 지역사회와 적극적으로 협력하는 병원"을 말한다(WHO, 1998). 이는 지역사회의 건강을 향상시키기 위한 행동뿐만 아니라 '건강한 조직(healthy organization)'이 되기 위한 노력까지를 포함하는 개념으로, 건강증진병원은 생활터 접근방식을 통해 오타와 헌장 등에서 제시된 건강증진의 개념, 원칙, 전략을 병원의 조직구조와 문화에 융합시킴으로써, 제

표 7-4 세계보건기구의 건강증진학교 구성요소와 사업내용

구성요소	지역사회
학교보건정책	학교보건위원회 구성, 학교 내 금연운동, 요보호아동 건강상담 제공, 응급처치교육
학교의 물리적 환경	학교환경위생관리(실내외 먼지오염, 식수위생), 학교주변 보도블럭 교체, 양치질 교실 조성, 휠체어 전용 통로 설치 등
학교의 사회적 환경	학부모건강교육, 어린이 건강클럽 운영, 사회성 증진 프로그램, 정신건강교육
지역사회 유대관계	물리적 지원 환경(교육청, 구청 연계), 아동안전지킴이(지역사회주민) 학교금연(학교주변 담배판매업소), 학교보건요원(의사, 약사, 지역지원)
개인건강기술	흡연, 음주 예방교육, 올바른 식생활교육, 손 씻기 체험교육, 줄넘기교육
학교보건서비스	학생 및 교직원 건강검진, 감염병 예방접종안내, 신체검사 통계 등

[자료원] 안동현(2009). 여러 생활터를 통합하는 건강증진 전략 및 사업개발. 보건복지부.

공하는 서비스의 질을 개선하고, 환자와 직원, 지역사회의 건강 수준을 향상시키고자 노력하는 병원이라 할 수 있다.

1986년 제1차 WHO 국제건강증진대회(오타와 헌장, 캐나다)는 WHO를 중심으로 하는 건강증진을 위한 국제적 협력 강화와 건강증진을 위한 전략 중 보건의료서비스의 개편이 언급되었고, 1990년 국제 건강증진병원 네트워크(International Network of Health Promoting Hospitals)를 창립하였다. 1991년에는 세계보건기구의 부다페스트 선언(Budapest declaration)을 통해 건강증진병원의 포괄적인 비전과 17가지 건강증진병원 이행기준을 제시하였다. 1997년 WHO 비엔나 헌장(Vienna recommendations on health promoting hospitals)에서는 오타와 헌장에 근거하여, 부다페스트에서 처음으로 건강증진에 대한 선언과 17가지 건강증진병원 이행기준을 제시하게 되었다. 이후 1997년 건강증진병원 운동을 확산하기 위한 비엔나 헌장이 발표되었다. 2004년 국제 HPH 네트워크 사무국이 개설되면서 발전을 이루어 왔다.

우리나라는 2009년 안동의료원에서 건강증진병원 사업모델을 최초로 개발하였고, 2009년 보라매병원과 안동의료원이 최초로 국제건강증진병원(WHO-HPH)에 가입하였다.

(3) 산업장 건강증진사업

산업장은 근로자들이 하루 중 많은 시간을 보내는 곳이기 때문에 건강한 직장환경의 중요성은 오래 전부터 고용주와 피고용인 모두에게 인식되어 왔으나, 국내에서는 1995년 「건강증진법」의 제정으로 각 산업장의 건강증진 프로그램 개발이 이슈화되었다. 이후 산업장 근로자의 건강을 유지 증진하기 위한 건강증진 프로그램이 다양하게 시도되고 있다.

① 산업장 건강증진사업 목표와 산업간호사의 역할

일반 성인이 노동시장에 진입하여 근로자로서 지내는 기간은 일반적으로 30~40년에 달한다.

따라서 근로자의 건강은 근로 연령에 있는 인구의 생산성을 높이는 장기적인 인간자본에 대한 투자라는 측면에서도 중요성이 강조되어야 한다. 사업장의 유형, 규모에 따른 차이는 있으나 사업장은 성인에 대한 건강정보, 위험평가, 보건교육, 건강증진활동을 효과적으로 운영할 수 있는 곳으로, 선진국의 연구결과들에 따르면 사업장 건강증진 프로그램의 비용효과가 매우 높은 것으로 나타났다.

우리나라 「산업안전보건법」 제4조의 '정부의 책무'에 '근로자의 안전 및 건강의 보호증진에 관한 사항'이 규정되어 있으며, 동법 시행령 제3조의6에 '건강증진사업 등의 추진'에 관한 사항을 규정하고 있다.

② 산업장 건강증진사업의 추진원칙

세계보건기구 서태평양지구(1999)는 산업장 건강증진을 위한 지역 지침서를 통해 산업장 건강증진사업 추진의 5대 원칙을 아래와 같이 제시하였다.

- 포괄성(comprehensive): 개인의 건강행태 변화뿐만 아니라 건강하고 안전한 환경을 조성하는 데 도움이 되도록 광범위한 개인 및 조직 차원의 중재를 포함하여야 한다.
- 참여와 역량강화(participatory and empowering): 조직 내 모든 수준의 근로자들이 문제의 발견과 해결책의 결정에 참여해야만 한다.
- 다양한 사회 부문과 전문 분야의 협력(multisectoral and multidisciplinary cooperation): 건강의 다양한 결정요인을 개선하기 위해서 광범위한 사회 부문과 다양한 전문 분야가 반드시 참여하여야 한다.
- 사회 정의(social justice): 직장의 모든 구성원은 지위, 인종, 고용상태 등과 상관없이 모든 프로그램의 대상이 되어야 한다.
- 지속 가능성(sustainability): 변화는 장기간 동안 지속될 수 있도록 조직문화와 관리의 관행에 포함되어야 한다.

6. 건강증진사업에서 간호사의 역할

건강증진사업에서 간호사의 역할은 다양한 지역사회간호사의 역할을 구체화한 것이다. 우리나라의 건강증진사업이 보건소중심의 지역사회 통합건강증진사업으로 진행되고 있는 상황 속에서 간호사는 보건소 건강증진사업의 가장 핵심적인 책무를 맡고 있으며, 그만큼 다양한 개별 건강증진사업에 투입되어 활동하고 있다. 따라서 건강증진사업에서 간호사는 자신의 역할을 명확히 인지하고, 성공적으로 실행하기 위한 역량을 개발하기 위해 노력해야만 한다.

1) 지역사회의 건강증진 요구사정과 관련된 역할

지역사회 건강증진사업의 첫 단계는 지역사회주민의 건강결정요인에 영향을 미치는 요소를 사정하는 것이다. 수집되는 정보의 양은 정보의 유용성 정도와 지역사회간호사의 시간, 활용 가능한 자원, 사업에 임하는 자세와 자료수집과정 내에 참여하는 지역사회의 분위기 등에 따라 달라질 수 있다. 지역사회 건강증진사업의 사정은 사업에 필요한 인적 · 물적 인프라와 관련된 자료를 수집하여 분석하고 문제를 확인하는 것이다. 지역사회를 구성하고 있는 주민 전체의 건강증진을 위해서는 주민 개인보다는 집단관리가 효율적이다.

2) 근거중심 사업계획서 수립자의 역할

지역사회 건강증진 요구사정을 통해 문제점들이 도출되고 분석되면 이를 기초로 사업계획을 수립하여야 한다. 사업계획서에는 구체적이고 측정 가능한 목표가 기술되어야 하고, 목표를 달성하기 위한 방법과 최종 산물이 무엇인지가 기술되어야 한다.

3) 건강증진 관련 교육 및 상담과 관련된 역할

대상자에 대한 교육과 상담은 간호사들이 일상적으로 수행하는 중요한 역할이다. 그러나 현실적으로 보건소의 경우 보건간호사가 건강증진 관련 사업 외에도 여러 가지 업무를 담당하는 경우가 많다. 그러므로 금연, 절주, 신체활동, 영양 등의 교육을 외부 전문가들에게 의뢰하는 경우가 있을 수 있다. 그러나 지역사회주민 개인과 그들의 생활습관 등을 잘 알고 있으며, 사업을 계획한 담당자인 간호사가 교육 및 상담을 실시하는 것이 행위변화 유도에 효과적이다.

4) 건강증진 관련 팀원과의 협조체계 유지의 협력자 역할

건강증진사업은 여러 직종과 여러 부처가 참여하여 목표에 도달하는 사업이므로 행정, 보건 및 기타 전문직과의 협조체계를 잘 유지하는 것이 매우 중요하다. 지역사회주민의 건강문제는 간호사만의 활동으로 해결되지 않는 경우도 많다. 예를 들어, 지역사회 장애인에게는 간호사의 간호서비스뿐만 아니라 물리치료사나 재활치료사의 서비스도 매우 필요하다. 따라서 보건간호사는 같은 직종의 팀원뿐만 아니라 타 직종과의 협조체계를 유지하는 훈련이 필수적이다.

5) 건강증진을 위한 지역사회자원 개발자의 역할

건강증진사업은 지역사회가 적극적으로 참여할 수 있어야 사업의 성공 가능성이 높아진다. 예를 들어, 개인에게 금연이나 절주 교육을 통하여 행위로 옮기게 하는 데는 시간과 비용이 많이 들기도 하지만 효과도 미미한 경우가 많다. 그러나 그 지역사회의 지도자가 사업의 목적과 취지를 이해한다면 그를 통해서 금연이나 절주 프로그램이 집단적 · 조직적으로 실현될 수도 있다. 현재 일부 보건소에서는 건강증진 자원봉사자를 공개모집하여 활용하거나, 마을공동체의 경우에는 마을 지도자를 리더로 활용하여 지역사회주민의 교육 등에 참여시키고 있다. 그리고 이들의 교육은 건강증진 담당간호사가 주도적으로 실시하고 있다.

6) 건강증진사업 활성화를 위한 촉진자의 역할

건강증진사업의 주체자는 지속적으로 사업의 진행상태를 점검하고, 이를 바탕으로 부족한 부분에 대한 보완과 긍정적인 부분에 대한 강화를 수행해 나가야 한다. 지역사회간호사는 개인, 가족, 지역사회가 건강문제에 대처하는 능력을 증진시키며 건강증진을 위해 적합한 의사결정을 내리도록 동기를 촉진시키고 보건의료를 위한 변화를 효과적으로 가져오도록 도와주는 데 중추적인 역할을 해야 한다.

7) 건강증진사업 평가자의 역할

건강증진사업의 평가는 사업을 계획해서 실시하고, 실시한 결과를 파악 및 분석하고, 성공과 실패 요인을 판단하는 하나의 과정이다. 예를 들어, 지역사회 성인 남성의 흡연율을 35.0%에서 32.0%로 감소시키는 목표를 세웠다면, 사업 후에 목표에 도달하였는지를 살펴보고, 그 성공과 실패의 요인을 분석하는 것이다. 평가에는 투입된 노력에 대한 평가와 최종 결과에 대한 평가 등이 있다.

8) 건강증진사업 활성화 방안 도출을 위한 연구자의 역할

건강증진사업의 활성화 방안을 도출하기 위한 연구는 연구자만 하는 것으로 생각하는 경우가 많으나, 실제적으로 실무에서 개선이나 활성화를 위한 연구의 적임자는 실무를 담당하는 간호사이다. 왜냐하면 실무를 담당하는 간호사는 건강증진사업에서 무엇을 개선하면 더 효과적이고 효율적인 사업을 할 수 있을 것인가를 직접 경험하는 사업의 주체이기 때문이다. 따라서 지역사회간호사는 건강증진 실무의 발전을 위해서 연구자의 역할을 인식하고 이를 위한 역량 개발에 힘써야만 한다.

건강증진 프로그램 개발

02절

건강증진 프로그램이란 특정한 건강결과를 창출하기 위해서 만들어진 정보나 서비스의 패키지를 말한다. 그리고 건강증진 프로그램의 개발이란 새로운 프로그램을 기획하거나 설계하는 과정이다. 이는 새로운 건강증진 프로그램을 만들거나 기존의 건강증진 프로그램을 수정 · 보완하는 것을 포함한다. 건강증진의 핵심은 건강한 생활양식에 기반하며, 이를 위해 생활습관을 건강에 긍정적인 방향으로 변화시키거나 유지하는 것이 중요한데, 이는 개인이 혼자만의 힘으로 달성하기 어려운 과제이다. 따라서 많은 나라에서는 국민들의 건강한 생활습관 형성을 위해 건강증진 프로그램을 이용하고 있다.

건강증진 프로그램 개발은 미래지향적인 활동이며, 새로운 변화와 발전을 위한 보건사업 기획과정의 큰 틀에서 고려될 수 있다. 즉, 건강증진 프로그램 개발은 보건사업 기획과정을 통해 달성하고자 하는 최종 목적이나 목표를 위한 세부적인 사업 개발의 성격이 강하고, 그 개발과정은 보건사업 기획과정과 유사한 절차를 따른다. 따라서 건강증진 프로그램 개발과정은 지역사회의 현황 분석, 우선순위 결정, 목적과 목표 설정, 전략의 개발 및 세부 수행계획의 작성, 수행 및 평가의 단계로 구성되어 있다.

건강증진 프로그램의 대상자는 개인, 집단, 지역사회 등이다. 일반적으로 행위는 개인으로부터 시작되지만 개인의 행위는 집단이나 지역사회 등의 상위체계로부터 영향을 받거나 상위체계에 영향을 미친다. 따라서 건강증진 프로그램의 대상은 개인보다는 상위체계에 초점을 둘 때 더욱 효과적이라고 할 수 있다. 또한 다양한 개인적 · 사회적 차원의 요인들이 건강에 영향을 미치기 때문에, 건강증진 프로그램의 대상도 개인의 건강습관뿐만 아니라 조직의 규칙 · 규범이나 문화, 그리고 지역사회의 물리적 · 사회적 환경이나 정책과 제도를 포함할 수도 있다. 그리고 효과적으로 건강증진 프로그램을 운영하기 위해서는 프로그램 계획자 및 서비스 제공자와 프로그램 대상자 간의 의사소통, 협력, 그리고 조정이 필수적이다.

1. 건강증진 프로그램의 과정

지역사회간호사는 개인이나 가족, 지역사회가 바람직한 생활양식으로 건강을 유지 및 증진할 수 있도록 돕기 위하여 건강증진 프로그램을 기획하고 적용할 수 있는 능력이 있어야 한다. 건강증진 프로그램 과정은 지역사회의 현황 분석, 우선순위 결정, 목적과 목표 설정, 전략의 개발 및 세부 수행계획의 작성, 수행 및 평가의 단계로 분류할 수 있다.

1) 지역사회 현황 분석

건강증진 프로그램을 개발하기 위하여 지역사회 현황 분석을 하는 목적은 건강문제와 해결방안의 우선순위를 결정하고, 지역사회의 문제해결능력을 평가하며, 건강증진 프로그램 평가를 위한 기초자료를 확보하고, 외부환경의 변화가 프로그램에 미칠 영향을 분석하기 위함이다. 현황 분석에 포함되어야 할 자료는 지역사회의 건강 수준, 지역사회의 관심과 강점, 지역사회의 보건의료체계, 건강문제와 해결능력에 영향을 미치는 환경 변화 등이 있다.

(1) 지역사회의 건강 수준

지역사회의 인구사회학적 특성, 건강 수준, 건강결정요인, 건강문제에 대한 부담, 삶의 질 등을 사정한다.

- 인구사회학적 특성: 인구 수, 연령별 · 성별 인구, 장래인구추계, 소득 · 교육 수준별 인구, 거주지역별 인구 등
- 건강 수준: 상병 및 상해(유병률, 발생률 등), 사망(사망률), 기능(ADL, IADL, 기능손실일수, 장애일수 등)

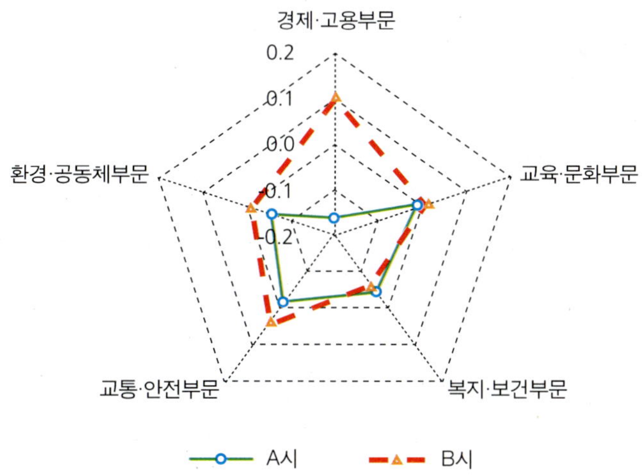

그림 7-7 삶의 질 순위 평가와 분석

- 건강결정요인: 생물학적 · 유전적 요인, 행태적 요인, 환경적 위험요인과 안전, 건강 관련 정책, 보건의료자원과 서비스에 대한 접근성 · 이용의 적절성 · 만족도 등
- 질병부담: 의료비, 잠재적 수명손실 연수, 장애보정 생존연수 등
- 삶의 질: 경제 · 고용, 교육 · 문화, 복지 · 보건, 교통 · 안전, 환경 · 공동체 등

(2) 지역사회의 관심과 강점

보건의료인의 판단으로 건강문제가 아무리 심각하더라도 지역사회주민이 이를 심각하게 느끼지 않는다면 문제를 해결하는 데 장애가 된다. 그러므로 그 지역사회의 객관적인 건강지표의 사정과 함께 주민이나 사업대상자가 중요시하는 가치나 관심을 파악해야 할 필요가 있다. 지역사회의 관심으로는 주민이나 프로그램의 대상자가 생각하는 중요한 건강문제, 문제의 원인, 해결방안, 자원, 문제해결과 관련한 경험 유무 등을 조사한다.

(3) 지역사회 보건의료체계

건강증진 프로그램을 실행하기 위해서는 기획을 실행하는 주체인 지역사회 보건의료체계의 역량을 평가함으로써 건강증진 프로그램 전략의 실행 가능성을 판단할 수 있다. 조사내용으로는 지역사회에 대한 필수적인 보건서비스의 제공 유무와 적절한 보건의료체계의 구성 유무 등이 있다. 그리고 이러한 보건의료체계에는 지역사회의 모든 공공, 민간 및 자원봉사 조직이 포함된다.

(4) 건강문제와 해결능력에 영향을 미치는 환경의 변화

외부환경의 변화는 건강증진 프로그램을 확대할 기회가 될 수도 있지만, 반대로 사업을 축소하거나 중단해야 할 위협이기도 하므로, 외부환경을 분석하여 미래의 환경변화에 대처할 수 있는 프로그램과 전략을 수립해야 한다. 이때 조사할 내용으로는 지역사회 건강 수준이나 보건의료체계, 보건서비스의 제공에 영향을 미칠 수 있는 외부환경의 변화요인, 향후 발생할 수 있는 변화와 이러한 변화로 인해 조직이나 프로그램에 미칠 기회나 위험 등이 있다.

(5) 수집된 자료의 평가

건강증진 프로그램 개발과정에서 사용될 자료의 질을 평가하는 기준은 다음과 같다.

- 완전성(completeness): 기획에 필요한 정보가 모두 포함되어 있는가
- 정확성(accuracy): 이용자료가 타당성과 신뢰성이 있는가
- 대표성(representativeness): 조사대상자가 모집단을 대표하는가
- 시간범위(time period covered): 조사의 대상기간이 의사결정에 적합한가
- 자료의 접근성: 활용 가능성, 비용, 자료이용의 윤리문제 등으로 접근에 제한은 없는가
- 자료의 형식: 쉽게 이용할 수 있는 형태로 보관되어 있는가
- 연계 가능성: 다른 자료와의 연계가 쉬운가

2) 우선순위 결정

한정된 자원으로 효과적인 프로그램을 기획하기 위해서는 다음과 같은 기준을 활용하여 우선순위를 결정해야 한다.

- 미국질병통제예방센터(CDC)의 PATCH(planned approach to community health): 중요성과 변화 가능성
- BPRS 방식: 문제의 크기, 문제의 심각도, 사업의 추정효과

3) 목적 및 목표 설정

목적은 프로그램을 통해 달성하려는 의도를 강조하여 추상적으로 표현한 일반적인 결과로서 포괄적이며 전체적인 방향을 가리킨다. 그리고 목표는 프로그램을 통한 변화를 구체적으로 측정 가능한 수치로 표시한 것이다. 특히 목표를 기술할 때는 누가(who), 무엇을(what), 얼마나(how much), 언제까지(when), 어디서(where)가 포함되어야 하며, 좋은 목표가 갖추어야 할 조건은 다음과 같다.

- 구체적으로 기술되어야 한다(specific).
- 측정할 수 있어야 한다(measurement).
- 현실적으로 성취 가능한 수준이어야 한다(achievevable).
- 상위목적과 하부목표가 상호 관련성이 있어야 한다(relevant).
- 목표달성을 위한 기한이 명시되어야 한다(time limited).

4) 전략의 개발과 수행계획

(1) 건강증진 전략의 개발

건강증진 프로그램의 전략은 크게 교육 전략, 정책 전략, 환경 전략으로 구분할 수 있다.

① 교육 전략

교육 전략은 크게 교육과 훈련으로 구분된다.

- 교육: 대중매체를 통한 홍보, 그룹 강의, 인쇄물(소책자, 전단, 포스터, 라벨 등), 시청각교육, 교육방송, 학습 프로그램
- 훈련: 기술교육, 시뮬레이션과 게임, 소집단토의, 행태개선훈련 등

② 정책 전략

정책 전략은 정책 · 규제 · 법 등의 공식적인 것과 비공식적인 규정이나 합의가 포함되며, 행동을 조장하기 위한 정책과 억제하기 위한 정책으로 나눌 수 있다.

- 건강에 해를 끼치는 행동을 억제하거나 제한하는 정책: 공공건물에서 담배 관련 상품의 판매 제한, 청소년에 대한 담배 및 알코올 판매를 제한하는 정책, 음주운전에 대한 벌칙, 식당에 대한 규약, 유독폐기물 취급에 대한 규제 등

- 건강한 행동을 촉진하기 위한 정책: 근로자들의 신체적 활동량이 증가되도록 작업시간을 유연하게 운영, 비흡연자에 대한 보험료 감면, 근로자를 위한 진료시간 연장, 지역사회 여가시설의 개장시간 연장 등

③ 환경 전략

환경 전략은 물리적 · 사회적 환경의 변화에 중점을 두는 것으로, 건강을 지지하는 환경을 만들어내고 건강을 지지하지 못하는 행동을 억제하거나, 태도와 행동의 규범적 변화를 지지하는 환경적 변화를 포함한다.

- 건강을 지지하는 환경 창출: 고속도로의 중앙분리대 설치, 범죄를 줄이기 위해 가로등 설치 확대, 저지방유제품의 구매가 용이하도록 상품 진열, 사용하지 않는 철로를 보행자를 위한 도로로 전환, 운동하는 직장인을 위해 직장 내 샤워시설 설치 등
- 건강을 지지하지 못하는 행동의 억제: 공공건물에서의 담배자판기 제거 등
- 태도와 행동의 규범적 변화를 지지: 차량탑승 시 안전벨트를 착용해야 한다는 규범의 확산, 10대는 음주와 흡연을 해서는 안 된다는 지역사회에서 규범의 확산 등

(2) 수행계획의 작성

수행계획은 개발된 전략의 구체적인 행동내용을 명시한 실천방안으로 여기에 포함될 내용은 다음과 같다.

- 업무분담: 건강증진 프로그램에 참여하는 개인별로 어떠한 책임과 권한이 있는지를 명확히 기록하며, 필요한 경우에는 지침서나 서식을 작성한다.
- 예산 및 자원 확보방안: 전략 수행에 필요한 예산과 자원을 산출하며, 예산과 자원의 확보방안을 마련한다. 여기에는 사업별 예산액과 예산 확보방안, 인력 확보계획(직종별, 자격별, 전임 · 비전임 등으로 구분한 필요인력 수 등), 인력 교육 및 훈련방안, 비용 및 시설 확보방안을 마련한다.
- 사업일정: 전략의 준비, 시작 시기와 종료 시기를 결정하고, 전략을 실행할 책임자와 담당자를 결정하여 '누가, 무엇을, 언제까지 할 것인가'를 명확히 제시한다.
- 평가계획과 평가결과의 활용방안: 사업의 진행 정도를 평가하기 위한 감시기전을 마련하여 구체적 활동방안마다 기대성과와 평가기준을 명확히 한다.

5) 수행

(1) 프로그램 수행에 대한 동의

프로그램을 계획하는 단계와 마찬가지로 우선 지역사회주민의 적극적인 참여와 프로그램의 실시에 대한 동의가 필수적이다. 이는 주민들을 변화에 대해 준비시키는 것을 의미한다. 건강증진 프로그램의 수행은 개인이나 집단의 변화를 가져오는데, 이는 개인이나 특정 집단의 반대를 유발할 수도 있으며, 주민뿐만 아니라 프로그램을 수행하는 보건의료제공자들의 변화가 필요한

경우도 있다. 따라서 건강증진 프로그램의 수행은 지역사회주민의 동의와 여러 분야의 보건의료전문가와의 협력하에서 이루어져야만 한다.

(2) 필요 업무와 자원 검토

건강증진 프로그램의 수행에 대한 지역사회주민의 동의가 이루어지면, 계획을 면밀히 검토하여 프로그램 수행에 필요한 업무와 자원 등을 명확히 정해야 한다. 이 시기에는 수행을 위한 지침이 되었던 계획이 변경되거나 계획과정에서 예견된 요인들뿐만 아니라 예견되지 않았던 요인들도 시간이 경과하면서 변경될 수 있다. 따라서 건강증진 프로그램 계획 시 선택한 프로그램의 방법 및 활동과 관련된 자원과 장애요인 등에 대한 점검이 필요하다.

(3) 프로그램 소개를 위한 활동

이는 지역사회주민에게 프로그램을 소개하는 것으로, 여기에는 프로그램 참여가 주민들에게 어떤 이익을 줄 것인지에 대한 결과와 프로그램 실시 장소, 비용 등이 포함된다.

(4) 프로그램의 수행

활동 스케줄에 따라 구체적으로 프로그램을 진행한다.

6) 평가

평가는 프로그램이 진행되는 동안이나 종료 후에 프로그램의 효과를 알아보고 정책의 방향을 결정하기 위한 과정이다. 프로그램의 평가는 프로그램의 타당성, 수행과정의 적합성, 수행결과의 효율성 및 효과성, 그리고 프로그램 수행결과의 장기적 영향 등을 파악하여 프로그램의 의의를 재확인하고, 차후 수행되는 사업의 계획 및 수행에 중요한 참고자료로 활용하는 데 그 목적이 있다. 따라서 평가는 적정한 의사결정에 아주 중요하다.

(1) 평가의 원칙

WHO European Working Group(1998)은 오타와 헌장에서 제시한 건강증진의 원칙에 근거하여 평가의 원칙을 다음과 같이 제시하고 있다.

- 대상자의 참여(participation): 평가의 각 단계에서 건강증진 프로그램의 관련자들인 정책결정자, 지역사회구성원, 지역사회조직, 기타 전문가 및 국가와 지역의 보건기구 등을 포함시킬 것을 명시하고 있다. 특히 지역사회주민의 참여가 중요하다.
- 평가방법의 다양성(multiple method): 다양한 정보원을 수집하며 관련된 다양한 학문에 근거하여 평가한다.
- 평가능력의 함양(capacity building): 평가를 실시하는 개인, 지역사회, 조직 및 정부가 건강증진문제를 스스로 다룰 수 있는 능력을 함양하도록 한다.
- 평가의 적절성(appropriateness): 프로그램의 평가가 건강증진활동의 복잡한 특성과 장기

적 영향을 반영할 수 있도록 설계되어야 한다.

(2) 평가의 영역

① 구조평가

구조평가는 프로그램에 투입되는 자원의 적절성에 대한 평가이다. 여기에는 인력과 시설 및 장비의 적절성에 대한 평가가 포함되며, 인력 및 시설의 평가와 함께 정보에 대한 적합성을 평가할 필요도 있다. 이때에는 프로그램에 필요한 정보를 수집 · 산출 · 확산하는 구조가 적절한지를 평가하는 것이 중요하다.

② 과정평가

과정평가는 프로그램을 실행하는 과정 중에 프로그램의 계획과 진행 정도를 비교함으로써 목표달성이 가능하도록 프로그램의 내용을 조정하고, 목표달성을 저해하는 요인을 조기에 발견하며, 목표달성을 촉진하는 요인을 강화하기 위해 실시한다. 과정평가의 기준으로는 프로그램의 진행 정도, 자원의 적절성과 사용의 효율성, 프로그램 이용자의 특성, 프로그램 전략 및 활동의 적합성과 제공된 서비스의 질 등이 있다.

③ 결과평가

결과평가는 프로그램의 효과를 측정하여 프로그램의 지속이나 감축 · 확대 여부를 판단하기 위하여 실시한다. 결과평가에서는 다음과 같은 내용을 평가하게 된다.

- 프로그램이 목적과 목표를 달성하였는가
- 프로그램에 의해 야기된 의도되지 않은 결과는 없는가
- 조직과 지역사회의 문제해결 역량이 강화되었는가
- 프로그램의 가능한 대안은 무엇이며 다른 대안과 비교할 때 프로그램이 얼마나 효과적인가
- 다른 상황에서는 프로그램이 얼마나 효과적일 것인가
- 추후 프로그램을 지속하거나 확대할 필요가 있는가

결과평가에서 반드시 고려해야 할 것은 프로그램을 통하여 조직과 지역사회의 문제해결능력이 얼마나 향상되었는가를 평가하는 것이다.

2. 건강증진 프로그램

건강증진 프로그램은 건강증진을 위해 생활습관을 바꾸는 것이 필요한 사람들에게 제공되는 정보나 서비스의 패키지로, 지역사회주민이 이용하기 쉬우며 효과적이어야 한다. 현재 우리나라 보건소에서 수행하고 있는 건강증진 프로그램은 다양하지만, 대표적인 것으로는 금연 프로그램, 절주 프로그램, 신체활동 프로그램, 영양 프로그램 등이 있다.

1) 금연 프로그램

담배에는 총 4,700여 가지의 유해성분이 들어있다고 알려져 있으며, 그 중 대표적인 유해물질로는 니코틴, 타르, 일산화탄소 등이 있다. 의존성 물질인 니코틴은 심혈관계를 손상시킬 수 있으며, 타르는 대표적인 발암물질이다. 또한 일산화탄소는 혈액의 산소 운반을 저해하여 심혈관계 기능을 저하시킨다. 흡연은 만성폐쇄성폐질환, 동맥경화증, 뇌졸중, 폐암, 후두암 등 여러 가지 만성질환의 위험요인이다.

(1) 금연 프로그램의 개발

흡연의 역학적 특성을 기초로 하여 금연의 확산과정을 분석해 볼 때, 금연은 다음과 같은 세 단계를 거쳐 이루어진다고 설명된다. 그러므로 금연 프로그램도 각 단계에 적합한 내용과 접근 방법을 이용할 수 있다.

첫째, 동기부여단계이다. 아직 흡연습관에 변화가 없지만 빨리 혹은 천천히 자신의 습관과 갈등을 겪으며 자신의 마음을 준비하는 단계이다. 둘째, 행동화단계이다. 흡연자는 흡연습관에 변화를 시도한다. 그리고 니코틴의 유혹에 저항해야 한다. 셋째, 금연유지단계이다. 이 단계는 금연을 유지하기 위해서 담뱃불을 붙이고 싶은 느낌과 유혹하는 상황에 대항하여 스스로 조절하는 시기이다. 이 조절이 실패하면 동기부여단계와 행동화단계로 다시 돌아가게 된다. 따라서 이때는 준비단계에서부터 다시 시작한다.

(2) 우리나라의 금연사업

우리나라 지역사회 통합건강증진사업의 세부사업인 금연사업은 비흡연자의 흡연 및 간접흡연을 예방하고, 흡연자 금연지원서비스를 제공함을 목적으로 한다. 이를 위해 흡연자 금연지원서비스 강화를 통해 2030년까지 성인 남성 흡연율을 25.0%, 중고등학교 남학생 흡연율을 8.7%까지 감소시키고, 흡연경고그림, 금연구역 확대, 지자체 금연조례 제정 활성화 등 흡연규제 강화 및 비흡연자의 간접흡연 피해를 예방하려고 한다. 추진 전략으로는 금연정책의 일환으로 근거 중심의 종합적 금연정책을 추진하고, 흡연 예방 및 치료의 일환으로 생애주기별 특성에 맞게 흡연 예방 및 치료 서비스의 제공 및 연계를 강화한다. 그리고 비흡연자 보호의 일환으로 금연환경 조성과 비흡연자 보호를 위한 공중이용시설 전면금연을 추진한다(그림 7-8).

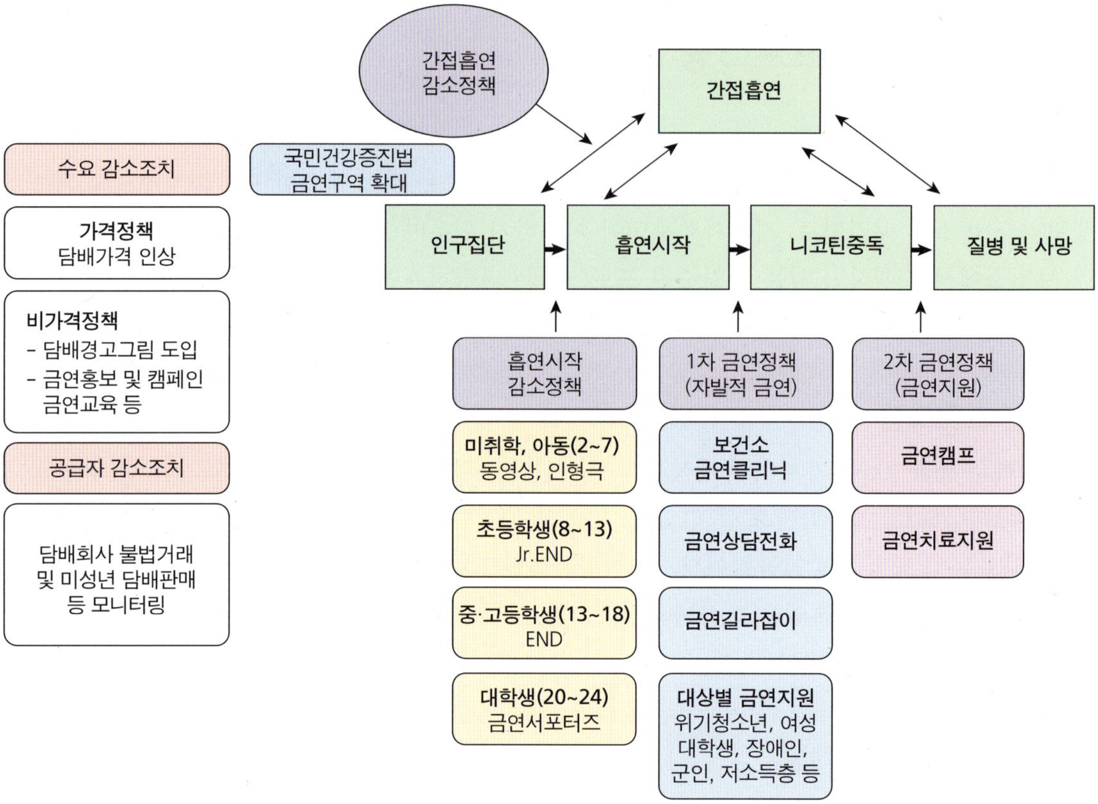

그림 7-8 국가 금연사업 현황도

[자료원] 보건복지부(2021). 지역사회 통합건강증진사업 안내(금연).

금연사업의 사업은 크게 흡연자 금연지원서비스, 금연환경조성사업, 학교 흡연 예방 및 유아 흡연위해 예방사업, 국제협력으로 분류할 수 있다. 흡연자 금연지원서비스는 다시 지역사회중심 금연지원서비스, 금연상담전화, 온라인 금연지원서비스(금연길라잡이), 지역금연지원센터(찾아가는 금연지원서비스, 금연캠프) 운영, 금연치료 건강보험 지원사업으로 분류된다. 금연환경조성사업은 금연환경조성 제도화, 대국민 홍보사업으로 구성되어 있다. 학교 흡연 예방 및 유아 흡연위해 예방사업은 흡연시도연령이 낮아짐에 따라 학령기 청소년의 흡연 예방교육을 통해 흡연 진입을 차단하고, 청소년 흡연 경험률 및 흡연율을 감소시키기 위한 학교 흡연 예방사업과 인지능력이 형성되는 유아(5~7세)를 대상으로 흡연의 폐해에 대한 조기교육을 실시함으로써 올바른 인식정착 및 성장기 흡연 진입 방지를 통한 건강한 생활습관의 형성을 유도하고, 주변 흡연자(가족, 친지 등)에게 흡연의 폐해를 전달하며 금연을 돕는 적극적 전도자로서의 역할을 통해 주변 흡연 예방을 권유하기 위한 유아 흡연위해 예방사업으로 구분된다.

2) 절주 프로그램

일반적으로 술이란 에틸알코올(ethyl alcohol)로 에탄올(C_2H_5OH)이라고도 한다. 술이 인체에 미치는 영향은 술을 마신 양, 술을 마신 기간, 개인적 특성, 술의 종류 등에 따라 다르다. 알코올은 중추신경계의 기능 억제제로 작용하며, 혈중 알코올 농도가 높아질수록 중추신경계의 신경세포기능이 저하된다. 음주는 급성 지방간을 유발할 수 있고, 지속적인 음주는 알코올성 간염을 일으킨다. 또한 음주는 위장 질환과 췌장염의 원인이기도 하며, 혈압을 상승시키고 심장발작의 위험도를 증가시킨다. 또한 알코올 중독은 만성적이고 진행적이며 잠재적으로 음주에 대한 통제력을 잃어가는 치명적인 질환으로 유전적 요인과 사회심리적 요인 및 환경적 요인에 의해 영향을 받는다.

2021년 국민건강통계에 따르면 우리나라 월간음주율은 전체 57.4%로 남성 68.3%, 여성 46.6%이다. 성인의 음주지표는 하락과 상승 추세를 나타내지만, 지난 10년간 큰 변화는 없었다(질병관리청, 2022).

(1) 절주 프로그램의 개발

우리나라는 음주문화가 보편적으로 허용되어 왔다. 이로 인해서 음주로 인한 개인의 건강문제뿐만 아니라 교통사고나 폭력 등의 사회문제가 대두되어 왔으며, 이를 위해 절주 프로그램을 꾸준히 진행해오고 있다. 이러한 절주를 위한 시도는 개인뿐만 아니라 가정, 직장 및 지역사회 전반에 이르는 광범위한 영역에서 이루어지고 있다. 절주 프로그램은 절주 교육 및 홍보, 알코올 광고에 대한 제한규정 마련 및 모니터링, 음주제한연령에 대한 법률 제정과 시행, 건전한 음주문화를 위한 캠페인으로 전개되고 있으며, 이러한 서비스는 공공보건기관, 민간의료기관, 정부 관련 단체 및 협회, 비정부 관련 단체 및 협회, 학교 등을 통하여 제공되고 있다.

절주 프로그램 개발을 위한 첫 단계는 대상자의 음주실태와 음주로 인한 영향을 파악하는 것이다. 그리고 대상자에게 필요한 프로그램의 내용을 알아보는 것이다. 이는 음주문제에 대한 인식이 어느 정도인지, 직장인의 경우 기존의 프로그램에 대한 생각과 프로그램에 영향을 미치는 관리자들의 희망 프로그램 내용 등을 탐색하는 것이 포함된다. 절주 프로그램 개발의 기본요소는 개인, 집단 또는 단체의 음주문제 또는 음주와 관련된 위험요인에 따라 다른 접근 전략과 대책을 필요로 한다. 지역사회중심의 접근 전략들은 상위 행정체계의 법적 · 행정적 영향을 받게 되고, 지역사회의 공공 및 민간기관의 협력하에 예방과 조기 발견에 중점을 둔 사업을 해야만 한다. 그리고 절주 프로그램의 내용으로는 직장인의 음주문화, 스트레스 관리방법, 술 거절방법, 알코올 남용 및 중독의 의미, 술이 인체에 미치는 영향, 효과적인 인간관계 기법, 음주가 가족에 미치는 영향과 가족 간 문제해결방법에 대한 것들이 있다. 그리고 효과적인 절주 프로그램을 개발하기 위해서는 비음주자, 적정 음주자, 알코올 남용자, 알코올 의존자 등 음주문제 수준에 따라 프로그램에서 강조하는 목표를 달리하여 프로그램 내용을 구성한다. 또한 절주 프로그램을 개발할 때에는 횡이론적 · 변화단계별로 의사결정, 자기효능감, 변화과정 중재, 변화과정 전략 등의 개념 틀에 따라 중재 전략을 수립한다.

(2) 우리나라의 절주사업

우리나라 지역사회 통합건강증진사업의 세부사업인 절주사업은 성인의 절주와 청소년, 임산

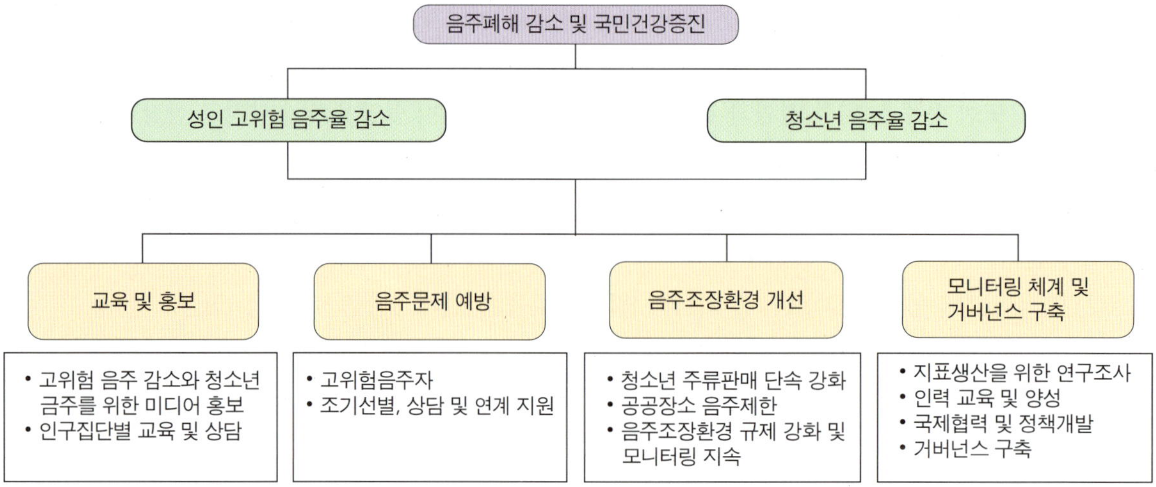

그림 7-9 국가 음주폐해 예방사업 추진방향 및 전략

[자료원] 보건복지부(2022), 지역사회 통합건강증진사업 안내(음주폐해예방).

부 금주를 통한 음주폐해 예방과 주류 접근성 제한, 과도한 주류광고 및 미디오 노출 제한 등의 음주조장환경 개선을 목적으로 한다. 이를 위해 2030년까지 성인 고위험음주율, 중 · 고등학생 현재음주율 등 대상별 음주행태를 개선시키고, 공공장소 금주구역 지정 및 주류광고 기준 강화 등 음주조장환경을 개선하고자 한다. 추진 전략으로는 지역사회 건강증진과 교육 및 홍보, 조기 선별과 상담 및 연계 지원을 통한 음주문제 예방, 음주조장환경을 개선한다. 그리고 모니터링체계 및 거버넌스를 구축한다(그림 7-9).

절주사업의 사업의 내용으로 첫째는 음주조장환경 모니터링이다. 이는 위법 혹은 과도한 주류 광고 · 판촉 · 후원 등의 활동을 모니터링 및 개선하여 정책추진의 근거를 구축하고 음주조장환경을 개선함을 목적으로 한다. 구체적인 내용으로는 주류광고 모니터링 및 개선(방송 · 인쇄 · 통신매체), 드라마 · 예능 등 방송을 통한 과도한 음주장면 모니터링, 주류 과음경고문구 표기 이행 모니터링, 음주조장환경 개선을 위한 정책적 근거구축 및 민 · 관 · 학 협력체계 마련이 있다. 둘째는 지역사회 음주폐해 예방사업으로 이는 보건소를 통해 지역사회주민에게 음주의 위험성을 알리고 지역자원과 연계하여 음주조장환경을 개선하는 산업을 추진함으로써 음주폐해를 예방하고 주민의 건강증진을 도모하기 위함이다.

3) 신체활동 프로그램

신체활동이란 '골격근의 작용으로 우리 몸에서 에너지 소비를 발생시키는 모든 움직임'으로 운동 · 스포츠뿐만 아니라 생활 속에서 몸을 움직이는 활동 전체를 포함하는 개념이다. 유사하게 사용되는 용어인 운동(exercise)은 체계적이고 반복적으로 신체움직임을 하도록 계획하여 신체구성의 한 가지 이상을 향상시키는 것으로 적어도 8주 이상 신체 단련을 위하여 반복적으로 하는 것을 말한다. 따라서 에너지 소비만을 목적으로 하는 걷기, 조깅 등 가벼운 활동을 주로 신

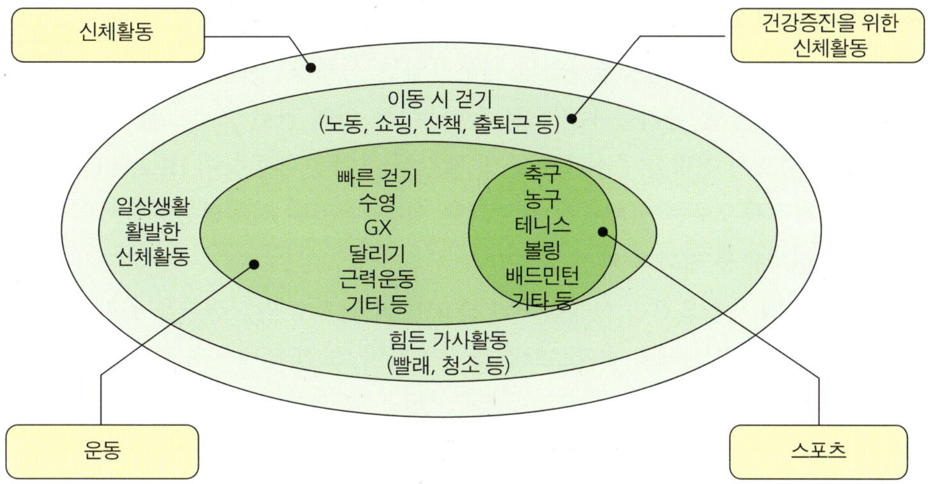

그림 7-10 신체활동 개념도

[자료원] 보건복지부(2022), 지역사회 통합건강증진사업 안내(신체활동).

체활동이라고 하고, 에너지 소비뿐만 아니라 근육강화, 유연성 증가, 심폐지구력 강화 등의 효과를 달성하기 위한 지속적이고 규칙적인 활동을 운동이라고 할 수 있다. 우리나라 통합건강증진사업에서는 다음과 같이 정의하고 있다(그림 7-10).

(1) 신체활동 프로그램의 개발

신체활동 프로그램의 개발은 대상자의 신체사정 및 위험요인의 평가부터 시작한다. 신체사정의 목적은 대상자가 훈련에 적합한가와 프로그램에 영향을 미칠 수 있는 모든 위험요인을 알아내기 위함이다. 40세 이하의 건강한 대상자는 체계적인 병력 및 이학적 검사로 평가하고, 40세 이상의 무증상 대상자와 주요 심혈관 위험요인을 가진 대상자는 철저한 병력청취와 이학적 검사, 임상검사, 휴식 시 심전도 등의 선별검사를 한 후 신체활동검사가 필요하다. 이후 신체활동 능력 및 검사를 시행하는데, 신체활동능력은 일상생활과 레크레이션 활동을 통해 예상할 수 있다. 또한 신체활동검사는 병원이나 의학센터, 외래 클리닉 등에서 일상적으로 실행할 수 있으며, 운동처방을 위해 기능적 작업능력, 혈액학적 반응, 심전도 반응, 증상 및 이학적 소견을 포함한다. 신체활동훈련을 시작할 대상자는 연령과 임상적 상태를 고려하여 분류할 수 있는데, 주요 심혈관 위험요인 및 비정상적인 신체활동검사 결과를 가진 대상자와 60세 이상의 정상인에게는 프로그램의 첫 2~4달 동안은 관찰이 필요하다.

최근에는 주로 좌식생활의 증가로 대부분의 사람들이 신체활동 부족의 상태에 있기 때문에 행위적 접근에 소요되는 시간과 노력에 비해 조금 더 효과적인 환경적 중재방법이 필요하게 되었다. 환경적 접근법은 행위적 접근법보다 더욱 다양한 측면을 고려해야 하는데, 집단 중재는 사회지지, 동료그룹, 관찰학습 등이 고려되고 있다.

(2) 우리나라의 신체활동사업

우리나라 지역사회 통합건강증진사업의 세부사업인 신체활동사업은 신체활동 실천인구 및 규칙적인 신체활동 실천율 증가를 목적으로 한다. 이를 위해 관련 프로그램 제공, 개인서비스, 홍보 · 캠페인, 환경조성 전략을 중심으로 주민 체감형 사업을 제공하여 HP2030의 목표를 달성하려고 한다. 추진전략으로는 신체활동 프로그램 제공, 개인별 신체활동증진서비스, 신체활동 홍보 및 캠페인, 신체활동 친화적 환경조성이다.

신체활동 프로그램 제공으로는 신체활동의 중요성 및 필요성 인식전환을 위한 정보를 제공하고, 생애주기 및 생활터별 신체활동 프로그램을 제공하며, 보건소 내 · 외 신체활동 관련 기관 연

표 7-5 지역사회 통합건강증진사업 중 신체활동사업 영역 및 내용

사업 영역		세부 사업
신체활동 프로그램 제공	전 생애주기	• 생애주기 · 생활터별 프로그램 운영 ※ 생애주기 · 생활터별 건강특성을 고려한 정보 제공, 실천 프로그램 운영 • 관련 시설 및 기관과 합력 · 연계 수행 권장 ※ 시설, 인력 등 지역사회자원 활용을 위한 협력 · 연계 장려
	아동 및 청소년	• 성장기 올바른 신체활동습관 형성을 위한 프로그램 운영 • 과체중 · 비만관리를 위한 프로그램 운영 ※ 학교 · 지역아동센터 등 생활터에 접근하여 프로그램 제공 권장 ※ '건강한 돌봄놀이터' 신체활동 놀이 프로그램 활용 권장
	성인	• 직장인 대상 신체활동 프로그램 운영 • 지역사회 비만 성인 대상 신체활동 프로그램 운영 ※ 직장인 틈새시간활용 신체활동 프로그램 및 내소 성인 여성 비만 프로그램 등
	노인	• 노인 일상생활 기능향상을 위한 신체활동 프로그램 제공 ※ 낙상, 관절염, 요통 등의 노인질환과 관련된 신체활동 프로그램 제공 • 인지기능 개선을 위한 신체활동 프로그램 제공 ※ 치매예방관리사업과 연계 권장
개인별 신체활동 증진 서비스		• 건강위험요인 개선을 위한 개인별 신체활동 상담서비스 • 개인 체력 및 신체조성 측정결과 기반 1:1 운동처방서비스 ※ AI · IOT · ICT 등 모바일 기반 개인 신체활동 모니터링 및 운동 상담 서비스 제공 포함
신체활동 홍보 및 캠페인		• 중앙, 시 · 도, 시 · 군 · 구 협력 홍보 · 캠페인 • 신체활동 활성화를 위한 홍보 · 캠페인 슬로건 개발 및 확산 • 건강기념일 및 지역 축제 연계 홍보 · 캠페인 ※ 지역사회 유관기관 협력을 통한 홍보 · 캠페인 장려
신체활동 친화적 환경조성		• 물리적 환경조성을 통한 주민 신체활동 실천 독려 • 제도적 환경조성을 통한 주민 신체활동 장애요인 개선 • 자조모임 지원 및 인력역량강화 등 사회적 지지기반 조성

[자료원] 보건복지부(2022). 지역사회 통합건강증진사업 안내(신체활동).

계를 통한 프로그램 확대 제공이 있다. 개인별 신체활동증진서비스에는 건강위험요인 개선을 위한 개인별 신체활동 상담서비스를 실시하고, 일상생활 신체활동증진을 위한 모바일 헬스케어 사업을 연계 제공한다. 신체활동 홍보 및 캠페인으로는 중앙, 시 · 도, 시 · 군 · 구 협력 홍보사업을 추진하고, 신체활동 홍보 · 캠페인 슬로건 개발 및 확산, 건강기념일 및 지역사회 축제활용 캠페인 실시, 홍보물 제공, 옥외광고, 언론홍보, 온라인 홍보 적극 활용, 지역사회 관련 기관 연계를 통한 홍보 효과 극대화 도모 등이 있다. 그리고 신체활동 친화적 환경조성으로 물리적 환경조성, 제도적 환경조성, 사회적 지지기반조성을 포함한다. 구체적인 신체활동사업의 내용은 표 7-5와 같다.

4) 영양 프로그램

좋은 영양은 건강을 유지하는 데 아주 중요하다. 건강한 식습관은 질병 예방, 에너지 보존 및 생산적 삶에 중요한 역할을 한다.

영양과 관련한 대표적인 건강문제로 비만이 있다. 비만은 체지방 또는 지방조직의 증가를 말하며, 일반적으로 체질량지수(body mass index, BMI)를 이용하여 측정한다. 한국인의 정상 체질량지수는 18.5 kg/m^2 이상 23.0 kg/m^2 미만으로, 체질량지수가 18.5 kg/m^2 미만이면 저체중, 23.0 kg/m^2 이상 25.0 kg/m^2 미만이면 비만 전 단계, 25.0 kg/m^2 이상 30.0 kg/m^2 미만이면 비만 1단계, 30.0 kg/m^2 이상 35.0 kg/m^2 미만이면 비만 2단계, 35.0 kg/m^2 이상이면 비만 3단계로 구분한다. 비만일 경우 체중을 관리하기 위한 식이 상담이 필요하며, 좌식생활을 많이 하는 사람이라면 운동과 함께 식이조절이 필요하므로 상담을 통한 운동과 식습관의 변화가 있어야 한다.

건강식생활을 실천하고 있는 국민의 비율은 2008년 이후 꾸준히 증가하는 양상을 보이고 있으며, 2021년은 46.5%로 전년 대비 2.3%p 증가하였다(HP2030 목표치 50.6%). 특히 여성의 경우 54.5%가 건강식생활을 실천하는 것으로 조사되어 남성(39.0%)보다 15.5%p 높게 나타났다(질병관리청, 2022).

(1) 영양 프로그램의 개발

영양 프로그램의 개발은 개인 수준의 행위적 중재방법과 조직 · 환경적 중재방법으로 크게 나눌 수 있다. 대부분의 개인 수준 영양중재는 초기 식습관 변화와 변화된 식습관의 장기적 유지를 위한 몇 가지 주요 요인들을 포함한다. 그 요인들로는 영양교육, 동기강화상담법과 변화단계 사용, 식이습관에 대한 주의 깊은 사정, 자가 모니터링, 자극조절에 대한 훈련, 문제해결훈련, 사회적 지지강화, 인지조절 전략을 통한 자기효능감 증진, 재발방지훈련, 행동 유지를 촉진하는 지속적인 프로그램 등이다.

개인 수준의 식습관 변화중재는 임상에서는 매우 유용하지만 식이 선택을 증진하는 환경적 요소를 집중하여 다루지는 않는다. 식이습관을 변화시키기 위해서는 유전적 · 개인적 · 대인관계적 · 환경적 요인이 폭넓게 영향을 미치므로 인구집단의 건강 수준 변화를 위해서는 다양한 수준의 중재가 필요하다. 또한 식습관 변화에 대한 지역사회 수준 접근에서는 식이에 관한 건강 정보를 널리 알리기 위해 대중매체 의사소통과 마케팅의 요소가 중요하다. 지역사회주민과 표적집단은 적절한 정보에 노출되어야 하고, 이러한 정보를 효과적으로 확산시키기 위한 방법의 선택이 중요하다.

(2) 우리나라의 영양사업

우리나라 지역사회 통합건강증진사업의 세부사업인 영양사업은 지역사회주민의 건강수명 증가를 위한 최적의 영양관리 및 식습관 개선을 목적으로 한다. 이는 적절한 영양관리와 영양교육 및 의식개선 등을 통해 균형 잡힌 식생활 실천을 유도함으로써 만성질환 예방 및 삶의 질을 향상시키는 것으로, 구체적으로는 건강식생활 실천율 제고, 건강체중 유지/관리 인구비율 유지, 생애주기별 영양관리 강화를 목표로 하며 지자체에서 계획된 국민영양관리시행계획에 포함하여 실시한다. 또한 사업영역별 세부사업 예시를 참고로 지역의 건강 행태 및 여건 · 특성을 반영한다. 구체적인 영양사업의 영역 및 내용은 표 7-6과 같다.

표 7-6 지역사회 통합건강증진사업 중 영양사업의 영역 및 내용

사업 영역		세부 사업
건강식생활 실천 국민 인식 제고		• 나트륨 또는 당류 섭취 줄이기 캠페인 • 국민공통 식생활 지침 홍보 및 실천 캠페인
맞춤형 영양관리 서비스	임산부 및 영유아	• 영양플러스사업* • 어린이집 · 유치원 기반 영양관리사업 • 다문화가족 대상 영양관리사업
	어린이 및 청소년	• 지역아동센터, 다함께돌봄센터, 초등 돌봄교실 기반 어린이 영양관리사업 • 학교 기반 영양관리사업 • 어린이급식관리지원센터 설치 · 운영 협력
	성인	• 건강위험요인 개선을 위한 맞춤 영양관리사업
	노인	• 어르신 영양관리사업 • 실버건강식생활사업(취약계층 어르신 대상)
	기타	• 다문화가족 영양관리사업
환경조성		• 영양표시제도 시행 · 모니터링 • 학교 주변 그린푸드 존 시행 · 모니터링 • 건강음식점 시행 · 모니터링

* 우선 권장사업: 국민건강증진종합계획 및 국민영양관리기본계획 내 영양플러스사업 내실화 및 대상자 확대 필요성에 의해 우선 수행 및 지속적 확대 권장

[자료원] 보건복지부(2022). 지역사회 통합건강증진사업 안내(영양).

보건교육의 이해

03절

1. 보건교육의 개념

1) 보건교육의 정의

보건교육은 건강(health)과 교육(education)이 통합된 개념으로 건강에 관한 교육을 하는 것을 의미한다. 즉 보건교육은 대상자가 건강을 유지 · 증진하도록 그들이 갖고 있는 능력을 끌어내고, 새로운 지식이나 기능을 습득하게 하는 활동이라고 할 수 있다. 보건교육에 대한 개념도 사회가 변함에 따라 다양하게 정의되고 있다. 그러나 분명한 것은 보건교육은 건강과 질병의 연속선상에서 제공되며, 신체적 · 정서적 · 사회적 · 지적 · 환경적 · 영적 등 모든 측면의 건강을 포함하는 전문영역이라는 것이다(O'Donell, 2009). 보건교육의 정의를 살펴보면 다음과 같다.

- Griffiths(1976): 최적의 건강행위에 대해 알고 있는 것과 실제 행위 사이의 차이를 줄이기 위해 시도하는 활동
- Simonds(1976): 개인, 집단 및 지역사회에서 건강에 해로운 행위를 현재와 미래의 건강에 도움이 되는 행위로 변화를 유도하는 것
- Green(1991): 건강에 도움을 주는 행위에 자발적으로 순응하는 것을 촉진하기 위해 고안된 학습경험들의 조합
- 세계보건기구(1998): 건강지식을 향상시키기 위해 고안된 의사소통의 형식과, 개인과 지역사회의 건강에 도움이 되는 생활방법을 개발할 수 있는 의도적으로 구축한 학습기회
- 미국 학교보건 교육과 증진 용어 공동위원회(Joint Committee on Terminology in School Health Education & Promotion, 2001): 개인 또는 집단을 대상으로 건강에 관한 지식(knowledge), 태도(attitude) 및 행위(practice or behavior)의 변화가 나타나도록 영향을 주는 모든 학습경험의 총합

- 우리나라 「국민건강증진법」 제2조: 개인 또는 집단으로 하여금 건강에 유익한 행위를 자발적으로 수행하도록 하는 교육

이와 같이 보건교육은 개인, 가족, 집단 및 지역사회의 건강을 유지 및 증진하기 위해서 대상자 스스로 건강에 유익한 행위를 선택하고 수행할 수 있는 역량을 갖도록 돕고 변화하는 과정이다. 즉 대상자의 건강행위에 영향을 미치는 지식, 태도와 가치관 및 신념 그리고 기술을 건강에 유익한 방향으로 변화시키기 위해 '계획된 학습경험'을 제공하는 것이다.

보건교육의 범위는 개인뿐만 아니라 조직 및 지역사회 전체를 대상으로 건강관리 역량을 강화시키고, 보다 나은 건강 수준을 유지하기 위해 건강증진에서부터 질병의 예방, 진단과 조기발견 및 치료, 그리고 재활 등을 모두 포함한다.

2) 보건교육의 필요성

20세기 중반 이후 질병양상의 변화로 만성퇴행성질환은 주된 건강문제로 부각되었고 이러한 만성질환은 생활습관과 관련된 요인들이 주요 원인으로 작용함에 따라 보건의료정책이 건강증진과 질병 예방, 질병의 조기발견 및 치료에 초점을 두게 되었다. 따라서 보건교육은 건강과 관련된 보건사업의 기초이며, 보건사업 중 적은 비용으로 지속적인 결과를 가져다주는 사업으로서 보건교육의 필요성과 중요성은 다음과 같다.

- 질병양상의 변화와 의학기술의 한계에 따른 보건교육의 상대적 가치가 증가하였다. 만성질환은 건강행위의 변화로 예방이 가능하며, 발병 후 오랫동안 관리가 필요하므로 이에 대한 체계적인 교육을 통해 자기돌봄능력을 강화해야 한다.
- 노인인구의 급속한 증가에 따른 의료비 상승으로 가정에서 환자와 가족이 건강관리를 해야 할 필요성이 증가하고 있다.
- 건강에 대한 인식변화로 건강은 기본권이며, 보건교육을 통해 건강관리를 생활화하고 질병이 발생하기 전에 예방해야 할 필요성을 알고 있다.
- 개인, 집단, 지역사회마다 서로 다른 보건의료 요구를 가지고 있으므로 보건교육을 통해 자신의 건강관리능력을 스스로 향상시킬 필요가 있다.
- 소비자들의 건강문제 및 해결에 대한 알 권리와 관심이 증가하였다. 보건교육을 통하여 건강관련 결정에 참여하고자 하는 욕구를 충족시킬 수 있다. 우리나라 보건요구도 조사에 의하면, 보건에 대한 정보 부족으로 발생한 보건문제가 약 40%를 나타내어 보건교육의 필요성을 인식할 수 있다.

이처럼 질병구조, 인구구조, 건강개념 등의 변화의 의하여 보건교육은 질병을 예방 · 관리하며 증진시키기 위한 필수적인 수단이 되었다. 따라서 보건교육은 건강과 관련된 통제력을 키우며, 비용-효과적인 건강관리를 위하여 중요하다.

3) 보건교육의 목적

보건교육의 목적은 첫째, 대상자가 최적의 건강을 유지 증진할 수 있는 자기건강관리능력을 함양하여 그들의 삶의 질을 향상시키는 것이다. 둘째, 보건교육은 개인이나 가족, 지역사회가 질병 예방 및 최적의 건강을 유지하는 책임을 촉진하는 것이다. 셋째, 건강행위를 결정하고 선택할 수 있도록 도우며, 건강과 관련된 활동에 대한 지역사회가 관심을 갖도록 하는 것이다.

이와 같이 보건교육이 달성해야 할 구체적인 목표는 다음과 같다.

- 건강에 대한 중요성을 인식하게 한다.
- 건강문제를 인식하게 한다.
- 스스로 건강을 관리할 수 있는 역량을 함양한다.
- 자발적인 건강행위 실천을 통해 스스로 건강을 유지 및 증진한다.

세계보건기구(WHO, 1974)의 제1차 보건교육전문위원회에서 규정한 보건교육의 목적은 다음과 같다.

- 지역사회구성원의 건강은 지역사회 발전에 중요한 자산임을 인식한다.
- 개인이나 집단이 자신의 건강을 스스로 관리할 능력(self care ability)을 갖도록 한다.
- 보건사업의 발전을 도모하고 이를 활용하도록 한다.

또한 미국보건교육표준위원회에서는 1995년 보건교육의 표준을 제시하였고, 2006년에는 개정된 다음의 8개 표준을 제시하였다.

- 건강향상을 위하여 질병 예방과 건강증진에 관련된 개념 이해
- 건강행위에 대한 가족, 동료, 문화, 미디어, 과학기술 및 기타 요인들에 대한 영향 분석
- 건강향상을 위한 서비스나 유익한 정보에 접근할 수 있는 능력 함양
- 건강위해요인을 감소하거나 피하기 위하여 대인 간 의사소통능력 함양
- 건강향상을 위한 의사결정기술능력 함양
- 건강향상행위를 하기 위한 목적설정기술능력 함양
- 건강위해요인을 감소하거나 피하기 위하여 건강실천행위능력 함양
- 개인, 가족, 지역사회의 건강을 옹호할 수 있는 능력 함양

보건교육의 내용과 범위는 최적의 건강을 유지하기 위한 건강증진에서 질병 예방, 질병치료, 재활 및 장기치료에 이르기까지 전반적인 건강연속선상에서 다룰 수 있다. 우리나라 「국민건강증진법」에서의 보건교육 내용은 다음과 같다.

- 금연, 절주 등 건강생활의 실천에 관한 사항
- 만성퇴행성 질환 등 질병의 예방에 관한 사항
- 영양 및 식생활에 관한 사항
- 구강건강에 관한 사항

- 공중위생에 관한 사항
- 건강증진을 위한 체육활동에 관한 사항
- 그 밖의 건강증진사업에 관한 사항

2. 보건교육전문가의 역할

교육자는 교육에 대한 관점에 따라 다양한 역할과 자질을 갖추어야 한다. 특히 보건교육자는 개인, 가족, 집단 및 지역사회의 질병 예방, 건강 보호·유지·증진에 기여하기 위해 안전하고 건강한 환경과 생활양식을 갖도록 동기부여를 하고 교육을 하는 역할을 수행한다. 교육을 하는 과정에서 보건교육방법을 선택하고 수행할 때는 다양한 보건교육 관련 이론과 윤리적 원칙을 적용해야 한다. 윤리적 기본 원칙이 적용되지 않으면 대상자에게 잘못된 정보를 제공하게 되거나, 부당한 대우를 하게 되고, 또는 부당한 대우를 받게 될 수도 있다. 그러므로 보건교육자는 보건교육에 대한 윤리적 책임이 있다.

최근 보건교육 동향에 따르면 건강관리자로서의 교육자에게는 다학제 간의 지식을 통합적으로 전달하고, 학습자의 지식개발과 잠재력, 사고력, 창의력을 개발하고, 학제 간 및 교육자-학습자 간의 협조능력을 향상하고, 전문화된 교육능력을 함양하며, 교육의 효율성을 향상시키는 등의 다양한 역할이 요구된다.

1) 보건교육전문가의 역할

보건교육전문가는 개인, 집단, 지역사회를 대상으로 건강한 생활양식으로 변화시키기 위해서 필요한 보건교육 프로그램을 계획, 실행, 평가하는 역할을 담당한다.

우리나라의 보건교육전문가의 주요 역할은 다음과 같다.

- 개인, 조직, 지역사회 요구도 진단
- 보건교육, 건강증진사업 기획, 수행, 평가
- 보건교육방법 및 교육자료 개발
- 보건교육, 건강증진서비스 연계 및 조정
- 보건교육 프로그램의 관리 및 행정
- 보건교육자원으로서의 활동
- 건강정보 생성과 확산
- 보건교육을 위한 지원 및 의사소통

2) 우리나라 보건교육사 제도

보건교육사는 개인 또는 집단이 건강상 바람직한 행동을 자발적으로 할 수 있도록 교육하고 환경을 조성하도록 돕는 전문직업인이다. 보건교육은 일차보건의료의 가장 필수적인 요소 중 하나로, 건강과 관련된 행위를 변화시키는 일이다. 건강증진사업을 성공적으로 수행하고 그 성과를 높이기 위해 보다 체계적이고 효율적인 보건교육사업을 계획, 수행, 평가할 수 있는 보건교육 전문가의 역할이 중요하다. 이에 우리나라는 2003년 「국민건강증진법」이 개정되면서 국민건강증진사업 관련 법인 또는 단체 등은 보건교육사를 채용하도록 권장한다고 규정하였고, 2008년 전면 개정에서는 보건교육사 국가자격증화가 법률로서 공포되었으며, 2009년 1월 이후 실시하도록 법률에 명시되었다. 이에 우리나라는 2010년부터 보건교육사 자격시험을 실시하여 보건교육사 자격을 취득할 수 있다(그림 7-11). 보건교육사 관련 교과목(표 7-7)과 시험과목(표 7-8), 보건교육 업무에 관한 사항(표 7-9)은 아래와 같다.

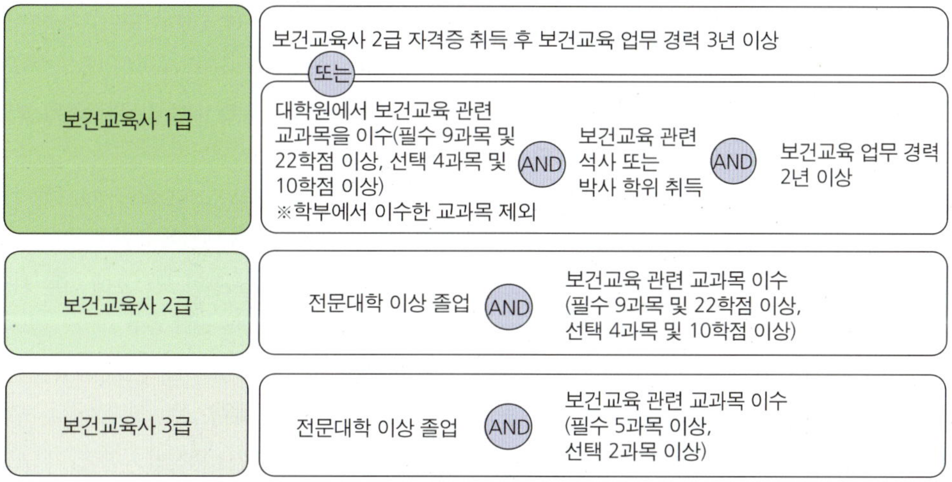

그림 7-11 보건교육사 국가시험 응시자격

[자료원] 한국건강증진개발원. https://www.khealth.or.kr

표 7-7 보건교육사 관련 교과목(「국민건강증진법 시행규칙」 제7조의2 [별표 4])

구분	과목명	최소 이수과목 및 학점
필수과목	보건교육학, 보건학, 보건프로그램 개발 및 평가, 보건교육 방법론, 보건교육 실습, 조사방법론, 보건사업관리, 보건의사소통, 보건의료법규	총 9과목 및 총 22학점 이수
선택과목	해부생리, 보건통계, 보건정보, 인간발달론, 사회심리학, 보건윤리, 환경보건, 역학, 질병관리, 안전교육, 생식보건, 재활보건, 식품위생, 정신보건, 보건영양, 건강과 운동, 구강보건, 아동보건, 노인보건, 학교보건, 산업보건, 지역사회보건	총 4과목 및 총 10학점 이수

[자료원] 한국보건의료인국가시험원. http://www.kuksiwon.or.kr

표 7-8 보건교육사 시험과목(「국민건강증진법 시행령」 제18조의2 제4항 [별표 3])

구분	시험과목(문항 수)
보건교육사 1급	보건프로그램 개발 및 평가(20), 보건교육방법론(20), 보건사업관리(20)
보건교육사 2급	보건교육학(25), 보건학(20), 보건프로그램 개발 및 평가(25), 보건교육방법론(20), 조사방법론(25), 보건사업관리(20), 보건의사소통(25), 보건의료법규(20)
보건교육사 3급	보건교육학(30), 보건학(30), 보건프로그램 개발 및 평가(30), 보건의료법규(20)

[자료원] 한국보건의료인국가시험원. http://www.kuksiwon.or.kr

표 7-9 보건교육 업무에 관한 사항

구분	내용
1. 보건소, 보건지소, 보건의료원, 보건진료소	「지역보건법」 제7조, 제8조, 제10조 또는 「농어촌 등 보건의료를 위한 특별조치법」 제15조에 따른 보건소, 보건지소, 보건의료원, 보건진료소에서 「국민건강증진법 시행령」 제17조의 보건교육 내용에 관한 업무
2. 의료기관	「의료법」 제3조에 따른 의료기관에서 「국민건강증진법 시행령」 제17조의 보건교육 내용에 관한 업무
3. 학교	「유아교육법」 제2조제2호, 「초 · 중등교육법」 제2조 및 「고등교육법」 제2조에 따른 각 학교에서 「국민건강증진법 시행령」 제17조의 보건교육 내용에 관한 업무
4. 사업장	「산업안전보건법」 제13조, 제16조, 제52조의2, 동법시행령 제17조에 따른 사업장에서 「국민건강증진법 시행령」 제17조의 보건교육 내용에 관한 업무
5. 국가 또는 지방자치단체	국가 또는 지방자치단체에서 「국민건강증진법 시행령」 제17조의 보건교육 관련 과(부서)에서 공무원으로 근무한 경우(단, 정무직 공무원 제외)
6. 정신보건시설	「정신보건법」 제3조에 따른 정신보건시설에서 「국민건강증진법 시행령」 제17조의 보건교육 내용에 관한 업무
7. 모자보건기구	「모자보건법」 제7조제1항에 따른 모자보건기구에서 「국민건강증진법 시행령」 제17조의 보건교육 내용에 관한 업무
8. 보건 관련 단체	국가 또는 지방자치단체의 허가 승인 등을 받아 등록된 보건 관련 시민단체, 사단법인, 재단법인에서 「국민건강증진법 시행령」 제17조의 보건교육 내용에 관한 업무
9. 생활체육 지도자 등	「국민체육진흥법」에 의한 생활제육지도자 또는 일반 건강운동지도 관련 활동을 한 자로 「국민건강증진법 시행령」 제17조의 건강증진을 위한 체육활동 등 보건교육 내용에 관한 업무 ※ 단, 민간체육시설의 개인지도자(personal trainer)로 근무한 경우는 불가
10. 영양사	「식품위생법」에 의한 영양사로 「국민건강증진법 시행령」 제17조의 영양 및 식생활 등 보건교육 내용에 관한 업무
11. 치과위생사	「의료기사 등에 관한 법률」에 의한 치과위생사로 「국민건강증진법 시행령」 제17조의 구강건강 등 보건교육 내용에 관한 업무
12. 교육업무	「고등교육법」 제2조에 의한 학교에서 「국민건강증진법 시행령」 제17조에 의한 보건교육의 내용과 관련된 과목을 강의한 경우

(계속)

표 7-9 보건교육 업무에 관한 사항 (계속)

구분	내용
13. 연구업무	국가 또는 공공단체가 설치한 연구기관, 산업체 등에서 「국민건강증진법」 제17조에 의한 보건교육의 내용과 관련한 연구에 연구원으로 참여한 경우
14. 기타	기타 위와 유사한 업무

[자료원] 보건복지부(2009). 보건교육 업무 및 민간단체의 보건교육사 양성과정 기준(보건복지가족부 고시 제2009-144호).

3. 보건교육 대상별 특성

1) 지역사회 보건교육

(1) 지역사회 보건교육의 목적

지역사회 보건교육이란 지역사회의 모든 주민들이 건강을 유지·증진하고 질병을 예방함으로써 적정 기능 수준을 형성·유지하는 데 필요한 지식, 태도, 습관 등을 바람직한 방향으로 변화시키는 교육과정이다.

지역사회 보건교육의 궁극적 목적은 지역사회주민을 대상으로 건강문제 감소 및 건강 수준 개선, 건강행동 증가, 위험요인의 감소, 유병률 감소이다. 이를 위한 구체적인 목적으로는 지식 습득, 건강 유지·증진에 필요한 올바른 지식 이해, 보건의료서비스의 이용, 자가건강관리, 지역사회활동의 조직능력과 기술의 획득, 지속적인 효과를 갖기 위한 훈련 시행이다.

(2) 지역사회 보건교육의 중요성

지역사회 보건교육의 중요성은 다음과 같다.

- 개인과 지역사회는 상호보완적이다.
- 보건교육은 질병 예방사업에 가장 중요한 수단이다.
- 건강지식의 결여로 유발된 건강문제가 40% 이상을 차지하므로 보건교육이 중요하다.
- 보건교육의 사업 결과를 질적·양적으로 평가하는 것은 어렵지만, 일단 성공하면 그 결과는 영구적으로 건강의 유지·증진에 기초가 된다.

(3) 지역사회 보건교육의 특성

지역사회 보건교육의 특성으로는 다음과 같은 것들이 있다.

- 건강증진 및 질병 예방에 우선순위를 두어야 한다.
- 보건교육계획은 지역사회 진단을 통한 실증적 자료를 이용하여 수립한다.
- 보건교육계획을 지역사회 프로그램의 일부로 포함하여 상호 조정해야 한다.
- 보건교육사업이 건강증진사업의 일환으로 다른 건강증진사업과 연계되어 추진되어야 한다.

- 지역사회주민의 적극적인 참여를 유도한다.
- 보건소의 조직 개편을 통한 특수 전문인력의 활용을 유도한다.
- 지역사회보건 관련 민간조직의 적극적인 참여를 유도한다.
- 지역사회보건 관련 공공조직의 행정지원을 유도한다.

2) 학교 보건교육

(1) 학교 보건교육의 목적

학교보건이란 지역사회의 일부로서 학생과 교직원의 건강 유지 및 증진을 도모할 뿐만 아니라 학교생활의 안녕을 위하여 학교에서 이루어지는 모든 보건활동을 의미한다. 학교보건은 학교의 교육적 사명에 초점을 맞추어 학생들로 하여금 그들의 일상생활에서 요구되는 건강문제를 극복할 수 있는 기술과 합리적 의사결정을 할 수 있는 긍정적 가치관과 태도를 확립하도록 도와주는 것을 목적으로 한다.

학교 보건교육이란 학교급식을 포함한 학생 및 교직원의 건강관리, 보건교육, 환경보건과 안전에 대한 교육을 통해 학생 및 교직원의 건강관리능력을 개발하는 것으로, 학교 보건교육의 구체적인 목적은 다음과 같다.

- 건강에 대한 올바른 개념을 습득한다.
- 스스로를 건강의 주체로 인식하고 건강의 가치를 인식한다.
- 일상생활에서 건강을 위한 행동을 생활화하는 태도를 갖는다.
- 물리적 · 사회적 환경이 건강에 미치는 영향을 알고 건강문제를 해결하기 위한 생활의 기술을 습득한다.
- 건강문제를 해결하기 위해 의사결정을 하고 행동한다.

(2) 학교 보건교육의 중요성

학교 보건교육의 중요성은 다음과 같다.

- 학교보건 대상 인구인 학생과 교직원은 전체 인구의 1/4을 차지한다. 이들이 건강하면 국가의 건강 기반이 확고해지므로 국민 전체의 건강증진을 위해 중요하다.
- 학교보건 대상자들은 학교라는 고정된 장소 내에 밀집되어 있기 때문에 보건사업의 제공이 용이하다.
- 학교는 사회가 필요로 하는 건강한 인간을 육성하는 곳이다. 따라서 학교의 정규교육과정에 보건교육을 통합시켜서 건강과 건강행위에 관한 체계적이고 과학적인 지식, 태도, 실천능력을 기르는 학습의 장으로 활용할 수 있으며, 학생은 학습능력이 뛰어난 시기이므로 보건교육의 효율성을 높일 수 있다.
- 학교 보건교육을 통해 건강한 생활양식을 습관화할 수 있을 뿐만 아니라, 이러한 건강습관은 성인기 건강의 밑거름이 되어 궁극적으로 국민건강 향상에 기여한다.
- 학교는 교육기관으로서 그 사회의 중심적인 위치에 있으므로 학교 보건교육을 통해 가정과

지역사회가 연계된 효율적인 보건사업의 추진이 가능하고, 지역사회에 대한 파급효과가 커서 국민 전체의 건강증진에 기여한다.

(3) 학교 보건교육의 특성

학교 보건교육의 특성으로는 다음과 같은 것들이 있다.

- 건강의 신체적 · 정신적 · 환경적 분야 간의 상호 관련성을 내포하는 전체적인 모델을 이용한다.
- 부모와 자녀가 함께 건강지식과 기술 개발에 참여하도록 장려함으로써 가족을 포함시킨다.
- 학생의 직접적인 건강에 기여하고 있는 물리적 환경(교실, 위생, 신선한 음료수, 운동장)의 중요성을 언급한다.
- 학생들에게 긍정적인 학습환경과 건전한 교우관계, 정서적 안녕을 지원하는 학교의 사회적 특성을 강조한다.
- 학생에게 흔히 발생하는 특수한 건강문제, 즉 시력과 청력 문제, 정신 · 사회적인 스트레스 등을 고려한 지역적이고 부분적인 보건서비스를 학교와 연계한다.
- 평생 지속될 건강과 관련된 기술과 지식을 개발하기 위해 정규 교과과정 내에 보건교육을 포함시킨다.
- 건강 잠재능력을 증진시킬 수 있도록 보건교육에서 양성평등을 고려한 균등성을 강화한다.
- 학교가 학생, 가족, 그리고 지역사회주민들에게 건강신념 변화를 유도할 수 있는 중심체가 되어야 한다.
- 학교 보건교육의 특성은 학생과 교직원들의 정신적 건강과 사회적 요구를 지원하는 것이다.
- 효과적인 학교 보건교육을 위해 학교는 보건교육에 필요한 지원과 협조를 해야 한다.
- 학교는 부모들의 보건교육적 요구와 이 요구들이 학생들의 안녕에 얼마나 영향을 미칠 수 있는지 유의한다.

3) 산업장 보건교육

(1) 산업장 보건교육의 목적

산업보건이란 노동으로 인한 인간의 건강 및 작업환경의 문제를 자연과학적 지식에 바탕을 두고, 사회보건학적 측면에서 문제의 해결에 접근하는 분야이다. 산업보건의 주된 관심은 작업에 대한 인간의 적응과 인간에 대한 작업의 적용 등 노동과 작업환경에 관련된 신체적 · 정신적 · 사회적 안녕상태이다. 산업보건의 목적은 모든 직업에 있어서 근로자의 육체적 · 정신적 · 사회적 건강을 유지 · 증진시키고, 작업조건에 기인하는 질병을 예방하여 건강에 위험한 작업에서 근로자를 보호하고, 근로자를 생리적 · 심리적으로 적합한 작업환경에 배치 및 취업시키는 일이다.

산업장 보건교육이란 작업과 관련된 건강과 안전에 대한 근로자의 지식, 태도, 기술, 행동을 향상시키려는 의도된 체계적 전략이며, 사업장의 안전보건을 개발할 수 있는 개인, 집단, 조직,

지역사회의 역량이라고 할 수 있다. 따라서 산업장 보건교육은 근로자의 건강을 유지 · 증진하기 위한 지식을 제공하며 일상작업과 생활 속에서 실천할 수 있도록 근로자에게 동기를 부여하기 위함을 목적으로 한다.

(2) 산업장 보건교육의 중요성

산업장 보건교육의 중요성은 다음과 같다.

- 학습의 파급효과가 크다.
- 대상자의 참여율이 높다.
- 장기적인 연구 및 평가가 가능하다.
- 연령상 건강에 대한 관심이 높아지는 시기이다.
- 건강증진 프로그램을 시행하는 데 협력 가능한 인원이 많다.
- 산업재해 발생에는 행동과 관련된 인적 요인의 영향이 크다.
- 이직률 감소 및 비용절감 효과가 있다.

(3) 산업장 보건교육의 특성

산업장 보건교육의 특성으로는 다음과 같은 것들이 있다.

- 안전사고 및 산업재해의 발생을 감소시킨다.
- 질병과 사고로 인한 결근율 및 이직률을 감소시킨다.
- 업무능률과 생산성 향상으로 경제적 이익이 증가된다.
- 산업장 스트레스와 비만 등 건강증진 위험요인을 줄인다.
- 건강한 직장 분위기 조성에 기여한다.

4) 보건의료기관 보건교육

(1) 보건의료기관 보건교육의 목적

보건의료기관 보건교육이란 전문의료인이 환자의 질병을 치료하는 과정에서 이루어지는 각종 질병과 관련된 내용을 말한다. 의료기관에서 보건교육은 질병 예방 및 발견, 검사 등에 관해서 대상자들이 의사결정을 하는 데 도움을 제공하며, 급성질환 및 만성질환의 관리에 초점을 둔다. 환자에 대한 보건교육은 환자의 역할수행을 강화시키기 위한 내용으로 입원에서 퇴원에 이르기까지 실제적인 질병문제를 해결할 수 있는 지식과 기술을 증진시켜주며, 퇴원 후 발생할 수 있는 합병증 및 재발의 예방과 약물, 식이 등 지속적인 건강관리를 위한 내용을 포함한다.

따라서 보건의료기관 보건교육의 목적은 대상자 자신의 건강을 위협하는 행동에 대하여 학습하도록 준비하고, 행동을 변화시킬 수 있다는 긍정적인 태도로 전환시키고자 하는 의지가 생기도록 동기를 부여하기 위함이다.

(2) 보건의료기관 보건교육의 중요성

보건의료기관 보건교육의 중요성은 다음과 같다.

- 중증 합병증의 예방을 위해서는 환자에게 조기부터 질병에 대한 지식을 알려주어 질병에 대해 올바르게 인식시키는 것이 필요하다.
- 질병을 조절하기 위해서는 환자 자신이 하지 않으면 안 되는 사항이 있으며, 그러한 기술의 교육은 환자 교육에 매우 중요한 부분을 차지하고 있다.
- 질병 예방에는 발생 예방과 중증화 예방 및 합병증 예방이 있으며, 교육은 빠를수록 효과적이다.
- 환자 교육의 성과는 입원 일수의 단축, 약제의 감소, 합병증의 감소 등을 가져오며, 이들은 의료비의 절감으로 연결된다.

(3) 보건의료기관 보건교육의 특성

보건의료기관 보건교육의 특성으로는 다음과 같은 것들이 있다.

- 보건의료기관은 대상자가 불편을 호소하며 통증을 겪는 과정에서 이를 해결하기 위한 직접적인 보건교육서비스 제공이 중요하다.
- 질병 발생 원인의 대부분이 생활습관으로 인한 것이므로 병리적인 원인이 치료되었다면 올바른 건강생활양식을 강조하는 보건교육 실시가 중요하다.
- 대상자의 보건교육을 통하여 질병의 진행 속도를 늦추고, 장애를 최소화하는 것이 중요하다.
- 효과적인 보건교육서비스 제공은 병상회전율을 높이고 질병 재발을 예방하는 경제적인 효과를 가진다.

4. 학습이론

학습이론은 학습이 일어나는 현상, 즉 학습자가 어떠한 행동을 지속하거나 또는 중단하게 하는 요인과 과정에 관하여 설명하는 이론이다. 따라서 학습은 경험의 결과로 비교적 영속적인 행위와 행위를 유발할 수 있는 잠재력의 변화를 유발한다. 즉 경험의 결과로 인해 지식을 습득하고 태도가 변화하고 행위가 비교적 영속적으로 변화하는 것이다. 그러므로 학습이론은 어떻게 학습이 일어나는지, 어떻게 학습을 촉진시키는지, 학습의 결과로 어떤 변화가 있는지를 설명한다.

학습이론은 인간의 본성에 대한 관점과 가치관에 따라 다양한 이론이 존재한다. 이러한 다양한 이론들은 학습의 특성을 다양한 관점에서 설명하고 있다. 따라서 보건교육자의 학습에 대한 관점에 따라 보건교육을 수행하는 방법이 달라질 수 있다. 모든 학습자가 동일한 과정으로 학습을 경험하지도, 교육자 자신이 학습하는 방법으로 학습하지도 않는다.

따라서 보건교육자는 동일한 건강문제를 가지고 있는 서로 다른 대상자를 교육할 때, 각 학습자의 학습특성에 따른 적합한 학습 전략과 교육설계를 계획해야 할 것이다. 그리고 보건교육자는 보건교육의 사정, 계획, 수행, 평가의 전 교육과정에서 학습에 관한 다양한 이론적 특성을 충분히 이해하고 적용할 필요가 있다. 그러므로 보건교육자는 학습이론을 잘 이해하고 있을 때 효과적인 교육이 가능하게 된다.

여기서는 대표적인 학습이론들에 대해서 살펴보고자 한다.

1) 행동주의 학습이론

행동주의 학습이론(learning theory of behaviorism)의 개념은 '유기체는 빈 백지상태로 태어난다'는 가정에서 유기체가 환경과 경험의 자극과 반응 간의 연결이나 강화를 통해서 독특한 행동을 습득하게 된다고 주장한다. 행동주의적 접근에서 제안된 학습의 원리는 주로 통제된 실험실에서 동물실험을 통해 밝혀진 것들이다.

행동주의적 관점에서 학습은 경험에 의해 발생하는 관찰 가능한 지속적인 행동변화로, 내면적인 사고나 태도의 변화는 학습이 아니고, 외연적인 행동에 변화가 나타났을 때 학습이 일어났다고 보았다. 행동주의자들은 인간의 사고나 정서, 동기와 같은 유기체의 내적인 과정은 관찰이나 측정이 불가능하기 때문에 연구 대상에서 제외시켰다.

행동주의는 20세기 초 미국의 심리학자 John B. Watson(1878~1958)이 창안하였고, 대표적인 이론가들로는 Ivan Pavlov(1849~1936), Edward Thorndike(1874~1949), B.F. Skinner 등이 있다.

(1) 파블로프의 고전적 조건화

러시아의 생리학자 Pavlov는 개의 침 분비와 소화에 관한 실험을 하는 과정에서 개가 실험자의 모습을 보거나 발자국 소리만 들어도 침을 흘리는 것을 우연히 발견하게 되었다. 이것이 고전적 조건화(classical conditioning) 이론인 '자극-반응 이론'이다. 고전적 조건화는 무조건자극(unconditioned stimulus)과 조건자극(conditioned stimulus)을 결합하여 무조건자극 없이 조건자극만으로도 조건반응을 얻는 것이다. 즉 강화에 대하여 통제력을 갖고 있지 않으며, 오직 실험자가 강화를 원할 때 강화를 받을 수 있다. 그리고 조건화된 개에게 무조건자극을 주지 않으면서 조건자극만 반복할 경우 조건반사는 사라진다.

Pavlov의 고전적 조건화를 통해 제안된 학습 원리는 다음과 같다.

① 소거와 자발적 회복

소거(extinction)는 무조건자극인 음식을 주지 않고 조건자극인 종소리만을 반복하면 조건반응인 침을 흘리는 현상이 점점 사라지는 것을 말한다. 또한 자발적 회복(spontaneous recovery)은 조건화를 통해 학습된 반응은 소거되었더라도 영원히 소멸되지 않고 조건자극이 다시 주어지면 학습된 행동이 자발적으로 회복되어 다시 나타나는 것을 의미한다.

② 일반화와 변별

일반화(generalization)는 조건자극과 유사한 자극에 동일한 반응을 보이는 현상이며, 변별(discrimination)은 일반화와는 반대로 조건자극과 유사성이 떨어지는 다른 소리에는 반응하지 않는 것을 말한다.

③ 고차적 조건형성

조건자극인 종소리에 침을 흘리는 반응을 하는 개에게 무조건자극인 음식과 함께 종소리와 번쩍이는 불빛을 같이 짝을 지어 조건자극으로 주게 되면 번쩍이는 불빛만 보아도 침을 흘리는 반응을 하게 된다. 이는 제1조건자극과 제2, 제3의 조건자극이 연합하는 것을 말한다. 예를 들어, 아동에게 성공은 아무런 정신적 · 육체적 증상을 유발하지 않는 중립자극이다. 그러나 칭찬은 기쁨을 유발하는 무조건자극이다. 아동이 시험을 성공적으로 수행했을 때 칭찬을 하게 되면 아동은 기쁘고 뿌듯한 감정을 느끼게 된다. 시험에서 성공과 칭찬이 연합하게 되면 아동은 기쁘기 때문에 성공과 기쁨 간에 조건형성이 이루어진다. 또한 시험에서 성공한 경험으로 기쁨을 느낀 아동은 친구들 앞에서 발표하는 것에서도 기쁨을 느낄 수 있다. 그러면 발표 또한 기쁨을 유발하는 또 다른 조건자극이 된다. 이러한 고차적 조건형성이 지속적으로 이루어지면 학교라는 공간은 아동에게 기쁨이 대상이 될 수 있다.

(2) 손다이크의 도구적 조건화

Thorndike는 문이 닫힌 상자 안에 고양이를 두고, 고양이가 상자 안에 있는 발판을 밟으면 문이 열리게 되어 있는 실험을 하였다. 이 실험을 통해 고양이는 시행착오를 반복하다가 우연히 발판을 밟아 문이 열리게 되면 도망을 치게 되고, 이것을 여러 번 반복을 한 끝에 학습이 되어 나중에는 상자 안에 고양이를 넣자마자 시행착오 없이 발판을 밟고 나오게 되었다. Thorndike의 도구적 조건화(instrumental conditioning)는 자극반응에 대하여 유기체가 시행착오적으로 반응을 반복하는 가운데 효과의 법칙에 따라 실패적인 반응은 약화되고 성공적인 반응은 강화되어 학습이 일어나는 것으로서 일명 '시행착오학습'이라고 부른다.

Thorndike의 도구적 조건화를 통해 제안된 학습 원리는 다음과 같다.

- 다양한 반응의 원리: 여러 가지 반응을 반복하다가 우연히 성공함으로써 학습이 가능하다.
- 태도의 원리: 학습자의 학습태도가 학습에 영향을 준다.
- 우월의 원리: 자극상황 중에서 가장 중요하고 우월하다고 판단되는 것에 반응한다.
- 유사성의 원리: 유사한 자극상황의 동일한 요소들이 많을수록 학습이 더 쉬워진다.

(3) 스키너의 조작적 조건화

Skinner는 상자 안에 굶주린 쥐와 함께 먹이통과 연결된 지렛대를 두고, 쥐가 지렛대를 누르면 먹이통에서 먹이가 상자 안으로 나오는 실험을 하였다. 이 실험을 통해서 쥐는 지렛대를 누르면 먹이통에서 먹이가 상자 안으로 나오는 것을 여러 번 반복한 끝에 학습이 된다. 이때 지렛대를 누르는 행동을 하면 먹이를 얻는 강화물을 얻게 되므로 계속 반복을 하게 되며, 이것을 수차례 반복한 다음에는 상자 안에 쥐를 넣자마자 곧바로 쥐는 지렛대를 누르고 먹이를 먹게 된다.

Skinner의 조작적 조건화(operant conditioning)는 스스로 조작해서 보여주게 되는 능동적인 반응이 간접적으로 자극의 역할을 하게 되어 강화를 가져오게 된다. 단순히 자극에 의해서 이끌어져 나오게 된 반응과 스스로 조작해서 보여주게 된 반응은 구별되는 것이다. 조건반사 자체가 무조건반응을 강화시키는 도구의 역할을 하는 것인데 이런 조건반응이 획득됨으로써 학습이 이루어지는 것으로 일명 강화학습이라고 한다. 도구적 조건화 또는 조작적 조건화의 핵심은 바람직한 반응이 나타났을 때 강화를 주는 것이다. 또한 행동이론의 핵심은 인간의 행동을 외적 환경의 통제에 두는 자극-반응-강화의 모형에 근거하였고 가장 효과적인 강화는 반응 직후에 주어지는 강화를 말한다. 반면 지연된 강화는 행동수정에 좋은 효과를 나타내지 못한다.

Skinner의 조작적 조건화를 통해 제안된 학습 원리는 다음과 같다.

① 강화(reinforcement)

강화는 학습을 증가시킨다. 강화에는 정적강화와 부적강화가 있다.

- 정적강화(positive reinforcement): 유쾌한 자극의 제공으로 행동의 빈도를 높이는 강화이다. 예를 들어, 양치질을 하면 사탕을 준다.
- 부적강화(negative reinforcement): 불쾌한 자극을 제거하는 것으로 행동의 빈도를 높이는 강화이다. 예를 들어, 양치질을 하면 체벌을 하지 않는다.

② 벌(punishment)

수여성 벌과 제거성 벌이 있다.

- 수여성 벌(give punishment): 어떤 반응 뒤에 부적강화물을 수여하는 것이다. 예를 들어, 양치질을 안 하면 체벌을 한다.
- 제거성 벌(deprive punishment): 어떤 반응 뒤에 정적강화물을 박탈하는 것이다. 예를 들어, 양치질을 안 하면 사탕을 안 준다.

(4) 행동주의 학습 원리의 시사점과 비판점

행동주의는 반복되는 경험을 통해 학습하는 과정에서 행동이 수정된다는 것이다. 유기체의 행동을 변화시키는 것은 주변 환경의 자극과 경험이기 때문에 행동주의는 행동과 환경자극의 기능적 관계에 중요성을 부여한다. 따라서 이 행동수정 원리는 행동주의 이론이 교육에 주는 가장 큰 시사점이다.

하지만 행동주의 학습이론은 인간의 가능성을 겉으로 드러나는 외면적인 행동에만 초점을 두고 판단하고 있어, 학습의 진행과정은 간과하고 있다는 점에서 비판을 받는다. 그러나 실제 교육현장에서 이 이론은 학습자의 바람직하지 못한 행동은 억제하고 바람직한 행동을 격려하여 지속시킬 수 있으므로 행동수정에 있어 가장 효과적인 학습이론으로 평가받고 있다.

(5) 행동주의 학습이론의 보건교육에의 적용

행동주의이론을 보건교육과 접목하면 다음과 같은 요소들을 적용할 수 있다.

- 행동수정 원리의 활용: 강화와 반복을 통해 학습에 대한 흥미유발과 학습동기유발이 가능하고, 이로 인해 반복과 외부의 자극 또는 강화가 행동변화를 유발시켜 행동수정이 이루어진다.
- 계열화를 통한 작은 단위의 분절적인 과제 제시: 수업내용은 익숙한 것에서 낯선 것으로, 쉬운 것에서 어려운 것으로, 복잡하고 어려운 문제는 단순한 것에서부터 출발하여 점진적으로 복잡한 것으로 접근할 수 있도록 내용을 작은 단위로 세분화하고 점진적으로 계열화하여 제시한다.
- 반복 연습과 즉각적인 피드백 제공: 수업목표에 따라 계획된 행동은 반복해서 연습할 수 있는 기회가 주어져야 한다. 또한 수행한 행동은 지속적으로 평가하고, 그 결과에 따라 즉각적인 피드백이 제공되어 강화가 이루어져야 한다. 이때 지연된 피드백과 강화는 행동수정에 효과적이지 못하다.
- 간헐적인 외적 동기유발과 강화: 바람직한 행동을 유발하기 위해서는 행동의 결과로 얻을 수 있는 외적인 강화를 강조한다. 즉 교육과정을 통해서 성공을 경험하도록 하고, 이 성공행동에 따른 강화물을 수여한다. 목표행동이 향상되면 수정된 행동을 고착시키기 위하여 간헐적 강화를 제공함으로써 수정된 행동을 일반화시킬 수 있도록 한다. 계속되는 강화물의 수요는 효과가 떨어진다.
- 사전에 구체적인 목표 제시: 교육을 하기 전에 목표행동을 구체적으로 제시하였을 때 행동변화를 용이하게 유발시킨다.
- 변별력 있는 자극 제공: 구체적인 교육목표를 확인하고 그에 해당하는 행동을 정확히 유발시킬 수 있는 자극을 제공하여야 한다. 즉 교육자는 교육목표에 따른 적합한 교육내용 선정과 연습을 통한 적절한 반복학습 기회를 제공하고, 변별력 있는 평가로 지속적인 자극을 제공하여야 한다.

2) 인지주의 학습이론

인지주의 학습이론(learning theory of cognitivism)은 게슈탈트 심리학자들이 창안한 것으로, 행동주의가 지나치게 개별주의적이고 단편적인 사건이나 행동에 집착하고, 학습을 설명하는 것이 지나치게 외연적인 행동에 의존한다고 비판하며, 행동주의에 반대하여 생겨난 학습이론이다.

인지주의 학습이론의 특징적인 개념은 학습을 정보습득에 초점을 두고 인간의 내면에 있는 지식, 태도, 가치 및 신념과 같은 인지적 요인을 행위로 변화시키도록 접근한다. 인지주의 학습이론에 기여한 중요한 개념은 지각(cognitivism), 통찰력(insight), 의미(meaning)의 3가지이다. 즉 인간에게 자극이 들어오면 유기체 내부에서 사고를 통해 지각하고 통찰력과 의미 부여를 통해서 반응을 나타내는 행위를 한다는 자극-유기체-반응 모형으로 설명하고 유기체인 인간의 내적 특성을 강조하였다.

따라서 자극이 직접적으로 반응을 유발하기보다는 자극이 유기체와 작용하여 반응을 일으킨다고 하였다. 또한 하나의 유기체인 개인이 갖는 주관적 가치와 특정한 행위를 목표로 설정하고 목표달성의 결과가 유발될 것이라고 믿는 주관적 기대감이 행위변화의 주된 요인이 된다고 하였다.

인지주의 학습이론에서는 인간을 문제해결을 위한 정보를 적극적으로 탐색하고 이미 알고 있는 것을 재배열하고 재구성함으로써 새로운 학습을 성취하는 능동적이고 적극적인 존재로 보았다. 여기서 인간의 인지란 지각, 기억, 이해 추론 등의 지적인 정신과정을 총칭한 개념을 말한다. 학습 외적인 요인도 중요시 하지만 인지주의는 학습을 본질적으로 내적인 사고과정의 변화로 보았다. 그래서 인지주의에서는 행동에 인간의 인지가 결합되어 나타나게 되므로 인간의 행동을 '행위'라고 표현하며, 동물적 '행동'과 구분하여 사용하기 시작하였다.

인지주의의 대표적인 이론가들로는 Wolfgang Köhler(1887~1967), Kurt Lewin(1890~1947), Jean Piajet(1896~1980) 등이 있다.

(1) 쾰러의 통찰학습

Köhler는 침팬지를 대상으로 한 실험을 통해서 문제 해결을 통찰, 즉 전체적 상황파악이나 관계의 직관적 이해를 통해서 해결한다는 것을 발견하였다. Köhler의 통찰학습은 통찰에 의하여 전체적인 관계를 파악함으로써 이루어진다. 통찰이란 상황을 구성하는 요소 간의 관계파악을 의미하는데, 이 통찰을 흔히 아하현상(a-ha phenomenon)이라고 한다.

통찰학습의 원리는 상황을 파악하고 순간적으로 문제를 이해하고 해결하는 것이다. 통찰학습의 과정은 우선 문제 장면을 구조화된 전체로 지각하는 것을 포함하며, 문제의 해결은 단순한 과거 경험의 집약이 아니라, 그의 경험적 사실을 재구성하는 인지구조전환의 과정이라고 볼 수 있다. 통찰에는 탐색적 과정을 통해서 이루어지는 일이 많으며, 단순히 우연만을 중시하는 시행착오와는 다르다.

(2) 레윈의 장이론

Lewin의 장이론(theory of field)에서 장(field)은 어떤 순간에 개인의 행동을 결정하는 사실들의 전체로서 개인과 심리적 환경을 포함한다. 생활공간 내에서 개인과 심리적 환경의 관계는 상호 의존적이며, 이 상호작용에 의하여 행동이 발생한다는 것이다. 즉, 학습자의 행동은 개인과 환경의 함수관계에 의해 결정된다. 장이론의 학습원리에서 장은 개체를 둘러싸고 그의 행동에 역동적인 힘을 가하는 외적인 힘으로서 환경 내의 어떤 부분이라도 다른 부분에 영향을 미치고, 어느 것도 분리해서 존재하지 않는다. 학습자의 행동은 개체와 그 개체가 처해 있는 환경의 상호작용의 결과로 나타나는 역동적이며 전체적인 통합체이다.

(3) 인지주의 학습이론의 보건교육에의 적용

- 강화와 같은 외적 요인보다 내적 정신작용인 통찰력, 정보처리, 기억 등을 중요시한다.

- 정보처리 전략을 주로 사용하며 정보의 획득, 처리, 인출과정에 관심을 가진다.
- 학습의 결과가 아닌 학습과정에 대한 평가 및 사고과정과 탐구기능 교육을 강조한다.
- 성인교육자의 학습 전략으로 학습구조화 및 학습방법을 마련하는 데 도움을 준다.

따라서 인지주의의 학습원리는 다음과 같다.

- 주의집중은 학습을 증가시킨다.
- 정보자료를 조직화하면 학습을 증진시킨다.
- 정보를 연결하여 학습을 증가시킨다.
- 신기함이나 새로움은 파지에 영향을 준다.
- 학습유형은 다양하다.
- 새로 학습한 내용을 다양한 상황에 적용한다.
- 모방은 하나의 학습방법이다.

3) 인본주의 학습이론

인본주의 학습이론(learning theory of humanism)은 인간의 성장 가능성의 관점에서 학습에 접근하였다. 인본주의 학습이론에서 학습의 목적은 개인의 개성과 존엄성, 자아실현을 돕는 것으로, 인간의 속성, 인간의 잠재능력, 인간의 감정 등의 정의적 측면을 강조하였다. 인본주의 학습이론의 핵심은 학습자가 교육과정의 중심이 되고, 교육자는 학습을 촉진하는 촉진자(facilitator) 역할을 하며, 학습은 발견을 통해 이루어진다는 것이다.

이것은 환경에 의해 형성된 관찰 가능한 행동에 초점을 두는 행동주의와 정신적 정보습득을 다루는 인지주의와는 대조적이다. 인본주의에서는 행동주의와 프로이트주의 심리학자들이 주장하는 환경이나 개인의 잠재의식에 의해서 행동이 결정된다는 개념을 거부하였다.

인본주의의 학습에 대한 관점은 첫째, 개인은 개인의 가능성을 발휘할 수 있는 자유와 책임이 있다는 것이다. 즉 개인은 자신이 되고자 하는 인간상을 선택할 자유가 있고 그에 따른 책임이 있다. 둘째, '지각'이 경험의 중심에 있다는 것이다. 즉 자신의 경험이 개인의 지각 안에서 중심이 된다.

인본주의의 학습에 대한 관점은 학습과정에서 자기주도성과 경험의 가치를 강조하는 인본주의 학습이론의 기초가 되었다. 따라서 인본주의에서는 학습을 외면적 행동과 인지과정 그 이상의 것으로 설명하고, 학습은 동기와 관련되며 선택과 책임이 학습자에게 있다고 보았다. 최근 강조되고 있는 자기주도학습의 개념 또한 인본주의 학습이론에 바탕을 두고 있다.

인본주의 학습이론의 대표적인 학자로는 Abraham Maslow(1908~1970)와 Carl Rogers(1902~1987)가 있다.

(1) 매슬로의 동기의 위계이론

Maslow의 동기의 위계이론은 인간의 동기에는 위계가 있다고 가정한 것이다. 즉, 기초적인 동기가 충족되지 않으면 그 다음 단계의 동기가 발생하지도 않으며 따라서 충족될 수도 없다는 것이다. 동기의 위계는 1단계(생리적 욕구), 2단계(안전 욕구), 3단계(소속 및 애정 욕구), 4단계(자존 욕구), 5단계(자기실현 욕구)로 구성된다.

Maslow는 학습에 대한 동기는 학습자로부터 나오는 내재적인 것으로 보았다. 그래서 학습이란 '최대한 자발적인 자아실현을 하기 위한 경험'이라고 하였으며, 따라서 학습목표를 인간의 욕구위계의 최상위의 개념인 자아실현에 두었다. 그리고 이때 교육자는 학습자가 자발적으로 자아실현을 하기 위해서 경험활동을 하는 학습활동을 더욱 즐겁고 친근하며 개방적인 방향으로 조성할 수 있도록 학습활동을 촉진하는 촉진자 역할을 담당해야 한다고 주장하였다.

(2) 로저스의 유의미 학습이론

Rogers의 유의미 학습이론은 인간을 개인적 성장과 발달로 이끄는 의미 있는 학습에 관심을 두고, '내담자중심 치료'와 같은 맥락에서 '학습자중심 학습'을 개념화하였다. Rogers는 심리치료가 학습과정이라고 설명하고, 치료에 대한 자신의 견해를 교육에까지 확장시켰다. 그는 긍정적인 인간관계가 인간을 성장시키므로 과제의 개념이나 사고과정이 아닌 인간관계의 개념에 근거해서 교육이 이루어져야 한다고 주장하였다. 따라서 유의미 학습이론은 인간의 내재적 역량을 중심으로 대상자들을 긍정적으로 존중하고 그들의 내적 세계를 감정이입적으로 이해할 때 변화의 과정이 시작된다고 하였으며, 완전히 기능하는 인간은 경험에 대한 개방성, 실존적인 삶, 자유, 의식감과 창조성을 지니고 있다고 보았다.

그리고 학습자들이 자신의 학습에 책임을 질 의지가 있으며, 학습의 성공 여부는 생각을 서로 교환하고 다른 사람과 진정으로 대화를 나눌 수 있는 학습자와 교육자의 의지에 달려 있다고 하였다.

(3) 인본주의 학습이론의 보건교육에의 적용

- 학습자 스스로 참여하여 자신의 시각으로 학습이 진행되도록 한다.
- 자신의 경험을 통해 배운다.
- 자신의 학습경험을 어떻게 평가하는지에 대한 내부자적 시각에서 학습이 이루어져야 학습자의 문제들을 인지적으로 의식한다.
- 학습은 자신의 선택에 의한 형성과정임을 학습하도록 한다.
- 학습과정은 역동적이며, 성찰을 특징으로 한다.
- 학습자의 참여를 매우 중시한다.
- 학습자는 자기주도적인 환경에서 스스로 학습목표를 설정한다.
- 스스로 학습방법을 선택한다.
- 자신이 가진 지식을 최대한 응용한다.
- 발견적인 자세를 통하여 결과에 도달할 수 있어야 한다.
- 일상생활에서 발견적 학습으로 주목을 받는다.

- 프로젝트 기반 학습 및 비판적 학습과 같은 형태의 학습을 운영할 수 있다.

따라서 인본주의 학습원리는 다음과 같다.

- 인간은 자연적인 학습요구, 세상에 대한 호기심, 그리고 새로운 경험을 탐색-동화하려는 열망을 갖고 있으므로 이를 만족시켜야 한다.
- 학습은 교육내용이 학습자에게 관련성이 깊을 때 유의미하며 더 빠르게 이루어진다.
- 학습은 외적 위협이나 지시가 감소될 때 촉진된다.
- 능동적인 참여에 의한 학습은 수동적인 학습보다 효과적이며, 자기주도적이고 자기지도적일 때는 더 많이 학습한다.
- 학습은 학습자의 전인적인 측면에 관련될 때, 지적인 측면과 정의적 측면이 통합될 때 가장 지속적이다.
- 학습은 학습자의 자기책임이 강조되고 자기평가가 이루어질 때 더 고양된다.

4) 구성주의 학습이론

구성주의 학습이론(learning theory of constructivism)은 기존의 교육방법의 개념에 비판적으로 등장한 오늘날 대표적인 교육철학이다. 객관주의와 상반된 이론으로 상대주의적 인식론에 기초를 두고 있다. 이 이론은 문제중심학습(PBL), 팀기반학습(TBL), 사례기반학습(CBL), 근거기반학습(EBL) 등의 철학적 배경이 되었다. 이상의 학습방법은 구성주의에 영향을 받은 교수-학습과정으로 학습자중심 학습, 학습맥락중심 학습, 학습환경의 중요성 등 능동적인 학습을 강조하고 있다.

(1) 구성주의 학습이론의 기본 관점

이 이론에서 지식에 대한 기본 개념은 다음과 같다.

- 지식은 학습자가 외부환경과 상호작용하는 과정에서 개인적으로 구성한다. 지식의 구성은 개인의 인지작용과 사회구성원들 간의 사회적 상호작용을 통해서 이루어진다. 이것은 상대주의적 인식론에 기초한 것이다.
- 지식은 개별적으로 구성되어 사람의 마음속에 내재되어 있다.
- 인식, 곧 아는 것은 인간의 사전 경험을 바탕으로 개개인의 마음속에 구성된다.
- 인간의 경험과는 별도로 객관적인 실제로 존재하는 외부지식을 지식으로 인정하지 않는다.
- 지식은 의미 있는 과정을 통해서 발전하고 실제 세계를 반영하는 풍부한 맥락 속에서 상황화되어야 한다.
- 앎의 이론으로 지식을 진행형으로 보고 있으며, 본인에게 의미 있고 적합하고 타당한 것이면 그것이 곧 진리요, 지식이라고 보았다.

또한 이 이론에서 학습에 대한 기본 개념은 다음과 같다.

- 학습은 학습자가 어떻게 지식을 구성하느냐에 일차적으로 관심이 있다.
- 학습은 주어진 상황에서 학습자의 주관적인 경험과 사회적 상호작용을 통해 지식이 갖는 내적인 의미를 구성하는 과정으로, 자신의 개인적인 경험에 근거해서 독특하게 개인적으로 해석을 내리는 능동적인 과정이다.

(2) 구성주의 학습이론의 보건교육에의 적용

- 학습자의 지식습득의 맥락과 개인의 선수 지식 및 경험에 따라 다르게 학습이 이루어진다.
- 학습은 학습자 개인의 경험과 흥미에 따라 정한 학습내용을 스스로 구성해 나가는 과정이다.
- 학습과정은 학습자의 관점을 추구하고 존중하며 학습문제는 학습에게 적합해야 한다.

따라서 구성주의의 학습원리는 다음과 같다.

- 학습자는 학습의 주체이며, 능동적으로 학습과정에 참여하여 자신의 경험이 의미를 구성할 때 학습이 일어난다.
- 학습이 유의미하기 위해서는 학습한 지식이 실제로 사용될 수 있는 맥락과 함께 제공되어야 한다.
- 학습자는 문제상황에서 관련 정보를 회상하고 문제해결과정에 집중하며 전문가가 실제의 문제해결과정에서 경험하는 사고력을 촉진하고자 문제상황을 제공한다.
- 교육자는 학습자의 흥미를 유발하고 지속적인 피드백과 지지를 통해서 학습자의 의미구성과정을 촉진한다.
- 학습자는 사회공동체 내에 다른 사람과 아이디어를 공유하고 다양한 관점을 접한다.
- 평가는 학습과정에서 이루어져야 한다고 본다.

보건교육 프로그램 개발

04절

보건교육 프로그램은 보건교육의 대상과 내용에 따라 다양하다. 이를 위한 보건교육 모형들 또한 기획 단계와 순서, 관심 초점 등에서 다소 차이가 존재하지만, 기본적인 틀은 대체로 유사하다. 따라서 본 절에서는 보건교육 프로그램 개발을 Ewles와 Simnett(2003)의 보건교육모델을 바탕으로 하여 설명하고자 한다(그림 7-12).

1단계: 대상자 선정 및 특성 파악

↓

2단계: 대상자의 보건교육 요구 사정

↓

3단계: 보건교육 목적 설정

↓

4단계: 보건교육의 목적을 달성할 수 있는 세부 목표 설정

↓

5단계: 이용 가능한 자원 파악

↓

6단계: 보건교육 내용 및 방법에 대한 계획

↓

7단계: 보건교육 평가계획

↓

보건교육 수행

↓

평가

그림 7-12 보건교육 프로그램의 계획 및 평가 흐름도

[자료원] 전국대학보건관리학교육협의회(2014). 보건교육사를 위한 보건교육방법론(제3판). 도서출판 한미의학.

1. 대상자 선정 및 특성 파악

보건교육 대상자는 국가의 정책, 보건교육사의 관심이나 흥미, 보건교육의 목적 등에 따라 달라질 수 있다. 예를 들어, 국민의료비를 낮추기 위한 만성질환관리를 국가의 정책으로 세워 대사증후군관리사업을 실시한다고 하면 성인 남녀가 대상이 될 수 있으며, 흡연이나 음주의 시작 연령을 낮추고자 한다면 청소년이 대상이 될 수 있다. 또한 영유아 예방접종을 증진시키고자 한다면 20~30대의 기혼여성이 대상이 될 수 있다. 그러므로 보건교육의 효과를 높이기 위해서는 대상자를 명확히 선정하고 그들의 특성을 파악하는 것이 중요하다. 이때 파악해야 할 대상자 특성의 구체적 내용은 다음과 같다.

- 대상자의 수: 개인, 가족, 집단, 지역사회
- 대상자의 경험 및 지식 정도
- 지역사회의 문화적 배경
- 대상자의 태도 및 동기 정도: 보건교육에 대한 대상자의 태도 및 동기
- 교육방법에 대한 기대 정도와 경험 여부: 교육방법에 대한 선호도 파악
- 대상자의 교육 수용능력: 교육에 대한 이해도 및 실천 정도
- 일반적 특성: 연령, 성별, 교육 수준, 사회경제적 수준, 직업, 건강 수준, 장애 정도 등

2. 보건교육 요구 사정

보건교육의 대상자가 선정되고 특성이 파악되고 나면 보건교육을 어떤 내용으로 할 것인지를 결정하기 위해 보건교육의 요구 정도를 알아내는 것이 중요하다. 보건교육의 요구도는 역학자료, 사회 · 환경지수, 전문가 의견이나 대중의 여론을 근거로 파악한다. 그리고 해결해야 할 문제가 많을 때는 인력, 자원, 시간의 제한성을 고려하여 우선순위를 설정하여 중요한 문제부터 해결해 나가야 한다.

Witkin 등(1995)은 요구에 대하여 "현재 상태와 기대되는 미래상태 혹은 바람직한 상태의 차이"라고 정의하였다. 대상 집단의 요구도는 프로그램의 목표와 목적을 설정하는 근거이며, 프로그램 종료 시 변화를 측정 · 평가할 수 있는 기초가 되기 때문에 요구도 조사는 프로그램 개발에 있어서 가장 아주 부분이다.

Bradshaw(1972)는 다음과 같이 요구를 4가지 유형으로 구분하였다.

- 규범적 요구(normative needs): 보건의료전문가의 전문적인 판단에 의해 규정되는 요구로, 표준이나 준거에 의해 설정되고 제시되며, 대상자의 주관적 느낌이나 생각과는 차이가 발생할 수 있다.

- 내면적 요구(perceived need, felt needs): 학습자의 개인적인 생각이나 느낌에 의하여 인식되는 요구에 따라 규정된다.
- 외향적 요구(expressed needs): 다른 사람들은 어떠한 방법으로 그 문제를 해결하는가 등과 같이 학습자가 언행으로 표현하는 요구로 내면적 요구가 행위로 전환된 것이다.
- 상대적 요구(comparative needs): 다른 집단과 달리 특정 집단만이 가지는 고유한 문제로 각기 다른 집단의 특성에서 비롯되는 요구이다.

이 4가지 요구 중 필요에 따라 한 가지 이상의 요구 사정을 수행하여 보건교육의 계획에 반영하는 것이 바람직하다.

1) 보건교육 요구 사정 내용

보건교육 요구에서 사정할 내용으로는 학습자의 관심과 흥미를 유발할 수 있는 주제, 학습요구 사정, 학습자의 특성과 준비상태, 학습자의 건강문제 등이 있다. 특히, 학습자의 건강문제 사정은 학습자의 학습능력과 준비성을 확인하기 위하여 검토해야 할 내용으로 다음과 같은 부분을 파악하는 것이 중요하다.

- 신체적 준비 정도: '학습자의 신체적 기능 정도가 건강행위를 수행할 수 있는가' 또는 '학습자의 건강 수준이 복잡한 건강행위 시범을 따라할 수 있는가'에 대한 준비 정도를 파악한다. 이에는 학습자의 성별, 기능 정도, 건강상태, 신체상태, 신체에 직접 영향을 주는 환경 등이 해당된다.
- 정서적 준비 정도: 건강행위에 필요한 노력을 최대한 투입하려는 학습자의 동기 등에 대한 심리적인 측면의 준비 정도를 파악한다. 예를 들어, 불안 수준, 지지체계, 동기화 정도, 마음상태, 발달단계 등이 이에 해당된다.
- 경험적 준비 정도: 새로운 학습과 관련된 이전의 경험이나 훈련의 정도로서, 학습자가 가지고 있는 개인적 배경, 성공 경험, 과거의 대처기전, 내적 · 외적 통제위, 지향점 등이 이에 해당된다.
- 지식적 준비 정도: 학습자의 현재 지식기반, 학습능력 정도, 선호하는 학습 유형을 의미하는 것으로, 이에는 현재 지식 정도, 인지적 능력, 학습장애, 학습 유형 등이 포함된다.

2) 요구 사정 단계

(1) 자료수집

보건교육 요구 사정을 위한 자료수집의 방법과 내용은 다음과 같다.

① 자료수집방법

자료수집방법은 자료를 수집하는 방법에 따라 자료를 활용하려는 사람에 의해 직접자료를 수집하는 직접법과 다른 사람이 만들어놓은 자료를 활용하는 간접법으로 나눌 수 있다. 이것은 자료의 성격에 따라 1차 자료, 2차 자료로 구분되기도 한다.

- 1차 자료(primary data) 수집: 주로 직접법으로 수집된 자료이다. 건강문제를 사정하고 진단하기 위하여 사전에 작성된 자료수집방법의 설계에 따라 설문지, 면담, 방문, 전화 등의 방법으로 직접 자료를 수집하는 방법이다. 이 방법은 조사자가 직접 필요에 의해 수집하는 자료이므로 조사자에게는 타당성과 신뢰성이 있고, 필요한 시기에 적절하게 이용할 수 있다는 장점이 있다. 하지만 조사하는 과정에서 비용, 인력, 시간 등이 많이 소요되는 단점이 있다. 또한 수집한 자료가 공신력 있고 타당한지 확인이 필요하다.
- 2차 자료(secondary data) 수집: 주로 간접법으로 수집된 자료이다. 다른 목적을 위해 이미 수집된 자료를 조사자가 자신이 수행 중인 보건교육 요구를 사정하고 진단하기 위해 선택해서 활용하는 것을 말한다. 2차 자료로는 인구센서스, 건강보험 관련 통계, 국민건강영양조사, 의료기관 실태조사, 사망률, 유병률 등이 있다. 2차 자료를 수집할 때는 수집한 자료가 해당 조사목적에 부합하는지, 사용하고자 하는 자료가 정확한 것인지, 자료의 [출처]가 서로 다른 경우에는 그 자료에 일관성이 있는지, 최신의 자료인지를 반드시 검토하여야 한다.

② 자료수집 내용

보건교육을 위한 자료수집 내용은 지역사회의 특성, 대상자의 특성, 학습환경, 건강 수준 및 보건의료자원, 인적 · 물적 · 사회적 자원 등 보건교육 요구와 학습에 영향을 미치는 요인에 대한 자료를 수집한다. 이에 대한 자세한 내용은 다음과 같다.

- 지역사회 특성: 지역사회의 일반적 특성으로 지정학적 특성, 자연환경적 특성, 주민들의 인구학적 특성, 사회경제적 특성, 생활환경적 특성 등을 조사한다.
- 대상자 특성: 효과적이고 효율적인 교육과정을 계획하기 위해서는 반드시 학습 대상자의 특성에 대한 분석이 이루어져야 한다. 대상자를 개인, 가족, 집단으로 분류하고, 학습자 개인의 신체적, 정서적, 경험적 준비도와 학습자 집단의 특성 등을 조사한다.
- 학습환경: 학습환경은 보건교육과정이 직접 수행될 장소를 말한다. 교육을 위한 준비가 되어 있는 곳에서 보건교육을 실시한다면 기본적으로 학습을 위한 도구나 환경이 구비되어 있으므로 보건교육을 용이하게 실시할 수 있다.
- 건강 수준: 지역사회의 건강 수준을 확인할 수 있는 지표로는 건강상태나 건강문제 및 건강특성을 나타내는 지표(사망률, 주요 질환의 유병률, 출생률, 모성사망률 등), 건강행태를 나타내는 지표(흡연율, 음주율, 신체활동 실천율 등), 삶의 질에 영향을 주는 지표(범죄율, 인구밀도, 실업율, 재해발생률 등) 등을 조사한다.
- 자원: 지역사회의 자원에 대한 자료수집은 인적 자원(보건의료 전문인력의 종류와 수 등), 물적 자원(보건의료시설의 종류와 수, 재원 등), 사회적 자원(교통 및 통신수단과 공공시설 및 교육기관 등) 등을 조사한다.
- 건강관리체계와 관련 정책 및 법규: 보건교육은 보건교육자와 교육 대상자의 특성과 재원 및 지역사회 특성, 학습환경에 따라 교육의 내용과 방법 및 효과 등이 달라질 수 있다. 따라서 우

선적으로 지역사회의 활용 가능한 자원들을 먼저 조사하는 것이 중요하다. 이미 개발된 보건교육 프로그램이 존재하는지, 교육매체 등이 준비되어 있는지, 보건교육을 위한 전문적인 인적 자원이 어느 정도 있는지, 보건교육을 실시하기 위해 필요한 각종 교육시설, 설비, 기자재 등이 준비되어 있는지, 대상자가 속해 있는 지역사회를 중심으로 건강관리체계와 관련 정책 및 법규 등의 자료를 조사한다.

(2) 사정자료 분석

다양한 방법으로 수집한 자료들은 정보의 특성과 종류에 따라 분류하여 범주화하고, 요약 및 정리해서 비교, 확인, 분석을 통해 건강문제들을 추론하여 도출한다. 건강문제를 도출할 때는 더 필요한 자료가 없는지 확인하고, 조사 결과가 서로 상반되고 모순되는 자료는 없는지 검토해야 한다. 비교 · 분석한 결과로 대상자와 그가 속한 지역사회의 건강문제를 도출함으로써 보건교육적인 진단을 하게 된다.

(3) 교육 주제 도출

보건교육 주제의 도출은 교육을 통해 변화되어야 할 건강문제의 도출이다. 이 주제는 보건교육 목표를 설정하기 위한 근거를 제시하고, 보건교육의 목적과 목표를 달성하기 위한 자원의 활용과 유형을 결정하는 데 필요하다. 이 단계는 수집된 자료 분석을 통해서 요약되고 정리된 정보들을 토대로 도출한다. 대상자를 포함한 지역사회의 현재 건강상태와 바람직한 건강상태와의 차이를 규명하고, 보건교육 목표달성을 위해 해결되어야 할 요인과 국가 및 지역사회 보건정책, 그리고 개인, 가족, 집단 및 지역사회의 문제해결능력과 한계를 규명하여 반영한다.

(4) 우선순위 결정

자료조사에 따라 대상자의 건강문제는 여러 가지가 도출될 것이다. 이는 보건교육 요구 또한 여러 개가 된다는 의미이다. 하지만 제한된 자원으로 모든 보건문제를 한 번에 해결하기는 불가능하다. 따라서 제한된 자원을 활용하여 효과적인 목적달성을 위해서 우선순위를 결정한다. 보건교육에서 우선순위를 결정하는 것은 보건교육을 필요로 하는 건강문제의 순서를 정하는 일이다. 보건교육의 우선순위를 결정하는 방법은 보건사업의 우선순위를 결정하는 방법과 유사하므로 5장을 참조하면 된다.

3. 보건교육 목적 설정

대상자의 보건교육에 대한 요구를 사정하고 프로그램들의 우선순위가 결정되면 각 우선순위에 대한 보건교육의 목적을 설정해야 한다. 보건교육의 목적은 교육 대상과 내용에 따라 건강에 대한 지식, 인식, 태도를 변화시켜 건강에 긍정적인 결정을 유도하고 실천하도록 하는 것이다. 보건교육 프로그램에서 목적을 설정해야 하는 이유는 명확한 목적을 설정함으로써 보건교육 프로그램을 집행하기 위한 구체적인 계획을 세울 수 있고, 보건교육 프로그램의 평가를 위한 기준을 제시하여 보건교육의 효율성을 높이기 위함이다.

4. 세부 목표 설정

보건교육의 목적을 설정하면 이를 달성할 수 있는 세부 목표 또한 설정해야 한다. 세부 목표 설정과정은 보건교육의 결과를 미리 예측하고 프로그램의 방향성을 설정할 수 있게 도와준다. 목표는 목적을 달성하기 위한 구체적인 행위단계로 상위체계와의 관련성, 논리성, 실현 가능성, 관찰 가능성, 측정 가능성 등이 고려되어야 한다. 또한 목표를 기술하는 구체적인 방법으로 변화 또는 달성해야 할 상태나 조건(무엇), 달성하고자 하는 상태나 조건의 양(범위), 보건교육 대상(누구), 프로그램에 포함되어야 하는 지역이나 장소(어디서)와 의도된 바람직한 상태 또는 조건이 수행되어야 할 기간이나 시간(언제) 등을 포함해야 한다.

5. 이용 가능한 자원 파악

성공적인 보건교육 프로그램을 운영하기 위해서는 지역사회에 존재하는 인력, 시설 및 정책적인 자원을 파악하고 이를 적극적으로 이용하는 것이 중요하다. 보건교육 프로그램에서 이용 가능한 자원으로는 다음과 같은 것들이 있다.

- 인적 자원: 보건교육사 및 전문가, 보조인력, 자원봉사자 등
- 시설 및 서비스: 기존 시설 및 이용 가능성 여부
- 정책과 계획: 보건교육에서 기존 정책의 활용 가능성
- 교육기자재

6. 보건교육 내용 및 방법 계획

이용 가능한 자원을 활용하여 구체적으로 보건교육 프로그램을 시행하는 데 필요한 내용과 방법을 계획한다. 이 단계에서는 목표를 이루는 데 가장 적합한 방법은 무엇이며, 그 방법이 대

상자에게 수용 가능한지, 보건교육자가 사용하기에 용이한 방법인지 등의 여부를 고려하는 것이 중요하다.

1) 보건교육 내용 선정

보건교육 내용 선정은 학습자가 배워야 할 내용을 선정하는 것으로, 다음 사항을 유념하며 교육내용을 선정해야 한다.

- 교육내용은 목표를 달성하기 위한 것으로써 목표와 관련된 것이어야 한다.
- 교육내용은 대상자의 건강 향상에 꼭 필요하고 중요한 내용이어야 하며, 다양한 상황에서 활용될 수 있어야 한다.
- 교육내용은 너무 광범위하거나 피상적이어서도 안 되고, 일부 제한된 내용만을 깊게 다루어서도 안 된다. 내용의 범위와 깊이의 균형이 적절해야 한다.
- 선정된 교육내용은 누구나 알고 있는 진부한 것을 되풀이하는 내용이 아닌 새롭고 참신한 내용이어야 한다. 관련되는 많은 참고문헌을 고찰하여 가장 최신의 이론, 지식, 기술을 교육내용으로 선정해야 한다. 이를 위해서는 최신의 지식을 익히고 비판적으로 사고하며 이용할 수 있는 능력이 필요하다.
- 교육내용은 대상자의 자기 건강관리를 위해 현재와 미래에 기여하는 내용이어야 하며, 대상자가 살고 있는 가정과 지역사회의 여건에서 요구되고 허용되는 내용이어야 한다.

2) 보건교육 내용 조직

보건교육 내용이 선정되었더라도 효과적인 교육을 위해서는 내용을 체계적으로 조직할 필요가 있다. 보건교육 내용 조직의 일반적 원리는 이미 알고 있는 것에서 모르는 것으로, 직접적인 것에서 간접적인 것으로, 구체적인 것에서 추상적인 것으로, 쉬운 것에서 어려운 것으로 이행되도록 체계적으로 교육내용을 배열하는 것이 중요하다.

7. 보건교육 평가계획

성공적인 보건교육 프로그램은 개발단계에서부터 평가기준을 세워놓고 목표와 교육 내용 및 방법을 절차에 따라 진행하고 평가하는 것에 달려 있다. 보건교육 평가계획의 단계는 다음의 다섯 단계를 거쳐 수립된다(그림 7-13).

1) 1단계: 보건교육 프로그램 목표의 구체화

보건교육 프로그램 평가계획의 첫 단계는 외부 기관이나 내부 조직이 평가를 수행할 때 현재 상태를 정확히 파악하고 프로그램을 통해 이루고자 하는 목표가 무엇인지 구체적으로 파악하여

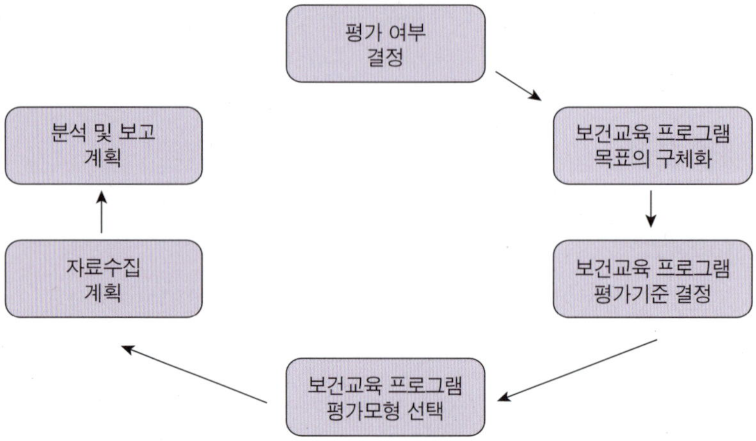

그림 7-13 보건교육 프로그램 평가계획의 단계

기술하는 것이다. 만일 프로그램의 목표가 구체적으로 기술되어 있지 않은 경우에는 투입되는 노력에 비하여 성과가 거의 없는 평가가 되거나 프로그램의 방향성을 잃게 될 가능성이 높아진다.

2) 2단계: 보건교육 프로그램 평가기준 결정

보건교육 프로그램의 목표가 구체적으로 기술되어 있다면 그 프로그램의 평가기준은 이미 결정되어 있다고 할 수 있다. 즉 구체적인 목표 진술은 평가기준의 방법이나 내용을 포함하고 있기 때문이다. 따라서 평가를 위한 자료수집이나 측정방법의 결정, 타당한 측정 결과의 해석을 위해서는 목표의 구체화와 더불어 평가기준 개발 및 결정이 중요하다.

3) 3단계: 보건교육 프로그램 평가모형 선택

평가기준이 결정된 후에는 평가를 어떻게, 언제 수행할 것인가 등 평가절차를 결정해야 한다. 이때 가장 중요한 것은 앞에서 설명한 평가모형 가운데 어느 모형을 선택하여 평가를 수행할 것인가를 결정하는 것이다. 사전조사가 필수적인 평가모형의 선택은 프로그램 계획안에 평가계획이 포함되어 있을 경우에만 가능하다.

4) 4단계: 자료수집계획

평가계획의 네 번째 단계는 수행된 프로그램이 사전에 결정된 평가기준을 얼마나 달성하였는가를 판단할 수 있는 자료에 대한 수집계획이다. 이 단계에서 특히 고려해야 할 점은 자료 측정상의 타당성과 신뢰성을 최대한 보장해야 하며, 자료수집방법의 일관성을 유지하기 위한 측면도 고려해야 한다는 것이다. 평가 도중에 자료수집방법을 변경할 경우에는 앞서 한 노력이 허사로 돌아갈 가능성도 배제할 수 없기 때문에, 자료수집계획은 구체적으로 마련되어 있어야만 한다.

5) 5단계: 분석 및 보고 계획

평가에 쓰일 자료가 계획대로 수집된 다음에는 수집된 자료를 어떻게 분석할 것인가를 계획해야 한다. 자료의 분석계획은 프로그램을 통하여 수집된 자료를 이미 결정해 놓은 기준과 어떻게 비교할 것인가에 따라 결정된다. 이 분석을 통해 프로그램 중 기준을 달성한 부분과 달성 정도를 알 수 있어야 한다. 또한 앞으로 개선되어야 할 부분이 무엇인지도 지적할 수 있어야 한다.

평가 보고서에는 평가가 어떻게 수행되었는지, 평가에서 초점을 두었던 것은 무엇인지, 평가의 결과물은 무엇인지 등의 결과가 포함되어야 한다. 또한 평가 보고서를 활용할 독자가 누구인지도 고려해야 한다. 보고서를 작성할 때에는 특수 계층만이 알 수 있는 전문용어는 가급적 피하는 것이 좋고, 프로그램의 효과와 목적 달성 여부 등을 분명하고 구체적으로 기술할 수 있도록 계획해야 한다.

보건교육 수행

05절

1. 보건교육 계획안 작성

보건교육 계획안은 교육 시 어떠한 내용과 형태, 어떠한 방법과 과정으로 교육을 수행할 것인가에 관한 내용을 모두 포함하는 계획서를 말한다. 보건교육 계획안을 작성할 때의 주의사항으로는 교육자 본인이 작성하여 자신의 계획에 맞게 교육을 진행하도록 하고, 교육은 실제로 수행할 수 있는 것으로 작성한다. 또한 필요한 기자재를 준비하는 것이 반드시 포함되어야 한다.

1) 대상, 장소, 시간

교육대상에는 학습자의 특성을 기록한다. 즉, 연령, 성, 직업, 보건지식 수준, 학습자의 수 등을 기록한다. 장소는 학습자가 잘 모일 수 있는 곳으로, 예를 들어, 지역사회주민이 대상이라면 해당 지역사회 내 마을회관이나 지도자의 가정 등이 장소로 활용될 수 있다. 시간은 50분, 100분 또는 1시간, 2시간 등의 교육에 필요한 시간을 기록한다.

2) 교육목표

교육목표는 교육의 방향을 설정해 주고, 학습결과에 대한 평가의 기준이 된다. 교육목표의 영역을 Bloom(1956)은 교육을 통해 인간을 변화시킬 수 있는 영역으로 인지적 영역, 정의적 영역, 심리운동적 영역으로 구분하였다.

(1) 인지적 영역

인지적 영역(cognitive domain)은 지적 영역으로, 인지적 영역의 교육목표는 학습자가 반드시 알아야 하는 사실이나 정보, 원리, 과정 등을 아는 것이다. Bloom(1956)은 지식 습득과정을 학습하기 쉬운 낮은 단계에서부터 상위 수준으로 지식, 이해, 적용, 분석, 종합, 평가의 6가지 수준으로 분류하였다.

- 지식(knowledge): 사실과 개념원리의 기억 수준으로 구체적이고 단순한 사실, 용어, 개념, 방법, 구조 등을 외우는 단순 암기 수준이다.
- 이해(comprehension): 내용의 의미를 파악하는 능력으로 단순히 정보를 기억하는 수준을 넘어 자료의 내용이 다소 바뀌어도 그 의미를 알고 해석하고 토론하는 능력이다. 사실과 개념원리 등을 설명하고, 번역, 해석 및 추론까지를 포함하는 것이다.
- 적용(application): 이미 배운 내용인 개념원리, 규칙, 이론, 기술, 방법을 구체적이거나 새로운 상황에 응용할 수 있는 능력으로, 실제 상황에서 구체적으로 법칙이나 원리, 이론, 기술, 방법을 적용하는 능력의 수준이다.
- 분석(analysis): 특성별 분류기준에 따라 자료를 범주화하여 분류하고 분류된 자료들 간의 관계를 규명하여 추론을 도출하고 재구성할 수 있는 방법을 발견하는 능력이다. 즉 요소와 관계 및 구성원리 등을 분석하는 능력의 수준이다.
- 종합(synthesis): 여러 개의 요소나 부분을 추론하여 하나가 되도록 묶는 방법과 능력이다. 비구조적인 요소들을 조직화된 구조적인 전체로 배열하고 요약하고 구성하고 창안하는 능력의 수준이다.
- 평가(evaluation): 특정 목적을 가지고 아이디어나 작품, 방법, 소재 등에 관한 가치를 판단하는 능력이다. 여러 가지 현상이나 사실 등을 선정된 준거에 따라서 비평, 논의, 평가하는 능력의 수준이다.

(2) 정의적 영역

정의적 영역(affective domain)은 인간이 가치를 획득하는 태도를 의미한다. Bloom 등(1964)이 제안하는 정의적 영역의 교육목표는 낮은 단계부터 상위 수준으로 수용, 반응, 가치화, 조직화, 인격화의 5단계로 분류할 수 있다.

- 수용(receiving): 어떤 현상이나 자극에 대해 긍정적인 반응을 보이고 받아들이려는 태도를 보이는 것으로 가장 낮은 수준의 정의적 행위이다. 교수자의 견지에서 학습자의 관심을 이끌어내어 주의집중을 적절한 방향으로 유도하는 단계이다. 즉 주어진 어떤 현상이나 자극을 감지하고 그것을 수용하며 관심을 가지는 수준이다.
- 반응(responding): 적극적인 참여를 나타내는 것으로서 무엇인지 알고자 하는 심리적 태도를 보이는 것을 의미한다. 즉 특정 자극이나 현상에 대해 관심(주의)을 집중하고, 그것에 대해 자발적으로 반응하고, 특정 행위를 수행하며, 이에 반응하여 흥미를 갖는 것이다. 이는 주어진 현상에 대한 수용 이상의 것으로 자극에 대하여 능동적으로 반응하는 수준이다.
- 가치화(valuing): 행위의 지침이 되는 근본적인 가치에 대해서 동기가 유발되는 수준이다. 또는 어떤 사물이나 현상, 행위에 대하여 의미와 가치를 부여하는 것으로 내면화의 정도이다. 이는 특정한 가치가 내면화된 상태를 의미하지만, 외적 행위로 나타날 수도 있으며, 특히

학습된 가치는 일관적으로 안정성이 있어서 측정이 가능하다.

- 조직화(organization): 하나 이상의 가치가 학습자의 내면에서 조직되고, 그들 간의 상호관계 및 위계적 관계를 수립하는 단계이다. 학습자가 조직화 수준에서는 여러 가지의 가치를 종합하고, 자기 나름대로 내적 일관성이 있는 가치체계를 확립해 나간다. 이 수준의 학습은 보다 구체적으로 하나의 가치를 학습자의 내면에서 개념화하는 단계에서부터 이를 한 개인의 내면적인 가치관으로 조직화하는 단계에 이르기까지의 수준이다.
- 인격화(characterization): 정의적 태도행위가 가장 내면화되었을 때를 의미한다. 즉 이미 자신의 것으로 자리 잡혀 수용된 가치체계에 따라 일관성 있는 행위를 할 수 있도록 인격의 일부인 개인의 성격으로 내면화된 상태의 수준이다. 이 수준에서는 완전히 체계화된 인생철학과 가치관으로 확립되어 일관적인 체계를 가지고 모든 사물이나 사건 또는 행위로 나타나는 수준이다.

(3) 심리운동적 영역

심리운동적 영역(psychomotor domain)은 인간의 기술능력을 변화시키는 부분으로 학습을 통해 지적활동이 가능한 상태에서 신체적 행위로 나타나는 것을 의미한다. 일반적인 기능, 움직임, 지각(perception) 활동이 여기에 포함된다. 이것은 관찰과 연습을 통해 학습이 이루어지고, 관찰이 가능하여 확인하고 측정이 가능하다.

- 지각(perception): 신체의 감각기관을 통해 학습대상의 특징과 관계를 인식하는 단계이다. 수행해야 할 행위의 과제와 단서와의 관계를 확인하고, 자신의 과거의 경험과 관련지어 현재의 상황과 관련된 단서를 활동의 지침으로 활용할 수 있는 수준이다.
- 태세(set): 학습자가 특정 행위나 경험을 하기 위해 심리적인 준비를 하고, 긍정적이고 적극적인 자세를 취하는 수준이다.
- 유도반응(guided response): 학습자가 교육자의 설명에 따라서 외형적인 행위를 수행하는 수준이다.
- 기계화(mechanism): 기계처럼 반복되는 행위로 습관적으로 자신감 있게 상황에 따라서 기계처럼 행위를 한다. 반복된 연습을 통해 숙련되는 수준이다.
- 복합외형반응(complex overt response): 복잡한 동작을 최소한의 시간과 노력으로 자연스럽게 효과적으로 표현하고, 습관화되고 자신감 있게 다른 상황에서도 행위를 하는 수준이다.
- 적응(adaptation): 새로운 문제 상황에 대처하기 위해 행위를 변경하는 것으로, 학습한 행위를 실제 현장에 적용하는 수준이다.
- 창조(origination): 심리운동적 영역에서 가장 높은 단계의 학습행위로서, 새로운 활동이나 자료를 다루는 방법을 새롭게 만들어 내는 수준이다.

3) 교육내용의 선정과 구성

교육자는 교육목표와의 관련성, 타당성, 넓이와 깊이의 균형, 참신성, 적절성, 유용성, 영속성 등의 교육내용 선정기준에 따라 교육내용을 준비하고 학습자에게 제시하여야 한다. Tyler는 교육내용의 구성 원칙을 계속성, 계열성, 통합성의 3가지로 제시하였다. 이를 설명하면 아래와 같다.

- 계속성: 교육과정과 학습내용 조직이 계속될 수 있도록 종적 관계를 구성한다. 또한 학습내용의 여러 요소가 어느 정도 계속해서 반복되어야 한다.
- 계열성: 교육과정과 학습내용의 종적인 관계가 앞뒤 순차적으로 위계를 따라 먼저 학습할 내용과 다음에 학습할 내용이 계열을 따라 순차적으로 누적되어 학습이 이루어지도록 구성한다. 그리고 이것은 단순히 계속적으로 반복되는 것이 아니라 학습내용 간에 관련성, 확대성, 심화성이 있어야 한다. 그러므로 학습내용은 쉬운 것에서 어려운 것, 단순한 것에서 복잡한 것, 구체적인 것에서 추상적인 것으로 단계적으로 확대 심화되어야 한다.
- 통합성: 교육과정과 학습내용 조직의 횡적인 관계로 학습자의 과거 경험이 학습내용과 상호 조화되고 통합되어 바람직한 행위변화를 이루고 학습자의 궁극적인 학습목표가 달성하도록 한다.

보건교육 내용의 학습내용 선정 시 고려사항은 다음과 같다.

- 학습목표를 달성하기 위한 내용이어야 한다.
- 건강향상에 필요하고 중요한 내용으로 다양한 상황에 활용될 수 있도록 해야 한다.
- 너무 광범위하거나 피상적인 내용보다는 내용의 범위, 깊이, 균형이 적절해야 한다.
- 진부하게 되풀이하지 않는 새롭고 참신한 내용이어야 한다.
- 최신의 이론, 지식, 기술을 활용해야 한다.
- 참고자료를 비판적으로 활용한다.
- 대상자 건강관리를 위해 현재와 미래에 기여하여야 한다.
- 대상자의 가정과 지역사회의 여건 내에서 허용되어야 한다.

4) 교육단계

(1) 도입단계

도입단계에서는 교육목표를 제시하고 교육 진행방법을 설명한다. 이때 학습자의 흥미유발과 동기부여에 도움이 되는 방법을 활용한다. 수업시작 5~10분 정도로 도입단계의 교육활동에는 교육목표 제시, 학습동기유발, 학습 진행방법 제시, 사전 테스트 등이 있다.

(2) 전개단계

전개단계는 도입단계에서 학습자에게 학습에 대한 흥미와 동기가 유발된 후 계획단계에서 구성한 교육내용을 전달하는 단계이다. 즉 학습자에게 교육내용의 지식, 기술, 기능, 태도 등의 습득을 위해 집단 또는 개별적으로 교육활동을 수행하는 30~40분 정도로 본 수업의 전개활동이 진행된다. 전개단계는 보건교육의 가장 핵심적인 활동이다. 학습자의 이해를 돕기 위해 폭넓고 다양한 교수–학습방법과 매체를 활용한다.

(3) 정리단계

정리단계는 마무리 5~10분 정도로 전개단계에서의 활동을 종합하고 설정된 교육목표가 성취되었는지, 문제가 해결되었는지 등을 확인한다. 그리고 다음 교육을 위한 예고, 과제 제시, 참고문헌 등을 제시한다. 정리단계에서 학습활동방법은 전개단계에서 학습한 내용을 요약 및 정리하거나, 중요한 부분을 학습자에게 질문하거나, 쪽지시험을 보거나, 토의함으로써 전개단계 활동을 통해서 습득한 내용의 교육목표 성취 여부를 확인한다.

2. 보건교육방법

설정된 학습목표에 따라 적절한 보건교육방법을 선정한다. 보건교육방법에는 강의, 상담, 토의, 시범, 역할극 등 여러 가지가 있다. 중요한 점은 대상자가 달성해야 할 학습목표, 대상자의 성숙 정도, 대상 집단의 크기, 교육이 이루어질 학습환경 등을 고려하여 적절한 방법을 선택하는 것이다. 여기서는 다양한 보건교육방법을 크게 개별교육과 집단교육으로 구분하여 설명하고자 한다.

1) 개별교육

개별교육은 지역사회간호사가 다양한 간호현장에서 가장 많이 활용하는 방법으로, 가정방문 시나 클리닉에서의 접촉, 전화를 통한 접촉 시에 개별적인 교육이 이루어진다. 개별교육은 교육자가 개인 대상자와 상호작용하면서 개인의 건강문제나 개인적인 문제를 해결하기 위해 사용하는 교육방법이다. 개별교육은 효과가 높지만 경제성이 낮으므로 개인의 비밀에 해당하는 문제, 예를 들면 성병, AIDS, 미혼모, 유산문제 등이 있을 때 적용하는 것이 바람직하며, 대상 집단 내에서 개인차가 클 때에도 효과적이다.

(1) 상담

상담(counselling)은 상담자와 피상담자의 직접대화를 통하여 피상담자의 태도와 행위가 바람직한 방향으로 변화되도록 촉진하는 것이다. 또한 피상담자의 자기이해, 의사결정 및 문제가 해결되도록 상담자가 전문적으로 도와주는 과정이다.

상담을 통한 교육은 대상자에게 자신의 문제를 생각해보도록 격려함으로써 자신의 문제의 원인을 이해하고, 스스로 해결의 실마리를 인식하게 되어 적절한 해결방안을 결정하고 행동을 취하도록 돕는 과정이다. 따라서 중요한 것은 교육자가 충고나 권고를 하는 것이 아니라 대상자 스스로 해결책을 선택할 수 있도록 기회를 제공한다는 점이다. 개별상담이 효과적으로 이루어지기 위해서는 교육자가 상담 시에 주의해야 할 점을 이해하고 상담에 임하여야 한다.

① 상담의 단계

건강문제를 해결하기 위한 상담의 과정은 일반적으로 다음의 다섯 단계로 구성된다.

- 관계형성단계: 대상자나 보호자가 건강문제를 표면화할 수 있을 정도로 상담자와 피상담자와의 친근한 관계(rapport)를 형성하기 위해 상담자는 피상담자를 충분히 이해해야 한다. 대상자는 상담자를 믿고 건강문제를 표면화해야만 문제를 제대로 인식하고 정확하게 파악할 수 있게 된다.
- 경청단계: 상담자와 대상자가 상담을 하면서 공감대를 형성하며 상담자 입장에서 상황을 이해하려고 노력하고 건강문제와 관련된 정보들을 탐색하면서 문제상황을 파악한다.
- 직면단계: 상담자는 대상자가 자신의 문제에 대해 파악하고 인식하여 자신의 문제를 인정하도록 돕는다.
- 참여단계: 대상자 스스로 직면한 건강문제에 대해 긍정적 태도를 가지고 정확하게 문제해결을 할 수 있는 방향을 설정하여 문제를 해결한다.
- 정리단계: 상담자와의 상담을 통해 대상자가 자신의 건강문제에 대해 긍정적으로 느끼고 행동의 변화를 가져올 수 있도록 돕고, 상담자와 대상자 모두가 만족하면서 상담을 정리한다.

② 장점

- 한 사람만을 대상으로 진행되어 교육효과가 높다.
- 교육자와 대상자 간에 상호작용이 많아 대상자에 대한 이해가 깊어진다.
- 대상자의 사적인 건강문제 해결에 도움이 된다.
- 보건사업 현장이나 병원을 포함하여 협소한 공간에서도 가능하여 공간적 제약이 적다.

③ 단점

- 한 사람만을 대상으로 이루어지므로 시간, 인력, 비용에 있어 비경제적이다.
- 타인과의 비교를 통한 학습의 기회는 줄어든다.

(2) 프로그램 학습/컴퓨터 보조학습

프로그램 학습법(programmed lecture)이나 컴퓨터 보조학습(computer aided lecture)은 대상자가 스스로 학습할 수 있도록 고안된 것으로, 전문가에 의해 상호작용이 가능하도록 개발된 교수자료를 활용하여 대상자 스스로 학습하는 방법이다. 두 학습방법은 같은 원리에 의한 학습법이지만, 프로그램 학습법은 책이나 소책자를 매체로 이용하고, 컴퓨터 보조학습은 컴퓨터를 매체로 이용하는 학습법이다. 이 학습법은 시간적 제약이 없을 때 잘 배우는 사람과 각 단계를 여러 번 반복해야 안심하는 사람들에게 유용한 방법이다. 인지적 영역과 특정 심리운동 영역,

예를 들면, 호흡음의 청취, 혈압을 정확하게 측정하는 법, 상처부위의 감염상태 확인 등에 사용할 수 있다.

① 장점

- 학습자의 자신의 속도와 수준에 따라 학습자료의 양을 조절할 수 있다.
- 학습자가 컴퓨터에 익숙하면 교육이 용이하며, 상호작용을 함으로써 적극적인 참여 유도가 가능하다.
- 반복학습이 가능하다.

② 단점

- 학습자가 컴퓨터를 다루는 기술이 있어야만 가능하다.
- 계획된 프로그램 이외의 다른 내용을 학습하는 데는 어려움이 있다.
- 컴퓨터를 통해 이용 가능한 교육내용이 제한적일 수 있다.

(3) 시뮬레이션

시뮬레이션(simulation)은 건강문제와 관련된 실제 사례가 희소하거나 현장실습이나 각종 교육방법으로 학습자들에게 경험시킬 수 없는 경우에 유용하다. 시뮬레이션은 현실적인 학습 경험이 학습자의 적극적인 참여로 이루어지게 되어 학습자들의 능동적 참여를 촉진하고, 다양한 상황 안에서 인지적 · 정의적 · 심동적 영역에 대한 학습이 동시에 진행될 수 있다.

① 장점

- 실제 상황과 유사한 환경을 제공하여 상황파악 및 의사결정 능력을 향상시킬 수 있다.
- 학습자에게 흥미를 유발하고 자발적 참여를 증진시킬 수 있다.
- 윤리적인 문제가 발생할 소지가 적다.

② 단점

- 모의상황을 조성하는 데 시간 · 노력 · 비용이 많이 든다.
- 학습자의 진행 속도에 따라 시간 소모가 많다.

2) 집단교육

집단교육은 2명 이상 다수의 대상자에게 동시에 이루어지는 교육이다. 일반적으로 건강교실이나 건강관리실 교육, 그리고 학교, 산업장, 지역사회에서 다수의 대상자에게 적용하고 있는 보건교육이 이에 속한다.

(1) 강의

강의(lecture)는 교육자에 의해 언어를 통해서 일방적으로 이루어지는 의사전달방법으로, 학습자에게 지식과 정보를 전달하는 교수-학습방법이다. Cruickshank 등(1995)은 강의의 주요 목적이 학습자들에게 분명한 사실, 아이디어, 개념, 지식 등에 관한 정보를 제공하는 데 있다고 하였다.

강의는 교육의 효과 측면에서 낮다는 평가도 있지만, 시청각자료의 적절한 활용, 교육방법의 보완과 다른 교육방법의 활용 등의 개선을 통해 그 장점을 살릴 수 있다. 따라서 교육자가 사전 준비와 내용의 적절한 조직 및 전달을 잘 하면 효과적일 수 있다.

① 장점

- 짧은 시간에 많은 양의 지식이나 정보를 많은 사람에게 전달할 수 있다.
- 학습내용을 학습자 수준에 적절하게 조절하여 전달할 수 있다.
- 대상자의 적극적인 참여 없이도 이루어지므로 대상자의 긴장감이 비교적 적다.
- 대상자가 많아 다른 방법을 적용하기 어려울 때 활용할 수 있다.

② 단점

- 학습자 간의 개인차를 고려하기 어렵다.
- 많은 양의 지식이나 정보가 전달되므로 학습자가 모두 기억하기 어렵고 쉽게 잊어버릴 수 있다.
- 교육자가 일방적으로 전달하므로 학습자가 수동적이며 문제해결능력을 가질 수 없다.

(2) 토론

토론(토의, discussion)은 공동학습의 한 형태로, 대상자들이 서로 의견을 교환하고 함께 생각하여 문제를 해결할 수 있도록 도와주는 방법이다. 대상자들은 자유롭게 자신의 의견을 발표하고, 타인의 의견을 듣고 받아들여 문제를 해결해 나가는 능력을 기를 수 있다. 토론은 정의적 영역인 태도학습에 효과적인 방법이다. 토론을 순조롭게 진행하기 위해서는 주제가 구체적이고 대상자들에게 의미 있는 문제나 과제여야 하며, 모든 대상자가 토론에 참여할 수 있도록 기회를 주어야 한다. 토론과정을 통해 대상자들은 반성적 사고와 의사소통 기술이 향상된다.

① 집단토론

집단토론(group discussion)은 집단 내의 참가자들이 특정한 주제에 대하여 자유롭게 상호 의견을 교환하고 결론을 내리는 방법이다. 효과적인 토론을 위해서는 참가자 모두 토론의 목적을 이해하고 참여해야 하고, 참가자 수가 많을수록 토론의 참여 기회가 적어지므로 참가자는 10명 내외가 적당하다.

a. **장점**

- 대상자들이 능동적인 참여를 통해 상호 · 협동적이며 민주적인 회의능력을 기를 수 있다.
- 각자의 의견을 표현하므로 자신의 의사를 올바르게 전달하는 능력이 배양된다.

b. **단점**

- 많은 대상자가 참여하기 어렵다.
- 교육자의 토론유도기술이 부족하면 집단토론의 장점을 살릴 수 없다.
- 지배적인 참여자와 소극적인 참여자가 있을 수 있다.

② 분단토의

분단토의(buzz session discussion)는 전체 참가자의 의견을 제한된 시간 내에 상호교환하기 위해서 교육에 참가한 학습자 전원을 소그룹으로 나누어 토의를 진행한다. 그리고 마무리 단계에서 전체가 다 같이 모여 토의하는 시간을 갖고 그룹별로 정리된 의견을 모아 서로 교환하여 최종 결론에 도달하는 방법이다. 전체 참여인원의 제약은 없지만 한 개의 분단은 6~8명이 적당하다.

a. **장점**

- 참석인원이 많아도 대상자들에게 참여기회가 주어진다.
- 전체 대상자 모두가 의견을 제시할 수 있다.
- 문제를 다각적으로 분석하고 해결할 수 있다.
- 다른 분단과의 경쟁을 효과적으로 이용할 수 있다.

b. **단점**

- 참가자들의 준비가 없을 때는 효과를 거둘 수 없다.
- 소수의 의견이 전체의 의견이 될 수 있다.

③ 브레인스토밍

브레인스토밍(brainstorming)은 어떤 문제를 해결하기 위해 아이디어를 모으는 협동적인 토의로 문제를 여러 각도로 검토할 수 있는 방법이다. 학습자가 적극적으로 순발력 있고 기발하고 창의적인 아이디어를 발표할 때 효과적이다. 12~15명이 한 그룹이 되어 10~15분의 단기 토의를 진행한다. 모든 구성원이 자유로운 분위기에서 우수하고 다양한 의견이 나올 수 있도록 유도할 수 있는 사회자와 서기를 정하는 것이 중요하다.

원활한 브레인스토밍의 진행을 위해서 지켜야 할 절차로는 창의적인 아이디어를 모두 나열하고, 여러 아이디어 중 찬성하는 사람이 많은 아이디어를 정리하여 목록을 만든 후, 우선순위를 정하는 것이다.

a. **장점**

- 어떤 문제든지 토론의 주제로 삼을 수 있다.
- 기대하지 않았던 의미 있는 결과를 얻을 수 있다.
- 협력적인 분위기를 조성하는 데 유용하다.
- 별도의 장비를 준비하지 않아도 된다.

b. **단점**

- 토론이 제대로 유도되지 않으면 시간 소모가 많다.
- 대상자들이 즉흥적이고 계속적으로 아이디어를 제시해야 하는 부담감이 있다.

④ 패널토의

패널토의(panel discussion)는 배심토의라고도 하며, 주제에 대해 상반되는 견해를 가진 전문가 4~6명이 사회자의 안내에 따라 토의를 진행하는 방법이다. 사회자가 주제를 소개하고 전문가들이 정해진 시간 동안 발표한 후 청중에게 질문이나 발언 기회를 제공하는 방법으로 토의를 진행한다.

a. **장점**

- 전문가와 청중이 함께 토의함으로써 문제해결 방안을 다각도에서 제시할 수 있다.
- 청중이 어떤 주제에 대해 비교적 높은 수준의 토론을 경험하고, 타인의 의견을 듣고 비판하는 능력이 배양된다.

b. **단점**

- 여러 명의 전문가의 위촉에 따르는 부담이 있다.
- 청중이 기존 지식이 없을 때는 토론내용을 이해하기 힘들다.

⑤ 세미나

세미나(seminar)는 토론 참가자 모두 해당 주제에 대한 전문가나 연구자이다. 토론 주제 발표자가 먼저 발표를 하고, 토론자들이 이 주제에 대해 함께 토론을 하는 방법이다. 발표자는 발표 주제에 대해 사전에 구체적이고 깊이 있게 준비를 하고, 참가자 모두가 전문적인 지식이나 정보를 가지고 토론에 임하게 된다. 이 방법은 연구 및 선정된 문제를 과학적으로 분석하기 위하여 사용한다.

a. **장점**

참여자가 전문가이므로 주제에 대해 전문적인 정보를 교류할 수 있다.

b. 단점

전문지식이 없는 사람들은 주제 내용을 이해하기 어려우므로 일반인을 대상으로 한 보건교육을 시행할 때에는 한계가 있다.

⑥ 심포지엄

심포지엄(symposium)은 동일한 주제에 대해 전문적인 지식을 가진 전문가 3~4명을 초청하여 주제에 대해 각자 10~15분씩 의견을 발표하도록 한 후, 발표된 내용을 중심으로 사회자가 연사의 발표내용을 짧게 요약하고 질문과 답변을 통해 청중들과 토의를 진행하는 방법이다.

패널토의와의 차이는 심포지엄에서는 발표자(연사)나 사회자, 청중 모두 주제에 대한 전문지식이나 경험이 있는 전문가들이라는 점이다. 심포지엄이 주로 사용되는 경우는 어떤 분야에 문제가 있다고 생각될 때, 해결방법을 모색하거나 분석하고자 할 때, 정책이나 제도의 변화를 시도할 때 등이다.

a. 장점

- 특별한 주제에 대한 밀도 있는 접근이 가능하다.
- 의사전달능력의 여부에 따라 강의가 다채롭고 창조적으로 진행될 수 있다.
- 청중이 알고자 하는 문제의 전체적인 파악과 함께 부분적인 이해가 가능하다.

b. 단점

- 청중이 주제에 대한 정확한 윤곽을 형성하지 못했을 때는 효과가 적다.
- 연사의 발표내용에 중복이 있을 수 있다.
- 질문시간이 제한되어 있으므로 한정된 사람들만 질문에 참여한다.

(3) 시범

시범(demonstration)은 시각적으로 볼 수 있는 실물을 사용하거나 실제 장면을 만들어 내어 지도하는 교육방법이다. 교육자가 전 과정을 천천히 실시해 보임으로써 대상자들이 기술을 습득할 수 있도록 한다.

시범장면을 비디오로 먼저 보여주고, 교육자가 시범을 보이면 더 쉽게 학습목표에 도달할 수 있다. 시범을 보인 후에 학습자가 실습할 수 있는 기회를 준다. 교육자는 실습장면을 관찰하면서 즉시 피드백을 주어 잘못된 점을 시정하게 돕는다.

① 장점

- 직접 상황을 관찰하고 해볼 수 있으므로 학습자의 흥미와 동기유발이 용이하다.
- 배운 내용을 실제에서 쉽게 적용할 수 있다.
- 학습자의 수준에 따라 다양하게 적용할 수 있다.

② 단점

- 소수에게만 적용할 수 있다.
- 교육자가 숙달되기 위해 많은 준비시간이 필요하다.
- 시범에 필요한 특정 장비가 준비되어야 한다.
- 교육자의 준비 정도에 따라 학습자의 기술습득 정도가 달라진다.

③ 시범교육 시 유의사항

- 시범실시 전에 전체 절차를 숙지한다.
- 시범실시 전에 물품을 준비하고, 기구가 잘 작동하는지 시험해본다.
- 모든 대상자가 잘 볼 수 있는 장소를 준비한다.
- 시범 보이는 동작과 절차는 정확하고 가장 최신의 방법을 선택한다.
- 대상자가 오류를 범하기 쉬운 어려운 동작이나 기술은 반복해서 보여준다.
- 모든 대상자가 실습할 수 있는 시간을 갖도록 해주고 미숙한 부분을 교정해준다.

(4) 역할극

역할극(role play)은 대상자들이 학습자들이 직접 실제 상황의 한 인물로 등장하여 연기를 하면서 그 상황에 처한 사람들의 입장이나 감정을 이해하고 상황분석을 통해서 해결방안을 모색하는 방법이다. 역할극을 보건교육방법으로 적용할 때에는 사전에 준비를 철저히 해야 한다. 역할극 내용을 학습자의 건강문제 상황과 일치하는 내용으로 준비하고, 학습자에게 역할극의 주제와 내용을 정확하게 제시한다. 역할극을 종료한 후에는 학습자와 충분히 논의하는 시간을 가져서 학습자의 건강문제 해결방법에 대한 학습이 가능하도록 한다.

① 장점

- 흥미와 동기유발이 용이하다.
- 대상자 수가 많아도 적용할 수 있다.
- 대상자들의 태도와 가치관을 재고할 기회를 제공한다.
- 의사소통 및 의사결정에 대한 경험을 제공한다.

② 단점

- 준비하는 데 시간이 많이 소요된다.
- 대상자들이 역할 맡는 것을 부담스럽게 생각할 수 있다.

(5) 프로젝트 학습

프로젝트 학습(project method)은 구성주의 학습이론을 기반으로 만들어진 교육방법이다. 먼저 학습자에게 학습목표를 제시하면 학습자는 학습과제를 실행하기 위한 자료를 수집하고 수행계획을 세워 실행을 한다. 주제에 따라 지식, 태도, 기술에 관한 자료를 포괄적으로 수집하고 활용해서 과제를 완성해야 한다. 이 과제는 개별적으로 수행할 수도 있고 팀을 형성하여 팀 과제로도 수행이 가능하다.

① 장점

- 대상자 자신이 계획하고 실시하므로 학습에 대한 동기유발이 용이하고, 자주성과 책임감이 개발된다.
- 의사결정능력과 문제해결방안을 모색하는 능력, 인내심, 창의력, 탐구능력이 개발되고, 협동정신과 지도력, 희생정신이 길러진다.
- 문제해결과정에 영향을 주는 여러 변수에 대한 이해가 증진된다.
- 높은 수준의 학습에 유용하다.

② 단점

- 의존적이고 수동적인 학습에 익숙해진 학습자나 의욕이 부족한 대상자인 경우에는 시간과 노력만 낭비하고, 목표를 제대로 달성하기 어렵다.
- 세밀한 계획과 평가기술이 필요하다.
- 시간 소모가 많다.

(6) 문제중심학습

문제중심학습(problem-based learning, PBL)은 학습자들에게 해결할 문제를 제시하고 스스로 해결해 나가도록 하면서 학습이 이루어지는 방법이다. 문제중심학습은 문제의 인식, 문제와 관련된 자료수집, 해결방안 계획, 실행, 평가의 과정을 거치게 된다. 문제중심학습은 개인을 대상으로 수행하기도 하지만 대개의 경우 소집단 구성원들이 협력하여 수행함으로써 상호 간의 각각의 관점을 이해하여 반성적 사고를 하는 데 도움을 준다.

① 장점

- 학습동기유발에 효과적이다.
- 학습자들의 자율성과 적극성을 배양할 수 있다.
- 협동학습을 통해 민주적인 생활태도를 기를 수 있다.
- 실제적인 문제해결의 기회를 제공한다.

② 단점

- 교과과정의 기획과 문제설계가 복잡하다.
- 노력에 비해 능률이 낮아질 수 있다.
- 체계적인 기초학력을 기르기 어렵다.

- 시간이 많이 소요된다.

(7) 팀중심학습

팀중심학습(team-based learning, TBL)은 공동의 목표를 달성하기 위해 구성원들이 비전을 공유하고 효율적인 의사소통으로 상호작용함으로써 성과를 달성하는 팀체계에 기반을 둔 학습 방법이다.

① 장점

- 개인의 문제해결능력과 창의력을 기를 수 있다.
- 협동심, 상호배려, 응집력, 만족감 등을 높인다.
- 학습을 통한 자기통제감과 의사소통능력을 향상시킨다.
- 반성적 사고가 함양된다.
- 적절한 피드백으로 개인과 팀의 성장과 발전을 가져온다.

② 단점

- 팀에 적응하지 못하면 학습능력이 저하될 수 있다.
- 주도적인 소수의 참여자에게만 학습효과가 제한될 수 있다.
- 과제 제시나 적절한 피드백 및 평가 등 높은 교육자의 역량이 요구된다.

(8) 사례연구

사례연구(case study)는 특정 학습주제를 가르치기 위해 기존의 여러 사례들을 중심으로 그 사례 속에서 문제를 파악하고 이것을 해결하는 과정에서 지식과 태도 및 기술을 학습하는 방법이다. 학습자는 사례들을 수집, 비교, 분석하여 해결방안을 모색하거나 일반적인 원리를 파악하는 과정을 통해서 새로운 지식을 습득한다.

① 장점

- 대상자중심의 활동이 매우 많다.
- 문제해결에 필요한 분석적 사고력이 향상된다.
- 특정 문제에 대해 다양한 해결책이 있음을 알게 된다.

② 단점

- 교수의 지도경험이 부족한 경우 예기치 않은 결과를 야기할 수 있다.

(9) 견학

견학(field trip)은 현장을 직접 방문하여 관찰을 통해 대상자의 학습을 유도하는 방법이다. 교육자는 견학 장소에 대한 사전답사와 방문일정을 사전에 조율해야 한다. 견학에 앞서 견학의 목적을 전달하고, 견학 후에는 학습자들의 느낌을 토의하고 각각 관찰내용에 관한 보고서를 제출하게 한다.

① 장점

- 실물이나 실제상황을 직접 관찰할 수 있으므로 관찰능력이 배양된다.
- 관찰한 내용을 실제상황에 적용할 수 있는 능력이 향상된다.

② 단점

- 시간과 경비가 많이 든다.
- 적절한 견학장소 선택의 어려움이 있다.
- 사전계획이 미비하면 들인 비용 대비 효과가 적어질 수 있다.
- 예측이 어려운 사고 가능성이 있다.

(10) 캠페인

캠페인(campaign)은 짧은 시간 내에 특정 문제에 대한 태도나 가치관을 형성하기 위하여 매스컴, 포스터, 신문, 방송 등을 활용하여 집중적인 반복과정을 통해 많은 사람들에게 교육내용을 알리는 방법이다. 전달하려는 정보의 내용을 반복하면 지식의 축적작용에 의해 그 효과가 나타난다. 효율적인 캠페인활동을 위해서는 추후관리가 필요하다.

① 장점

- 새로운 지식과 정보를 가장 빠른 시간 내에 많은 사람들에게 전달할 수 있다.
- 건강에 대한 경각심을 높일 수 있다.
- 지역사회 어디서나 활용 가능하다.

② 단점

- 일방적인 전달방법이기 때문에 의미전달이 불확실하고 정확하지 않을 수 있다.
- 대상자의 지식 수준에 따라 정보의 이해능력이 달라질 수 있다.
- 종료 후 관심이 감소하여 지속적인 관리가 필요하다.

3. 보건교육매체 활용

보건교육매체는 교육이 이루어지는 현장에서 학습자의 학습을 증진시키기 위해 도움을 주는 모든 것을 말한다. 즉 학습에 필요한 메시지나 학습내용을 전달하는 도구이다. 교육현장에서 다양한 교수-학습과정에서 보건교육매체를 적용함으로써 학습자의 흥미와 동기를 유발하고, 감각적인 경험을 확대하여 추상적인 내용에 대해서 구체적인 의미를 전달하거나, 복잡하고 어려운 내용을 쉽게 전달하기 위해 활용된다. 교육매체의 종류와 특성을 설명하면 다음과 같다.

1) 교육매체의 종류와 특성

(1) 실물

보건교육 시 가능하다면 실물(real-thing)이나 실제상황을 사용하는 것이 가장 효과적이다. 그 예로, 자가주사방법 교육 시 실제 주사기를 사용하거나 피임방법 교육 시 실제 피임기구들을 가지고 설명하는 것이 있다.

① 장점

- 대상자가 모든 감각기관을 동원하여 입체적인 학습을 할 수 있기 때문에 흥미를 갖고 학습목표에 도달하기 쉽다.
- 교육자와 대상자 간 의사소통이 잘 된다.
- 교육 후 실생활에서 즉시 활용할 수 있다.

② 단점

- 교육목표에 맞는 실물이나 실제상황의 활용이 용이하지 않은 경우가 많다.
- 대상자 수가 많을 때는 활용이 어렵다.
- 시간, 계절, 비용 등의 제한이 있다.
- 실물은 쉽게 손상될 수 있고 보관이 어렵다.

(2) 모형 및 유사물

실물과 닮은 것을 모형(model)이라 하고, 실물처럼 움직이거나 기능할 수 있는 모형을 유사물(simulation device)이라고 한다. 모형은 실물을 삼차원으로 표현한 것으로 실물보다 크거나 작게 만들기도 하고, 실물과 같은 크기로 만들기도 한다. 실습실의 인형들, 인공순환기, 투석기기들이 유사물에 속한다.

① 장점

- 실물이나 실제상황을 활용할 때와 비슷한 효과를 얻을 수 있다.
- 교육목적에 맞게 모형을 제작할 수 있다.
- 여러 번 반복해서 시행해볼 수 있다.
- 확대 또는 축소하거나 단면화시킴으로써 세부적인 부분까지 볼 수 있다.
- 눈으로 보고 귀로 들으며 손으로 만져봄으로써 개념 습득이 용이하다.

- 기술을 배울 수 있는 방법으로 이용된다.

② 단점

- 값이 비싸고 파손되기 쉽다.
- 대상자가 많으면 효과가 적다.
- 보관과 운반이 불편하다.

(3) 칠판

칠판(black board)은 전통적인 학교교육에서 가장 오랫동안 흔히 사용된 시각 보조물이다. 칠판은 주로 언어적인 정보를 위해 쓰이지만 칠판에 그림을 그려서 시각적인 정보로 사용하기도 한다. 최근에는 화이트보드나 마커보드, 글라스보드라고 부르는 다목적 칠판, 여러 개의 화면과 앞뒤로 이동할 수 있는 프레임이 있는 전자칠판 등이 개발되어 활용되고 있다.

① 장점

- 구입하기 쉬우며 가격이 저렴하고 유지관리가 쉽다.
- 누구나 부담 없이 사용할 수 있다.
- 교육을 진행하며 자연스럽게 사용하게 되므로 주의를 분산시키지 않는다.
- 지우고 다시 쓸 수 있으므로 융통성이 있다.
- 결과를 계속 보여 주거나 의견을 비교 · 대조할 때 효과적이다.
- 주제나 청중에 맞게 다양한 방법으로 사용할 수 있고 다른 보조매체에도 도움이 될 수 있다.

② 단점

- 많은 양의 자료를 한꺼번에 취급할 수 없고 쓰는 데 시간이 소모된다.
- 세부적이고 복잡한 그림을 그리려면 기술이 필요하다.
- 너무 많이 사용하면 흥미나 주의집중이 감소한다.
- 50명 이상의 다수에게는 부적절하다.
- 교육자의 필체가 좋지 못할 때에는 학습자들이 알아보기 어렵다.

(4) 융판

융판(flannel board)은 베니어판이나 두꺼운 하드보드지에 융이나 펠트(felt)를 씌워서 만든 판에 그림이나 글자, 숫자로 되어 있는 종이 뒷면에 적당한 크기의 융이나 사포(sand paper)를 붙여서 준비된 융판에 부착시켜 사용하는 도구이다. 융을 고정할 도구, 그림과 사포만 있으면 어디서나 활용할 수 있다.

① 장점

- 융판은 복잡한 이야기나 내용을 간단히 묘사할 수 있다.
- 자료를 붙였다 뗐다 함으로써 흥미와 동기유발이 용이하다.
- 매우 경제적이며 학습의 반복이 가능하고, 휴대하기 편리하다.
- 다양한 색과 모양의 그림을 단계적으로 제시할 수 있어 주의집중이 잘 되고, 흥미있게 목표에 도달할 수 있다.

② 단점

- 대상자가 소수일 때 적용할 수 있다.
- 교육목적에 맞게 그림이나 글씨를 미리 제작해야 하므로 기술과 시간이 필요하다.
- 자세한 설명은 불가능하다.

(5) 그림과 사진

그림이나 사진은 개인이나 소집단에게 유용하게 사용할 수 있다. 신문이나 책에서 자료를 쉽게 구할 수 있고, 저렴한 가격으로 제작이 가능하므로 다양한 형태로 학습에 활용할 수 있다.

① 장점

- 어떤 상황이나 모양을 압축하여 간결하게 표현할 수 있다.
- 구하기 쉽고 비용이 적게 들며, 필요할 때 복사하여 학습자에게 배부할 수 있다.
- 휴대가 간편하여 기계적 장치가 필요 없으므로 어떤 장소에서나 활용할 수 있다.

② 단점

- 평면적이며 움직임을 묘사하기 어렵다.
- 큰 집단에는 사용하는 데 제한이 있다.

(6) 인쇄물

한 장으로 된 전단(leaflet), 몇 장으로 된 팸플릿(pamphlet)이나 소책자(booklet flier)는 알리고자 하는 정보를 짤막하고 명확하게 요약해서 그림과 함께 인쇄하여 많은 사람들이 요점을 읽도록 하는 데 도움을 준다.

① 장점

- 대상자가 이해하기 쉬운 언어로 복잡한 개념을 설명할 수 있다.
- 장소와 관계없이 언제나 활용할 수 있다.
- 대상자 속도에 맞게 학습할 수 있다.
- 대상자가 교육내용을 언제든지 찾아볼 수 있다.

- 대상자의 수준에 맞게 내용을 구성할 수 있다.
- 대상자가 쉽고 편하게 접할 수 있다.
- 휴대가 간편하고, 대량제작이 가능하다.
- 제작비가 비교적 저렴하다.

② 단점

- 제작에 시간이 걸린다.
- 내용을 추상적으로 전달하게 된다.
- 비개별적이고, 즉각적으로 피드백을 받을 수 없다.
- 분량이 많으면 대상자가 읽지 않을 수 있다.
- 읽는 능력이 떨어지는 대상자나 시각 및 인지장애가 있는 사람에게는 사용하기 어렵다.
- 학습자와 상호작용이 불가능하다.
- 태도와 기술 영역의 변화에는 비효과적이다.

(7) 컴퓨터

컴퓨터(computer)는 즉각적인 반응, 수많은 정보의 저장과 응용, 특성이 다양한 학습자에게 각기 다른 처방을 줄 수 있는 가능성 등으로 교육에 다각적으로 활용된다. 또한 교육에 쓰이는 각종 도구를 통제하고 관리할 수 있고 학습자의 반응을 저장, 분석, 종합해줄 수 있기 때문에 보건교육현장에서도 그 활용이 증가되고 있는 추세이다. 교육현장에서 컴퓨터를 활용하는 방법은 컴퓨터 시뮬레이션, 컴퓨터 보조수업, 멀티미디어와 인터넷, e-러닝(e-learning) 등이 있다.

① 장점

- 학습의 속도와 순서를 학습자 스스로 조절할 수 있어 시간을 절약할 수 있다.
- 학습자의 요구나 반응에 따라 적절한 피드백을 제공하므로 학습의 개별화 효과를 높여준다.
- 다양한 음향, 영상 등으로 학습자의 흥미를 끌고 다양한 경험을 제공해준다.
- 학습자가 원하는 부분을 반복하여 학습할 수 있다.

② 단점

- 정의적, 심리운동적 그리고 대인관계 기술과 같은 영역을 가르치는 데는 비효과적이다.
- 좋은 교육자료를 제작하기 위해서는 비용이 많이 든다.
- 학습자의 창의성이 무시되기 쉽고 사회적 관계가 결여되기 쉽다.
- 나이가 많은 학습자는 컴퓨터화된 수업과정을 싫어할 수 있다.

(8) 모바일 및 스마트 기기

모바일 학습이란 이동성에 초점을 두어 휴대전화, 스마트폰, 태블릿 PC, 팜탑(pamtop),

PDA(personal digital assistants), QR code(Quick Response Code)와 같은 휴대용 무선전자 기기를 이용한 학습을 말한다. QR code는 흑백 격자무늬 패턴으로 정보를 나타내는 매트릭스 형식의 이차원 바코드로 한글 문자 1,700자 또는 숫자 8,000자의 정보를 담을 수 있으며 디지털 카메라나 전용 스캐너로 읽어 활용하며, 국제 표준으로 채택되어 무료로 쓸 수 있다.

① 장점

- 모바일 학습은 언제 어디서든지 내용에 접근할 수 있다.
- 학습자중심 학습을 할 수 있다.
- 즉각적 학습과 내용 복습에 편리하다.
- 학습자와 교사 간 상호작용을 증진해 다양한 의사소통방식으로 협업할 수 있다.
- 학습자의 요구와 특성에 따라 학습의 개별화가 가능하다.

② 단점

- 스크린이 작고 저장용량에 한계가 있다.
- 다른 기기와 호환성이 용이하지 않다.
- 건전지 수명과 충전의 문제가 발생한다.
- 운영시스템과 하드웨어 플랫폼이 상이해 콘텐츠 개발에 장애가 된다.
- 진화의 속도가 빨라 보유기기가 쉽게 구식이 된다.
- 나이가 많은 학습자는 접근하기 어렵다.
- 무선 인터넷을 활용하지 못하는 지역에서는 정보의 접근에 제한을 받는다.

2) 교육매체 선정 및 사용 시 유의사항

- 구입이 쉽고 가격이 적절해야 한다.
- 쉽게 사용할 수 있어야 하고 보관이나 운반하기 쉬워야 한다.
- 유지와 보수비가 적게 들어야 한다.
- 견고하고 위험성이 없어야 한다.
- 교육 주제를 전달하는 데 가장 적당한 방법을 사용한다.
- 학습자에게 적합한 방법을 사용한다.
- 동일한 조건의 경우에는 경제적이며 조작이 간편한 자료를 활용한다.
- 학습자 중에 청각, 시각 장애자, 문맹자 유무를 확인한다.
- 교육자료는 모든 대상자들이 다 듣고 볼 수 있도록 한다.
- 매체 활용에 필요한 장비가 있는지, 이용 시에 문제가 없는지를 확인한다.
- 선정한 교육자료는 실제 교육에 들어가기 전에 능숙하게 사용할 수 있도록 사용방법을 확인하여 교육진행에 차질이 없도록 한다.
- 정전이나 수업매체 사용 불능 등 예기치 못한 상황이 일어날 경우에는 신속히 대처한다.

보건교육 평가

06절

교육평가는 교육과정의 전 과정을 통하여 학습목표를 기준으로 학습자들이 학습목표를 달성했는지, 또는 학습자의 행동에 변화가 있었는지를 판단하는 것으로, 교수–학습과정에서 중요한 요소이다. 평가과정을 통하여 학습자는 자신의 성취 정도를 객관적으로 확인할 수 있는 기회를 갖게 되고, 교육자는 교육의 효과를 증대시키는 방법을 배우게 된다. 평가를 하기 위해서는 먼저 성과에 대한 측정을 해야 하는데, 측정은 평가에 필요한 교육 결과를 자료로 제시하는 것이며, 평가는 이 자료를 학습목표에 근거하여 판단하는 것이다.

평가계획은 교육내용에 따라 어떤 영역을 평가할 것인지 고려한 후 학습목표 달성 여부를 파악하기 위한 활동으로 구성한다.

1. 보건교육 평가의 목적

보건교육에 대한 평가는 다음과 같은 목적에서 이루어진다.

- 학습자가 배운 것을 수행할 수 있는지를 확인하기 위함이다.
- 학습에 대한 동기를 부여하고 학습자가 더 열심히 학습하도록 격려하기 위함이다.
- 교육과정의 강점과 약점을 파악하여 개선하기 위함이다.
- 교육자가 평가를 통해 학습자를 올바르게 이해하기 위함이다.
- 평가과정이나 결과로 학습을 촉진할 수 있으며, 교육방법이나 매체를 개선할 수 있다.

보건교육 평가목적을 달성하기 위한 평가실시 이유는 다음과 같다.

- 교육 프로그램의 가치를 증명

- 다른 유형의 교육 프로그램과 비교
- 교육 프로그램에 대한 정보를 제공

보건교육 평가의 기능은 다음과 같다.

- 학습 진단 개선과 해결능력을 향상시킨다.
- 학습자의 학업성취도를 확인한다.
- 학습자의 동기를 유발한다.
- 교수-학습과정 개선에 도움을 준다.
- 생활지도 및 상담을 활성화 시킨다.

2. 보건교육 평가의 유형

교육에 대한 평가 유형은 무엇을 평가기준으로 하느냐에 따라 절대평가와 상대평가로 분류하며, 평가시점에 따라 진단평가, 형성평가, 총괄평가로 나누어지며, 평가결과를 통한 성과 수준에 따라 과정평가, 영향평가, 성과평가로 나눌 수 있다.

1) 평가기준에 따른 유형

(1) 절대평가

절대평가는 교육계획 시 목표를 설정해 놓고 교육을 실시한 후 목표도달 여부를 확인하는 방법이다. 이 평가는 무엇을 할 수 있는지를 알려고 하는 데 목적을 두고 있기 때문에 학습자의 점수를 비교하지 않는다. 보건교육에서는 목적지향적인 절대평가를 더 많이 활용하고 있다.

(2) 상대평가

상대평가는 다른 학습자에 비해 어느 정도 하고 있는지를 평가하는 것이다. 따라서 학습자 개인의 상대적인 위치와 우열의 파악이 가능하며 경쟁을 통해 학습동기를 유발하는 방법이다. 평가의 주된 대상은 학습자로 교육자가 아닌 제3자가 평가자가 될 수도 있다.

2) 평가 시점에 따른 유형

(1) 진단평가

진단평가는 사전평가라고도 하며, 보건교육이 시작되기 전에 대상자들의 교육에 대한 이해도, 흥미도, 준비도, 지식 수준, 동기 여부 등을 사전에 측정하기 위해 시도된다. 즉 어떠한 형태의 보건교육이 필요한지를 결정하기 위해 대상자의 보건교육 요구분석과 선행연구 검토 등을 통하여 실시하는 평가이다.

표 7-10 진단 · 형성 · 총괄평가의 특성 비교

평가유형	진단평가	형성평가	총괄평가
평가시기	교육 전	교육 중	교육후
평가목적	• 학습 전 학습자의 지식, 흥미, 능력 평가 • 교수 방법의 대안 마련	• 학습자의 목표달성 정도 • 학습의 곤란한 점 규명 • 교수전략 개선	• 학업성적 판정 • 예측타당도 규명 • 자격 부여
주요 사항	• 학습자의 지식, 태도, 기술, 신체적 · 정신적 · 환경적 요인 확인	• 지식, 태도, 기술	• 지식, 일부는 태도 및 기술
평가도구	• 사전에 준비한 평가도구, 관찰, 체크리스트	• 교육자가 제작한 학습목표에 따른 평가도구	• 총괄 평가도구

(2) 형성평가

형성평가는 교육이 진행되는 동안 교육내용, 교육방법, 교육효과를 향상시키기 위하여 무엇을 조정하거나 추가해야 하는지 확인하는 방법이다. 교육이 진행되는 동안 학습자에게 형성되는 교육의 결과를 알려주고 학습이 이루어지는 영향요인들을 찾아서 개선함으로써 학습목표에 도달하게 된다.

(3) 총괄평가

총괄평가는 보건교육이 끝난 후에 교육목표의 달성 여부를 알아보고, 교육주제에 대한 지식이나 태도의 변화가 있는지, 행동에 대한 동기부여가 생겼는지를 확인하는 방법이다. 또한 교육방법, 학습자의 욕구충족, 장점과 단점 등 교육과정에 대한 전반적인 평가를 통해 다음 교육에 재반영하게 되며, 이런 평가과정에 학습자 스스로에 의한 평가도 이루어질 수 있다(표 7-10).

3) 성과 수준에 따른 유형

(1) 과정평가

과정평가는 보건교육을 실행하는 과정 중에 실시하는 평가이다. 과정평가의 대상에는 보건교육 진행일정의 준수, 보건교육자원의 적절성과 효율성, 보건교육 대상자의 특성과 형평성, 참여 정도 그리고 보건교육 전략 및 활동의 적합성과 제공된 서비스의 질 등이다. 이러한 과정평가를 통해 보건교육 계획과 진행 정도를 비교함으로써 목표달성이 가능하도록 보건교육의 내용을 조정하고, 목표달성을 저해하는 요인을 조기에 발견하여 시정하는 한편 목표달성을 촉진하는 요인은 강화하고자 하는 목적으로 실시한다.

(2) 영향평가

영향평가는 보건교육의 단기적 결과에 대한 평가이다. 즉각적으로 관찰 가능한 보건교육의 효과인 대상자의 지식, 태도, 기술 및 행동의 변화를 측정한다. 즉 영향평가는 보건교육에 대한 기술적인 자료 확보와 단기결과를 문서화하기 위한 자료를 얻는 데 사용되고, 단기결과는 대상 집단에 대해 보건교육의 즉각적인 효과를 설명해준다.

(3) 성과평가

성과평가는 보건교육의 궁극적인 목적달성 여부와 결과에 대한 평가이다. 보건교육 대상 집단의 생리학적 측정지표, 유병률, 사망률 등의 장기적인 결과와 변화, 건강상태의 증진 등을 측정한다. 영향평가에 비해 자원과 시간이 많이 소요되고, 추가적인 노력과 전략이 요구되기 때문에 실제로 이루어지기 어렵고, 외부의 영향으로 인해 보건교육의 직접적인 영향을 파악하기 어렵기도 하다. 하지만 이러한 성과평가는 그 프로그램의 당위성과 필요성을 설명하는 중요한 수단이 되므로 성과평가를 수행하도록 노력하여야 한다.

3. 보건교육 평가의 과정

보건교육의 평가과정은 평가 대상과 기준을 설정하고, 관련 자료를 수집하여 분석한 후 평가결과를 확인하여 앞으로의 교육계획에 반영하는 순서로 진행한다.

- 평가 대상과 기준 설정: 무엇을 평가할 것인지 평가 대상을 결정하고, 보건교육의 목표달성 여부를 어떤 기준으로 평가할 것인지 결정하는 단계이다.
- 관련 자료수집: 가장 적절한 자료수집방법을 결정하여 평가 대상과 관련된 다양한 자료를 수집하는 과정이다.
- 결과 해석: 수집된 자료를 분석한 결과를 설정된 목표와 비교하여 그 도달 여부를 확인한 후, 이러한 결과에 영향을 미친 요인들과 직접 · 간접적인 원인 등을 분석하여 명확히 하는 과정이다.
- 재계획에 반영: 평가결과 분석을 통해 얻어진 영향요인과 원인을 해결하기 위한 방법을 모색하며, 그 결과를 향후 보건교육을 계획 시에 반영하는 것이다.

4. 보건교육 평가의 방법

보건교육에 대한 평가방법은 학습목표 영역에 따라 적절한 평가방법을 활용해야 한다. 인지적 영역의 평가방법은 질문지법이나 구두질문법 등을 활용하고, 정의적 영역의 평가방법은 관찰법, 질문지법, 자가보고서 및 자기감시법을 사용할 수 있다. 그리고 심리운동적 영역의 평가방법은 관찰법 등으로 측정할 수 있다.

1) 평가방법

(1) 질문지법

교육의 성과를 고려하여 만든 문항들로 질문지를 만들어 평가하는 방법이다. 질문지에는 측정하고자 하는 내용을 모두 포함시켜 학습자의 변화상태를 기록하게 한다. 학습자가 문항을 읽었을 때 쉽고 구체적으로 답변할 수 있도록 보기를 정확하게 만들어 주는 것이 좋다. 또한 세부적이고 개별적인 사항에 대해서 더 자세한 내용을 기록할 수 있도록 서술형 공간을 두는 것도 필요하다. 평정법으로 활용되는 질문지는 3~5점 Likert 척도를 일반적으로 활용한다.

(2) 구두질문법

구두질문법은 보건교육 실시 중 교육자가 학습자에게 측정하고자 하는 내용의 문항을 직접 질문하여 응답한 내용을 평가하는 방법이다. 학습자의 변화를 즉각적이고 정확하게 측정할 수 있는 평가방법이다.

(3) 관찰법

관찰법은 보건교육자가 학습자의 보건교육과 관련된 변화 내용들을 직접 관찰하여 작성하는 평가방법이다. 관찰한 자리에서 관찰한 내용을 기록하는 방법으로 행동측정에 유용한 방법이며, 직접 관찰과 도구사용 관찰이 있다. 사전에 체크리스트를 작성하여 활용하면 편리하고 객관적으로 관찰을 해야만 여러 가지 오류를 줄일 수 있다.

(4) 자가보고서 및 자기감시법

자가보고서는 척도법을 사용한 설문지나 개방식 질문지 등의 양식에 따라 자가보고하는 것을 말한다. 자기감시법은 대상자가 내면적 행위나 외향적 행위를 한 후 자신의 행위를 기록하는 방법으로 외부에서 관찰한 자료와 다를 수 있다. 일반적으로 자신의 건강행위 등의 행위를 한 후 기록하게 하는 것이다.

2) 평가도구가 갖추어야 할 조건

평가도구는 행동목록표(checklist)와 행동척도(rating scales)가 있다.

행동목록표는 대상자의 행동을 관찰할 때 사용하며 심동적 영역과 정의적 영역의 태도평가에 활용한다. 주로 기술을 학습하는 과정에서 학습자와 교육자가 잘못 수행하는 과정을 행동목록표를 통해서 파악한다.

평정척도는 평가자가 평가내용을 숫자나 내용으로 연속선 위에 분류하는 측정도구로서 평가자의 주관이나 편견, 가치관으로 발생하는 오류를 배제하기 위해 복잡한 내용을 세분화하여 평가하는 것을 목적으로 한다. 평정척도는 목표에 진술된 행동이 기술되어야 하므로 구체적이고 측정할 수 있는 용어로 목표를 설정한다.

평가도구를 사용하여 평가를 하고자 할 경우, 평가도구가 갖추어야 할 조건은 다음과 같다.

(1) 타당도

타당도(validity)는 그 도구가 평가하려는 내용, 즉 교육목표나 기준을 제대로 측정하고 있는가를 의미한다. 타당도는 무엇을 얼마나 어떻게 측정하는가와 관련된 사항으로서 '있다, 없다'라기보다는 '높다, 낮다'라는 정도의 평가로 적절하다.

(2) 신뢰도

신뢰도(reliability)는 평가도구가 측정하고자 하는 내용을 얼마나 정확하게, 반복 측정 시에 오차 없이 측정할 수 있는가를 말한다. 즉 동일한 도구를 동일한 대상자에게 반복하여 적용해서 평가했을 경우 동일한 결과를 얻을 수 있는지를 의미한다.

(3) 객관도

객관도(objectivity)는 측정 결과가 평가자의 주관에 의해 흔들리지 않고, 검사 횟수에 관계없이 평가의 결과가 얼마나 일치하는지를 알아보고자 하는 것이다. 즉 객관도는 평가자의 일관성을 의미하는 것으로, 동일한 답안지를 동일한 사람이 시간이나 상황을 달리해서 평가한다 하더라도 같은 결과가 나오면 객관도가 높은 것이다.

(4) 실용도

실용도(usability)는 실제로 사용하는 것과 같은 개념으로, 신뢰할 만하고 타당하며, 객관도가 높은 평가도구라 할지라도 그것이 시간과 경비와 인력을 많이 필요로 한다면 실제로 사용하기가 어렵다. 따라서 실용도는 평가도구의 경제성, 간편성, 편의성을 나타내는 것으로 교육자나 교육 대상자에게 그 평가방법을 얼마나 쉽게 적용할 수 있는지의 정도를 의미한다.

참고문헌

건강증진재단(2012). 건강증진병원의 선진모형연구 및 한국 HPH에의 발전 방안 연구.
공은숙 외(2021). 보건교육학. 서울: 학지사메디컬.
배상수(2012). 건강증진의 이론과 접근방법. 서울: 계축문화사.
보건복지부(2021). 2021년 지역사회 통합건강증진사업 안내 – 금연.
보건복지부(2021). 제5차 국민건강증진종합계획.
보건복지부(2022). 2022년 지역사회 통합건강증진사업 안내 – 신체활동.
보건복지부(2022). 2022년 지역사회 통합건강증진사업 안내 – 영양.
보건복지부(2022). 2022년 지역사회 통합건강증진사업 안내 – 음주폐해예방.
보건복지부, 건강증진사업단(2008). 여러 생활 터를 통합하는 건강증진 전략 및 사업개발: 지역사회 및 학교를 중심으로.
보건복지부, 한국건강증진개발원(2021). 2021년 지역사회 통합건강증진사업 안내.
안동현(2009). 여러 생활터를 통합하는 건강증진 전략 및 사업개발. 보건복지부.
유승현, 김혜경(2010). 건강증진 기획 모형의 중재기획 단계 비교: PRECEDE-PROCEED와 Intervention.
윤숙자, 심문숙 외(2022). 지역사회간호학. 서울: 현문사.
윤순녕 등(2010). 보건교육방법론. 파주: 수문사.
이종구(2005). 우리나라 건강증진 사업의 현황 및 향후 정책과제. 대한임상건강증진학회 춘계학술대회 자료집.
전국대학보건학교육협의회(2014). 보건교육사를 위한 보건교육방법론(제3판). 서울: 한미의학.
조병희(2008). 건강증진 개념과 이론. Asian Oncology Nursing, 8(1Sup), 9-20
지역사회보건간호학 편찬위원회(2022). 최신 지역사회보건간호학. 파주: 수문사.
질병관리청(2022). 2021 국민건강통계: 국민건강영양조사 제8기 3차년도(2021).
한국교육개발원(2016). 건강증진학교 운영 매뉴얼.
한국보건행정학회(2016). 제9차 건강증진 국제회의와 상하이 선언. 보건행정학회지, 26(4), 243-245.
Ajzen, I. (2005). Attitudes, Personality and Behavior(2nd Edition). England: Open University Press/McGraw-Hill.
Bandura, A. (1977). self-efficacy: Toward a Unifying Theory of Behavioral Change, Psychological Review, 84(20), 193.
Breckon, D. J., Harvey, J. R., & Lancaster, R. B. (1998). Community Health Education, Aspen Publishers Inc.
Edelman, C. L., & Mandle, C. L. (1998). Health Promotion Throughout the Lifespan, 4th ed. Mosby.
Green, L. W., & Kreuer, M. W. (1999). Health Promotion Planning : An Educational and Environmental Approach, 3rd ed.
Green, L. W., & Kreuter, M. W. (2005). Health Program Planning: An Educational Approach. 4th ed. New York : McGraw-Hill.
Karen Glanz et al.(2008). Health behavior and health education. Jossey-Bass.
O'Donell, M. P. (2009). Definition of health promotion 2.0 : embracing passion, enhancing, motivation, recognizing dynamic balance, and creating opportunities. American Journal of Health Promotion, 24(1):iv. doi;10.4276/ajhp.24.1.iv
Pender, N. J. (1996). Health Promotion in Nursing Practice, 3rd ed. Appleton & Lange.
Redman, B. K. (1988). The Process of Patient Education, 6th ed. St. Louis MI: The C.V. Mosby Co.
World Health Organization(1986). Ottawa charter for health promotion, International conference on health promotion, Ottawa, Canada.
World Health Organization(2014). The 8th global conference on health promotion Helsinki 2013.

참고 사이트

보건교육사 http://www.khe.or.kr
보건복지부 https://www.mohw.go.kr
한국건강증진개발원 https://www.khealth.or.kr
한국보건의료인국가시험원 http://www.kuksiwon.or.kr
한국산업안전공단 http://www.kosha.or.kr

Mind Map

건강증진

건강에 영향을 미치는 결정적 인자들이나 원인들에 대한 긍정적 적극적 측면의 개념
(질병 예방→ 소극적)

제5차 국민건강증진종합계획 (HP2030)

목표: 건강수명연장, 건강형평성의 제고
총괄목표지표: 건강수명 - 73.3세
중점과제: 금연, 절주, 영양, 신체활동, 구강건강 (건강생활실천)
자살예방, 치매, 중독, 지역사회정신건강
암, 심뇌혈관질환, 비만, 손상 (비감염성질환), 감염병 예방 및 관리
감염병위기 대비 대응, 기후변화성 질환
영유아, 청소년, 여성, 노인, 장애인, 근로자, 군인
건강정보 이해력 제고

제1차 건강증진 국제회의 1986년 오타와 헌장

3대 접근전략
1. 옹호
2. 가능화/자원
3. 조정/중재

5가지 주요활동
- 건강한 공공정책의 수립 → 입법 · 재정, 조직개선 (다양한 각도 상호보완적 접근)
- 지지적 환경의 조성
- 지역사회활동의 강화
- 개인의 기술개발
- 보건의료서비스의 방향 재설정

Lalonde 보고서(1974)

생활양식이 전체 중 60% 이상

학습이론

행동주의 학습이론
외부환경에 초점. 자극에 대한 반응. 강화와 피드백
외적인 환경을 조성〉학습자의 행동변화
반복연습 · 성공(강화의 기회)

인지주의 학습 이론
본질적으로 내적인 사고과정의 변화
환경자극 → 개인의 지각 해석 저장

인본주의 학습이론
주의환경과의 능동적 상호작용
자아성장과 자아실현
능동적 참여 · 대상자의 욕구기반
자기주도적

구성주의
환경의 맥락에서 실생활 문제에
지식을 적용할 수 있는 능력
문제중심학습 · 행동학습 강조

WHO 건강증진학교

1. 학교보건정책
2. 학교의 물리적 환경
3. 학교의 사회적 환경
4. 지역사회 유대관계
5. 개인건강기술
6. 학교보건서비스

지역사회 통합건강증진의 특징

① 사업내용/방법지정 지침 → 사업범위 및 원칙중심 지침
② 중앙집중식 하향식 → 지방분권식 · 상향식
③ 지역여건에 무방한 사업 → 지역여건과 연계된 사업
④ 산출 중심의 사업평가 → 과정 · 성과중심의 평가
⑤ 분절적 사업수행, 비효율 → 보건소 내외 사업 통합 연계

건강증진 이론

① 건강신념 모형 (질병 예방)
→ 지각된 민감성, 심각성, 이익, 장애
행위의 계기 + 자기효능감

② Pender의 건강증진모형 (증진모형)
건강신념모형을 기반으로
두려움/위협 건강행위의 동기X
질병 예방행동+ 건강을 강화하는 행위
전 생애 걸쳐 적용
지각된 자기효능감

③ 범이론적 변화단계 모형
1) 계획 이전단계
2) 계획단계
3) 준비단계
4) 행동단계
5) 유지단계

④ PRECEDE - PROCEED 모형
사회적 사정 〉 역학적 · 행위적 및 환경적 사정
교육 및 생태학적 사정 〉 행정 및 정책적 사정/ 중재 계획
성향요인 / 촉진요인 / 강화요인
〉 수행 〉 과정평가
〉 영향평가 〉 결과평가

⑤ 계획적 행위 이론

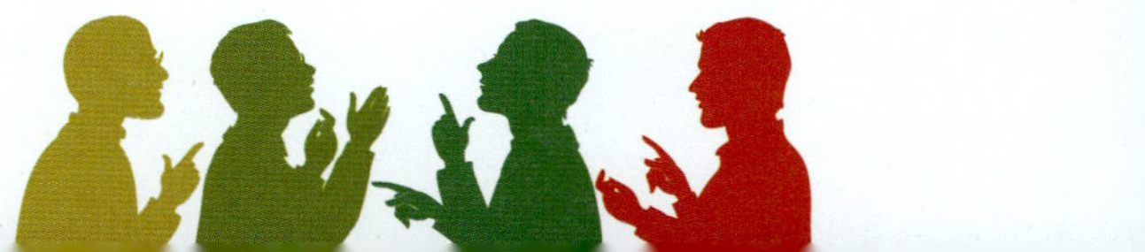

Mind Map

보건교육

건강행위의 실천을 통한 삶의 질 향상

학습목표의 영역
1. 인지적 : 지식-이해-적용-분석-합성-평가
2. 정의적 : 감수-반응-가치화 · 조직화 · 성격화(통합,채택)
3. 심동적: 지각-태세-지시에 반응-기계화-복합리적 반응-적응-창조

학습목표 진술의 원칙
1. 구체적 · 명시적 행동용어
2. 교육자X 학습자의 행동변화
3. 과정이 아닌 변하게 될 행동
4. 포괄적
5. 하나의 목표에 하나의 학습결과
6. 일관성
7. 실현 가능성
8. 타당성, 비판, 필요에 따라 변경 가능

교육 내용의 조직방법
1. 알고 있는 것 → 모르는것
2. 쉬운것 → 어려운것
3. 직접 → 간접
4. 구체적 → 추상
5. 연대순, 시간순서
6. 단순 → 복잡, 전체 → 부분
7. 친숙한 내용 → 낯선 내용

교육매체

대중매체
- 장 신속성, 대량정보전달, (감염병), 경제성
- 단 사전준비철저, 파급효과 큼, 신중 요함

모형
- 장 실물과 동일한 교육효과 반복사용
- 단 비싸고 쉽게 파손, 보관 운반 불편

투시환등기
- 장 암막장치X, 학습자와 마주보며 상호작용 가능
- 단 입체적 상황설명X, 기기운반 어려움

보건교육 과정
요구사정 〉 보건교육계획(학습주제 선정) 〉 학습목표설정
학습내용선정〉 보건교육방법 설정〉 학습시간 배정
교육보조자료 및 매체선정 〉 평가계획 〉 보건교육수행
평가

보건교육 요구도 사정
1. 요구유형 1) 규범적 요구
   2) 내면적 요구
   3) 외형적 요구
   4) 상대적 요구
2. 준비도 사정 PEEK
   P 신체적 · E 정서적
   E 경험적 · K 지식적
3. 교육환경 사정
   교육자/학습자/물리적 학습환경

교육평가
진단평가 → 교육 전 (지식, 흥미)
형성평가 → 교육 중 (중간점검)
총괄평가 → 교육 후 (학습성취도)

평가방법
인지적 내용(지식) - 질문지 · 구두 질문
정의적 내용(태도) - 관찰법 · 자가보고서 · 자기감시법
운동기술 내용(기술) - 직접관찰 · 실기시범 · 프로젝트 · 포트폴리오법

교육방법

배심토의(패널) ☆
주제에 대한
상반된 견해를 가진
전문가 4~7명
청중 → 전문가X

강의
많은 학습자
짧은 시간
많은 양의 지식 · 정보

심포지엄 ☆
동일주제 · 전문가 2~5명
청중과 공개토론 형식
참여구성원 모두 전문성▲

브레인스토밍
가능한 많은 아이디어
→ 최상의 아이디어

프로젝트법
학습목표제시
자료수집 · 계획 · 수행

캠페인 ☆
집중적 · 반복적
건강관리, 교육내용 널리 전달
많은 사람에게 중요한 정보 단기간에

포럼
1~3 전문가
발표 후 청중과 질의응답 및 토론
심포지엄보다 청중이 활발히 참여

세미나

분단토의
분단을 나눈 뒤
전체회의에서 종합
소그룹

집단토의
학습자 전체참여
의견 → 문제해결, 변화
참가자수 ~10명

시범
교육자가 실제 기술적용
관찰, 모방유도
기술교육에 적합

역할극
대상자들이 특정 인물로
연극에 실제 참여

시뮬레이션(모의 실험극) ☆
실제와 유사한
상황요소 재현
안전하고 빠르게
현실을 경험

대상자별 수행전략
1. 영유아기 / 학령기
   집중시간 고려+
   보호자 교육
2. 청소년기 친구들의 인정
   + 교육 시 유머를 적절히 사용
3. 성인기
   기존에 가지고 있는 능력 재편성/
   자기주도적
4. 노년기
   노화, 기억력 저하를 고려

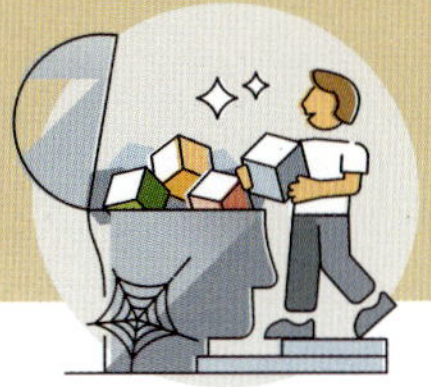

찾아보기

한글

ㅅ

ㅇ

ㅊ

ㅋ

ㅌ

ㅍ

ㅎ

기타

영문

A

B

C

O

P

Q

R

S

T

U

V

W

지역사회보건간호학 1

인 쇄 | 2023년 2월 20일
발 행 | 2023년 2월 28일

공 저 | 변혜선 김동옥 김정희 김지원 박민아 오윤정 이정숙
이주영 이지은 이호진 장현정 정윤경 하영선 외

발행인 | 유 해 영
발행처 | **현 문 사**

주소 | 서울시 송파구 송파대로 201 테라타워2차 A동 1401호(문정동)
우) 05854
전화 | 02 - 511 - 5394~5 Fax | 02 - 517 - 4462
출판등록 | 1989년 3월 10일 제2017-000062호

E-mail | hyunmoon@hyunmoon.co.kr
http://www.hyunmoon.co.kr

정 가 40,000원

ISBN 979-11-6948-311-7 (1권)
979-11-6948-310-0 (Set)